Dr. med. Dieter Awender

HEILE DICH SELBST MIT DEINEN HÄNDEN

EINFACHE SOFORTHILFE MIT 300 GRIFFEN – AKUPRESSUR, MUDRAS, HEILSTRÖMEN

Mit einem Vorwort von Franziska Rubin

nymphenburger

Inhalt

Für den tiefen Rückhalt und die dauerhafte und starke Unterstützung bei der Erstellung des Manuskripts widme ich dieses Buch meiner lieben Frau Liz Schwöbel-Awender.

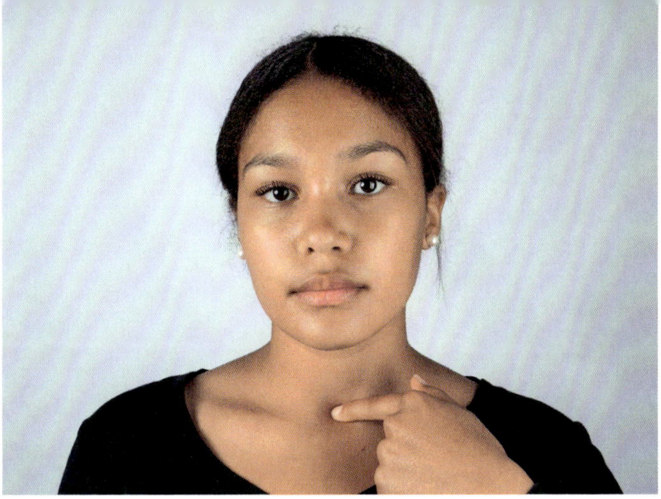

Vorwort

Liebe Leser,

Sie suchen nach etwas anderen Wegen, sich zu heilen oder gesund zu bleiben? Dann wird Ihnen dieses Buch sicher helfen können.
Mir persönlich war schon früh im Studium klar, dass trotz des üppigen Lernens viele Fragen unbeantwortet blieben, und ich bekam den Eindruck, dass bei vielen Erkrankungen mit Kanonen auf Spatzen geschossen wurde. Außerdem fehlte mir schon damals der Ansatz, dass der Patient ja eigentlich auch sehr viel für seine eigene Heilung beitragen kann, wenn er nur weiß, wie. Und dass das viel glücklicher und sogar gesünder macht, als allein von einem Halbgott in Weiß abhängig zu sein.
Trotzdem werde ich bis heute immer wieder gefragt: Warum brauchen wir eine andere Medizin? Ganz einfach, weil unsere Hochschul-Medizin für ganz viele Menschen nicht ausreichend ist. Wir sind großartig in der Akuttherapie, gegen schwerwiegende Entzündungen, Herzinfarkt, Schlaganfall oder wenn ein Blinddarm rausmuss – dann muss er nun mal raus.
Aber viele Menschen, die entweder chronisch krank sind oder am Beginn einer Erkrankung stehen, brauchen etwas anderes. Nämlich die Stärkung des eigenen inneren Arztes, beispielsweise durch Kräuter, Wasseranwendungen, Akupressur, Mudras oder andere Therapieansätze. Denn unser Körper verfügt über eine unglaubliche Kraft und Willensstärke, sich selbst zu heilen. In kritischen Situationen braucht er dann aber kleine Hinweise oder auch Stimulation, damit die Energie in uns wieder besser fließt und wir Krankmachendes abtransportieren können.

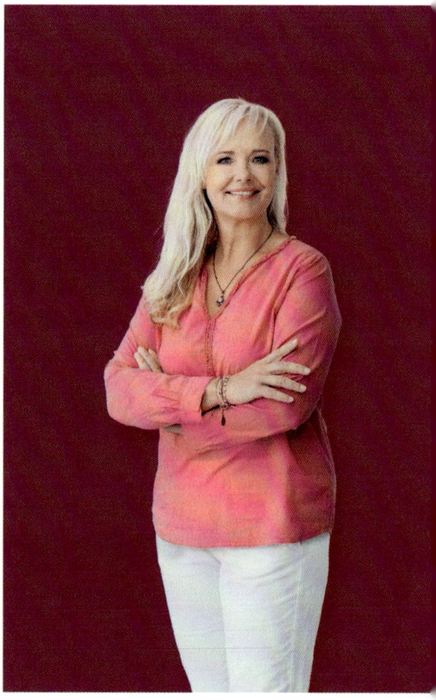

Die bessere Medizin ist für mich also die Kombination aus unserer konventionellen Medizin und den komplementären, also ergänzenden Verfahren. So ist für jeden das Richtige dabei, und man muss nur wissen, wann man was anwendet.
Dr. Awender hat – medizinisch gesehen – die Welt gesehen, sich weitergebildet in China, Japan und Afrika bei den unterschiedlichsten Urvölkern und Medizinsystemen und dann sein Wissen 30 Jahre lang an seine Patienten in Trier weitergeben können. Mit diesem Buch ermöglicht er seinen Patienten, den eigenen Behandlungserfolg zu steigern: durch Akupressur (das Stimulieren von Energiepunkten), mit aus Indien stammenden Mudras (therapeutischen Handstellungen) und dem aus Japan stammenden Jin Shin Jyutsu (Heilströmen).
Alle drei Verfahren stärken unsere Energie und damit unseren inneren Arzt. Es ist faszinierend, dass sie fast gegen jede Erkrankung helfen und durch die Anleitungen in diesem Buch einfach und wirksam anzuwenden sind.
Ich finde es großartig, dass er so all sein Wissen festhält und uns allen zugänglich macht. Nutzen Sie es – und bleiben oder werden Sie gesund!

Ihre Franziska Rubin

MEIN WEG ZUR SELBSTHILFE

Die ganzheitliche Medizin besteht aus der Ergänzung der bei uns etablierten klassisch-westlichen Medizin durch die Methoden der traditionellen-naturheilkundlichen Heilweisen. Die Kombination dieser beiden Sparten wird dem holistischen Anspruch der Heilung gerecht. Letztlich geht es darum, die jeweils passende Therapie zum Wohl des Patienten zu finden und zu nutzen – und dabei seine Selbstheilungskräfte optimal zu unterstützen.

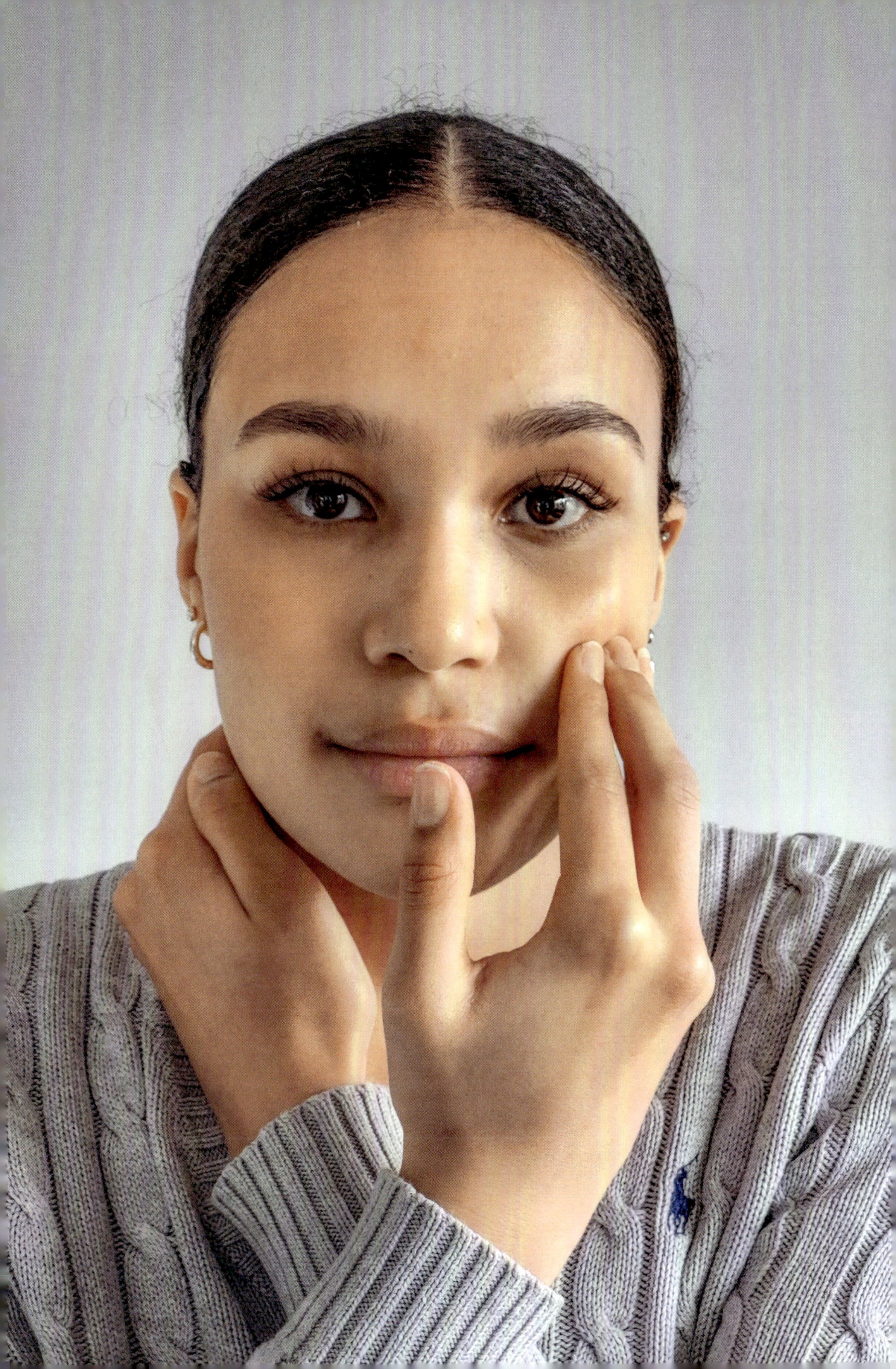

Selbsthilfe durch Akupressur, Mudras und Jin Shin Jyutsu

Bei einer meiner Reisen während meines Medizinstudiums lernte ich 1970 in San Francisco, Chinatown, erstmals die Akupunktur direkt kennen. Sie faszinierte mich sogleich ungeheuer. Zeitgleich gab es Berichte aus China mit eindrucksvollen Bildern über Narkosen unter Akupunktur-Anästhesie mit wachen Patienten, die offensichtlich schmerzfrei waren. Wenig später wollte es der Zufall – oder das Schicksal –, dass ich als Assistenzarzt in der Abteilung für Anästhesie arbeitete und mit Narkosen beauftragt war. Mein Chefarzt war damals so innovativ, dass er Ohrakupunktur mit elektrischer Stimulation und die Anästhesie mit klassischen Narkosemitteln kombinierte. Als ich mit eigenen Augen sah, dass er nach der klassischen Narkoseeinleitung, als der Patient schlief, das Narkosegas schrittweise abdrehte, während die Operation ungestört weiterlief, war ich völlig fasziniert. Der Aufwachprozess nach der Operation verlief abgekürzt und der Patient erholte sich aufgrund der schwächeren Narkosenachwirkungen schneller. Daraufhin entschloss ich mich, in einen Deutschen Ärzteverein für Akupunktur einzutreten, um die Ausbildung als Akupunkturarzt zu beginnen. Diese führte ich während meiner ganzen fachinternistischen Ausbildung weiter.
Während dieser Zeit war ich brennend an der praktischen Umsetzung der Akupunktur interessiert und akupunktierte bereits in der Familie und im Freundeskreis mit erstaunlich guten und schnellen Resultaten: beispielsweise Magen-Darm-Probleme, Gelenkbeschwerden und Heuschnupfen. Zusammen mit einem Kollegen, der ebenfalls von der Akupunktur begeistert war und die klassischen Schriften aus China kannte, führten wir in Heidelberg Kurse über Akupunktur für Medizinstudenten durch.
Während meines Militärdienstes als Truppenarzt akupunktierte ich dann Soldaten gegen die Abhängigkeit vom Rauchen, was mir den Spitznamen „Dr. Aku" einbrachte. In einem Kurzinterview mit dem SWR 3 widersprach ich einem Neurologen, der die Akupunktur als reinen Placeboeffekt darstellte und ihr eine messbare Wirkung absprach. Mein Gegenargument war, dass ich mich selbst von schnellen und eindrucksvollen Ergebnissen überzeugen konnte und es ja auch schon Akupunktur an Rindern gab, die unter reiner Akupunkturanästhesie schmerzfrei kalben konnten.
Später lernte ich in China an den Krankenhäusern für Traditionelle Medizin in Peking und Kaifong die seit zweitausend Jahren weitverbreitete Anwendung der Akupunktur und des Schröpfens in der Praxis kennen. Auf zahlreichen Studienreisen, die mich nach Südamerika, West- und Südafrika, Sri-Lanka und Japan führten, machte ich Erfahrung mit der traditionellen Medizin der Entwicklungs- und Schwellenländer. Dies führte dazu, dass ich nach einem mehrmonatigen Studienaufenthalt im südlichen Afrika am Tropeninstitut Heidelberg über die Traditionelle und Westliche Medizin in Swaziland (jetzt Eswatini) im südlichen Afrika promovierte. Vor Ort konnte ich mich von der effektiven Arbeit der Kräuterärzte (Sangomas) im Heilen von Krankheiten und deren spirituellen Fähigkeiten überzeugen.

Völlig erstaunt war ich über die parallelen Entwicklungen, die die traditionelle Medizin in unterschiedlichen Ländern gemacht hatte. Ein Heiler nahm z.B. bei einem Patienten mit Nackenschmerzen an bestimmten Stellen kleine Hautritzungen vor, in die er Heilkräuter rieb, sowie eine Schröpfkopfbehandlung an diesen Stellen, allerdings nicht mit einem Glas, sondern durch festes Ansaugen eines Kuhhornes, dessen Spitze abgesägt war. Als ich sah, dass die Stellen seiner gezielten Therapie mit den mir bekannten Akupunkturpunkten übereinstimmten, war ich völlig perplex. Es existierten, Kontinente voneinander entfernt, in Afrika wie in China die gleichen Therapie-Wirkmechanismen der energetischen Medizin!
So wurde mir klar, dass unsere sogenannte westliche Medizin mit ihren hervorragenden Leistungen nicht der einzige Therapieweg war und dass die sogenannten alternativen Therapien als Ergänzung oder Komplementärmedizin unserer bekannten Medizin fungieren können. Ich beschäftigte mich damit in den folgenden Jahren und erwarb neben meiner internistischen Ausbildung die Zusatzbezeichnungen *Naturheilverfahren*, *Akupunktur*, *Homöopathie* und *Kurarzt*.
Neben meiner hausärztlich-internistischen Tätigkeit gründete ich einen Ärzteverein für Naturheilverfahren und veranstaltete zehn Jahre lang regelmäßige Weiterbildungen über zahlreiche praktische Aspekte der Naturheilverfahren. Meine Akupunkturausbildung baute ich weiter aus, um mit Hilfe der chinesischen Puls-, und Zungendiagnostik, ergänzend zur internistischen Medizin, bislang therapieresistente Fälle aus dem Bereich der Inneren Medizin zu behandeln, was in vielen Fällen erfolgreich war.
Persönliche Erfahrungen und Erlebnisse führten später dazu, mich mit einfachen Methoden der Selbstheilung zu beschäftigen, die von jedem Laien angewandt werden konnten. Diese konnte ich dann meinen Patienten entweder zur medizinischen Ersthilfe bei akuten Erkran-

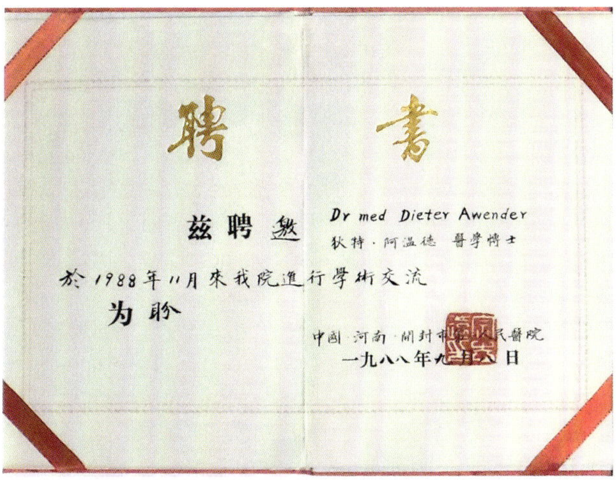

Zertifikat meiner Akupunktur-Hospitation in Kaifong, Henan

kungen oder zur Begleitbehandlung neben der klassischen Medizin bei schwereren oder chronischen Erkrankungen empfehlen.
Eines Tages sah ich bei einer Radtour in einem Wald abseits großer Straßen plötzlich eine Frau keuchend und nach Luft ringend neben ihrem Fahrrad am Boden sitzen. Schnell war mir klar, dass sie an einem akuten Asthmaanfall litt, aber keine asthmaspezifischen Medikamente dabeihatte. Da kein Notarzt erreichbar war, blieb nur die Ersthilfe. Aus meiner Akupunkturerfahrung kannte ich mehrere Punkte, die durch festes Drücken, der Akupressur, Wirkung zeigen sollten. Diese lagen neben dem tastbaren siebten Halswirbel und am oberen Rand des Brustbeins. Schon nach wenigen Minuten des festen Drückens mit dem Fingernagel trat eine spürbare Erleichterung der Atmung ein, und wenig später war diese wieder nahezu normalisiert, so dass die dankbare Patientin ihre Fahrt fortsetzen konnte.
Das zweite Mal war ich selbst akut betroffen und erfuhr Rettung durch Akupressur in Marokko. In Marrakesch gehört eine einstündige Pferde-Kutschfahrt durch die Altstadt mit seinen jahrhundertealten und verwinkelten Straßen zum Standardprogramm für Touristen. Nach dem Start am *Jama al Fna*, dem *Platz der Gehängten* (!) tauchte die Kutsche in die engen Gassen der Altstadt ein, die kaum drei Meter breit waren. Überall hingen orientalische Gerüche in der Luft, der Rauch von offenem Feuer und auch weniger aromatische Gerüche. Schon nach wenigen Metern musste ich mich dauernd räuspern, dann husten, und der Hals ging immer weiter zu. Die Atemnot nahm weiter von Minute zu Minute zu. Eine Rückkehr oder ein Wenden des Pferdegespanns war unmöglich. In den engen mittelalterlichen, orientalischen Gassen war an einen Notarzteinsatz nach unserer Vorstellung gar nicht erst zu denken, und die Fahrt sollte noch länger dauern. Ich hatte nicht mehr daran gedacht, dass ich in der Jugend eine Pferdeallergie mit allergischem Asthma hatte. Ich hatte auch keinerlei Medikamente, geschweige denn ein Asthmaspray dabei. So blieb mir nur noch die Selbsthilfe. Ich verbog mich und kniff fest mit meinen Fingernägeln mehrere Minuten lang links und rechts des siebten Halswirbels in die Haut. Nach wenigen, mir wie Stunden erscheinenden Minuten ließ die Atemnot langsam und dann immer deutlicher nach. Nach weiteren fünf Minuten konnte ich wieder besser durchatmen, und als wir endlich wieder am *Platz der Gehängten* ankamen, konnte ich wieder nahezu normal atmen – und mich fluchtartig zum nächsten Park mit reiner Luft entfernen.
Ein anderes Erlebnis in einem Restaurant hat sich mir auch tief eingebrannt. Am Nachbartisch fing ein Gast plötzlich an, am ganzen Körper zu krampfen, bekam Schaum vor dem Mund, biss sich auf die Zunge und ging zu Boden. Er hatte einen epileptischen Anfall bekommen. Da es dauern konnte, bis der Notarzt eintraf, griff ich auch da zur Selbsthilfe. Ich drückte meinen Daumennagel fest in die Mitte der Oberlippe des krampfenden Patienten, und nach weniger als einer Minute ließ der Krampf nach.
Nach diesen drastischen Erfahrungen mit der **Akupunktur und Akupressur** beschäftigte ich mich weiterhin sehr intensiv mit praktischen Methoden zur Selbsthilfe mit den eigenen Händen, ganz ohne weitere Hilfsmittel. Durch zahlreiche Erfahrungen mit der chinesischen,

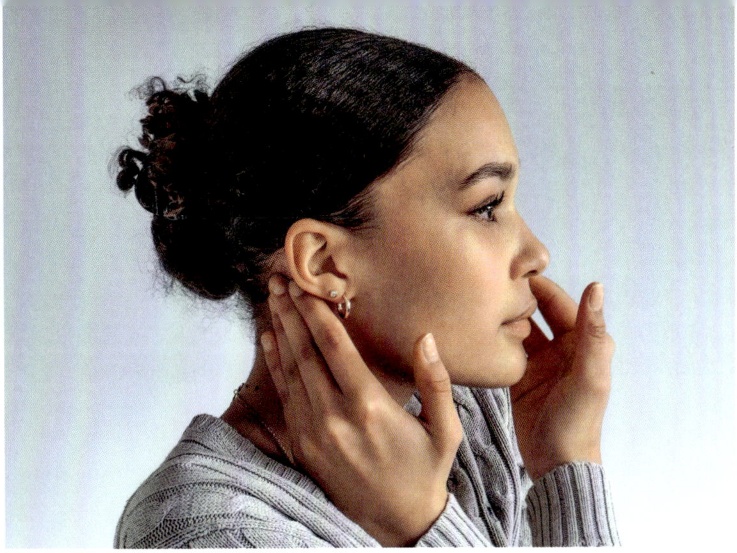

Heilströmen bei einer Entzündung der Nebenhöhlen

tibetischen und indischen Medizin lernte ich dann auch die praktische Anwendung von **Mudras** kennen. Dies sind heilende Handstellungen, die nicht nur spirituelle Bedeutung haben, sondern auch bei vielerlei Beschwerden ganz bodenständige Hilfe leisten können. Noch später begegnete ich dem **Jin Shin Jyutsu**, dem japanischen Heilströmen.
Mit diesen verschiedenen energetischen Therapiemethoden machte ich zahlreiche persönliche Erfahrungen im Eigenversuch, die ich dann in mein Therapiespektrum integrierte. Um diese Erfahrungen einem größeren Patientenkreis zugänglich zu machen, kam die Idee auf, diese Methoden zur Selbsthilfe mit den eigenen Händen in einem Kompendium zusammenzufassen, um so entweder bei kleineren Erkrankungen schnelle Ersthilfe bei sich selbst oder anderen Personen leisten zu können – oder um sie als Begleitbehandlung ergänzend zu einer klassisch-medizinischen Behandlung bei schwereren oder chronischen Erkrankungen anzuwenden.
Ich habe im Folgenden alles nach Krankheitsbildern geordnet, so dass schnell auf die einzelnen Maßnahmen zugegriffen werden kann. Die Handgriffe und Handstellungen wurden ausführlich beschrieben und auch bebildert, um auf diese Weise weniger „handwerklich" geschickten Menschen eine effektive Hilfestellung zu leisten.

Ganzheitliche Medizin

Seit den Anfängen der Menschheit gibt es Heiler, deren Wissen von Generation zu Generation weitergegeben wird. Sie heilen mit Mitteln aus der Natur, meist mit Heilkräutern zur inneren oder äußeren Anwendung.
Traditionelle Heiler haben meist auch eine wichtige spirituelle Funktion: Sie helfen den Patienten auch bei psychischen Erkrankungen, da der Glaube an Götter, Geister und spirituelle Wesen weit verbreitet ist und das tägliche Leben stark davon beeinflusst wird. Die Heiler fungieren so als Mittler zwischen der irdischen und der jenseitigen Welt.
Die Einheit des körperlichen und spirituellen Heilers – eines Priesterarztes, Druiden oder Schamanen – war in unserem Kulturkreis seit Urzeiten immer existent. Sie ist in vielen traditionellen Kulturen unserer Erde bis heute ein fester Bestandteil der Volksmedizin,

da die westliche Medizin dort nicht allen Menschen zugänglich und für sie meist auch nicht bezahlbar ist.
Die uralte Erkenntnis, dass Körper und Seele bzw. Psyche eine Einheit bilden, wird nach den rasanten Fortschritten der Entwicklung der modernen westlichen Medizin erst in den letzten Jahren bei uns wiederentdeckt. Beispielsweise durch die Forschung im Bereich der Psychoneuroimmunologie wurde inzwischen mit wissenschaftlichen Methoden der Nachweis über die engen Verflechtungen zwischen körperlichen und psychischen Erkrankungen erbracht. Auch die Entwicklung „Mind–Body–Therapie" als Teil der modernen Medizin wird der Tatsache gerecht, dass Geist und Körper als Einheit zu verstehen sind. Insofern wird in der Behandlung von Krankheiten vermehrt der ganzheitliche Ansatz in den Fokus gerückt. Aus meiner Sicht sind die Maßnahmen der energetischen Medizin immer als Ergänzung der Behandlung mit westlicher- oder traditioneller Medizin in Form von Phytotherapie (Pflanzenheilkunde) und Homöopathie zu verstehen. Ziel ist dabei, die in jedem lebenden Wesen vorhandenen Eigenheilkräfte zu fördern.
Die im Folgenden beschriebenen Methoden zur Selbsthilfe beschränken sich dabei darauf, die energetischen Strukturen des Menschen mit den eigenen Händen positiv zu beinflussen, um so das körperliche oder psychische Zustandsbild einer Erkrankung zu verbessern. Aus Sicht der Traditionellen Chinesischen Medizin, TCM, entstehen Krankheiten durch Störungen des freien Flusses des Qi, der Lebenskraft. Die Folge können Qi-Mangel, Qi-Fülle oder eine Stagnation des Qi-Flusses sein. Solche energetischen Imbalancen können sich schädigend auf die Gesundheit auswirken. Die heilende Wirkung der Selbsthilfemaßnahmen beruht nun auf dem Energieausgleich des Qi-Flusses durch die drei in diesem Buch vorgestellten Methoden: **Akupressur** an den Punkten der Leitbahnen, die an den Fingern, den Zehen oder am Kopf ihre Anfangs- oder Endpunkte haben bzw. den jeweiligen Handstellungen der **Mudras** oder des **Heilströmens (Jin Shin Jyutsu)**.
Die energetische Behandlung des Körpers mit den eigenen Händen hat neben der Linderung von körperlichen Beschwerden immer auch eine geistig-seelische Komponente mit spürbarer Wirkung in Form von innerer Ruhe und Ausgeglichenheit. Sie ist eine faszinierende Therapieform, die uraltes Wissen beinhaltet, das schon seit sehr langer Zeit in zahlreichen Kulturen unserer Erde existiert und niemals veralten, sondern alle Zeiten überdauern wird. Ihre Wirksamkeit zeigt die Richtigkeit des ganzheitlichen Ansatzes – und auch den holistischen Aspekt, dass der Mensch ein Teil der Natur ist.

★ Bei der Energiemedizin geht es darum, moderne oder traditionelle Heilansätze zu ergänzen. Sie konzentriert sich darauf, die Selbstheilungskräfte zu fördern.

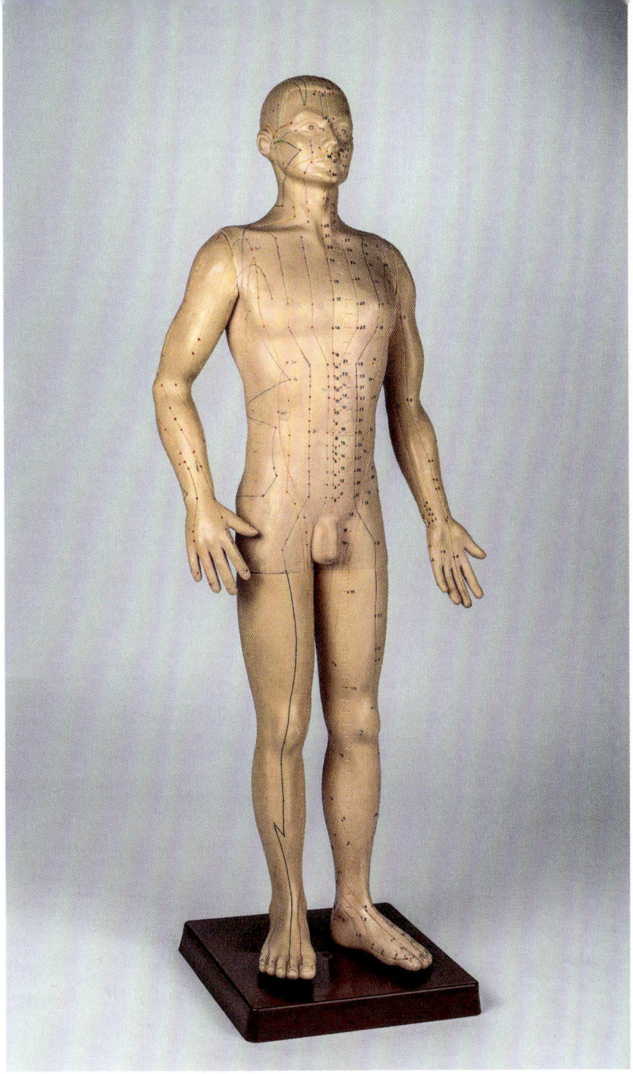

Die Akupunkturmeridiane und -punkte am Modell

Akupressur

Seit mehr als 5000 Jahren existiert in China wie in vielen anderen alten Kulturen eine traditionelle Medizin. Sie besteht aus der überlieferten Kräuterheilkunde, einer traditionellen Ernährungslehre und Formen der energetischen Medizin wie Qi Gong, Tuina-Massage sowie Akupunktur.
Diese wurde in der Zeit des Gelben Kaisers Huang Di, etwa 2700 vor Christi Geburt, in das System der Traditionellen Chinesischen Medizin, kurz TCM, eingefügt. Aus dieser Zeit stammt das Lehrbuch der Inneren Medizin des Gelben Kaisers, das „Huang Di Nei Jing".
Darin wurde ein feinstofflich-energetisches System postuliert, das den ganzen Körper umfasst: In ihm fließt die Lebensenergie – Qi, Ki, Prana oder Odem genannt –, die Verbindung zu den inneren Organen hat, in zwölf Energieleitbahnen harmonisch durch den ganzen Körper. Erkrankungen körperlicher oder psychischer Art gehen auf Störungen des Energieflusses in den Leitbahnen, den Meridianen, zurück.

Die Manipulation findet an bestimmten Stellen eines Meridians, den Akupunkturpunkten, statt: Durch Druck (Akupressur), Massage (Tuina-Massage), Nadelung (Akupunktur) oder der Erwärmung (Moxibustion) dieser Punkte gleicht der Arzt oder Heiler einen **Fülle- oder Leerezustand** bzw. eine **Stagnation** der Lebensenergie aus. Auf diese Weise stellt er einen ungestörten, freien Energiefluss wieder her und wirkt somit **günstig auf Krankheiten** ein.
Neben den Akupunkturmeridianen gibt es noch weitere energetische Systeme im Körper, die unabhängig voneinander therapeutisch genutzt werden können. Bekannt sind die chinesische und die koreanische Handakupunktur. Sie gehören zu den Mikroakupunktursystemen, MAPS genannt, die auch die Ohr-, Schädel-, Zungen-, Nasen- und Mundakupunktur umfassen. Darüber hinaus gibt es die bekannten Fußreflexzonen sowie die Handreflexzonen, auf die ebenso gezielt therapeutisch eingewirkt werden kann.
Die Einsatzgebiete der Akupressur sind vielfältig und umfassen beispielsweise alltägliche akute oder chronische Schmerzzustände des Bewegungsapparates, der Muskeln und Sehnen, der Gelenke oder der Wirbelsäule.
Diese Technik hilft auch schnell bei anderen Schmerzzuständen oder funktionellen Störungen der Verdauungsorgane wie etwa Übelkeit, auch bei Schwangerschaftsübelkeit, und außerdem bei Brechreiz, Verstopfung, Durchfall sowie Reise- und Seekrankheit. Des Weiteren lassen sich Regelbeschwerden, Kopf- und Zahnschmerzen sowie Gesichtsneuralgien günstig beeinflussen, aber auch Ohrgeräusche, vegetative Unruhezustände oder Schlafstörungen und Symptome von Erkältungskrankheiten. Auch zur Ersthilfe bei Notfällen wie Ohnmacht, Kreislaufkollaps oder bei einem epileptischen Anfall ist die Akupressur sehr hilfreich.

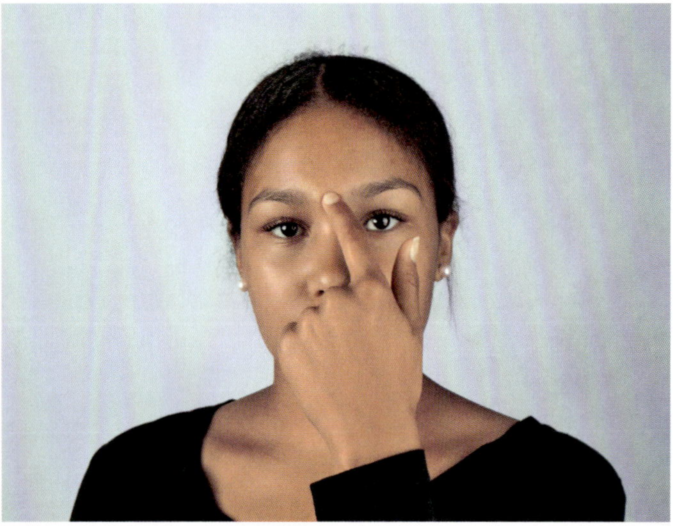

Akupressur bei Kopfschmerzen und Nebenhöhlenentzündung

Tipps für die Anwendung

Aus meiner Erfahrung heraus sind folgende Richtlinien bei der Anwendung wichtig:

★ Sie sollten nicht unter Zeitdruck stehen, einen ruhigen Raum aufsuchen und sich in eine bequeme Körperhaltung bringen.

★ Reiben Sie vor der Behandlung Ihre Hände aneinander, um sie zu erwärmen. Das verstärkt den Energiefluss. Stimmen Sie den Druck, den Sie mit den Fingerspitzen des Daumens oder des Zeigefingers ausüben, auf Ihr persönliches Empfinden ab. Er sollte nicht zu zart, aber auch nicht zu fest sein. Am besten beginnen Sie mit einem leichten Druck, den Sie allmählich verstärken, bis es für Sie passt.

★ Für eine beruhigende Wirkung wenden Sie einen gleichmäßig festen Druck und für eine Anregung sanften Druck an. Alternativ können Sie auch eine Klopfmassage oder eine kreisende Punktmassage machen. Die Dauer beträgt in der Regel zwischen 30 Sekunden und drei Minuten. Da die Meridiane mit Ausnahme der Mittelmeridiane symmetrisch angelegt sind, behandeln Sie sich stets beidseits.

★ An den Armen und Beinen massieren Sie an den Punkten in Längsrichtung, entlang der Flussrichtung der Meridiane. Sonst punktförmig.

★ Die Häufigkeit der Behandlung hängt vom Krankheitsbild ab. Bei akuten Erkrankungen empfiehlt sich eine Akupressur zwei bis zu vier Mal täglich, bei chronischen Krankheiten zwei bis drei Mal wöchentlich.

★ Treffen Sie optimalerweise eine Punktauswahl von etwa vier bis acht Punkten, massieren Sie diese beidseits und ruhen Sie sich nach der Behandlung etwas aus.

★ Wie sind die Akupressurpunkte, deren Größe etwa das Areal eines Fingernagels umfasst, zu finden? Im Krankheitsfall heben sich diese meist von der Umgebung ab: Sie sind etwas glatter oder rauer und häufig als leichte Erhabenheit oder kleine Senke zu ertasten. Auch sind sie oftmals druckschmerzhafter als die Umgebung.

★ Bei folgenden Erkrankungen verzichten Sie auf die Akupressur: bei schweren fieberhaften Erkrankungen, bei Epilepsie mit Ausnahme eines Notfallpunktes und in der Schwangerschaft, was die Punkte des Unterleibs betrifft.

★ Beachten Sie grundsätzlich: Die Akupressur ist kein Ersatz für eine klassisch medizinische Behandlung! Wie auch die Mudras und das Heilströmen ist sie als eine ergänzende, komplementärmedizinische Maßnahme anzusehen.

Mudras

Mudra ist ein Begriff aus dem indischen Sanskrit und bedeutet *Geste*, *mystische Handstellung* oder *Siegel*. Auch bestimmte Körperhaltungen, Augenstellungen und Atemtechniken werden als Mudras bezeichnet. Eine Mudra gibt den feinstofflichen Energien des Körpers – der besagten Lebenskraft, dem Odem, dem Qi oder Prana – eine bestimmte Richtung, um Störungen des Energieflusses, die sich in Krankheiten ausdrücken, zu beeinflussen und damit zu verbessern oder ganz zu normalisieren.

Ein verbesserter Energiefluss regt die in jedem lebenden Wesen vorhandenen Selbstheilungskräfte an. Die Anwendung der Mudras wird auch als „Finger-Yoga" bezeichnet, weil – wie beim Yoga – jede Stellung der Finger und der Hände eine besondere energetische Wirkung auf den gesamten Körper hervorruft.

Die Namen der Mudras beziehen sich meist auf hinduistische Gottheiten oder auf die Symptome einer Krankheit bzw. auf die betroffenen Organe oder Körperregionen. Es gibt spezielle Mudras, die nur einem therapeutischen Zweck dienen, und solche, die bei mehreren Gesundheitsstörungen eingesetzt werden können. Häufig sind mehrere Mudras für eine Indikation geeignet. Es empfiehlt sich, sie einzeln auszuprobieren, um die beste Wirkung für sich herauszufinden. Wählen Sie dann für die konsequente Anwendung ein oder mehrere Mudras aus, die für Sie wirksam sind.

Der Vorteil von Mudras ist, dass sie in fast jeder Lebenslage eingesetzt werden können, oft sogar ganz unauffällig und somit für die Umgebung nicht erkennbar: sei es beim Fernsehen, im Wartezimmer oder in öffentlichen Verkehrsmitteln. Die Wirksamkeit der Mudras ist allerdings am größten, wenn Sie sich in einen ruhigen Raum zurückziehen,

Die Finger und ihre Zuordnung

Jeder Finger bezieht sich nach der Fünf-Elemente-Lehre der Traditionellen Chinesischen Medizin auf ein spezielles **Organsystem**, ein **Element** sowie einen **psychischen Zustand**:

★ Daumen: Magen und Milz, Erdelement, Sorgen

★ Zeigefinger: Niere und Blase, Wasserelement, Angst

★ Mittelfinger: Leber und Gallenblase, Holzelement, Wut

★ Ringfinger: Lunge und Dickdarm, Metallelement, Trauer

★ Kleiner Finger: Herz und Dünndarm, Feuerelement, Freude

Tipps für die Anwendung

Empfehlenswert sind die folgenden Richtlinien:

- Praktizieren Sie maximal drei Mudras hintereinander. Danach legen Sie eine Pause ein.
- Die meisten Mudras haben eine Anwendungszeit von drei bis fünf Minuten. Sie können aber problemlos auf 15 oder 20 Minuten verlängern.
- Bei akuten Beschwerden behandeln Sie sich mehrmals täglich, bis sich die Beschwerden bessern. Bei chronischen Beschwerden praktizieren Sie ebenso täglich, und das über eine längere Zeit.
- Mudras können – ebenso wie die Akupressur und das Heilströmen – keine klassisch-medizinische oder alternativ-naturheilkundliche Behandlung ersetzen! Sie werden stets rein unterstützend eingesetzt.

wo die äußere Stille innere Ruhe und Einkehr ermöglicht. Das bewirkt erfahrungsgemäß bessere und nachhaltigere Ergebnisse.
Am besten praktizieren Sie Ihre Mudras einige Minuten vor dem Aufstehen oder in der Zeit vor dem Einschlafen. Auch andere Ruhephasen sind dafür geeignet. Sie können dabei sitzen, liegen, stehen oder gehen. Empfehlenswert ist das Sitzen, und zwar ohne sich anzulehnen, da eine freie, aufrechte Haltung für den Energiefluss am besten ist. Schlagen Sie die Beine dabei nicht übereinander, sondern richten Sie diese parallel aus. Beide Füße haben Kontakt zum Boden. Richten Sie während der Anwendung Ihre Aufmerksamkeit auf das ruhige Fließen des Atems.
Durch Steuerung des Atems können Sie den Effekt intensivieren. So wirkt eine anregende Mudra stärker, wenn Sie in der Einatemphase den Druck der Finger und den Atem verstärken und in der Ausatemphase den Druck nachlassen. Umgekehrt wirkt eine Mudra zur Beruhigung und Entspannung stärker, wenn Sie in der Ausatemphase den Fingerdruck erhöhen und die Ausatmung verlangsamen.

Heilströmen: Jin Shin Jyutsu

Es gibt eine uralte Tradition, die in allen indigenen Kulturen der Welt weit verbreitet ist: die des Handauflegens und des Heilströmens. Hier geht es um die Behandlung von Gesundheitsstörungen. Das Heilströmen wurde am Anfang des letzten Jahrhunderts von *Jiro Murai* in Japan wiederentdeckt und *Jin Shin Jyutsu* genannt, was die *Kunst des Schöpfers durch den mitfühlenden Menschen* bedeutet. Mary Burmeister, seine Schülerin, hat diese Kunst in der westlichen Welt bekannt gemacht. Es handelt sich dabei um eine Heilkunst, die Sie problemlos bei sich selbst, bei anderen und auch bei Tieren anwenden können.

Das Auflegen der Hände auf bestimmte Stellen des Körpers bringt die Lebensenergie ins Fließen und regt dadurch die Selbstheilungskräfte an. Auf diese Weise können viele Beschwerden gelindert und die Heilung, auch nach operativen Eingriffen, beschleunigt werden. Außerdem tritt eine psycho-physische Entspannung ein. Sie können Jin Shin Jyutsu bei zahlreichen alltäglichen Beschwerden einsetzen oder gleichzeitig neben einer medizinischen Behandlung – auch bei schwereren oder chronischen Erkrankungen.
In der Lehre des Jin Shin Jyutsu gibt es 26 Energiepunkte am Körper, die symmetrisch verteilt sind und Energieschlösser oder Sicherheitsschlösser heißen. An diesen Punkten konzentriert sich die fließende Lebensenergie, ähnlich wie an Akupunkturpunkten. Dort setzt das Handauflegen an. Sie legen dabei Ihre Fingerspitzen, die Finger oder die Handfläche auf die entsprechenden Energiepunkte und spüren nach kurzer Zeit ein feines Kribbeln, Klopfen oder Pulsieren. So erklärt sich auch die Bezeichnung Strömen oder Heilströmen. Beim Heilströmen kann man neben den Energiepunkten auch ganze betroffene Organsysteme mit insgesamt zwölf Organströmen behandeln. Jeder Strom ist dabei einer Organfunktion zugeordnet und hat einen bestimmten Verlauf, wobei jeweils ein Strom in den nächsten übergeht. Die Organströme bilden so – wie die Akupunktur-Meridiane – einen einzigen, in sich geschlossenen Energiekreislauf: beispielsweise den Herz- oder den Lungenstrom.

Tipps für die Anwendung

Gehen Sie am besten folgendermaßen vor:

- In der Regel wählen Sie einen bis maximal drei Griffe und legen jeweils eine Pause von einigen Minuten zwischen den Anwendungen ein.
- An den Energiepunkten verweilen Sie drei bis fünf Minuten. Nach der Pause gehen Sie zum nächsten Griff über. Wenn nur ein Griff notwendig ist, beträgt die Dauer bis zu 15 oder 20 Minuten.
- Das Heilströmen können Sie mehrmals am Tag anwenden. Dehnen Sie aber die gesamte Dauer nicht über eine Stunde täglich aus.
- Öfter kommt es vor, dass Sie nach kurzer Zeit tief Luft holen müssen, wie bei einem Seufzer. Das zeigt eine Entspannung und Harmonisierung des Energieflusses an.

Das Heilströmen ersetzt – wie die Akupressur oder Mudras – keine klassisch-medizinische oder alternativ-naturheilkundliche Behandlung! Stets geht es um eine rein unterstützende Anwendung.

Positionen der 26 Energieschlösser

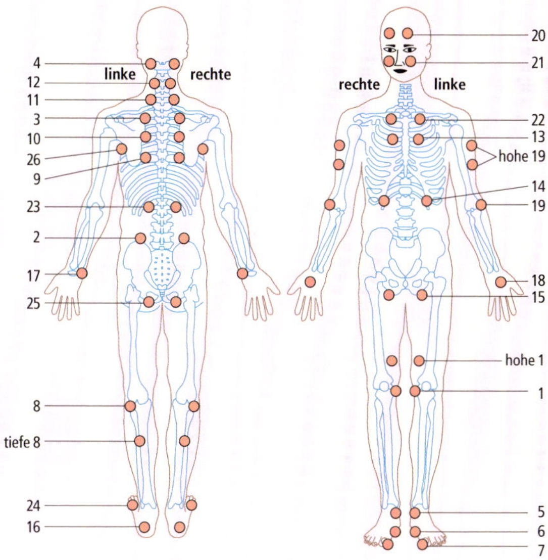

Die praktische Anwendung

Bei zahlreichen Störungen der Gesundheit oder Befindlichkeit können – falls kein Notfall besteht – mit naturheilkundlichen Methoden wie der Homöopathie oder mit Pflanzenheilmitteln, der Phytotherapie, oftmals gute und schnelle Erfolge erreicht werden, so dass die Methoden der klassischen Medizin häufig gar nicht mehr zur Anwendung kommen müssen.

Sie können dabei auch immer die oben genannten drei Behandlungsmethoden mit den eigenen Händen anwenden, um die Selbstheilungskräfte des Körpers zu unterstützen.

Je nach persönlicher Einschätzung oder Vorliebe kommen eine oder mehrere der beschriebenen Methoden in Kombination zur Anwendung.

Beispielsweise können Sie bei einer **beginnenden Erkältungskrankheit** folgende Maßnahmen ergreifen, die bewirken, dass die Symptome oftmals rasch abklingen und sich die Erkrankung gar nicht erst manifestiert: Akupressieren Sie dafür die Punkte Lunge 7 am Handgelenk und Dickdarm 11 am Ellenbogengelenk und wenden Sie das Heilströmen an den Energiepunkten 2 am hinteren Beckenrand an (siehe Seiten 38 und 44).

Bei einer **akuten Migräne** können Sie als Ersthilfe zunächst die Punkte Dickdarm 4 am Daumenballen und die Extrapunkte 2 in der Schläfenkuhle akupressieren. Zusätzlich können Sie diese und Gallenblase 20 an den Hinterhauptsknochen akupressieren oder mit Pfefferminzöl einreiben. Falls keine entscheidende Besserung eintritt, empfiehlt sich das Halten der Mahasirs-Mudra und der Migräne-Mudra, später eventuell noch der Griff des Heilströmens Energiepunkt 20 über den Augenbrauen (siehe Seiten 240–245). Sollte weiterhin keine Besserung eintreten, können Sie natürlich auf klassische Kopfschmerzmittel wie Aspirin, Ibuprofen oder Triptane zurückgreifen.

Die Anwendungsdauer der einzelnen Methoden beträgt in der Regel etwa drei bis vier Minuten pro Punkt bei der Akupressur, drei bis zehn Minuten bei den Mudras und drei bis 20 Minuten beim Heilströmen. Sie können die einzelnen Methoden kombinieren und auch mehrmals am Tag wiederholen, mit oder ohne zusätzliche Medikation.

Praktizieren Sie die Übungen zur Unterstützung der Heilung in einer ruhigen, ästhetischen und entspannten Atmosphäre, möglichst in gerader Sitzhaltung und ohne Rückenlehne, wobei die Füße nebeneinander festen Bodenkontakt haben. Für den therapeutischen Effekt spielen auch eine positive Vorstellung und Affirmation des Behandlungszieles eine große Rolle.

HÄUFIGE ERKRANKUNGEN UND IHRE SELBSTBEHANDLUNG

Jeder Laie kann die Akupressur, das Drücken von Akupunkturpunkten, ebenso wie das Halten von therapeutischen Handstellungen (Mudras) und das Heilströmen (Jin Shin Jyutsu) praktizieren: sowohl zur Ersthilfe, wenn keine medizinische Hilfe erreichbar ist, als auch zur Ergänzung und zur Unterstützung der Heilung einer ärztlich verordneten Therapie. In diesem Sinn ist Selbsthilfe mit den einfachsten Mitteln möglich, nämlich mit den eigenen Händen.

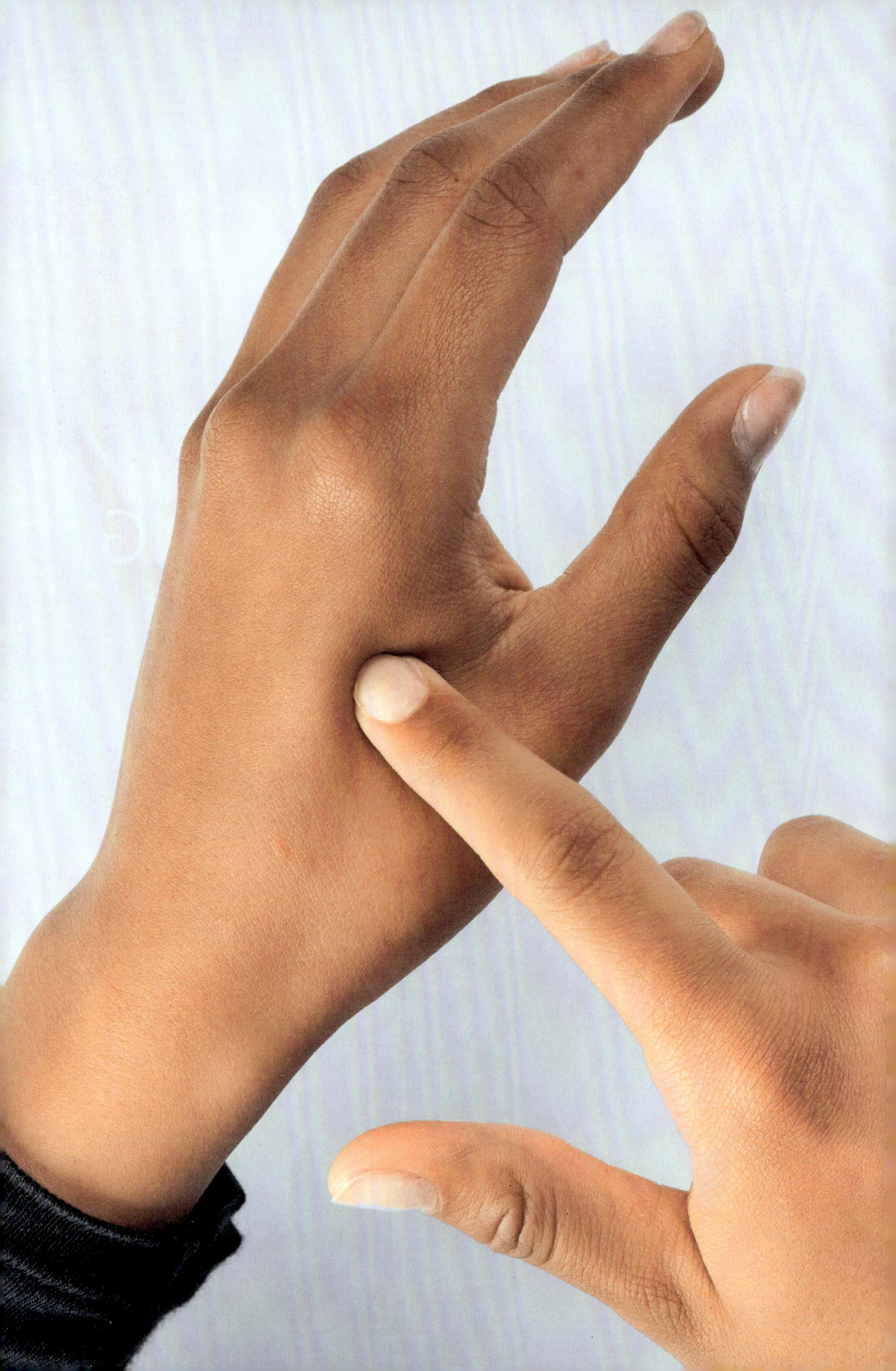

Allergien und Heuschnupfen

Die folgenden Anwendungen sind zur Soforthilfe bei allergischen Reaktionen, Insektenstichen, allergischen Hauterscheinungen mit Fleckenbildung und Hautschwellung, plötzlicher Heiserkeit und Atemnot sowie bei Heuschnupfen geeignet. Auch bei chronischen allergischen Erkrankungen sind sie unterstützend hilfreich. Wenden Sie sie immer als nur als Ergänzung einer ärztlichen Behandlung oder als zusätzliche Maßnahme an. Zum allergischen Asthma siehe Seite 28.

Akupressur

Der Hauptpunkt bei **allen allergischen Erkrankungen,** speziell beim **Heuschnupfen** mit Kopfschmerzen, ist der Punkt Dickdarm 4 ❶ (Hegu, Geschlossenes Tal), der an der Mitte der Innenseite des zweiten Mittelhandknochens liegt. Er ist meist schmerzempfindlich und wird abwechselnd beidseits kräftig im Uhrzeigersinn massiert.
Die Akupressur des Punktes Leber 3 ❷ (Tai Chong, Großer Impuls), eine Daumenbreite oberhalb der Großzehenfalte zwischen erster und zweiter Zehe, hilft ebenso bei **allen allergischen Reaktionen.**
Der Punkt Dickdarm 11 ❸ (Qu Chi, Gebogener Graben) liegt am Ende der Falte des Ellenbogens bei leicht gebogenem Arm. Massieren Sie auch hier im Uhrzeigersinn kreisend. Er wirkt ebenfalls **antiallergisch.**
Der Punkt Lunge 7 ❹ (Lie Que, Wolkenbruch) stärkt die Lunge bei **allergisch bedingter Bronchitis** und **allen Erkältungskrankheiten.** Er liegt zwei fingerbreit oberhalb der Handgelenksfalte an der daumenwärtigen Seite des Unterarms.
Der Punkt Lunge 9 ❺ (Tai Yuan, Äußerst tiefes Wasser) liegt am daumenseitigen Ende der Handgelenksbeugefalte. Er stärkt die **Immunabwehr** und unterstützt die Heilung von **chronischen Erkrankungen der Atemwege.** Am besten massierten Sie mehrere Minuten lang kreisförmig im Uhrzeigersinn.
Die Akupressur des Punktes Milz-Pankreas 10 ❻ (Xue Hai, Meer des Blutes), der drei fingerbreit oberhalb des inneren Kniescheibenpols liegt, besitzt eine antiallergische Wirkung, die sich bei **juckenden Hautausschlägen** günstig auswirkt. An der höchsten Stelle der nach vorne geklappten Ohrmuschel liegt ein **stark antiallergisch** wirksamer Punkt ❼. Kneifen Sie mehrere Minuten lang diese Stelle beidseits.

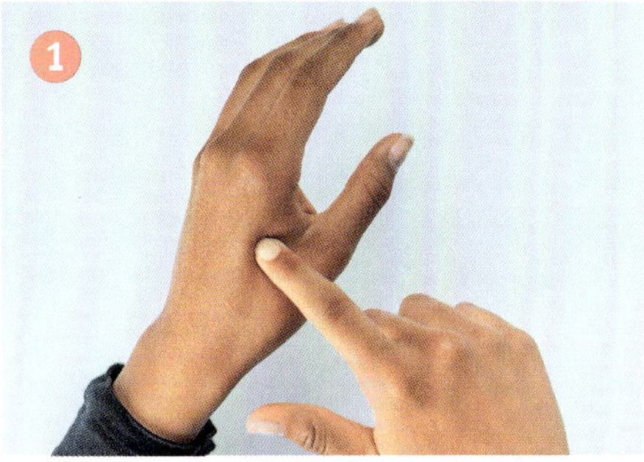

Dickdarm 4

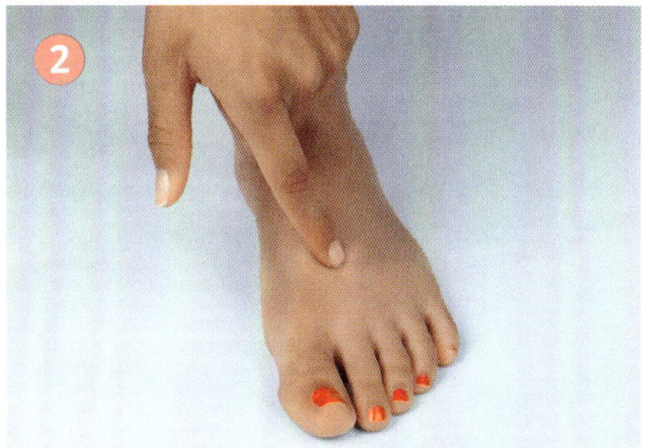

Leber 3

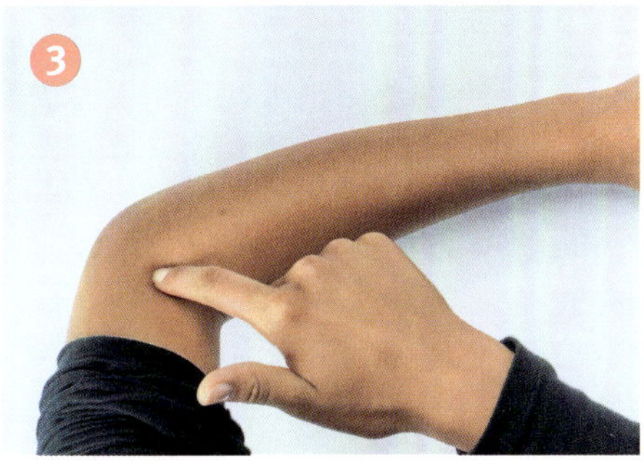

Dickdarm 11

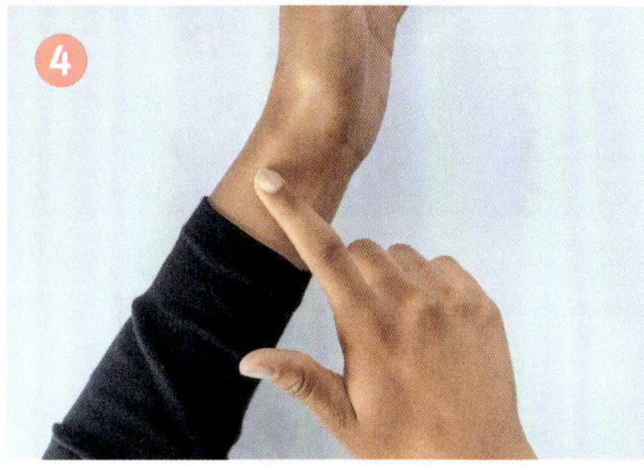

Lunge 7

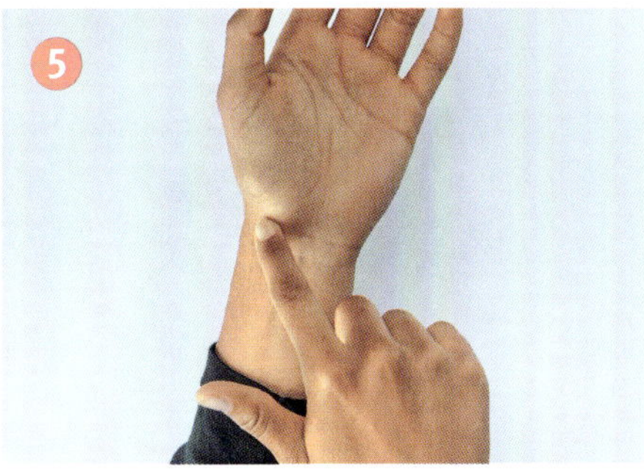

Lunge 9

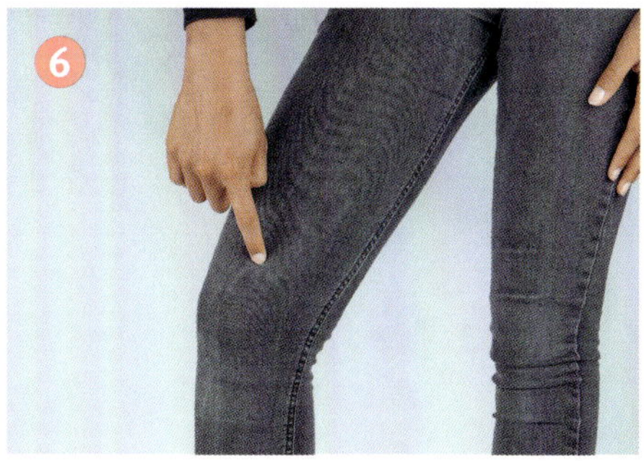

Milz-Pankreas 10

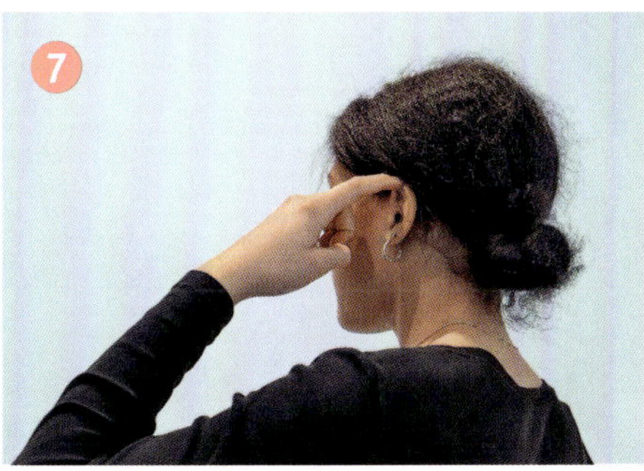

Allergiepunkt Ohrspitze

Bei **allergischem Schnupfen** oder **Heuschnupfen** liegen wichtige lokale Punkte beidseits der Nase an der Knochen-Knorpelgrenze, seitlich am Ansatz der Nasenflügel: Einerseits ist das Dickdarm 20 ❶ (Ying Xiang, Den Geruch willkommen heißen) und andererseits etwas darüber der Extrapunkt der Nase (Bi Tong ❷, Durchgängige Nase) und der Extrapunkt 1 ❸ (Yin Tang, Siegelhalle), genau in der Mitte zwischen den Augenbrauen. Diese Punkte sind sehr gut geeignet, um die Nasenschleimhaut rasch zum Abschwellen zu bringen und so die Atmung zu erleichtern.

Dies gelingt meist sehr schnell mit einem Griff: Drücken Sie den Zeigefinger fest auf den Extrapunkt 1 und massieren Sie gleichzeitig mit der Daumenspitze und der Zeigefingerspitze die gegenüberliegenden Punkte Dickdarm 20 intensiv.

Wenn eine **allergische Augenentzündung** vorliegt, kommen neben dem Extrapunkt 1 (Yin Tang, Siegelhalle) zwischen den Augenbrauen außerdem die Punkte rund um die Augenhöhle zum Einsatz: einmal am inneren Rand der Augenbrauen Blase 2 ❹ (Zan Zhu, Mit Bambus bedeckt), dann genau oberhalb der Augen in der Mitte der Augenbrauen Extrapunkt 3 ❺ (Yu Yao, Fischrücken) und schließlich am Ende der Augenbrauen an deren Verlängerung in einer kleinen Knochengrube der Schläfe Extrapunkt 2 ❻ (Tai Yang, Großes Yang). Massieren Sie die Punkte vom inneren Augenwinkel aus (Punkt Blase 2) entlang der Augenbrauen in einem Strich und enden Sie in der Schläfenkuhle beim Extrapunkt 2 (siehe Seite 246).

Wirksam zur **Verbesserung der Sehkraft bei tränenden Augen** ist der Punkt Gallenblase 20 ❼ (Jian Jing, Schulterbrunnen), der am Unterrand des Hinterhauptknochens zwischen den Ansätzen der Nackenmuskulatur liegt. Er lindert den Juckreiz.

Allergischer Juckreiz nimmt ab durch die Akupressur des Punktes Leber 3 ❽ (Tai Chong, Großer Impuls), eine Daumenbreite oberhalb der Großzehenfalte zwischen erster und zweiter Zehe.

Praxis-Tipp

Mit der **Buteyko-Atmung** können Sie schnell eine **verstopfte Nase** freibekommen:

- ★ Sie atmen aus, verschließen die Nase mit den Fingern und halten die Luft an, solange es geht.
- ★ Danach atmen Sie wieder tief durch die Nase ein und weiter ruhig eine halbe bis eine Minute lang nur durch die Nase, möglichst mit Bauchatmung.
- ★ Dann gehen Sie wieder in die Atempause.
- ★ Das Ganze wiederholen Sie fünf- bis sechsmal, dann sollte die Nase wieder frei sein (siehe auch Seite 40).

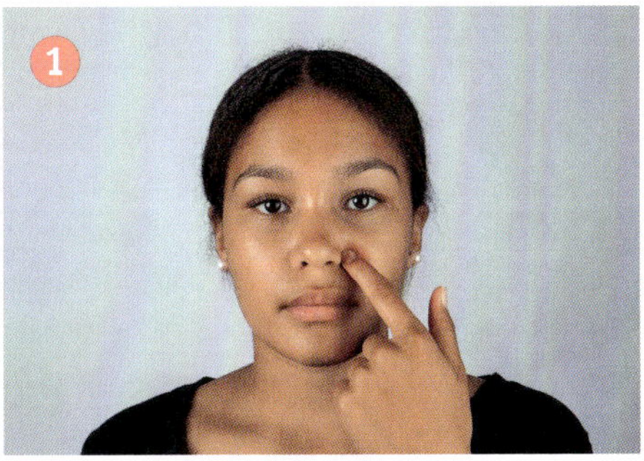

Dickdarm 20

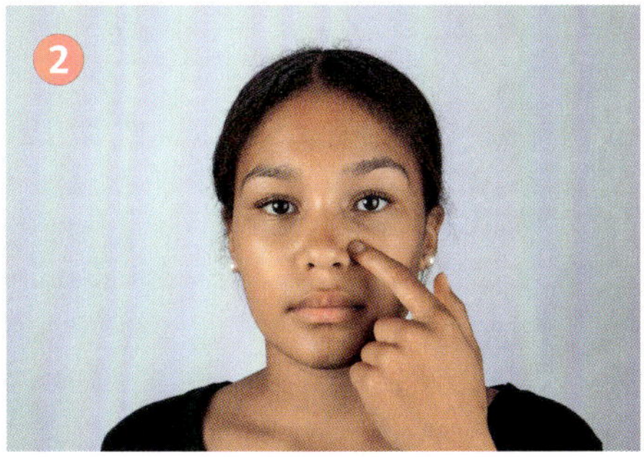

Bi Tong

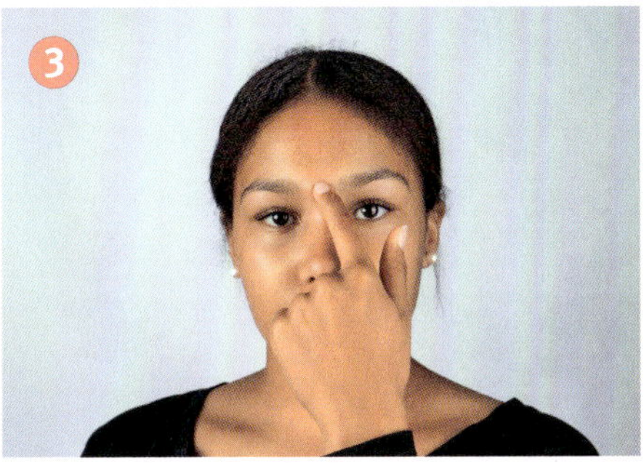

Extra 1

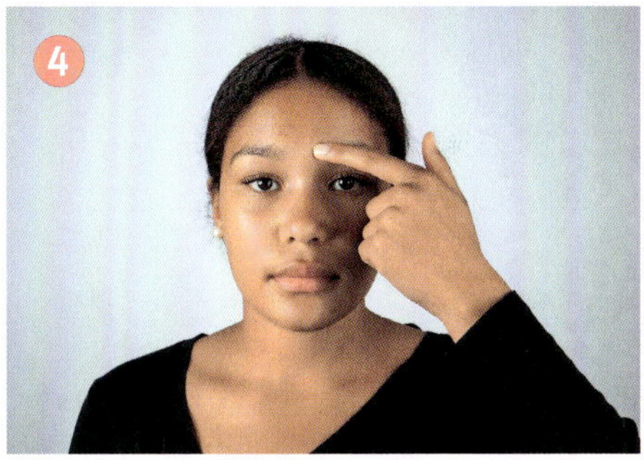

Blase 2

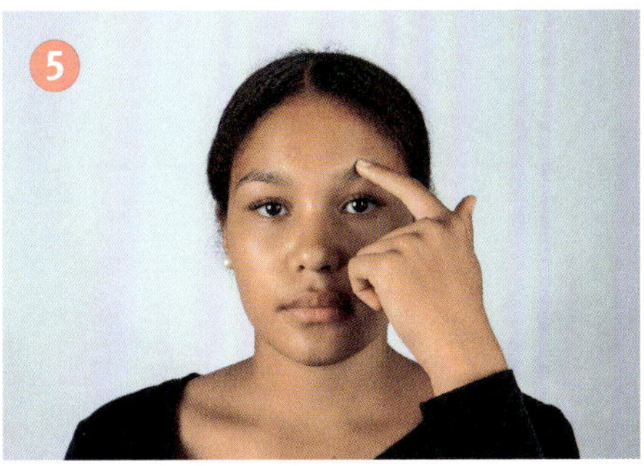

Extra 3

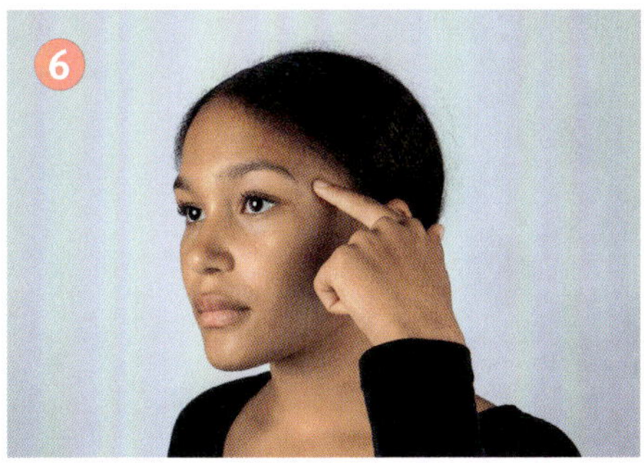

Extra 2

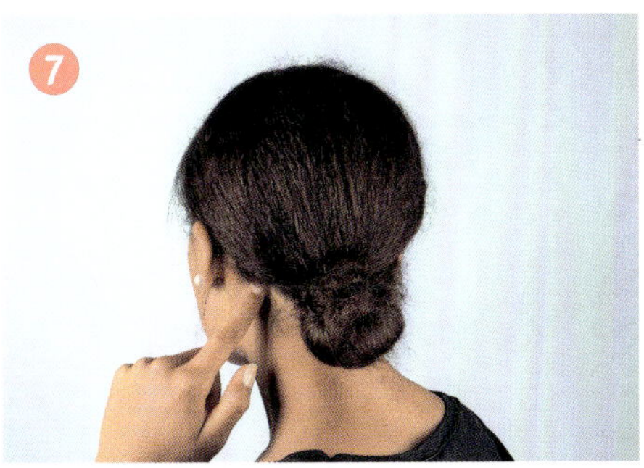

Gallenblase 20

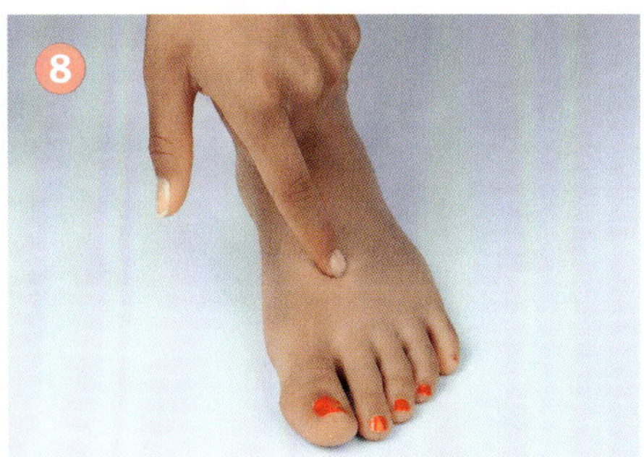

Leber 3

Mudras

Legen Sie mit beiden Händen den gebeugten Zeigefinger in die Daumengrube. Daumen und Mittelfinger berühren sich dabei an den Fingerspitzen, Ringfinger und kleiner Finger sind gestreckt (Bhramara-Mudra ❶, Die Biene). Das praktizieren Sie mehrmals täglich für fünf bis sieben Minuten. Bei **Kindern** legen Sie den gebeugten Mittelfinger in die Daumengrube, Daumen und Zeigefinger berühren sich an den Fingerspitzen.
Liegt eine **Sonnenallergie** ❷ vor, legen Sie beidseits die Daumenspitze auf die Grundgelenksfalte des Ringfingers in der Handinnenseite. Im Akutfall können Sie diese Mudra bis zu zwölf Minuten für maximal zehnmal täglich halten. Der Mindestabstand beträgt zehn Minuten.

Jin Shin Jyutsu

Da der Energiepunkt 10 ❸ beidseits zwischen der Mitte der Schulterblätter und der Wirbelsäule liegt und damit nur schwer erreichbar ist, verwenden Sie den Energiepunkt 13 ❹. Er liegt gut erreichbar beidseits etwas oberhalb der Brustwarzen. Legen Sie die Fingerspitzen der Hände über Kreuz auf die Punkte.
Der alternative Energiepunkt Hohe 19 oder 19a ❺ liegt auf der Vorderfläche der Oberarme, etwa handbreit über der Ellenbeuge. Auch hier legen Sie die Fingerspitzen über Kreuz auf die Punkte.
Um eine **verstopfte Nase** freizubekommen, empfiehlt sich das Heilströmen, indem Sie die Fingerspitzen einer Hand in den Nacken der *Gegenseite* auf den Energiepunkt 4 ❻ legen, der am unteren Ende des tastbaren Knochens hinter dem Ohr zu finden ist – und die Fingerspitzen der anderen Hand auf den Energiepunkt 21 ❼ der Gegenseite, der sich unter dem Jochbein, etwa daumenbreit unter dem Unterlid befindet. Meist ist dann in wenigen Minuten die Nase frei. Falls das nicht ausreichend wirkt, legen Sie die Fingerspitzen auf den Energiepunkt 4 ❽ *derselben Seite* und die der anderen Hand auf die *andere Seite.*

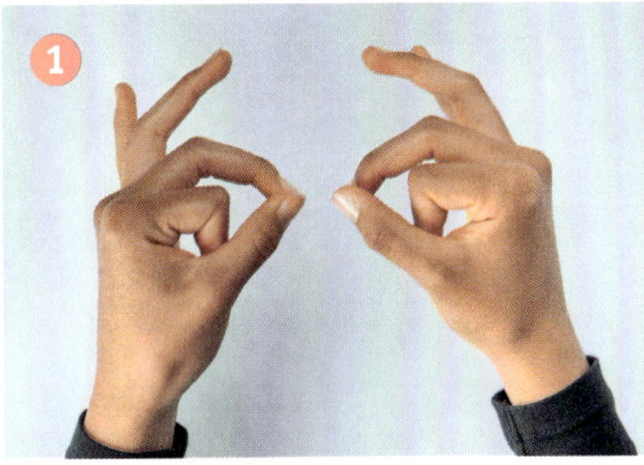

Bhramara-Mudra

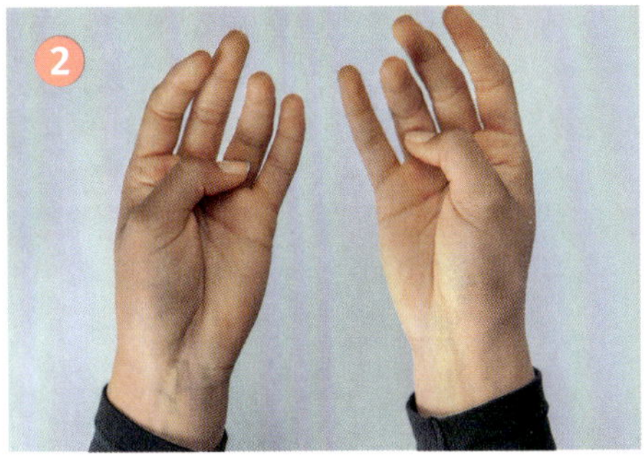

Sonnenallergie-Mudra

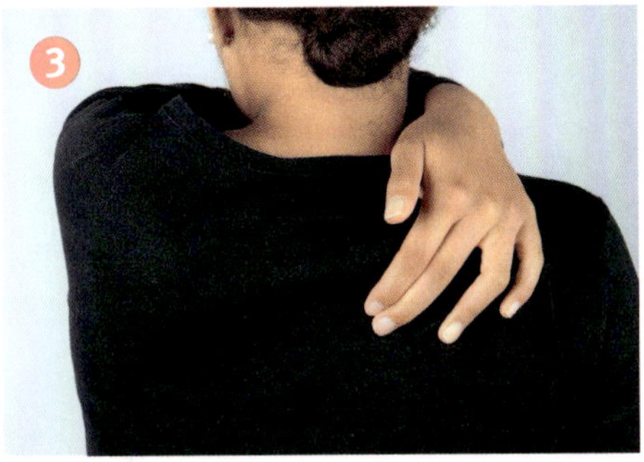

Energiepunkt 10

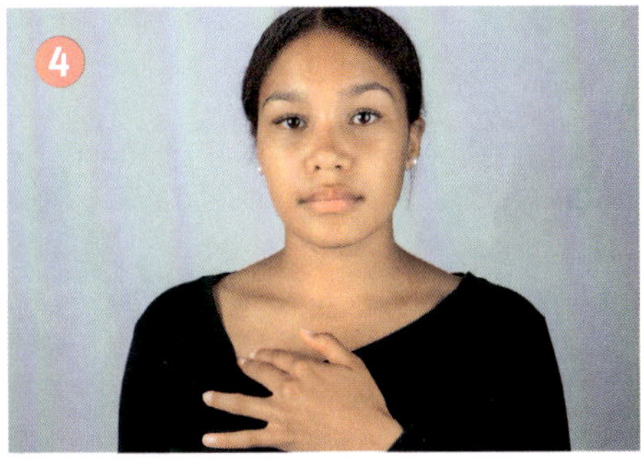

Energiepunkt 13

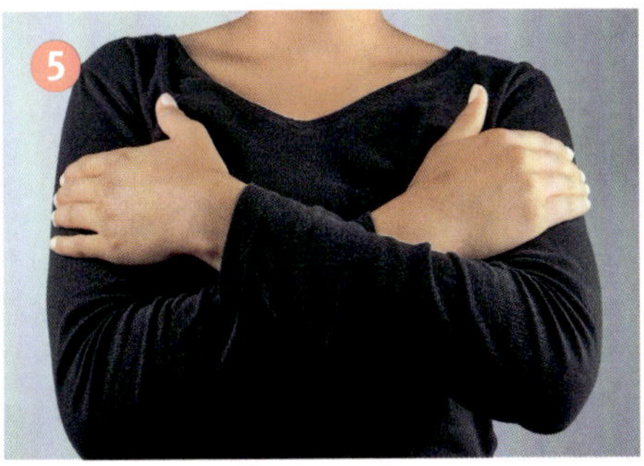

Energiepunkt 19a

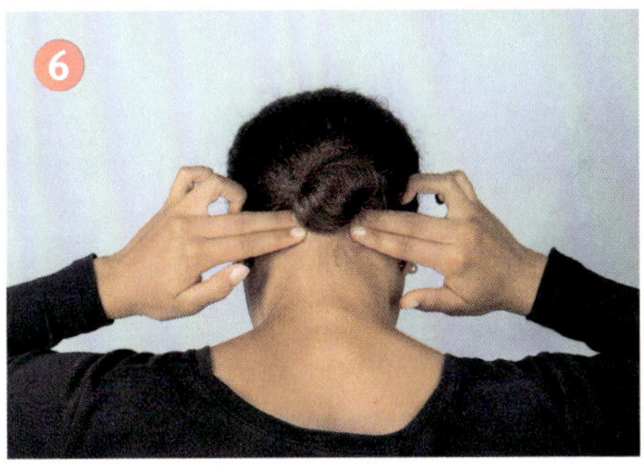

Energiepunkt 4

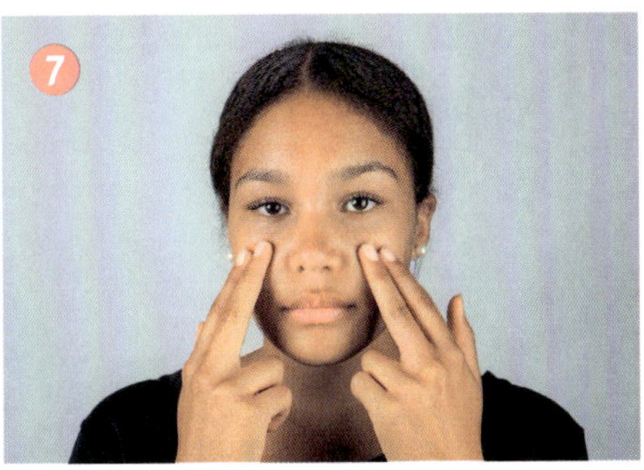

Energiepunkt 21

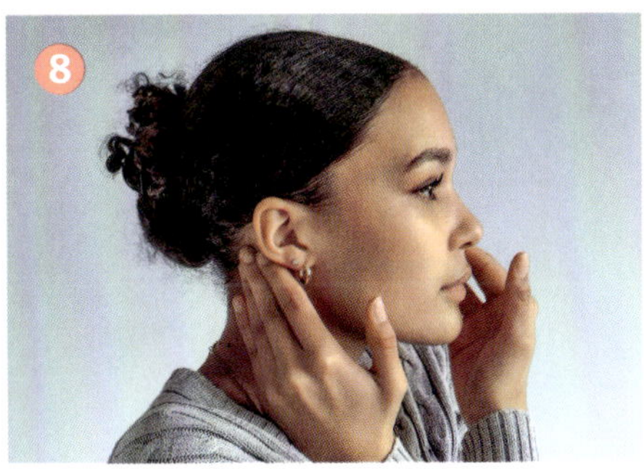

Energiepunkte 4 und 21

Erkrankungen der Atemwege, Asthma

Wenn bei einem akuten Asthmaanfall kein Notfallmedikament wie ein Asthma-Spray erreichbar ist, helfen folgende Fingeranwendungen, die Sie etwa fünf Minuten lang ausführen sollten. Unterstützende Maßnahmen bei asthmatischen Beschwerden sind außerdem die Anwendungen, die Sie im Kapitel Bronchitis (siehe Seite 32) finden.

Akupressur

Bei den **ersten Anzeichen eines Asthmaanfalls** kneifen Sie fest links und rechts des deutlich tastbaren Vorsprungs des siebten Halswirbels auf den Extrapunkt 17 ❶ (Ding Chuan, Besänftigung der Atemnot) in die Haut. Bei Bedarf kann das auch jemand anderes für Sie tun. Meist lässt dann die Atemnot in wenigen Minuten nach.
Zusätzlich kneifen Sie anschließend mit dem Daumen und dem Zeigefinger fest in das Grübchen am oberen Rand des Brustbeins, den Punkt Ren Mai 22 ❷ (Tian Tu, Himmels-Kamin). Dieser Punkt erleichtert meist ebenfalls in kurzer Zeit die Atmung, ebenso wie der Punkt Dünndarm 6 ❸ (Yang Lao, Pflege im Alter), der bei nach oben gerichteter Handfläche in einer Mulde daumenseitig des unteren Endes der Speiche liegt.
Der Punkt Lunge 9 ❹ (Tai Yuan, Äußerst tiefes Wasser) liegt am daumenseitigen Ende der Handgelenksbeugefalte. Er erleichtert ebenso die Atmung und unterstützt darüber hinaus die Heilung von **chronischen Erkrankungen der Atemwege**. Massieren Sie mehrere Minuten lang kreisförmig im Uhrzeigersinn.
Hilfreich ist auch die Akupressur des Punktes Blase 13 ❺ (Fei Shu, Transportpunkt der Lunge). Er liegt zwischen der inneren Spitze des Schulterblatts und der Wirbelsäule. Greifen Sie dabei mit der linken Hand über die rechte Schulter und atmen Sie beim Drücken des Punktes mehrmals tief ein und aus. Anschließend wechseln Sie die Seiten.
Der Akupressur Punkt Niere 27 ❻ (Shu Fu, Transport-Residenz) befindet sich in einer kleinen Vertiefung unterhalb des Schlüsselbeins neben dem Brustbein. Sie können ihn ein- oder beidseitig, am besten mit den Daumen massierten. Bei Asthma erleichtert das die Atmung.

Praxis-Tipp

Die **Buteyko-Atmung** hilft bei einem beginnenden **Asthmaanfall** und auch bei **Panikattacken:**

- ★ Atmen Sie normal aus, verschließen Sie dann die Nase mit den Fingern und machen Sie eine Atempause von etwa drei bis fünf Sekunden.
- ★ Danach atmen Sie wieder 15 Sekunden normal nur durch die Nase mit Bauchatmung.
- ★ Im Anschluss verschließen Sie wieder die Nase und machen erneut eine Atempause. Das Ganze bitte fünf bis zehn Minuten lang.

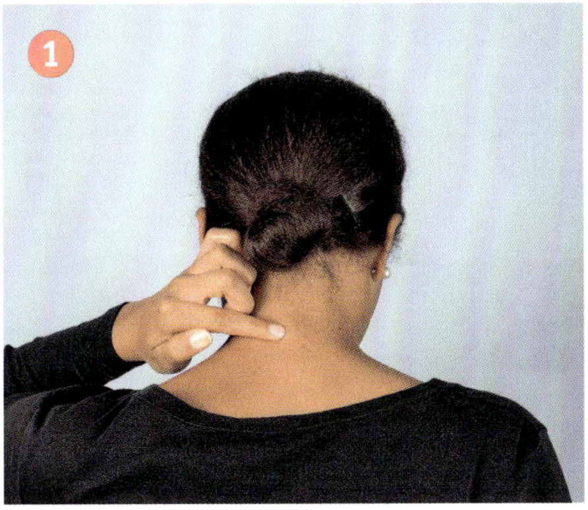

Extrapunkt 17

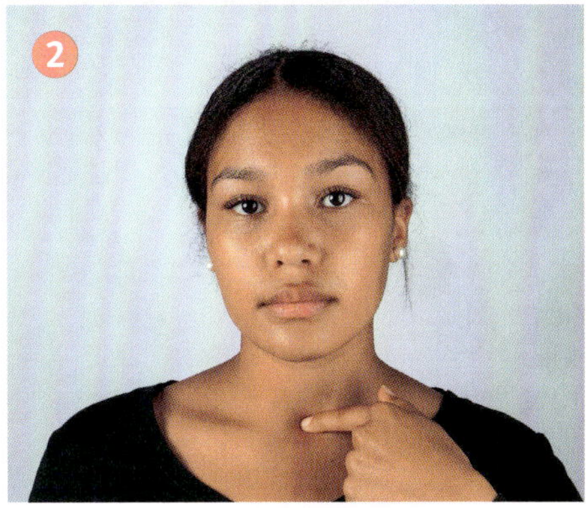

Ren Mai 22

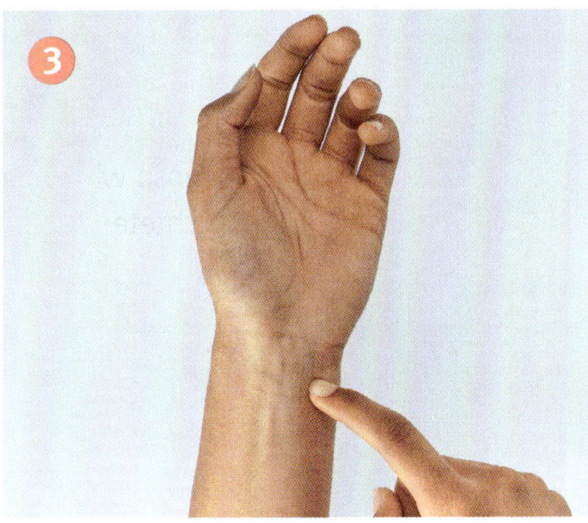

Dünndarm 6

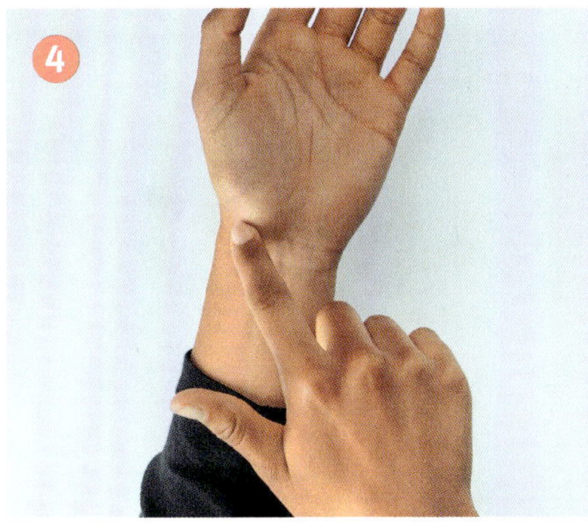

Lunge 9

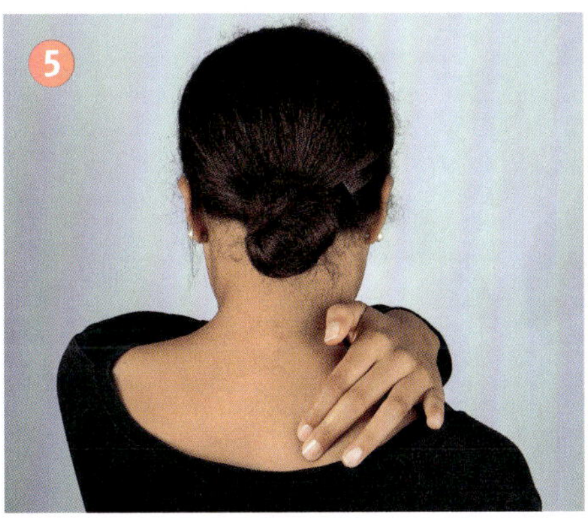

Blase 13

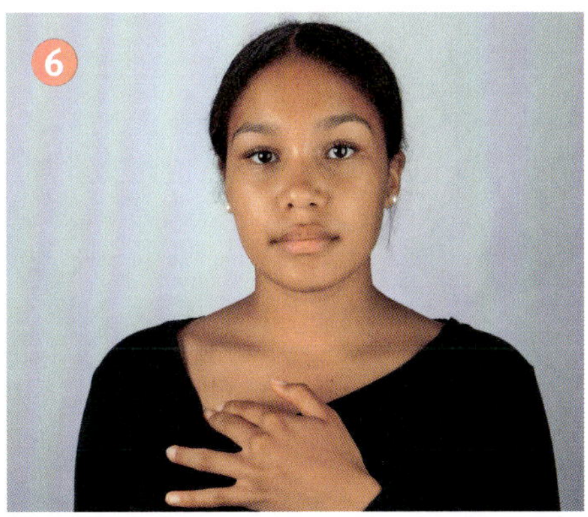

Niere 27

Mudras

Für die **Bronchial-Mudra** ❷ legen Sie die den kleinen Finger an die Daumenwurzel, den Ringfinger ans obere Daumengelenk und den Mittelfinger auf die Daumenkuppe. Strecken Sie den Zeigefinger und halten Sie etwa fünf Minuten beide Hände in dieser Stellung.
Bei der **Asthma-Mudra** ❸, die Sie direkt danach ausführen können, drücken Sie die Fingernägel der Mittelfinger aufeinander, so dass sich die Endglieder berühren, und strecken dann die übrigen Finger fünf Minuten lang. Falls diese Übung zu anstrengend ist, können Sie auch ein dünnes Kissen zwischen die Handflächen schieben. Für eine langfristige Behandlung wenden Sie beide Mudras täglich fünf mal fünf Minuten lang an.
Eine wissenschaftliche Untersuchung, die 2019 am Krankenhaus in Madurai, Tamil Nadu, in Indien durchgeführt wurde, ergab eine deutliche **Verbesserung der Atemnot** bei Asthma bronchiale nach jeweils mehrminütiger beidhändiger Anwendung der folgenden fünf Mudras:

1. **Atmanjali-Mudra** ❶**:** Legen Sie beide Handflächen aneinander in Bethaltung wie bei der Begrüßungsgeste Namasté. Das Ganze für fünf Minuten.
2. Danach folgt die oben beschriebene **Bronchial-Mudra**, ebenso für fünf Minuten.
3. Im Anschluss daran wenden Sie die genannte **Asthma-Mudra** wieder für fünf Minuten an.
4. Es folgt die antiallergisch wirkende **Brahmara-Mudra** ❹, bei der der Zeigefinger eingerollt und an die Daumenbasis sowie die Daumenspitze an die Seite des Mittelfinger Nagels gelegt wird, für etwa sieben Minuten.
5. Den Schlusspunkt bildet die schleimlösende **Linga-Mudra** ❺: Falten Sie die Hände, strecken Sie einen Daumen, den Sie mit dem Daumen und dem Zeigefinger der anderen Hand umschließen. Für etwa acht Minuten.

Jin Shin Jyutsu

Bei **anfallsartiger Atemnot** legen Sie eine Hand auf die obere Brustbeinhälfte, die andere Hand auf den höchsten Punkt des Kopfes. Siehe dazu auch den 4. Schritt des Zentralstroms ❻ im Kapitel Angstzustände (siehe Seite 145).
Legen Sie dann die Innenflächen beider Hände über Kreuz an die Innenfläche der Knie: also die rechte Hand an die linke Knieinnenseite, die linke Hand an die rechte Knieinnenseite, an den Energiepunkt 1 ❼. Danach legen Sie die Fingerspitzen beider Hände auf den hinteren oberen Rand des Beckenknochens: die rechte Hand rechts, die linke Hand links auf die Energiepunkte 2 ❽. Oder kombinieren Sie beide oben genannten Griffe, indem Sie die rechte Hand auf den rechten Energiepunkt 2 und die linke Hand auf den rechten Energiepunkt 1 legen – oder umgekehrt.

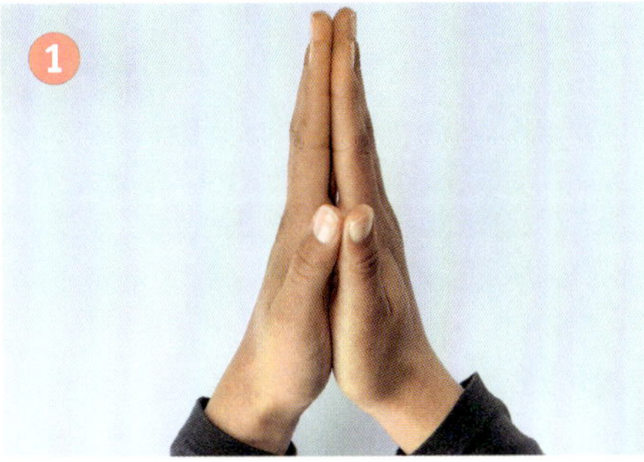

Atmanjali-Mudra

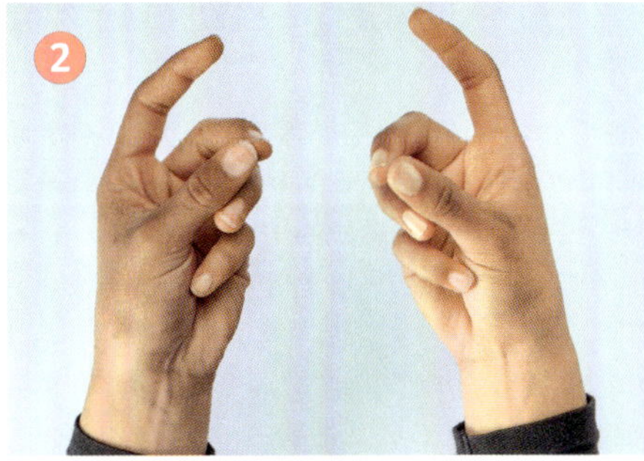

Bronchial-Mudra

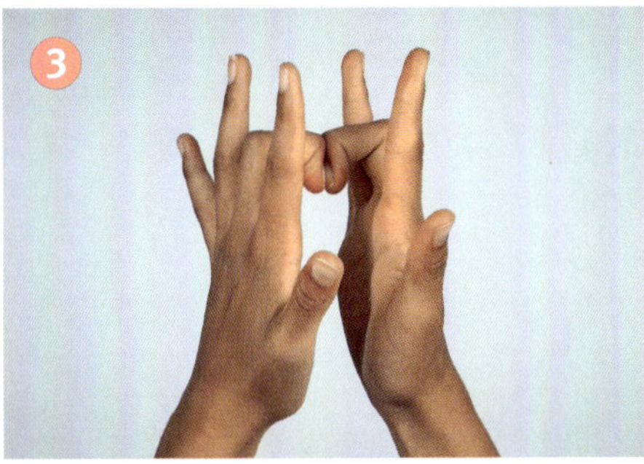

Asthma-Mudra

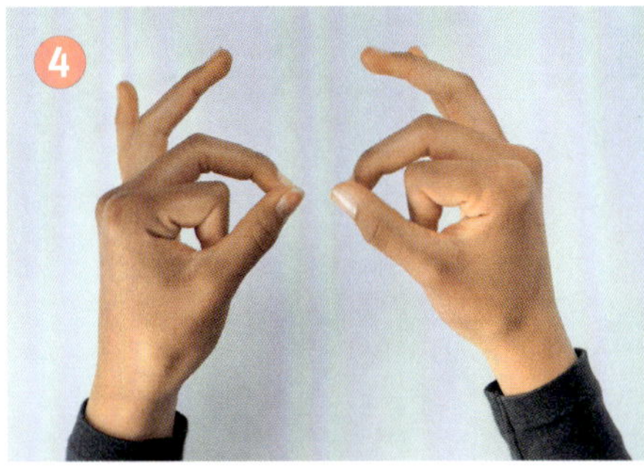

Brahmara-Mudra

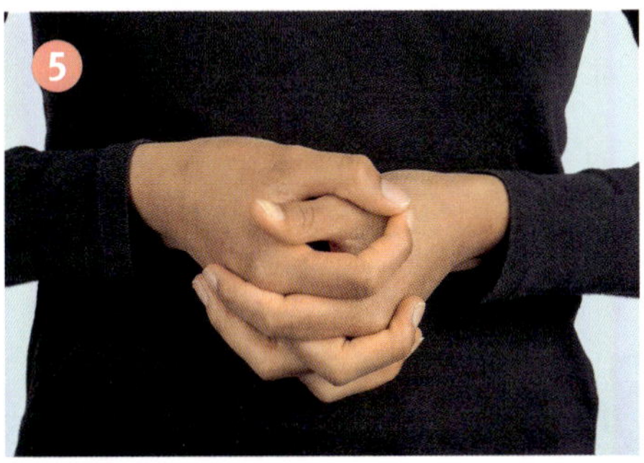

Linga-Mudra

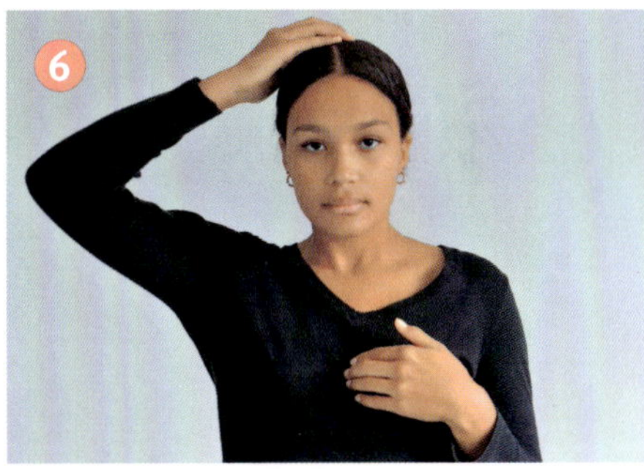

Zentralstrom 4

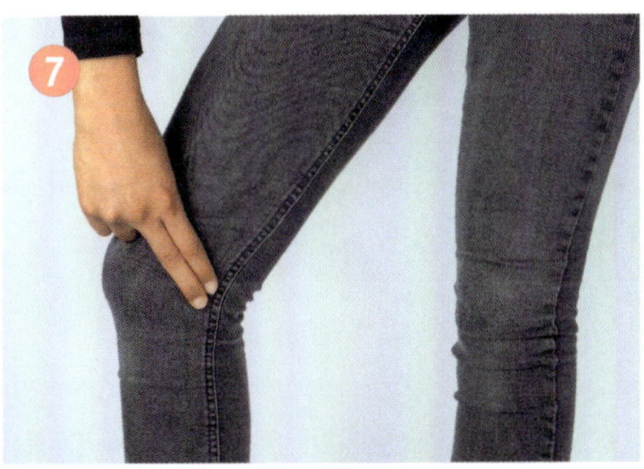

Energiepunkt 1

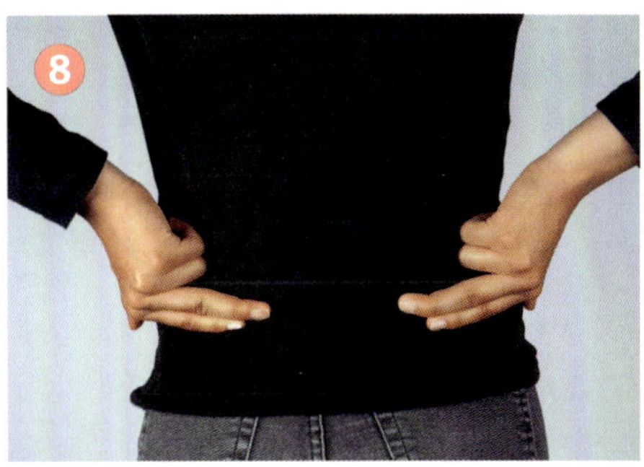

Energiepunkt 2

Eine Methode, um ohne alle Hilfsmittel – auch ohne Zuhilfenahme der Hände **bei asthmatischen Zuständen** – schnell die Luftnot zu erleichtern, ist die 1:2-Atemtechnik. Diese heißt so, weil das Verhältnis von Ein- zur Ausatmung 1:2 beträgt. Atmen Sie durch die Nase, je nach Luftnot, zwei, drei oder vier Sekunden lang tief ein und dann vier, sechs oder acht Sekunden lang durch den Mund aus. Dabei pressen Sie die Lippen aufeinander und atmen gegen den Widerstand langsam aus (sogenannte Lippenbremse). Das Ganze führen Sie einige Minuten lang aus. Danach ist die Atmung deutlich erleichtert und nach dem Abhusten von Schleim spürbar gebessert.

Bronchitis, Reizhusten oder Atemnot

Virale oder bakterielle Infekte können aus der Sicht der TCM zu einer Schwäche des Lungen-Qi führen. Symptome sind dann ein trockener Reizhusten oder eine Verschleimung der Atemwege. Neben den Methoden der klassischen und naturheilkundlichen Medizin sind die folgenden Anwendungen geeignet, die Beschwerden zu bessern und die Heilung zu unterstützen.

Akupressur

Die Akupressur des Punktes Ren Mai 22 ❶ (Tian Tu, Himmels-Kamin) hilft bei allen Erkrankungen der Lunge, insbesondere bei **Asthma bronchiale** sowie bei **Heiserkeit**. Dieser Punkt befindet sich in dem Grübchen am oberen Ende des Brustbeins. Sie drücken mit der Fingerkuppe einige Minuten fest zu oder massieren gegen den Uhrzeigersinn.
Bei **akuter verschleimender Bronchitis** drücken Sie mit dem Zeigefinger oder dem Mittelfinger auf die Mitte des Brustbeins in der Höhe der Brustwarzen, auf den Punkt Ren Mai 17 ❷ (Shan Zong, Brustkorbmitte). Er ist der Meisterpunkt des Brustkorb-Qis.
Der sogenannte Alarmpunkt der Lunge ist Lunge 1 ❸ (Zhong Fu, Residenz der Mitte). Er hilft bei allen **akuten Erkrankungen der Atemwege** und liegt am oberen äußeren Rand der Grube unter dem Schlüsselbein. Wenden Sie einen mehrminütigen Druck oder eine kreisende Massage gegen den Uhrzeigersinn an.
Der Punkt Lunge 5 ❹ (Chi Ze, Ellenbogenteich) liegt in der Ellenbeuge daumenseitig der tastbaren Bizepssehne. Er hilft bei **akuter Bronchitis**, insbesondere auch bei **größerer Schleimproduktion.**
Der Punkt Lunge 7 ❺ (Lie Que, Wolkenbruch) stärkt die Lunge bei **Bronchitis** und allen **Erkältungskrankheiten**. Er liegt zwei fingerbreit oberhalb der Handgelenksfalte an der daumenwärtigen Seite des Unterarms. Der Punkt Lunge 9 ❻ (Tai Yuan, Äußerst tiefes Wasser) liegt am daumenseitigen Ende der Handgelenksbeugefalte. Er unterstützt die Heilung

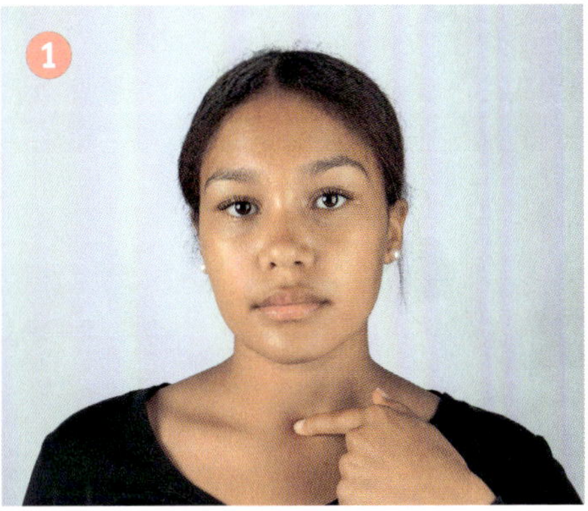

Ren Mai 22

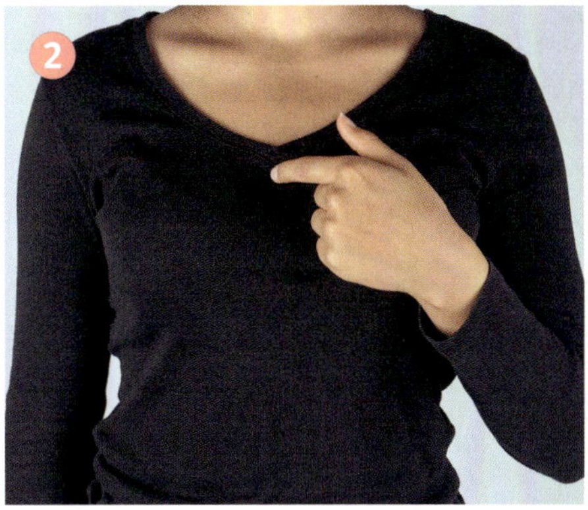

Ren Mai 17

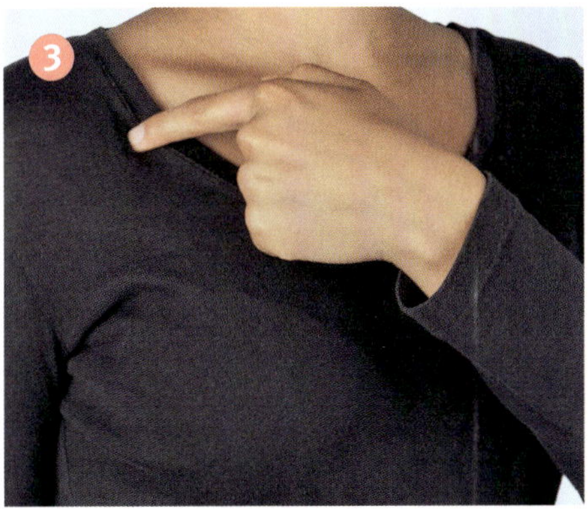

Lunge 1

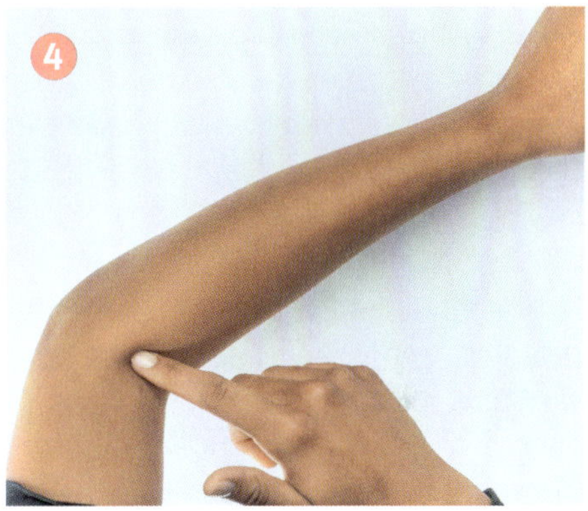

Lunge 5

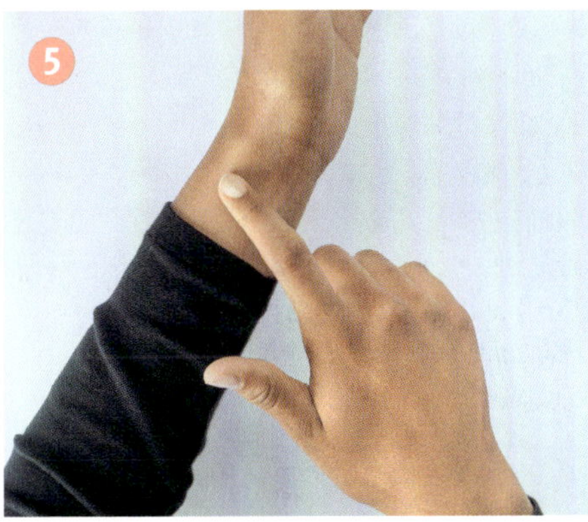

Lunge 7

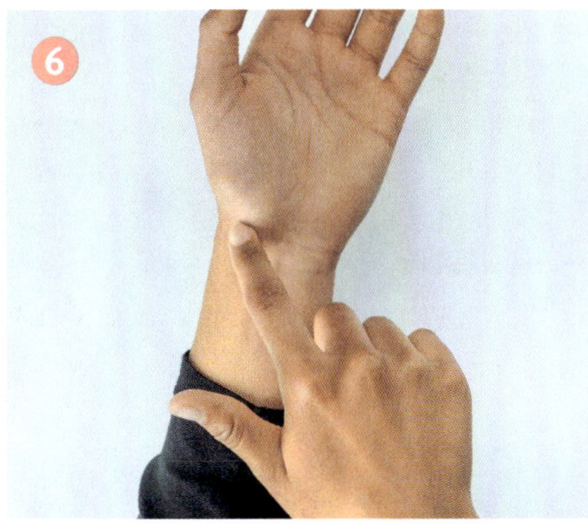

Lunge 9

von **chronischen Erkrankungen der Atemwege**. Massieren Sie mehrere Minuten lang kreisförmig im Uhrzeigersinn. Hilfreich bei **Bronchitis** ist die Akupressur des Handpunktes 23 ❶, der eine Daumenbreite oberhalb der Schwimmhaut in der Handinnenfläche liegt.

Mudras

Bei der **1. Atem-Mudra** oder Bronchial-Mudra ❷ legen Sie beidseits die Kleinfingerspitze auf die Daumenwurzel, den Ringfinger an das untere Daumengrundgelenk, den Mittelfinger auf die Daumenkuppe und strecken die Zeigefinger. Verweilen Sie fünf Minuten in dieser Stellung und wiederholen Sie bei chronischen Verläufen das Ganze bis zu fünfmal täglich.
Bei der **2. Atem-Mudra** ❸ legen Sie den rechten Zeige- und Mittelfinger auf die Daumenspitze und strecken dabei den Ringfinger und den Kleinfinger. Linke Hand: Mittelfinger und Ringfingerspitze auf die Daumenspitze legen, Zeigefinger und Kleinfinger strecken.
Bei der Mudra gegen **Reizhusten** ❹ legen Sie die Spitzen des rechten Daumens und des Zeigefingers zusammen und beugen die übrigen Finger nach innen. Dann bringen Sie den Daumen der linken Hand an die Spitzen dieser beiden Finger und umschließen die restlichen Finger der linken Hand mit der rechten Hand von hinten.
Die Linga-Mudra ❺ (Aufgerichtete Mudra) wirkt unterstützend bei **Bronchitis** oder **Nebenhöhlenentzündung mit viel Schleimabsonderung** und erzeugt innere Wärme, besonders wenn man fröstelt: Sie falten die beiden Hände und verschränken die Finger ineinander, wobei sich der kleine Finger der linken Hand unten befindet und der Daumen aufrecht bleibt. Dieser wird von Daumen und Zeigefinger der anderen Hand umschlossen, wobei sich die Fingerspitzen berühren. Die Hände halten Sie auf Brusthöhe und drücken sie leicht gegeneinander. Bei Bedarf wenden Sie die Mudra täglich dreimal für 15 Minuten an. Führen Sie sie aber nicht bei Übersäuerung des Magens oder direkt nach dem Essen aus. Bei auftretendem Schwindel oder Übelkeit brechen Sie ab.
Die Varuna-Mudra ❻ (Varuna ist der Gott des Wassers) löst **starke Verschleimungen der Nebenhöhlen oder der Bronchien**. Beugen Sie den kleinen Finger der rechten Hand, bis er den Daumenballen berührt. Legen Sie nun den Daumen der rechten Hand darauf. Drücken Sie dann mit dem linken Daumen auf den rechten Daumen und umschließen Sie dabei die rechte Hand mit der linken Handfläche von unten. Die restlichen Finger der rechten Hand bleiben leicht gestreckt.

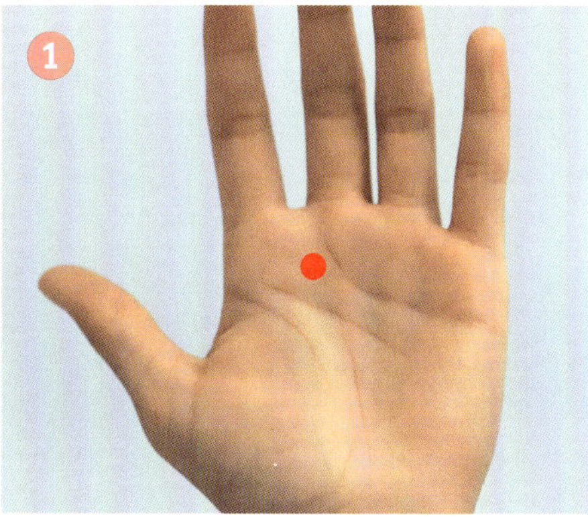

Handpunkt 23

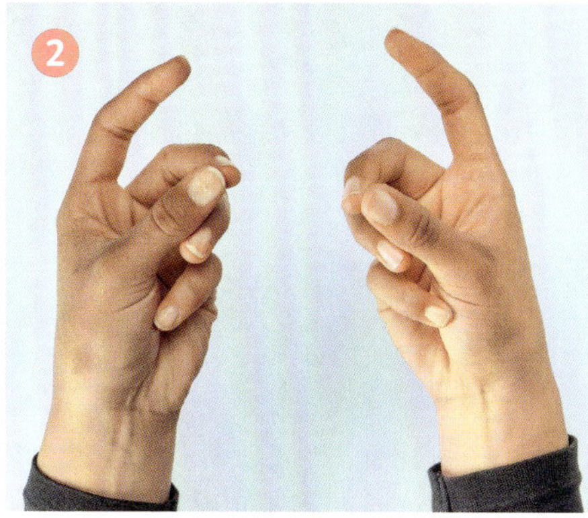

Bronchial-Mudra, 1. Atem-Mudra

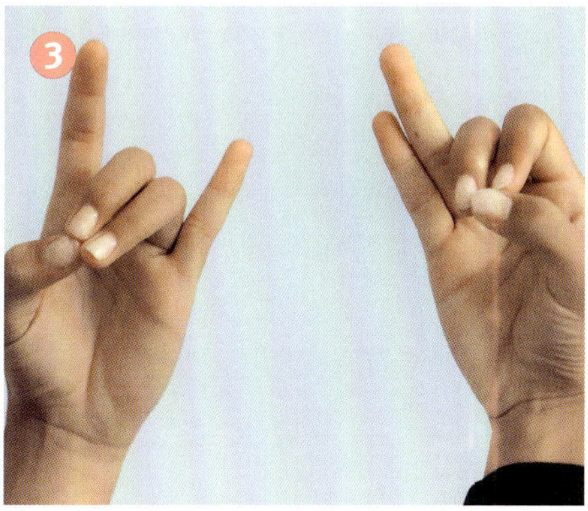

2. Atem-Mudra

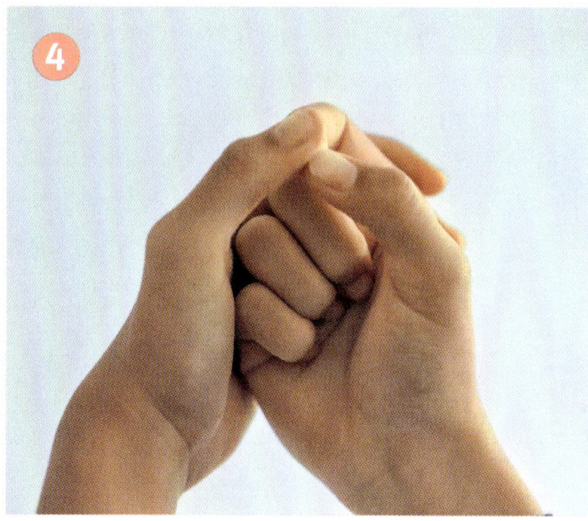

Reizhusten-Mudra

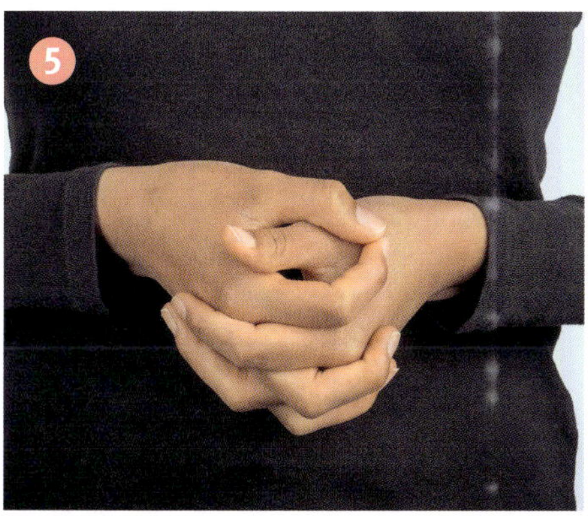

Linga-Mudra

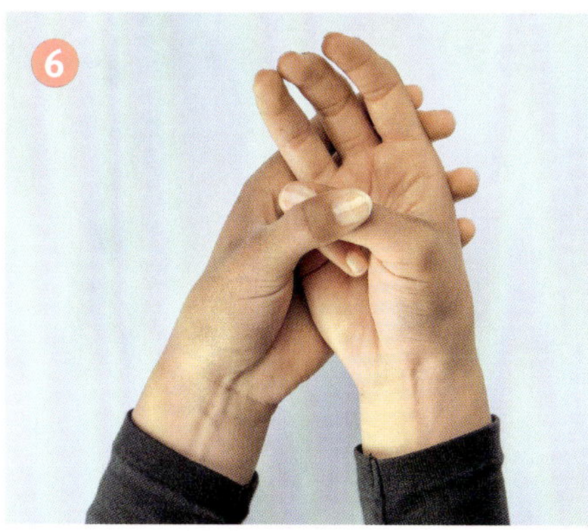

Varuna-Mudra

Jin Shin Jyutsu

Bei **Atemnot** hilft das beidseitige Strömen der Energiepunkte 26 ❶, die sich am hinteren Rand der Achselhöhle, am seitlichen Rand der Schulterblätter befinden. Über Kreuz strömt die linke Hand den rechten und die rechte Hand den linken Energiepunkt. Dieser Griff wird auch „Große Umarmung" ❷ genannt.
Die Energiepunkte 9 ❸ an der unteren Spitze des Schulterblattes und der Energiepunkt 10 ❹ in der Mitte des Innenrandes des Schulterblattes sind nur von einer Hilfsperson anwendbar.
Der Energiepunkt 13 ❺ befindet sich an der Vorderseite des Brustkorbs, etwas unterhalb der dritten Rippe unter dem Brustansatz. Halten Sie ihn beidseitig.
Bei **Husten** strömen Sie den Energiepunkt Hohe 19 oder 19a ❻, der sich handbreit über dem äußeren Ende der Querfalte der Ellenbogen-Beugefalte befindet, mit der gegenüberliegenden Hand. Die andere Hand strömt den Energiepunkt 22 ❼ der anderen Seite, der zwei Querfinger über dem Energiepunkt 13 direkt unterhalb des Schlüsselbeins liegt. Hierbei überkreuzen sich die Unterarme.

Praxis-Tipp

★ Bei **nächtlicher Atemnot** – etwa bei Asthma bronchiale oder bei chronisch obstruktiver Lungenerkrankung (COPD) – erfahren Sie eine deutliche Linderung durch das Liegen auf der linken Körperseite.

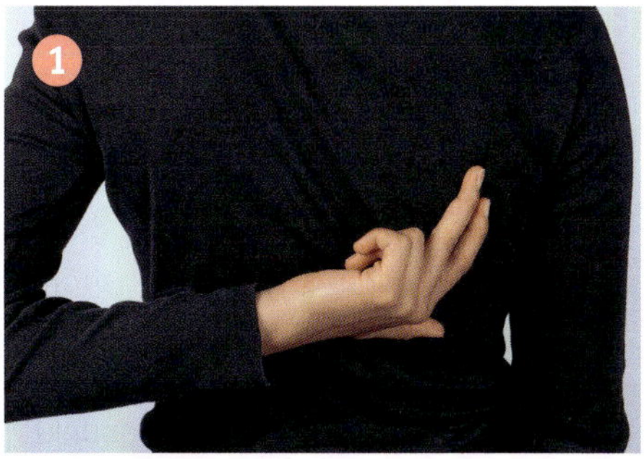

Energiepunkt 26

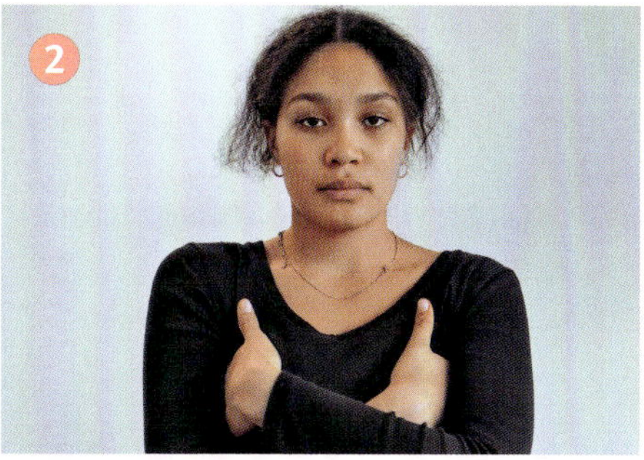

Große Umarmung

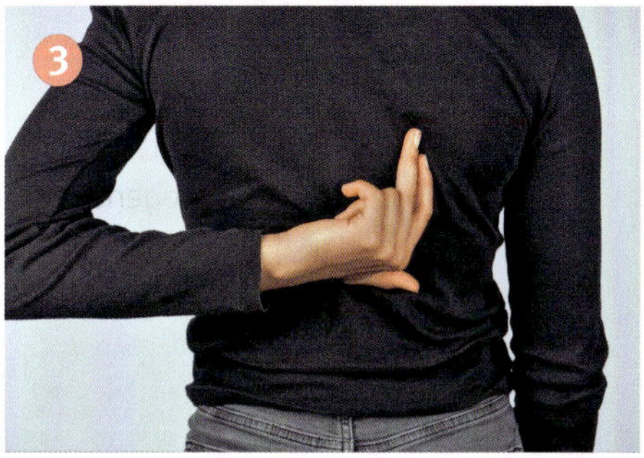

Energiepunkt 9

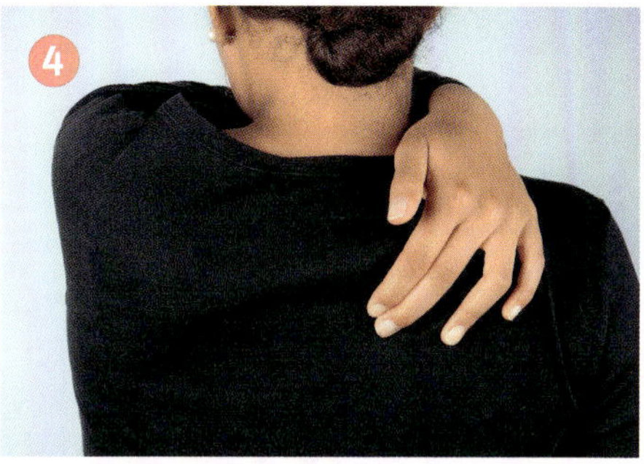

Energiepunkt 10

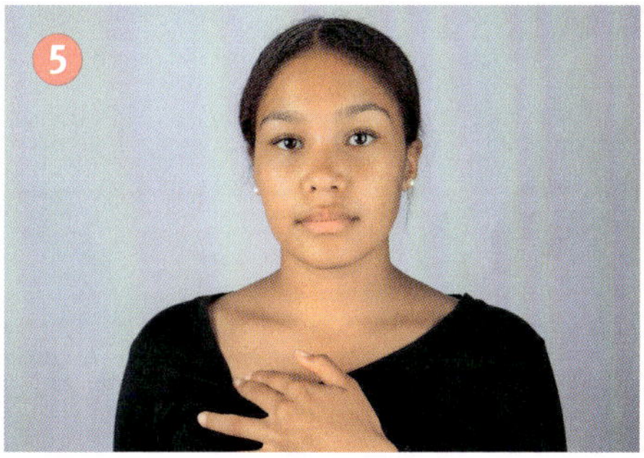

Energiepunkt 13

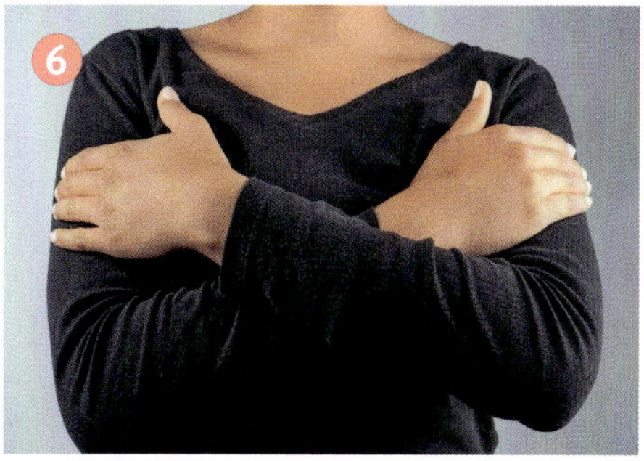

Energiepunkt 19a

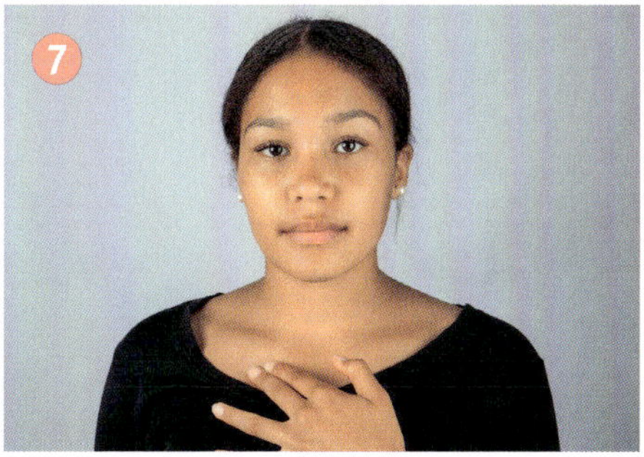

Energiepunkt 22

Erkältungskrankheiten, Schnupfen, Nebenhöhlenentzündungen, virale Infekte und Grippe

Durch das Eindringen von Wind, Kälte und Feuchtigkeit in unseren Körper verbreiten sich schnell Erkältungsinfekte, meist viraler Ursache. Diese können bei entsprechend schwacher Abwehrreaktion des Immunsystems auch in bakterielle Infektionen münden. Die folgenden Selbsthilfemaßnahmen können den aufkommenden Infekt oftmals, wenn sie frühzeitig bei den ersten Symptomen angewendet werden, durch Stärkung der körpereigenen Abwehrkräfte – des Abwehr-Qis – zum Abklingen bringen.

Akupressur

Über den wichtigsten Fernpunkt Lunge 7 ❶ (Lie Que, Wolkenbruch), können Sie durch frühzeitige Akupressur günstig auf **Erkältungssymptome** sowie auf **Husten, Heiserkeit** und **Nackenschmerzen** einwirken. Er liegt an der daumenseitigen Kante des Unterarms, zwei Fingerbreit oberhalb der Handgelenksbeugefalte.
Der Punkt Dickdarm 4 ❷ (He Gu, Tal am Zusammenschluss), hilft ebenfalls frühzeitig bei aufkommenden **Erkältungskrankheiten**. Er liegt auf der höchsten Stelle des Muskelwulstes, der entsteht, wenn man den Daumen an den Zeigefinger presst. Seine Wirkung ist auch **stark schmerzlindernd** bei jedweden Körperschmerzen und wirkt besonders auf das Gesicht und den Kopf.
Der Punkt Dickdarm 11 ❸ (Qu Chi, Gebogener Graben) unterstützt durch seine starke Wirkung auf das **Immunsystem** eine schnelle Heilung. Er befindet sich am seitlichen Ende der Ellenbogenbeugefalte bei rechtwinkliger Beugung.
Der Punkt Magen 36 ❹ (Zu San Li, 3 Längen zum Fuß), wird der Große Heiler genannt, weil er auch bei allen **Magen- und Darmstörungen** hilft. Er liegt vier Fingerbreit unterhalb der äußeren Kuhle unter der Kniescheibe, eine Daumenbreite neben dem Schienbein.
Ebenfalls **immunstärkend** wirkt der Punkt Milz-Pankreas 10 ❺ (Xue Hai, Meer des Blutes). Er liegt an der Innenseite des Oberschenkels, etwa drei Fingerbreit oberhalb und zwei Fingerbreit nach innen von der Spitze der Kniescheibe.
Der letzte Fernpunkt ist der wichtige Punkt Milz-Pankreas 6 ❻ (San Yin Jiao, Treffpunkt der drei Yin-Meridiane), der sich eine Handbreit oberhalb des Innenknöchels an der Hinterkante des Schienbeins befindet.

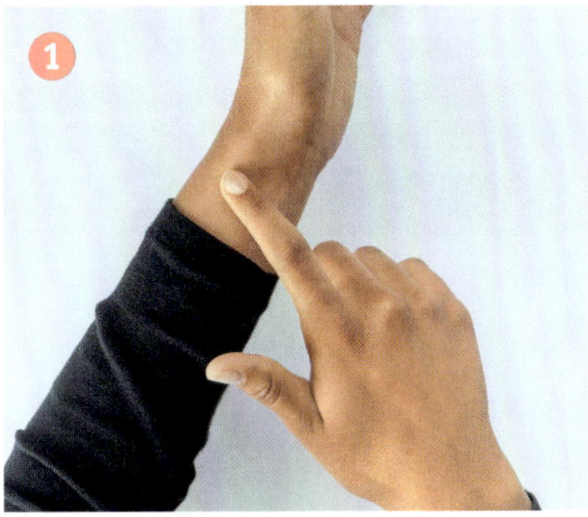

Lunge 7

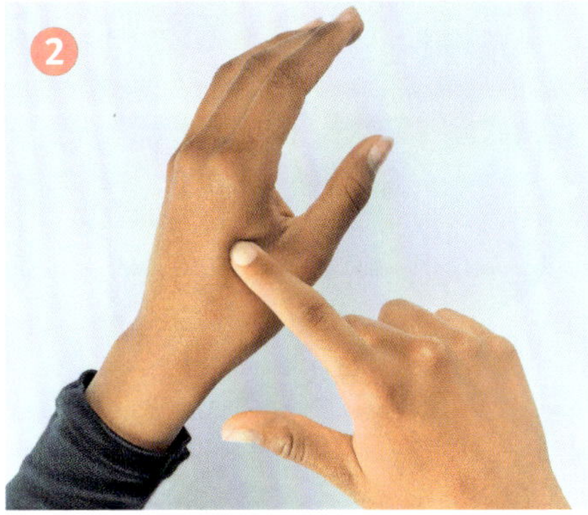

Dickdarm 4

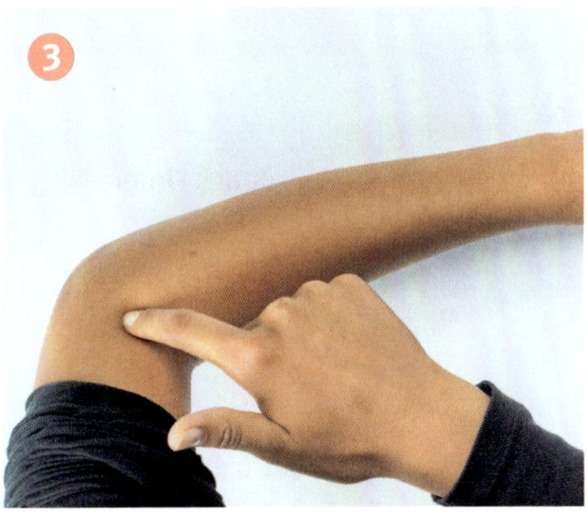

Dickdarm 11

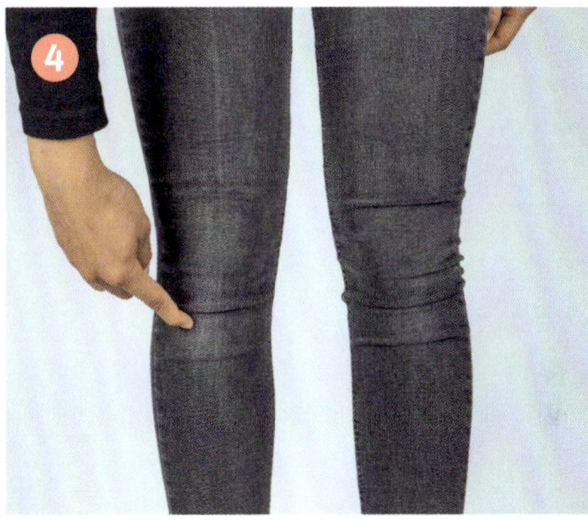

Magen 36

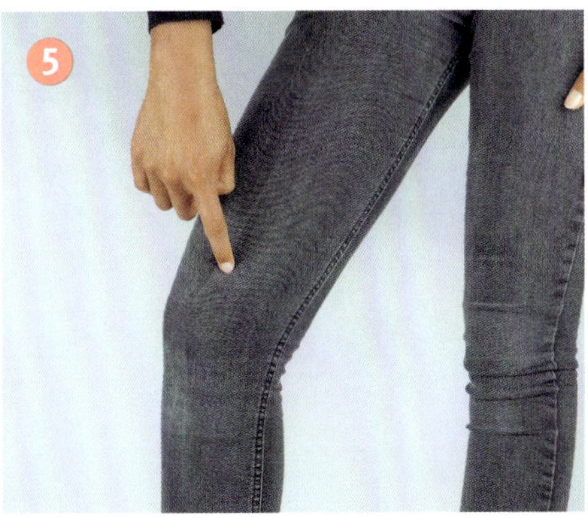

Milz-Pankreas 10

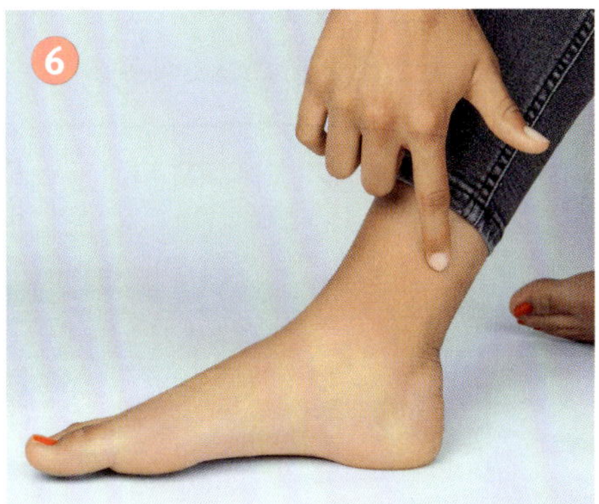

Milz-Pankreas 6

Zu den lokalen Punkten im Kopfbereich, die bei **Schnupfen, Kopfgrippe und Nebenhöhlenschmerzen** zur schnellen Linderung der Beschwerden eingesetzt werden, gehören die Punkte Dickdarm 20 ❶ (Ying Xiang, Den Geruch willkommen heißen), der direkt neben den Nasenflügeln liegt und rasch **verstopfte Nasen** öffnet, außerdem der Punkt Magen 2 ❷ (Si Bai, Klar in alle vier Richtungen), der zwei Fingerbreit unter dem Auge in einem kleinen Knochengrübchen zu finden ist und mit dem Zeigefinger einer Hand massiert wird, während der Zeigefinger der anderen Hand über Kreuz den Punkt Gallenblase 20 ❸ (siehe unten) der Gegenseite akupressiert ❹.
Und schließlich der Punkt Dreifacher Erwärmer 17 ❻ (Yi Feng, Vorhang im Wind), der in einer Vertiefung hinter dem Ohrläppchen sitzt und **Kopfschmerzen lindert, die durch Zugluft und Wind** hervorgerufen wurden.
Bei Schnupfen die **Nase freizubekommen,** gelingt meist sehr schnell mit einem Griff. Drücken Sie den Zeigefinger fest auf den Extrapunkt 1 (siehe Seite 25), der an der Nasenwurzel in der Mittellinie zwischen den Augenbrauen liegt und massieren Sie gleichzeitig mit der Daumenspitze und der Zeigefingerspitze die gegenüberliegenden Punkte Dickdarm 20 ❶ intensiv.
Der Punkt Extra 2 ❺ (Tai Yang, Schläfe) liegt in der tastbaren Grube an der Schläfe hinter dem seitlichen Knochenvorsprung der Augenhöhle. Er lindert vor allem **Kopfschmerzen.** Der Punkt, der überragende Eigenschaften besitzt, **Erkältungskrankheiten, die durch Windeinfluss** entstanden sind, zu bessern, ist Gallenblase 20 (Feng Chi, Teich des Windes). Er befindet sich am Nacken an der Schädelbasis zwischen dem tastbaren Hinterhauptsknochen und dem Ansatz des Trapezmuskels. Neben der heilenden Wirkung bei „Zugluft-Geschädigten" hilft er auch bei **Nackenverspannungen, Kopfschmerz, Schwindel und Ohrgeräuschen.**
Auch sehr sinnvoll ist die Akupressur der Hand: Hilfreich bei **Erkältungskrankheiten** ist die Akupressur des Handpunktes 21 ❼, der am unteren Ende des Daumenballens der Handfläche liegt. Bei **Schnupfen und Nasenentzündung** hilft der Handpunkt 17 ❽. Er liegt auf dem körpernahen Handrücken im Winkel zwischen erstem und zweitem Mittelhandknochen.
Die Massage der Beugefalten der Grundglieder aller Finger erleichtert die **Nasenatmung bei Schnupfen.** Fangen sie mit der rechten Hand an und wechseln dann zur linken Hand (ohne Abbildung). Das Umfassen des Daumens ❾ mit den Fingern der gegenüberliegenden Hand unterstützt das Immunsystem bei einer beginnenden Erkältungskrankheit.

Praxis-Tipp

★ Bei **akut verstopfter Nase** empfiehlt es sich, vor dem Griff zum Nasenspray die Fingerspitzen einer Hand hinter das gegenüberliegende Ohr zu legen, die Finger der anderen Hand auf das andere Jochbein der betroffenen Seite. So bekommen Sie schnell eine freie Nasenatmung, besonders in Seitenlage, wenn das verstopfte Nasenloch oben liegt. ❹

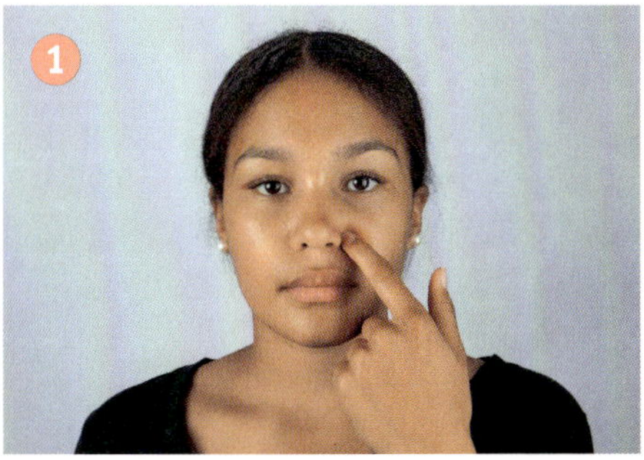

Dickdarm 20

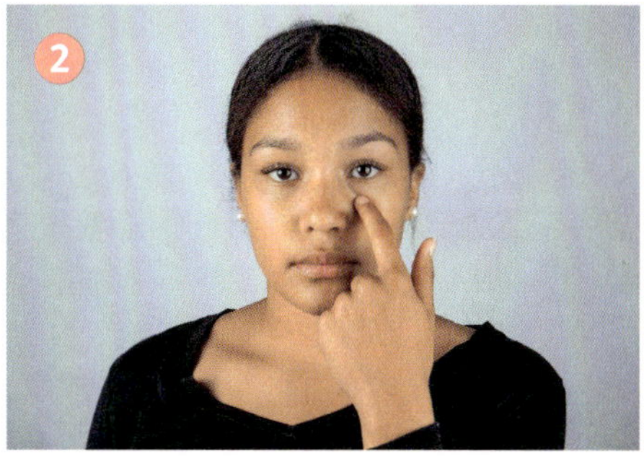

Magen 2

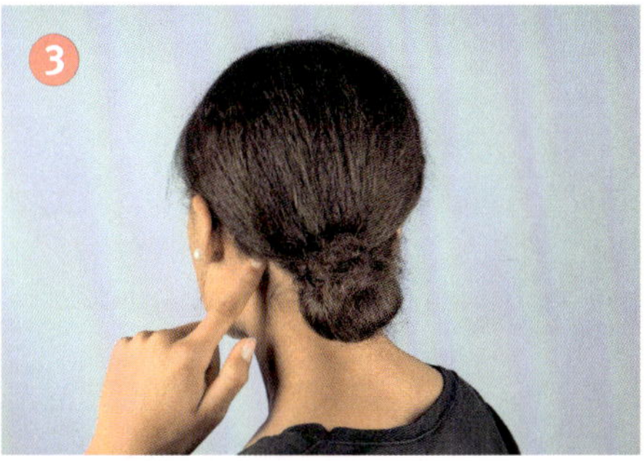

Gallenblase 20

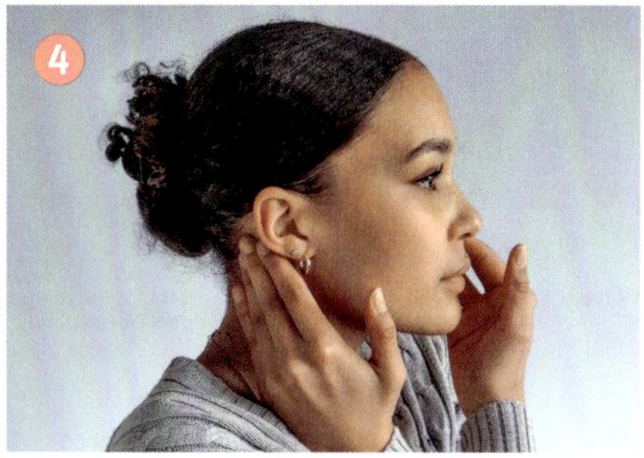

Magen 2 und Gallenblase 20

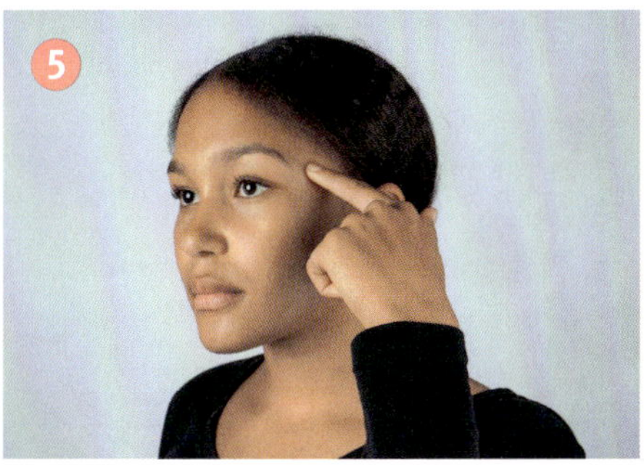

Extra 2

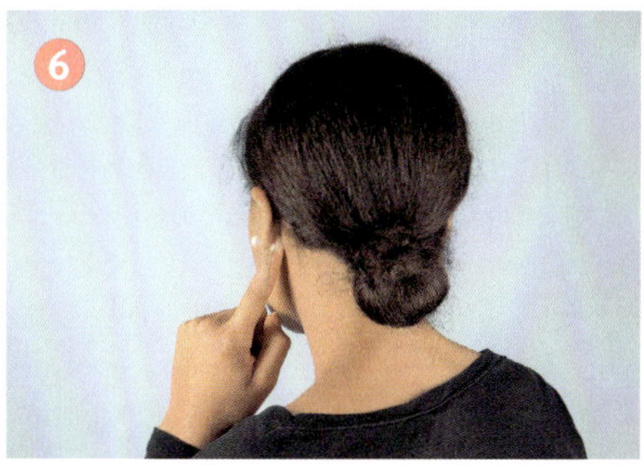

Dreifacher Erwärmer 17

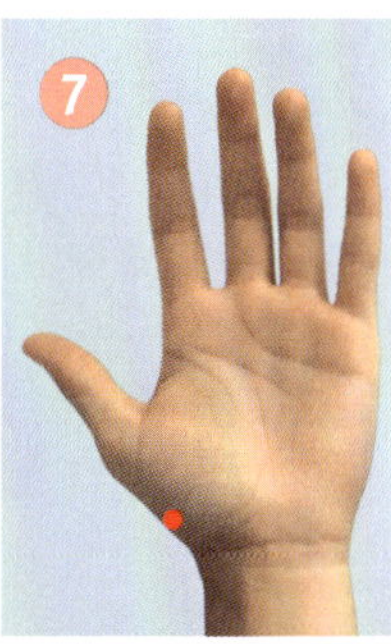

Handpunkt 21

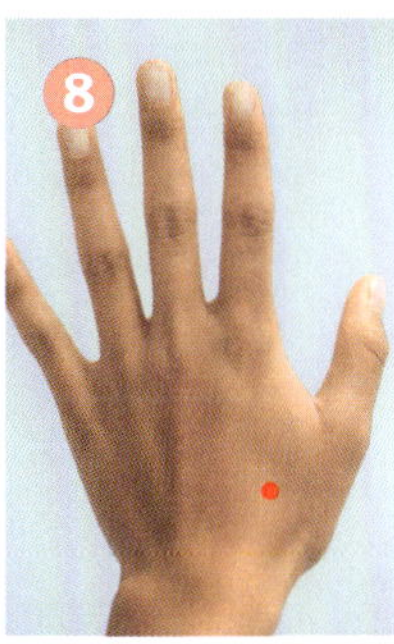

Handpunkt 17

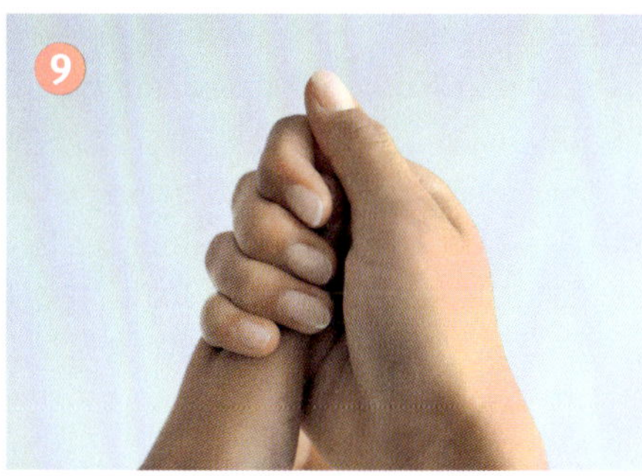

Daumen umfassen

Mudras

Die Linga-Mudra ❶ (Aufgerichtete Mudra) erhöht die Widerstandskraft bei **Erkältungen**, erzeugt innere Wärme, bessert **Husten** und löst **Verschleimungen der Bronchien und Nebenhöhlen**. Falten Sie dafür die beiden Hände, wobei ein Daumen aufrecht bleibt. Diesen umschließen Sie ringförmig mit dem Daumen und dem Zeigefinger der anderen Hand.

Die Varuna-Mudra ❷ (Varuna ist der Gott des Wassers) löst auch **starke Verschleimungen oder Sekretionen**, wie sie bei Schnupfen, Erkrankungen der Nebenhöhlen oder der Bronchien entstehen. Beugen Sie den kleinen Finger der rechten Hand, bis er den Daumenballen berührt. Legen Sie den Daumen der rechten Hand darauf. Drücken Sie nun mit dem linken Daumen auf die Finger und umschließen Sie dabei die rechte Hand von unten. Die restlichen Finger der rechten Hand bleiben gestreckt.

Die Kubera-Mudra ❸ (Kubera ist der Gott des Reichtums) öffnet und **entschleimt die Nasennebenhöhlen**. Legen Sie mit jeder Hand die Spitzen von Daumen, Zeige- und Mittelfinger aneinander. Den Ring- und kleinen Finger rollen Sie in die Handfläche ein.

Die Shankh-Mudra ❹ (Muschel-Mudra) bessert **Heiserkeit** sowie **Halsbeschwerden** und macht **verstopfte Nasen** frei. Außerdem soll sie bei Sprechstörungen wie Stottern günstig wirken. Umgreifen Sie dafür den linken Daumen mit den vier Fingern der rechten Hand und berühren Sie mit dem rechten Daumen den ausgestreckten linken Mittelfinger. Die Finger der linken Hand liegen auf den Fingern der rechten Hand. Die aneinandergelegten Hände gleichen so einer Muschelschale. Die Hände halten Sie vor die Brust. Eine langfristige Anwendung kann die Funktion der Schilddrüse beeinflussen. Insofern ist anzuraten, in diesem Fall die Schilddrüsenwerte kontrollieren zu lassen.

Die Mahasirs-Mudra ❺ (Große Kopf-Mudra) hilft bei **Nebenhöhlenentzündungen**. Legen Sie dafür beidseits Daumen, Zeigefinger und Mittelfingerspitze aneinander und den Ringfinger an das Daumengrundgelenk. Halten Sie den kleinen Finger etwa zehn Minuten lang gestreckt.

Die Ksepana-Mudra ❻ (Geste des Ausgießens und Loslassens) können Sie anschließend durchführen. Hierzu legen Sie die gestreckten Zeigefinger flach aneinander, die übrigen Finger sind gefaltet, die Fingerkuppen liegen auf dem Handrücken. Die Daumen sind gekreuzt und liegen in der Daumengrube. Die Zeigefinger zeigen im Sitzen zum Boden oder im Liegen in Richtung Füße.

Die Sinusitis-Mudra ❼ nach Christiansen fördert den **Sekretfluss aus der Stirnhöhle und den Kieferhöhlen**. Sie führen die Spitzen des Daumens, des Zeige- und Kleinfingers aneinander und legen diese unter die jeweiligen Jochbeinknochen und die Spitzen der übrigen Finger auf die „dazugehörigen" Augenbrauen.

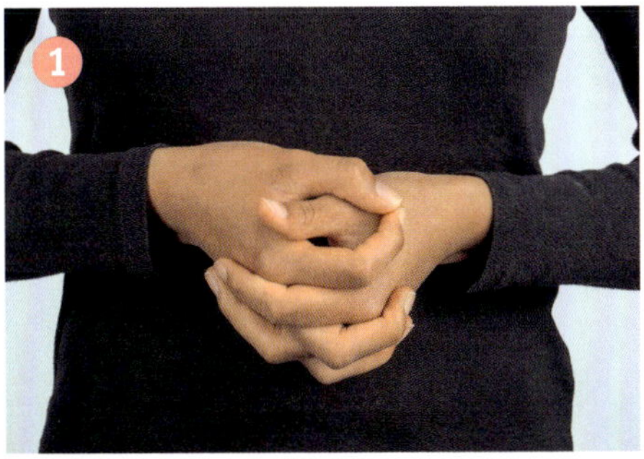

Linga-Mudra

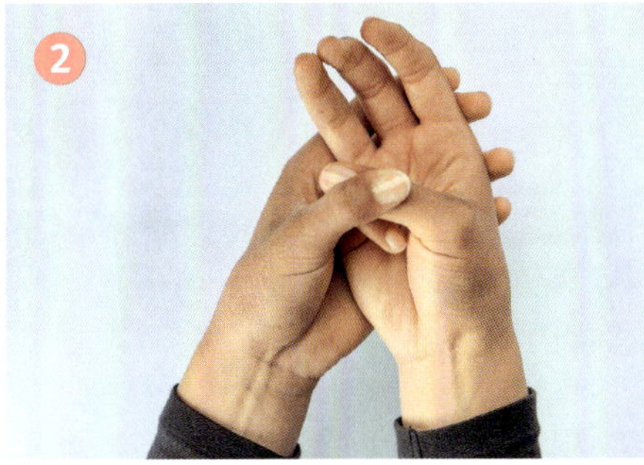

Varuna-Mudra

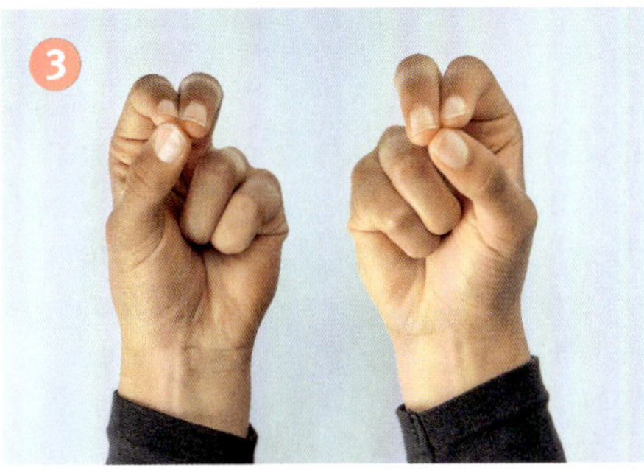

Kubera-Mudra

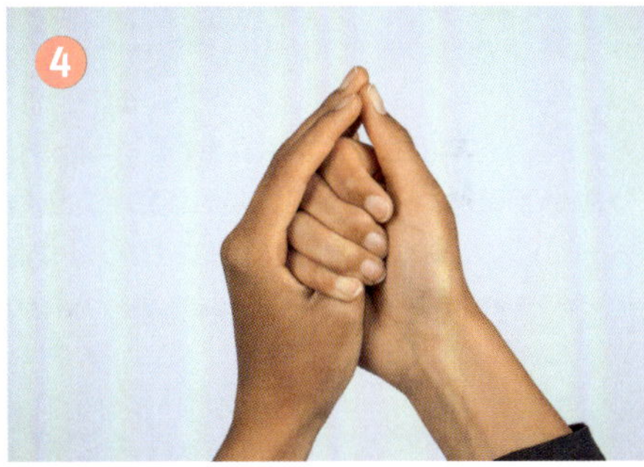

Shankh-Mudra

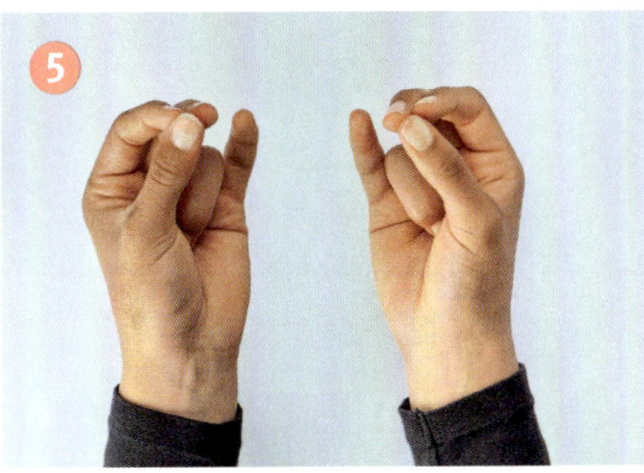

Mahasirs-Mudra

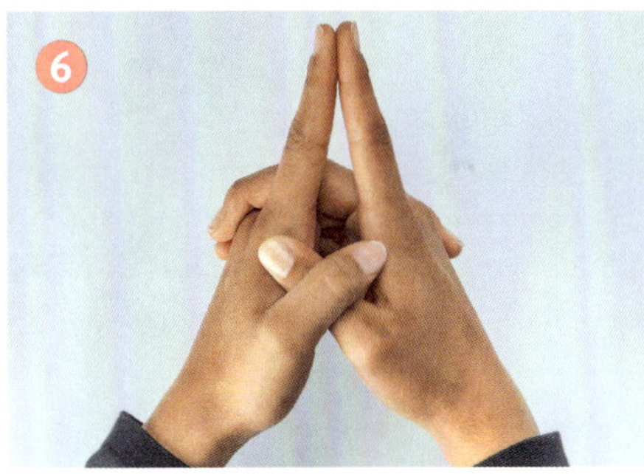

Ksepana-Mudra

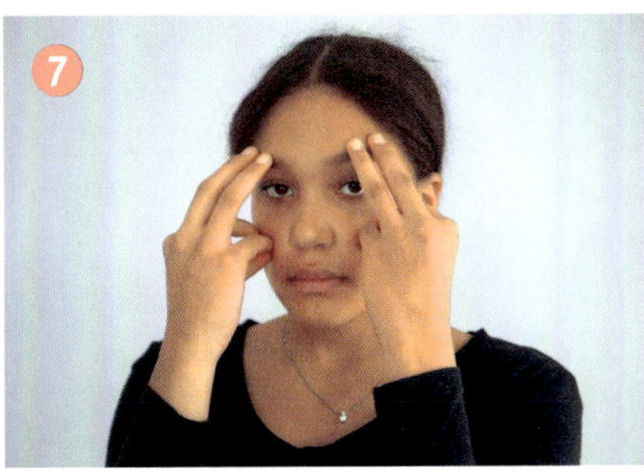

Sinusitis-Mudra

Jin Shin Jyutsu

Bei den allerersten **Anzeichen einer Erkältung wie Halsweh, Kopfweh, Frösteln, Gliederschmerzen** hat sich das Heilströmen der Energiepunkte 2 ❶ bewährt. Diese liegen auf dem hinteren oberen Beckenrand handbreit neben der Mittellinie und können beidhändig über 20 Minuten geströmt werden. Dieser Griff wird auch der „Marktfrauengriff" genannt, wohl weil er eine bevorzugte Handhaltung war, die gegen Erkältungen schützen soll (Quelle: Ingrid Schlieske). Sie können diesen Griff auch im Liegen ausführen, wobei Sie die Fingerspitzen in Rückenlage unter die Energiepunkte 2 legen.
Anschließend oder alternativ führen Sie folgende Übung durch: Legen Sie eine Hand auf den Energiepunkt 3 ❷, der sich an der inneren oberen Ecke des Schulterblattes befindet. Dieser Punkt hat eine sehr **starke immunstärkende Wirkung**. Praktischerweise legen Sie die Fingerspitzen der linken Hand an das rechte Schulterblatt. Dann bilden Sie mit der anderen Hand einen Ring zwischen Daumen und Zeigefinger, danach zwischen Daumen und Mittelfinger, zwischen Daumen und Ringfinger und schließlich zwischen Daumen und kleinem Finger. Jede Stellung halten Sie drei bis fünf Minuten, sodass die ganze Übung 15 bis 20 Minuten dauert. Nach einer Pause können Sie bei dieser Übung auch die Seiten wechseln. Auf diese Weise können Sie oftmals **grippale Infekte frühzeitig stoppen** oder – falls die Erkältung bereits da ist – die Heilung beschleunigen.
Das Heilströmen des rechten Energiepunktes 3 mit der linken Hand und des Punktes 15 ❸, der in der Mitte der Leiste liegt, mit der rechten Hand, ist ebenso möglich. Auch hier können Sie die Seiten wechseln.
Bei **festem Schnupfen** oder einer **Entzündung der Nebenhöhlen** legen Sie eine Hand waagerecht auf die Stirn und damit auf beide Energiepunkte 20 ❹, die sich eine Fingerbreite oberhalb der Augenbrauen befinden. Die andere Hand legen Sie ebenfalls waagerecht in den Nacken auf beide Energiepunkte 4 ❺, die an der Schädelbasis zwei Querfinger beidseits der Mittellinie liegen (siehe Seite 245 Nr. 6.). Danach können sie die Seiten wechseln. Sie können diese Übung auch fortsetzen, indem Sie eine Hand im Nacken auf den Energiepunkten 4 liegen lassen und die andere erst auf den einen, dann auf den anderen Energiepunkt 21 ❻ legen. Dieser liegt am unteren Ende des Jochbeins.
Um schnell eine **verstopfte Nase** freizubekommen, schauen Sie bitte auf die Seite 26 in die Rubrik Jin Shin Jyutsu und auf die Seiten 24 und 40.
Auch die Kombination des Strömens des Energiepunktes 2 mit der gleichseitigen Hand und das des Energiepunktes 21 mit der gegenüberliegenden Hand ist möglich, um die **Atemwege zu befreien**. Auch hier ist ein Seitenwechsel nach der Übung möglich.
Zur **Fiebersenkung** können Sie auch beide Waden halten, gewissermaßen als „Strömungs-Wadenwickel".

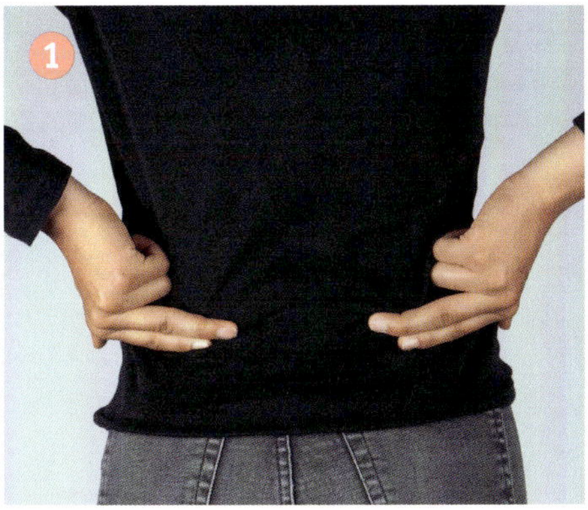

Energiepunkt 2

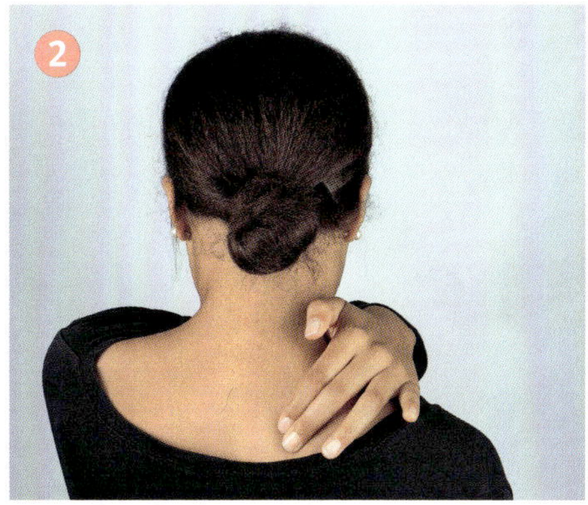

Energiepunkt 3

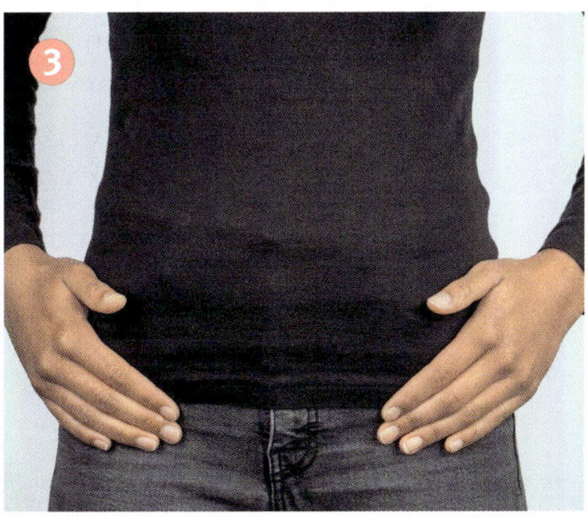

Energiepunkt 15

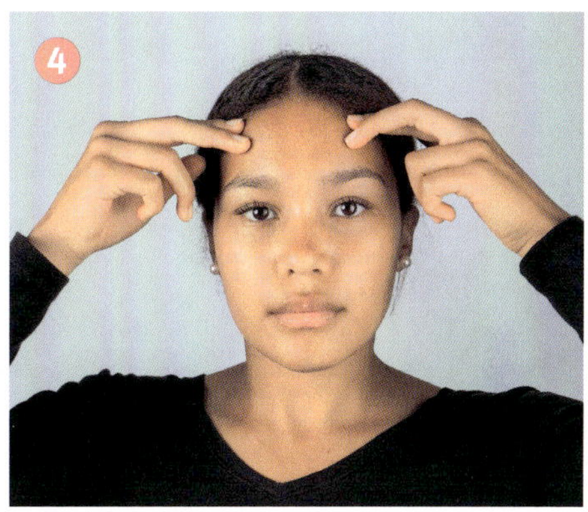

Energiepunkt 20

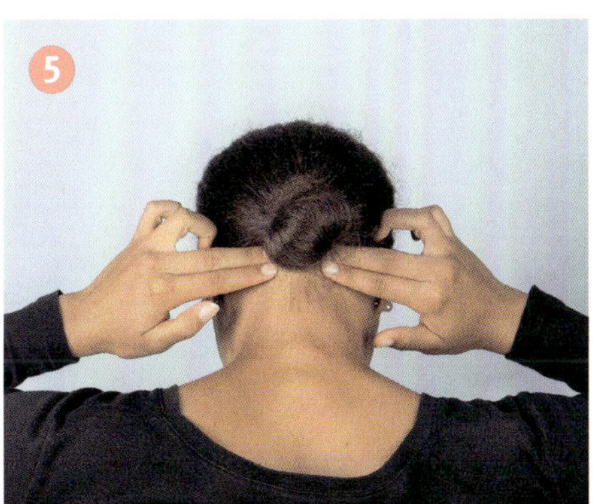

Energiepunkt 4

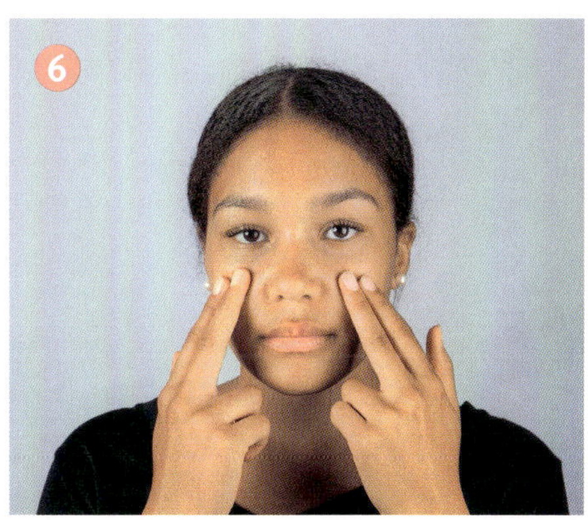

Energiepunkt 21

Erkrankungen der Augen

Die folgenden Handgriffe kommen bei ermüdeten Augen, bei Entzündungen der Augen oder bei trockenen Augen zum Einsatz.

Akupressur

Massieren Sie die Augenbrauenpunkte am besten mit beiden Fingerspitzen in einem Strich (siehe Seite 246), ausgehend vom inneren Augenwinkel, dem Punkt Blase 1 ❶ (Jing Ming, Strahlendes Auge), dann über Blase 2 ❷ (Zan Zhu, Bambus sammeln) am Beginn der Augenbraue, dem Extrapunkt 3 ❸ (Yu Tao, Fisch-Taille) in der Mitte der Augenbraue sowie dem Dreifachen Erwärmer 23 ❹ (Si Zhu Kong, Frei von feinem Bambus) am Ende der Augenbraue bis zur Schläfenkuhle am Punkt Extra 2 ❺ (Tai Yang, Großes Yang).
Der Punkt Gallenblase 20 ❻ (siehe Seite 241) hilft bei **allergischer Augenentzündung** und **verbessert die Sehkraft**. Als Fernpunkte kommen die Punkte Dickdarm 4 und Leber 3 infrage (siehe Seite 243). Hilfreich bei **allen Augenproblemen** ist auch die Akupressur des Handpunktes 4 ❼ am kleinfingerseitigen Ende der Daumenquerfalte.

Praxis-Tipp

★ Die oben genannte Massage ist nicht nur bei **Augenerkrankungen** hilfreich, sondern beseitigt auch schnell **Kopfschmerzen im Stirnbereich.**

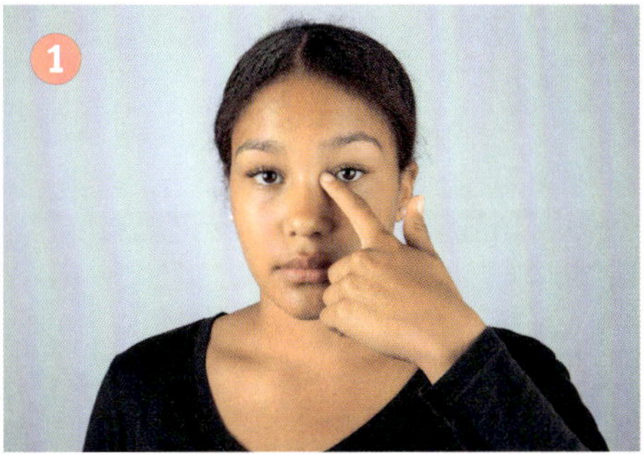

Blase 1

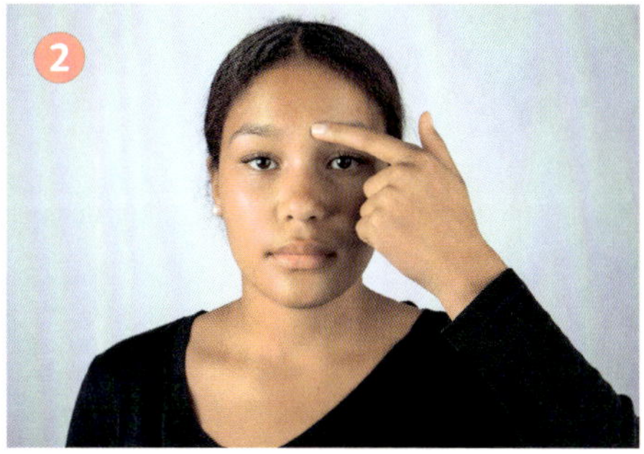

Blase 2

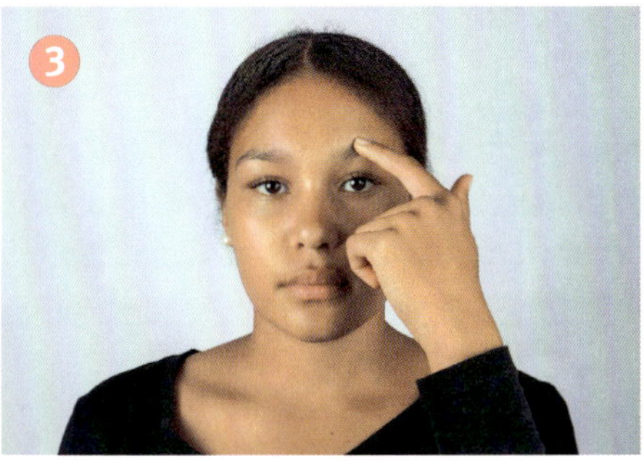

Extra 3

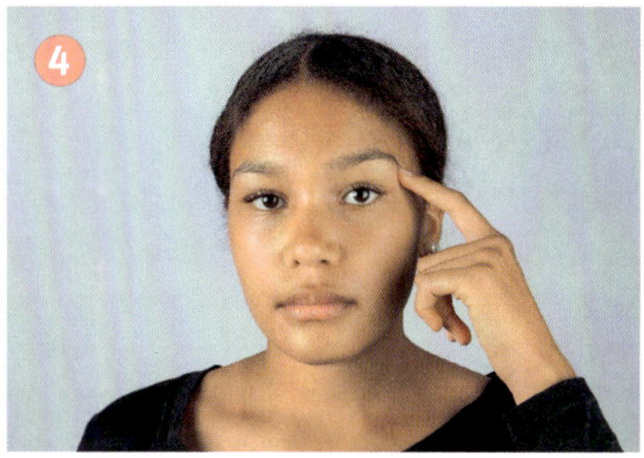

Dreifacher Erwärmer 23

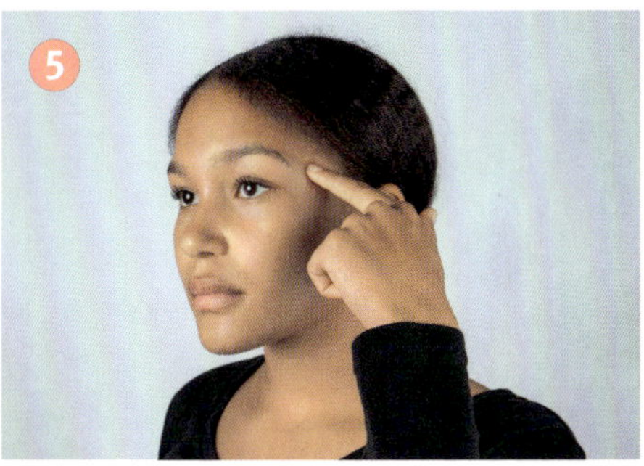

Extra 2

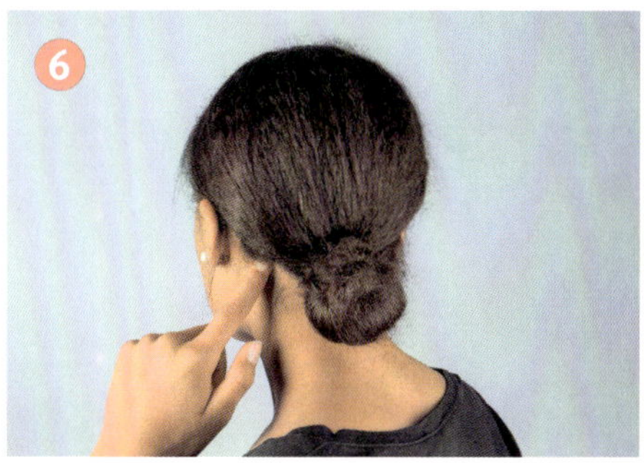

Gallenblase 20

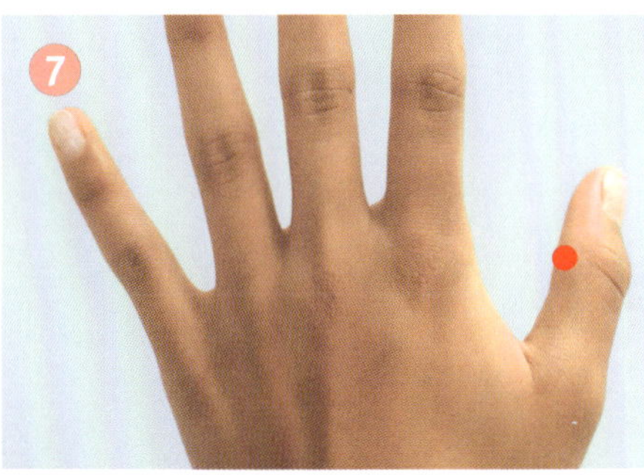

Handpunkt 4

Mudras

Die Bhudi-Mudra ❶ (Flüssigkeits-Mudra) hilft bei **brennenden und trockenen Augen**. Legen Sie beidhändig die Spitzen von Daumen und kleinem Finger aneinander, die anderen Finger bleiben gestreckt.
Die Augen-Mudra ❷ stärkt die **Augenenergie:** Legen Sie mit der rechten Hand den Daumen und den Mittelfinger an der Spitze zusammen und den linken Daumen auf den linken Mittelfingernagel. Das Ganze für eine Dauer von etwa zehn Minuten.
Die Prana-Mudra ❸ (Lebens-Mudra) **verbessert die Sehkraft** und erhöht allgemein die Vitalität. Mit jeder Hand legen Sie die Spitzen von Daumen, Ringfinger und kleinem Finger ringförmig aneinander, die übrigen Finger bleiben gestreckt.
Zur Unterstützung halten Sie anschließend nur mit der rechten Hand den Zeigefingernagel seitlich an den inneren Daumennagel, den Mittelfinger an den äußeren Rand des Daumennagels und legen die übrigen Finger an den Daumenballen.
Die Garuda-Mudra ❹ (Mudra des Göttervogels Garuda) entspannt und erfrischt die **Sehkraft bei müden Augen**. Hierbei verhaken Sie die nach oben zeigenden Daumen miteinander, so dass die übrigen gestreckten Finger der Hände in gegengesetzte Richtungen weisen. Schauen Sie nun entspannt nach oben und nach einigen Minuten nach unten in Richtung der Nasenspitze. Diese Übung hilft auch bei **Kopfschmerzen** und **verspanntem Nacken**. Bei hohem Blutdruck führen Sie diese Übung nicht durch!

Jin Shin Jyutsu

Strömen Sie den Energiepunkt 4 ❺, der an der Schädelbasis in der Grube hinter dem Hinterhauptsknochen liegt (siehe oben Akupressur-Punkt Gallenblase 20, Seite 241). Dieser belebt **müde Augen**. Sie können ihn beidseitig ausführen – ebenso wie das Strömen des Energiepunktes 20 ❻, der fingerbreit über der Augenbrauenmitte liegt, sowie des Energiepunktes 21 ❼, der am unteren Ende des Jochbeins zu finden ist, fingerbreit neben dem Nasenflügel.
Auch das Strömen des Energiepunktes 4 mit einer Hand und des Energiepunktes 20 mit der anderen Hand ist möglich.

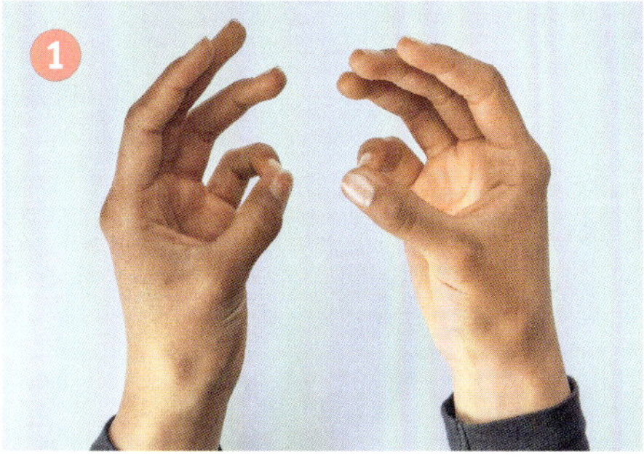

Bhudi-Mudra

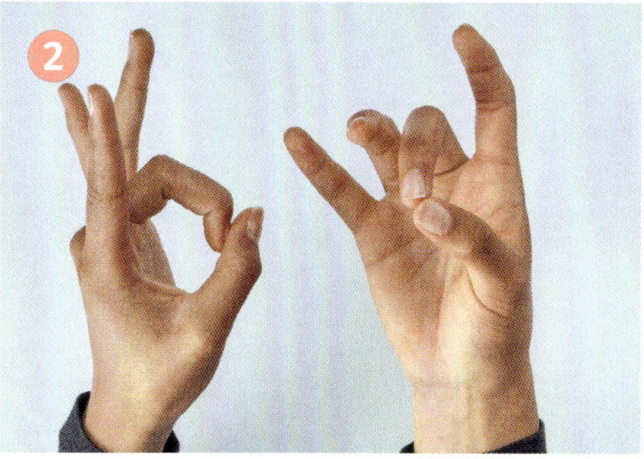

Augen-Mudra

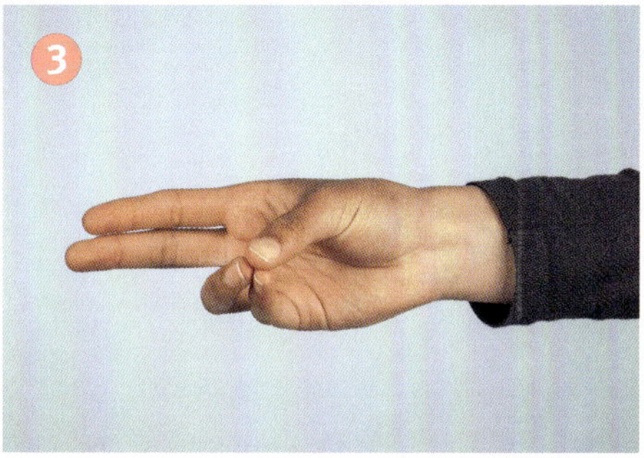

Prana-Mudra

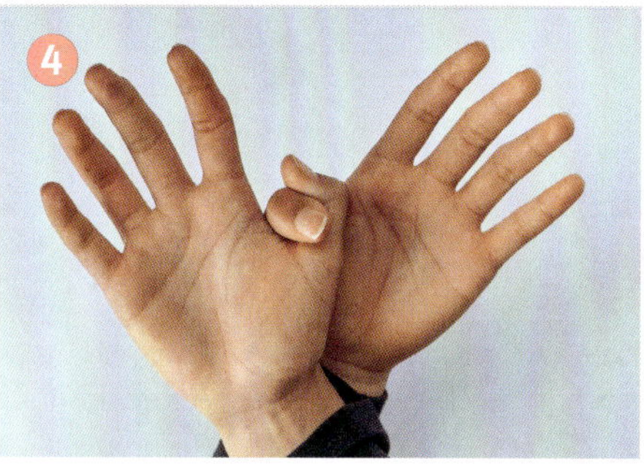

Garuda-Mudra

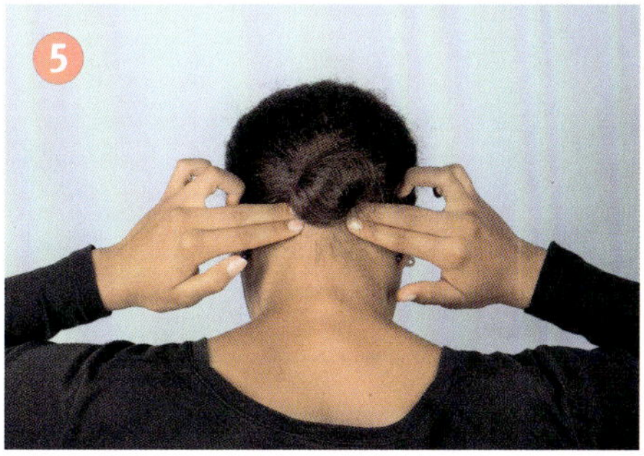

Energiepunkt 4

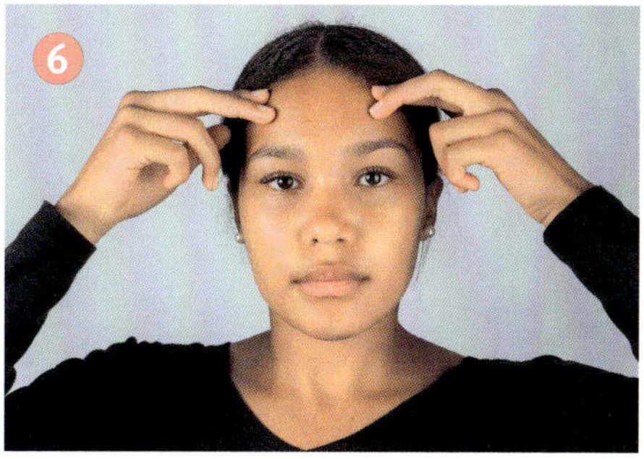

Energiepunkt 20

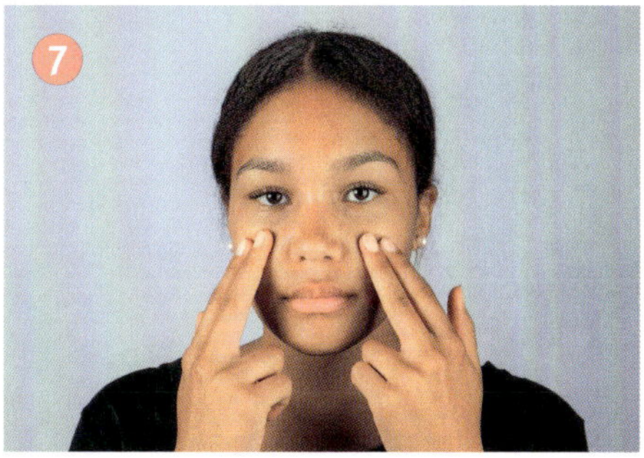

Energiepunkt 21

Entgiftung

Bei langfristiger Einnahme von Medikamenten, nach einer Behandlung mit Antibiotika, einer Chemotherapie oder Bestrahlung und bei Entschlackungs- oder Fastenkuren, aber auch bei einer Amalgam-Ausleitung ist eine Entgiftung des Körpers immer sinnvoll. Der Organismus entgiftet über die Verdunstung der Haut, die Ausatemluft und die Ausscheidung von Stuhl und Urin. Daher ist es bei einer Entgiftung immer wichtig, reichlich zu trinken. Zur Untertützung der Entgiftungsfunktion dienen die folgenden Maßnahmen.

Akupressur

Der Punkt Lunge 7 ❶ (Lie Que, Wolkenbruch) stärkt den Funktionskreis der Lunge und damit die **Entgiftung über die Ausatemluft**. Er liegt zwei Fingerbreit oberhalb der Handgelenksfalte an der daumenwärtigen Seite des Unterarms.
Magen 36 ❷ (Zu San Li, Drei Längen zum Fuß) ist ein wichtiger Punkt. Er heißt auch der „Große Heiler" und fördert alle Verdauungsfunktionen sowie die **Ausleitung der Stoffwechselschlacken über den Darm**. Tasten Sie an der Schienbeinkante nach oben, bis zum Vorsprung unter dem Kniegelenk, dann eine Fingerbreite seitlich.
Der Punkt Leber 3 ❸ (Tai Chong, Großer Impuls) unterstützt die **Funktion des größten Entgiftungsorgans, der Leber**. Er liegt zwei Querfinger oberhalb der Schwimmhautfalte zwischen Großzehe und zweiter Zehe am oberen Ende der Mulde zwischen dem ersten und zweiten Mittelfußknochen.
Durch Massage des Punktes Niere 3 ❹ (Tai Xi, Großer Schluchtenbach) wird der Funktionskreis der Niere und damit die **Entgiftung über den Harn** nachhaltig gestärkt. Er liegt in der Mitte zwischen dem höchsten Punkt des Innenknöchels und der Achillessehne.

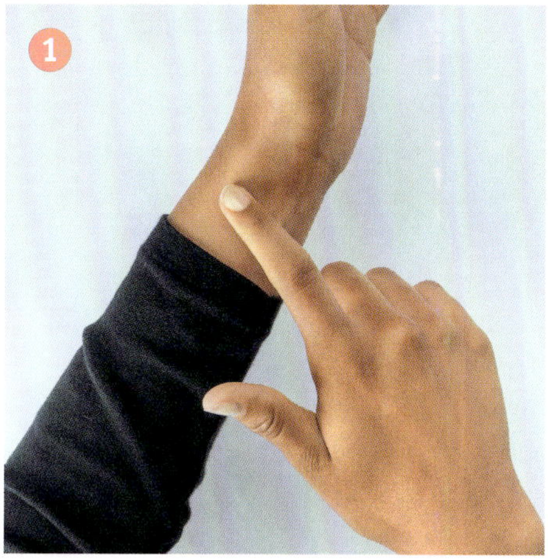

Lunge 7

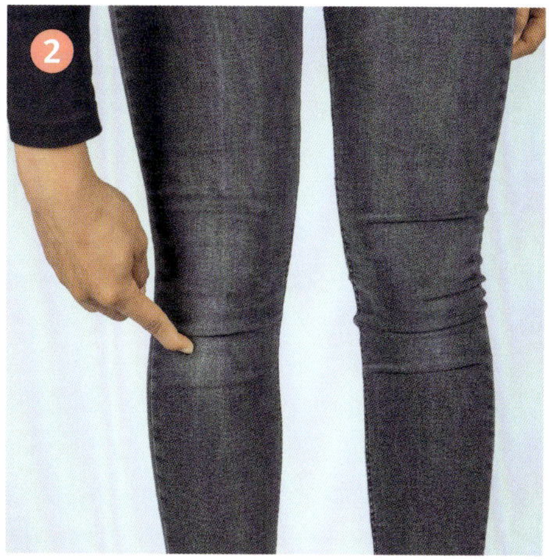

Magen 36

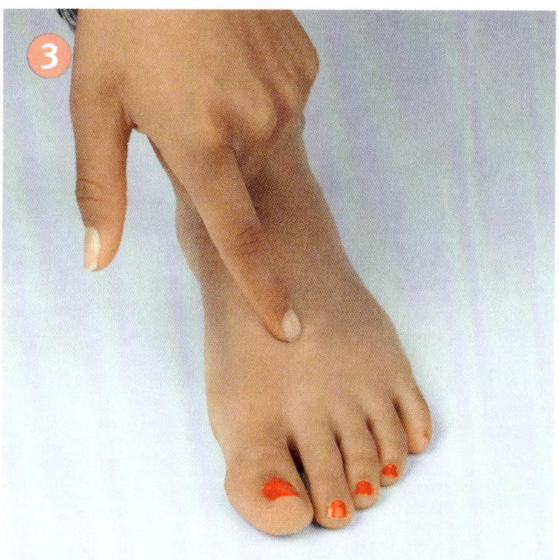

Leber 3

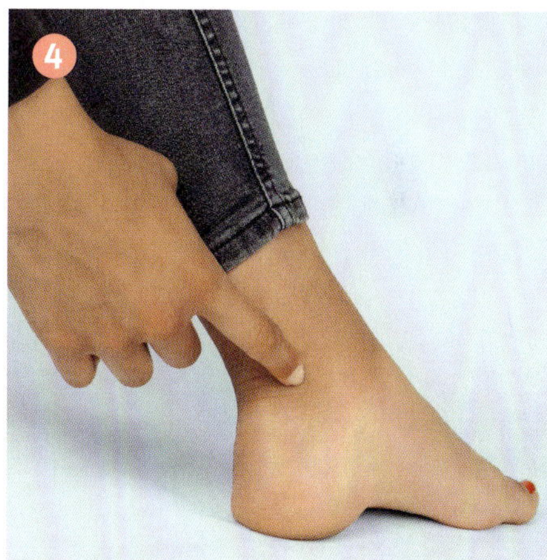

Niere 3

Mudras

Bei der Kayakalpa-Mudra **(Entgiftungs-Mudra)** 1 legen Sie beidseits das Daumenendglied auf die innere Seite des Grundglieds des Ringfingers. Halten Sie mindestens zehn Minuten lang. Die übrigen Finger bleiben leicht gestreckt. Sie können diese Mudra bis zu sieben Mal täglich anwenden – am besten mit leerem Magen oder mindestens drei Stunden nach der letzten größeren Mahlzeit. Außerdem nicht (!) bei akuten Erkrankungen, bei Fieber sowie während der Menstruation und der Schwangerschaft. Auch für Menschen über 65 Jahre und bei Bettlägerigkeit ist es nicht sinnvoll.
Die Ksepana-Mudra 2 (Geste des Ausgießens und des Loslassens) fördert die **Ausscheidung über die Haut (Schweiß), die Lungen (Ausatmung) und den Darm (Stuhl)**. Legen Sie die gestreckten Zeigefinger flach aneinander, wobei die übrigen Finger gefaltet sind. Die Fingerkuppen liegen dann auf dem Handrücken. Die Daumen sind gekreuzt und liegen in der gegenüberliegenden Daumengrube. Die Zeigefinger zeigen im Sitzen zum Boden, im Liegen in Richtung der Füße. Halten Sie die Hände entspannt. Es empfiehlt sich nach Hirschi, diese Mudra sieben bis 15 Atemzüge lang zu halten und dabei die Betonung auf die Ausatmung zu legen. Drei tiefe Seufzer im Verlauf der Übung, jeweils während der Ausatmung, verstärken die Elimination von negativer Energie und von Stoffwechselschlacken. Nach der Übung legen Sie die Hände mit nach oben zeigenden Handtellern auf Ihre Oberschenkel.
Die Apan-Mudra 3 entfernt **Stoffwechselschlacken und Giftstoffe** aus dem Körper. Mit jeder Hand werden die Spitzen von Daumen, Mittel- und Ringfinger aneinandergelegt, die übrigen Finger bleiben gestreckt. Diese Mudra können Sie bis zu dreimal täglich mindestens 15 Minuten lang anwenden.
Die Bhudi-Mudra 4 (Flüssigkeits-Mudra) wird zur **Entgiftung über den Harn** verwendet. Legen Sie dafür beidhändig die Spitzen von Daumen und kleinem Finger aneinander, die anderen Finger bleiben locker gestreckt. Alternativ können Sie auch den Daumen auf das Grundglied des Kleinfingers legen.
Eine weitere Mudra zur **Entwässerung** und damit zur Förderung der Entgiftung über die Niere ist die Girivari-Mudra 5 (Mudra des Berges). Beugen Sie den Zeige-, Mittel-, und Ringfinger zur Handmitte hin und drücken Sie den Daumen auf die Mitte dieser Finger. Der kleine Finger wird dabei gestreckt.

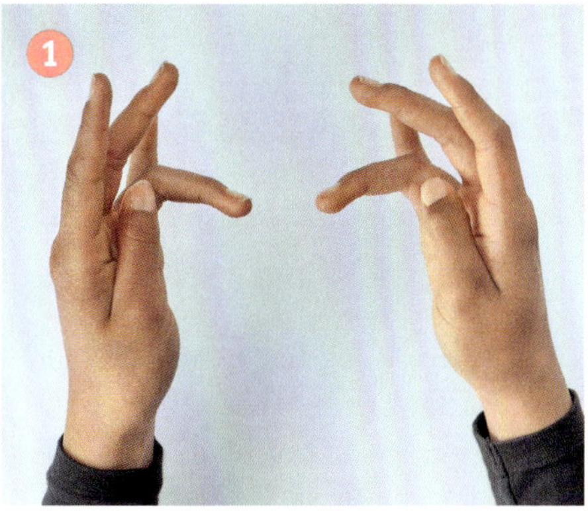

Entgiftungs-Mudra, Kayakalpa-Mudra

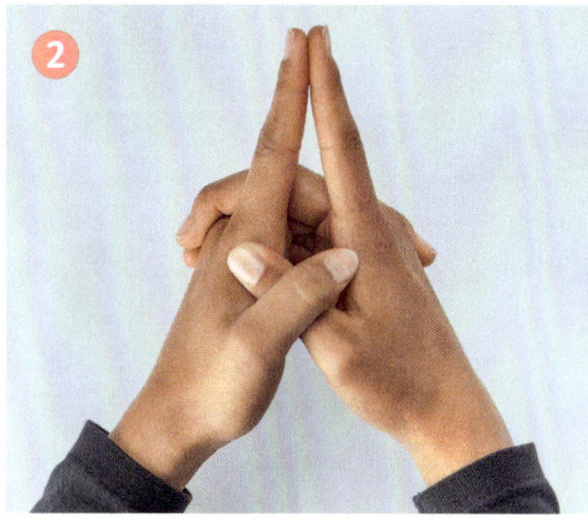

Ksepana-Mudra

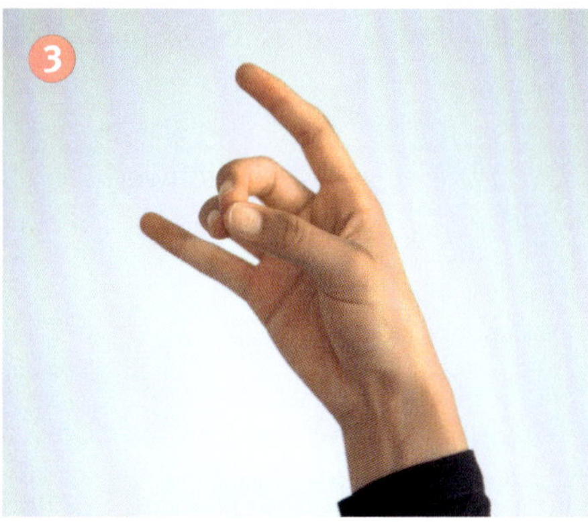

Apan-Mudra

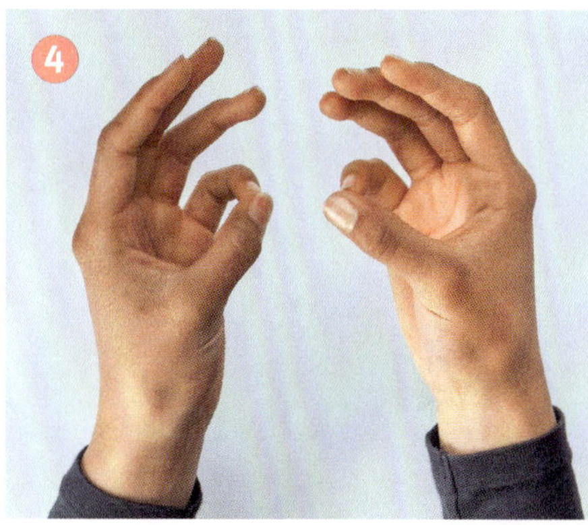

Bhudi-Mudra

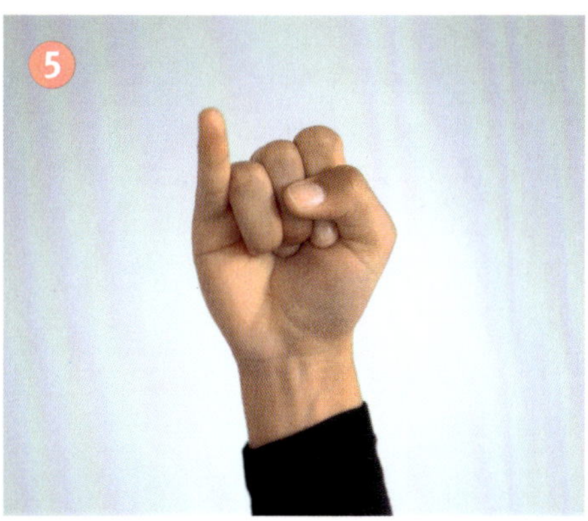

Girivari-Mudra

Jin Shin Jyutsu

Durch das beidseitige und gleichzeitige Heilströmen der Energiepunkte 21 ❶, die sich im Gesicht unter den Wangenknochen befinden, fördern Sie ganz allgemein die Entgiftung des Organismus. Legen Sie dabei die Fingerspitzen der jeweiligen Hand auf die Punkte.
Die Energiepunkte 23 ❷ liegen am Rücken, beidseits der Wirbelsäule auf der Höhe der letzten Rippe. Das beidhändige Strömen fördert die Entgiftungsfunktion der Niere.
Das gleichzeitige Strömen des rechten Punkts 21 mit den Fingerspitzen der rechten Hand und des linken Punktes 23 mit der linken Hand ist auch möglich. Nach dieser Übung wechseln Sie die Seiten.
Die Entgiftungsfunktion der Leber fördern Sie durch das beidseitige Strömen der Energiepunkte 12 ❸. Diese liegen im Hals-Nacken-Bereich beidseits der Wirbelsäule.

Praxis-Tipp

- ★ Die wichtigste und **älteste Entgiftungsmethode** ist das **Heilfasten.** Der freiwillige Verzicht auf feste Nahrungsmittel und auf Genussmittel über einen begrenzten Zeitraum hinweg regt massiv die natürlichen Selbstheilungskräfte des Menschen an und setzt innere Reinigungs- und Regenerationsprozesse in Gang. Sie erreichen durch diese Entgiftung nicht nur einen Gewichtsverlust, sondern eine Besserung zahlreicher Beschwerden – und vor allem eine deutliche Zunahme an Lebensqualität und Vitalität.
- ★ Das ayurvedische **„Ölziehen"** ist ebenfalls eine bewährte, aus Indien stammende Methode, mit dem Ziel, die natürliche Entgiftung des Körpers zu unterstützen. Sie ziehen oder „kauen" einen Esslöffel Pflanzenöl – etwa Sonnenblumen-, Kokos- oder Sesamöl – direkt nach dem Aufstehen etwa 10 bis 20 Minuten lang durch die Zähne und spucken es anschließend aus. Am besten spülen Sie danach den Mund mit warmem Wasser gründlich aus. So gelingt es, effektiv Bakterien und Giftstoffe aus der Mundschleimhaut zu entfernen.
- ★ Auch **Basenvollbäder sowie Basenfußbäder** wirken stark entgiftend.

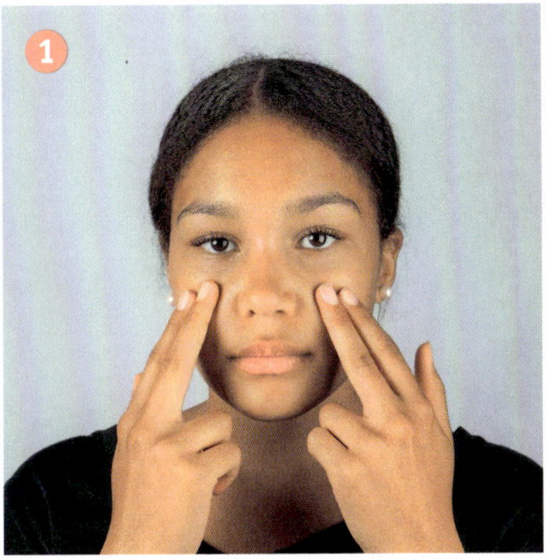

Energiepunkt 21

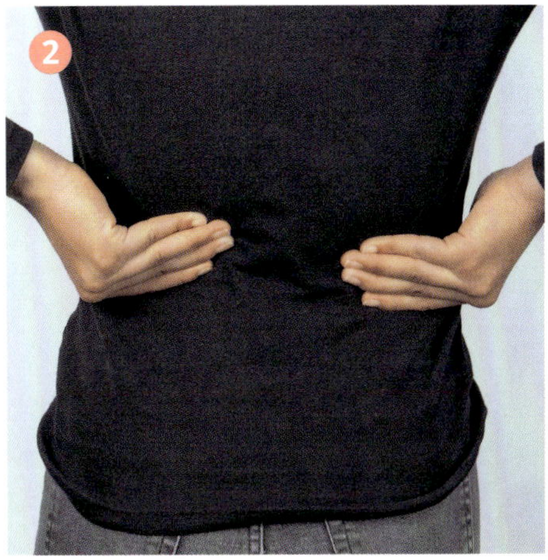

Energiepunkt 23

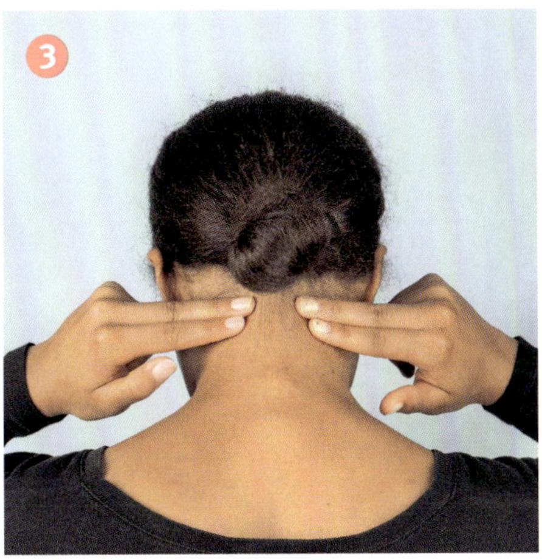

Energiepunkt 12

Gynäkologische Erkrankungen: Menstruationsstörungen, Prämenstruelles Syndrom

Krampfartige Unterleibsschmerzen kurz vor der Periode, die Dysmenorrhoe, werden zusammen mit Reizbarkeit und Unruhe als Prämenstruelles Syndrom bezeichnet. Die folgenden Anwendungen können die Symptome meist deutlich bessern. Auch führen sie zu einer stabileren Psyche.

Akupressur

Der Punkt Magen 25 ❶ (Tian Shu, Himmlischer Drehpunkt) liegt zwei Fingerbreit beidseits neben dem Nabel. Er wirkt bei **Periodenschmerz** sowie **akuten Magen-Darm-Erkrankungen**.
Ren Mai 4 ❷ (Guan Yuan, Umschlossene Ursprungsenergie) liegt in der Mittellinie, eine Handbreit unter dem Nabel, oder zweieinhalb Fingerbreit oberhalb des Schambeins. Er wirkt als „Stärker des Yin" günstig bei allen **gynäkologischen Erkrankungen** und **Erkrankungen des Urogenitaltraktes**.
Der Punkt Ren Mai 6 ❸ (Qi Hai, Meer des Qi) liegt zwei Fingerbreit unter dem Nabel. Er hilft bei allen gynäkologischen Beschwerden mit **Unterleibsschmerzen**, wirkt aber auch als energieanregender Punkt.
Den Punkt Magen 36 ❹ (Zu San Li, Drei Längen am Fuß), auch der Große Heiler genannt, finden Sie, indem Sie an der Schienbeinkante nach oben tasten, bis zum Vorsprung unter dem Kniegelenk, dann eine Fingerbreite seitlich. Er wirkt **schmerzlindernd** und **psychisch harmonisierend**.
Der Punkt Milz-Pankreas 6 ❺ (San Yin Yao, Treffpunkt der drei Yin-Meridiane) liegt an der Innenseite der Schienbeinkante, eine Handbreit oberhalb des Innenknöchels. Er stärkt das Yin und hilft bei **allen gynäkologischen Erkrankungen**, ebenso wie der Punkt Milz-Pankreas 4 ❻ (Gong Sun, Großvater-Enkel), der an der Innenseite des Fußes am oberen Ende des ersten Mittelfußknochens liegt.
Bei **sehr starken krampfartigen Schmerzen** empfiehlt sich der Punkt Leber 3 ❼ (Tai Chong, Großer Impuls), der zwei Fingerbreit oberhalb der Falte zwischen erster und zweiter Zehe in der Mulde liegt, in Kombination mit dem Punkt Dickdarm 4 ❽ (He Gu, Geschlossenes Tal), der auf der Höhe des Muskelwulstes liegt, wenn Sie den Daumen fest an den Zeigefinger legen. Er wirkt als übergeordneter Schmerzpunkt **bei allen krampfartigen Unterleibsschmerzen**.

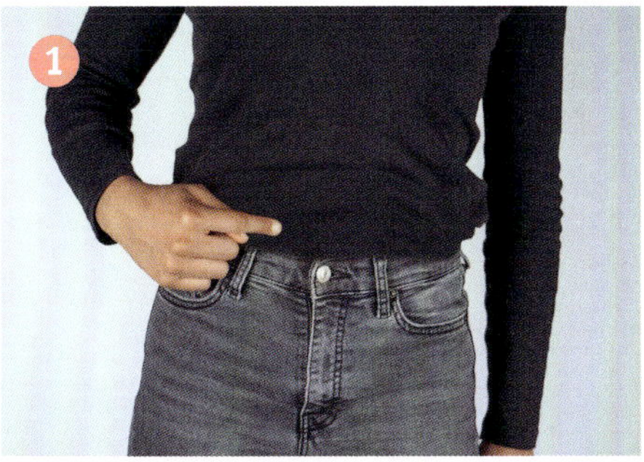

Magen 25

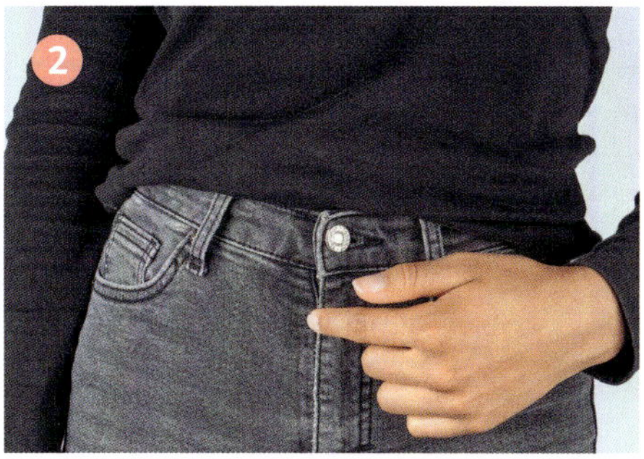

Ren Mai 4

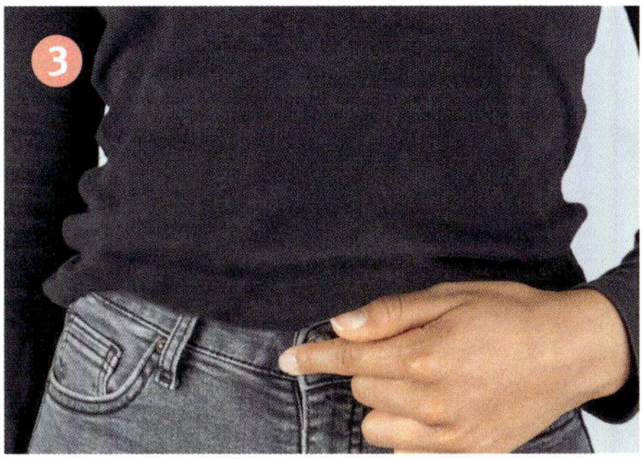

Ren Mai 6

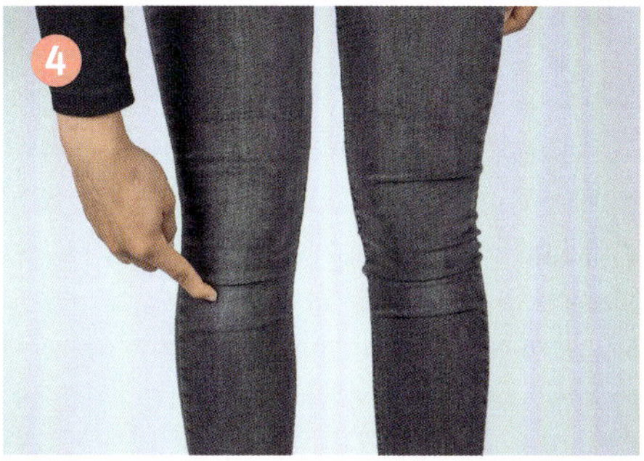

Magen 36

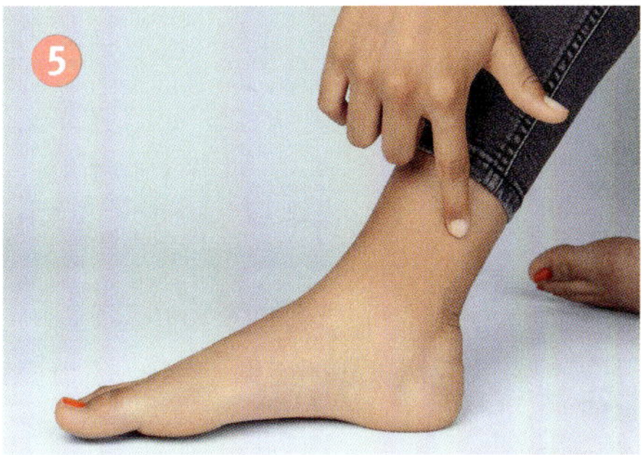

Milz-Pankreas 6

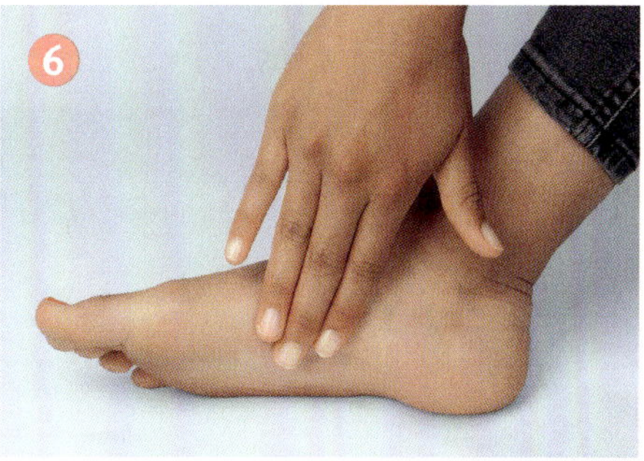

Milz-Pankreas 4

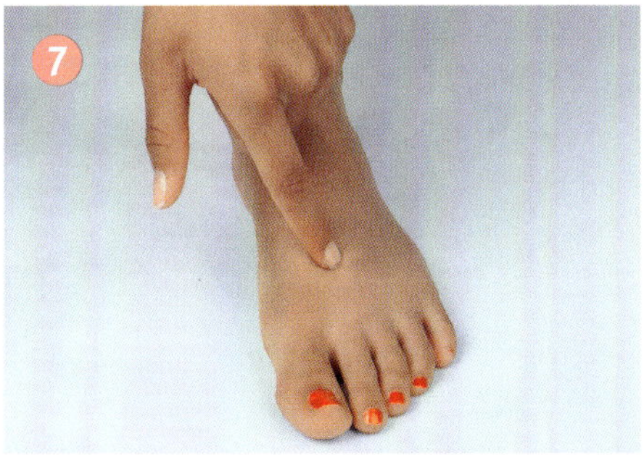

Leber 3

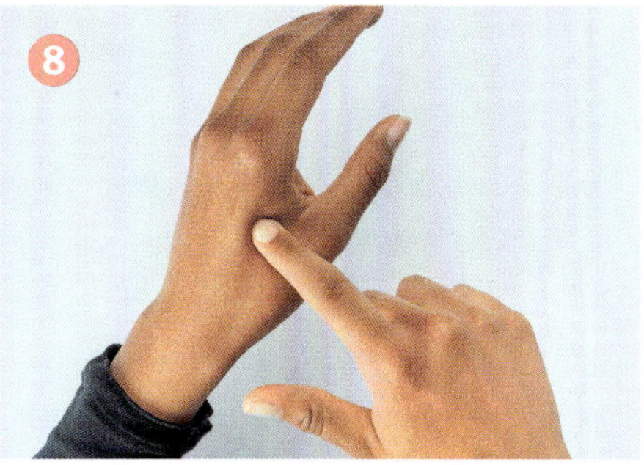

Dickdarm 4

Der Punkt Leber 8 ❶ (Qu Quan, Gekrümmte Quelle) wirkt bei **allen gynäkologischen und urologischen Erkrankungen**. Er liegt daumenbreit oberhalb des inneren Endes der Kniegelenksbeugefalte zwischen zwei tastbaren Sehnen.
Unterstützend schmerzlindernd wirkt die Akupressur auf den Handpunkt 22 ❷, der am Beginn des Daumengrundgelenks am daumenseitigen Ende der Handgelenksinnenfalte liegt.

Mudras

Die Yoni-Mudra ❸ (Mudra des Mutterschoßes) wirkt bei **schmerzhaften Menstruationsstörungen** und **klimakterischen Beschwerden**. Falten Sie in bequemer Sitzhaltung die Hände und verschränken Sie diese ineinander. Die Zeigefinger legen Sie längs aneinander und strecken sie nach unten aus. Die Daumen berühren sich an der Spitze und zeigen nach oben.
Bei der **Menstruationsschmerz-Mudra** ❹ legen Sie rechts die Daumenspitze auf den Ringfingerfalz innen, links berühren sich der Daumen und der kleine Finger an der Spitze für mehrere Minuten.
Bei der Shakti-Mudra ❺ (Shakti ist die Göttin der Lebensenergie) legen Sie die beiden Ring- und kleinen Finger an der Spitze zusammen, die anderen Finger beugen Sie locker über den nach innen gelegten Daumen. Das **beruhigt die die Atmung und Krämpfe im Darm** und **lindert Menstruationsschmerzen**.
Bei der **stark wirkenden** Maha-Sakral-Mudra ❻ (Großes-Becken-Mudra) bringen Sie die Ringfingerkuppen beider Hände aneinander und legen die kleinen Finger an die Daumenspitze, die restlichen Finger sind gestreckt. Halten Sie zehn Atemzüge lang diese Handstellung. Danach gehen Sie auf den zweiten Teil der Mudra über, ebenfalls für zehn Atemzüge lang, wobei Sie die Fingerkuppen der kleinen Finger aneinander und die Ringfinger an die Daumenspitzen legen. Die übrigen Finger sind gestreckt.

Praxis-Tipp

- ★ Neben den **homöopathischen Mitteln** Cuprum sulfuricum oder Magnesium phosphoricum (dem Schüßler-Salz Nr. 7) lindern auch feuchte, warme Leibwickel schnell krampfartige Schmerzen im Unterleib.
- ★ Das **Phytotherapeutikum Mönchspfeffer** (Agnus castus) lindert ebenfalls prämenstruelle Schmerzen und Krämpfe.

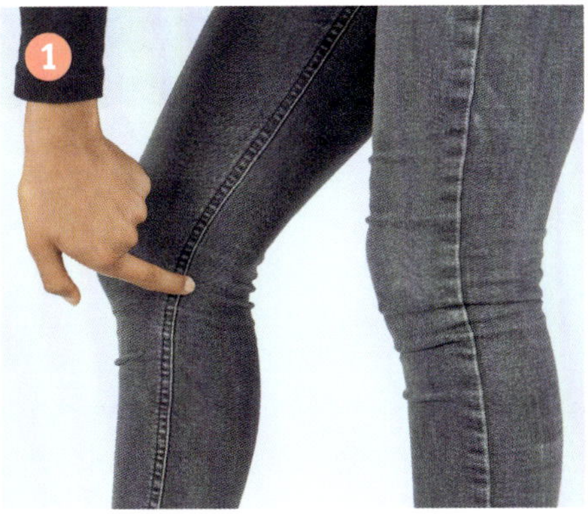

Leber 8

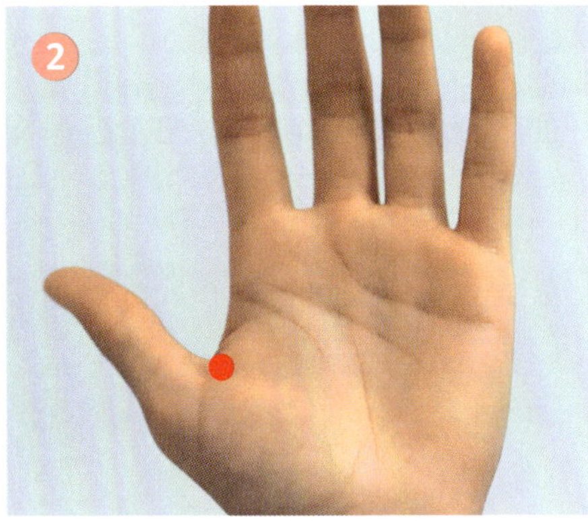

Handpunkt 22

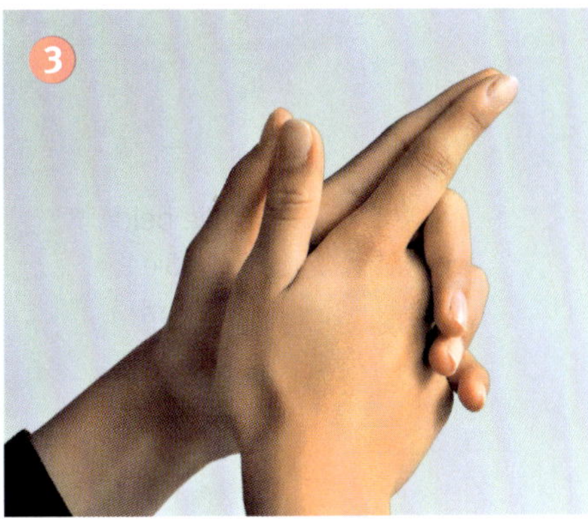

Yoni-Mudra

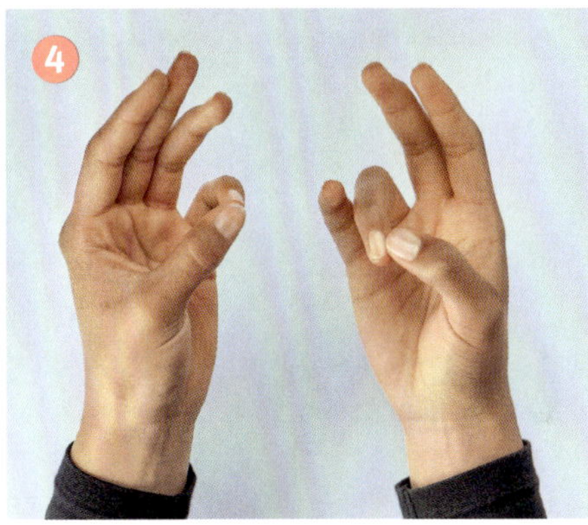

Menstruationsschmerz-Mudra

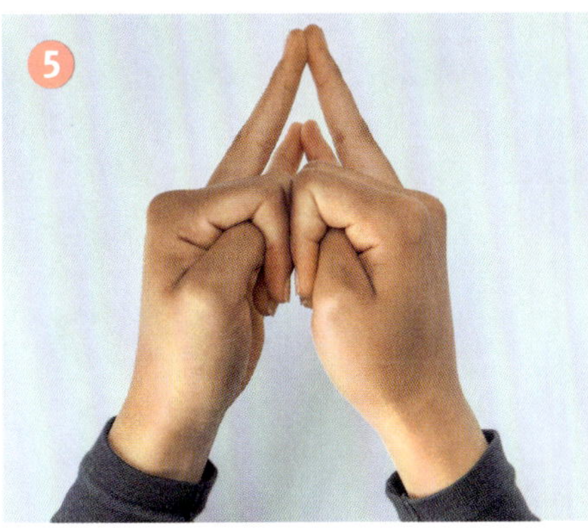

Shakti-Mudra

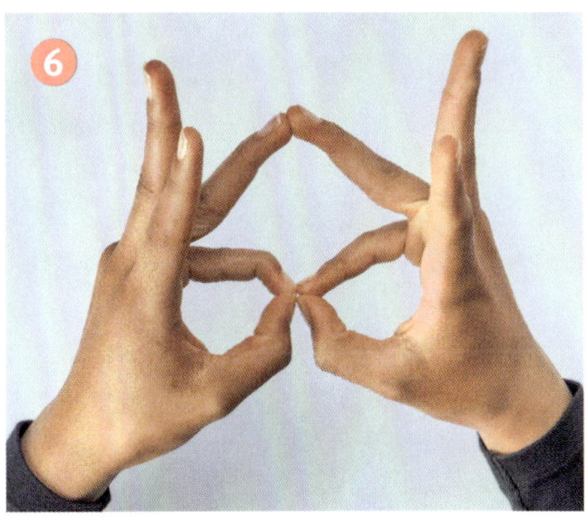

Maha-Sakral-Mudra

Die Garuda-Mudra ❶ (Garuda ist der mystische Vogel, auf dem der Gott Vishnu reitet) aktiviert allgemein die **Durchblutung**, stimuliert den **Kreislauf** und die **inneren Organe**. Außerdem lindert sie **Erschöpfungszustände**, **Menstruationsstörungen** und **Magenbeschwerden**. Bei hohem Blutdruck wenden Sie diesen Griff besser nicht an! – Sie legen die Hände über den Unterbauch, die rechte Hand liegt dabei auf der linken, und haken die Daumen ein. Verweilen Sie etwa zehn Atemzüge. Dann rutschen Sie höher bis über den Nabel, verweilen wieder zehn Atemzüge und rutschen danach weiter nach oben über die Magengrube. Dort verweilen Sie wieder und kommen zum Schluss über der Brustbeinmitte an, verdrehen dann die Hände in Richtung der Schultern und spreizen die Finger, die jetzt wie die Schwingen eines Vogels aussehen. Diese Mudra können Sie mehrmals täglich drei bis vier Minuten lang ausführen.

Die Mukula-Mudra ❷ (Schnabelhand) ist eine **universelle Schmerz-Mudra**, die auch bei **lokalisierten Unterleibsschmerzen** eingesetzt werden kann. Die Fingerspitzen einer Hand inklusive Daumen werden schnabelförmig an der Spitze zusammengeführt, so dass sich die Fingerspitzen seitlich berühren und der Daumen in der Mitte liegt. Setzen Sie nun die Fingerspitzen genau auf die schmerzhafte Stelle und verweilen Sie dort etwa fünf Minuten. Stellen Sie sich vor, dass ein Strom heilender Energie auf die schmerzende Stelle fließt.

Jin Shin Jyutsu

Bei **krampfartigen Unterleibsschmerzen** ist das beidseitige Halten der Energiepunkte 23 ❸ hilfreich. Legen Sie die rechte Hand unterhalb der letzten Rippe in die rechte Flanke und die linke Hand in die linke Flanke.

Der Energiepunkt 1a ❹, auch hohe 1 genannt, liegt eine Handbreit über der Innenseite der Knie und wird links mit der linken Hand gehalten. Gleichzeitig legen Sie die andere Hand auf die rechte Kreuzbeinhälfte. Danach wechseln Sie die Hände und die Seiten: Die rechte Hand liegt über der Innenseite des rechten Knies und die linke Hand auf der linken Kreuzbeinhälfte.

Die Energiepunkte 13 ❺ befinden sich auf der Vorderseite des Brustkorbs, knapp unterhalb der dritten Rippe oder eine Handbreit unter dem Schlüsselbein. Strömen Sie diese am besten mit den Handflächen über Kreuz. Auch das Strömen des Punktes 13 mit der gleichseitigen Hand und das Strömen der Energiepunkte 4 ❻ am Hinterkopf zum Übergang in den Nacken mit der anderen Hand ist möglich.

Die Energiepunkte 15 liegen beidseits in der Mitte der Leistenbeuge. Legen Sie Ihre Hände in die Leisten und verweilen dort einige Minuten.

Je eine Hand strömt nun den Energiepunkt 5, der zwischen dem Innenknöchel und der Ferse liegt: Die linke Hand links, die rechte Hand rechts. Auch die Kombination des Punktes 5 mit dem Punkt 15 ❼ ist möglich: Die linke Hand befindet sich auf dem Punkt 15 in der linken Leistenbeuge, die rechte Hand auf Punkt 5 ❽ am rechten Innenknöchel.

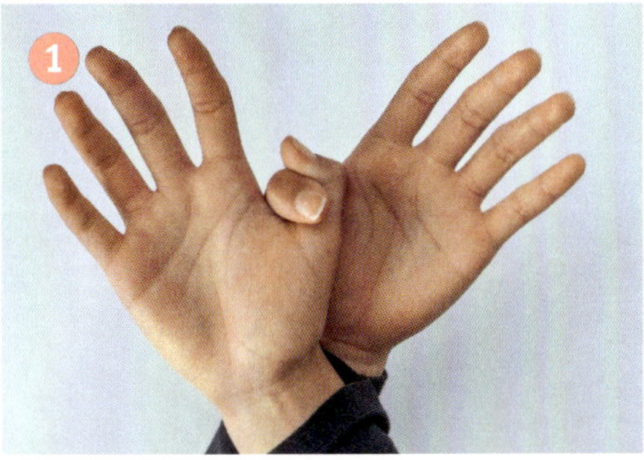

Garuda-Mudra

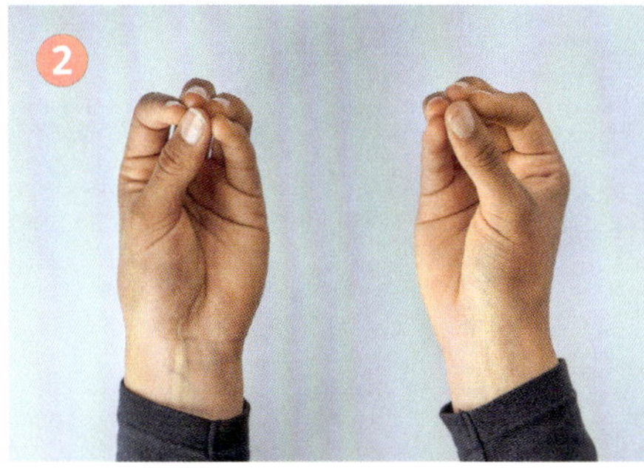

Mukula-Mudra

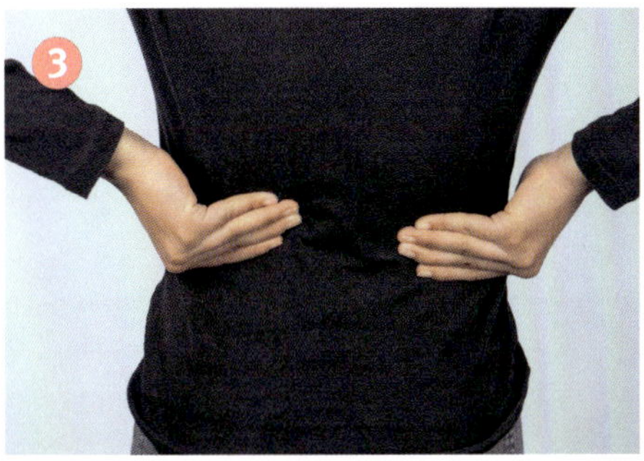

Energiepunkt 23

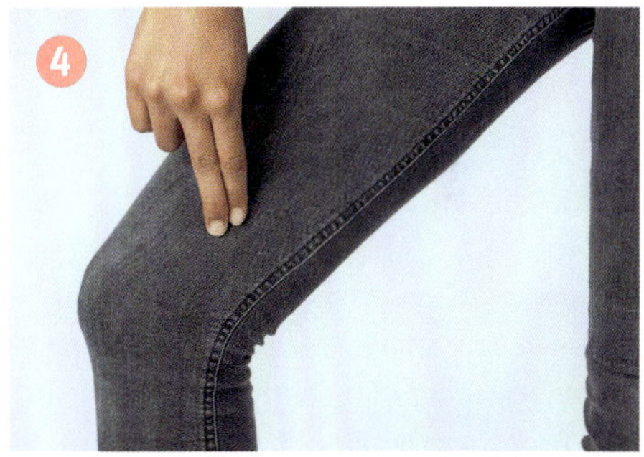

Energiepunkt 1a

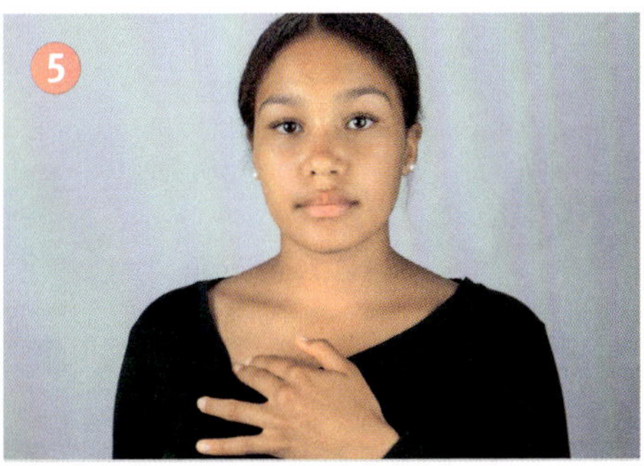

Energiepunkt 13

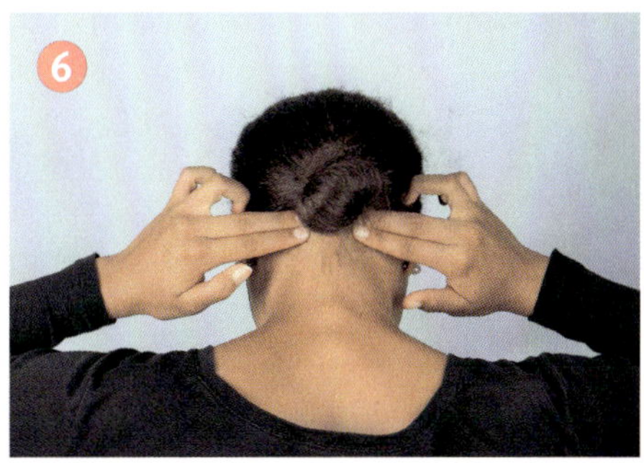

Energiepunkt 4

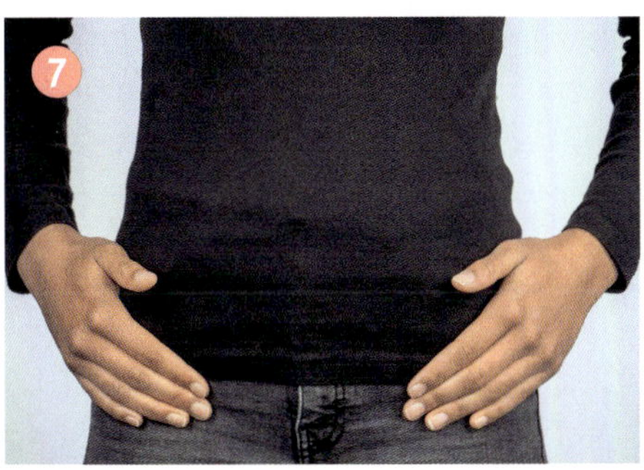

Energiepunkt 15

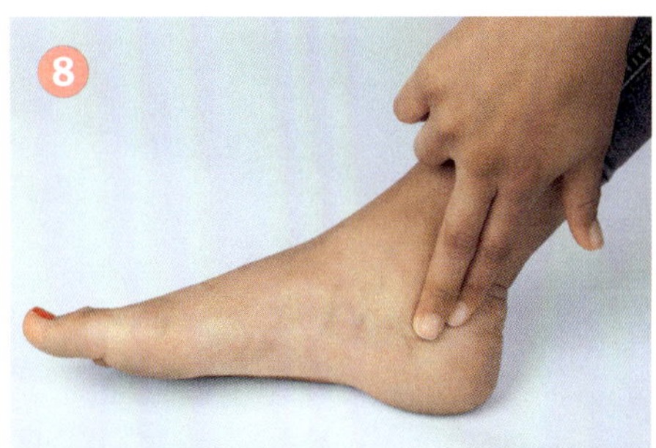

Energiepunkt 5

Beschwerden in den Wechseljahren und klimakterische Beschwerden

Wechseljahrbeschwerden zeigen sich meist in Form von plötzlichen Hitzewallungen, Schweißausbrüchen, Unruhe-, und Schlafstörungen. Bekanntermaßen sind diese auf die Abnahme der Hormonproduktion in der Menopause zurückzuführen. Aus Sicht der TCM liegt ein energetisches Ungleichgewicht im Körper in Form eines allgemeinen Yin-Mangels vor. Diesen können Sie durch die folgenden Anwendungen meist deutlich verbessern.

Akupressur

Der Akupressur-Punkt Du Mai 3 ❶ (Yao Yang Guan, Yang-Passtor des Lendenbereichs) befindet sich am Rücken zwischen dem vierten und fünften Lendenwirbelkörper in der Mitte. Man findet ihn leicht, wenn man eine Linie zwischen den beiden hinteren Darmbeinhöckern und der hinteren Mittellinie zieht.

Der Punkt Blase 31 ❷ (Shang Liao, Oberes Knochenloch) liegt im oberen Abschnitt des Kreuzbeins, eine Daumenbreite innerhalb und unterhalb der hinteren Darmbeinhöcker. Er wird auch als **Meisterpunkt des Klimakteriums** bezeichnet. Massieren Sie mehrere Minuten lang gegen den Uhrzeiger.

Der Punkt Herz 5 ❸ (Tong Li, Verbindung mit dem heimatlichen Ursprung) befindet sich eine Daumenbreite oberhalb der inneren Handbeugefalte auf der Kleinfingerseite. Er wirkt besonders auf vegetative Störungen wie **Herzklopfen, Angstzustände, innere Unruhe, Schweißausbrüche und Schlafstörungen**.

Der Punkt Niere 1 ❹ (Yong Quan, Sprudelnde Quelle) liegt an den Fußsohlen, am Übergang vom oberen zu den beiden unteren Dritteln in der Mitte. Neben seiner **kreislaufanregenden Funktion** wirkt er auch auf das Sonnengeflecht und bessert die oben genannten **vegetativen Symptome.**

Der Akupressur Punkt Niere 6 ❺ (Zhao Hai, Feuerschein Meer) befindet sich eine Fingerbreite unterhalb der Spitze des Innenknöchels. Er bewirkt eine energetische Stärkung des Yin und damit eine langfristige Besserung der **Hitzewallungen** und der vegetativen Begleitsymptome.

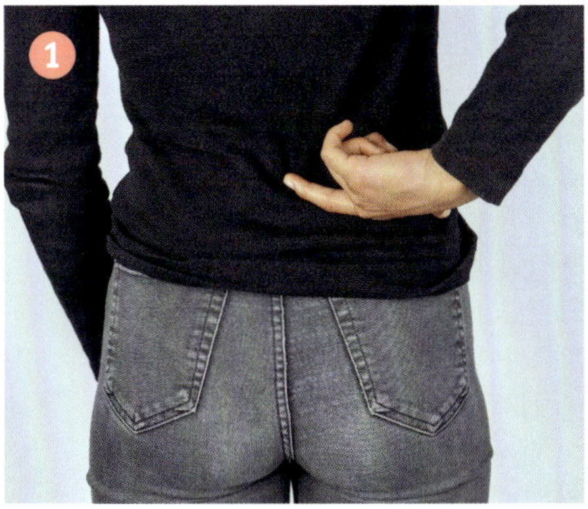

Du Mai 3

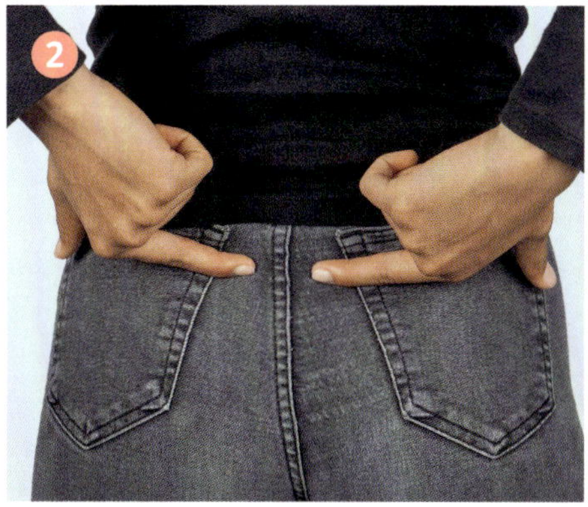

Blase 31

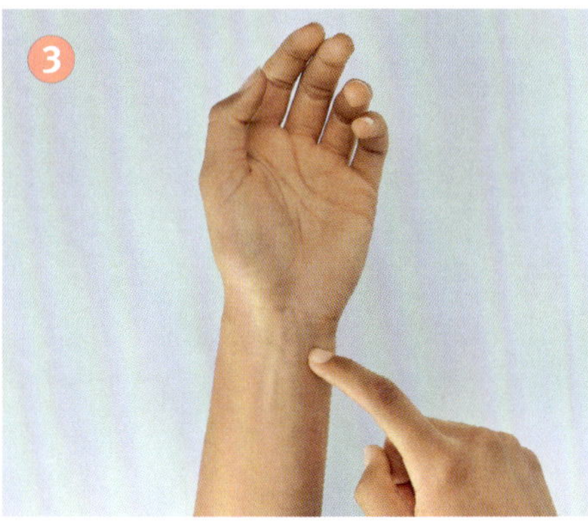

Herz 5

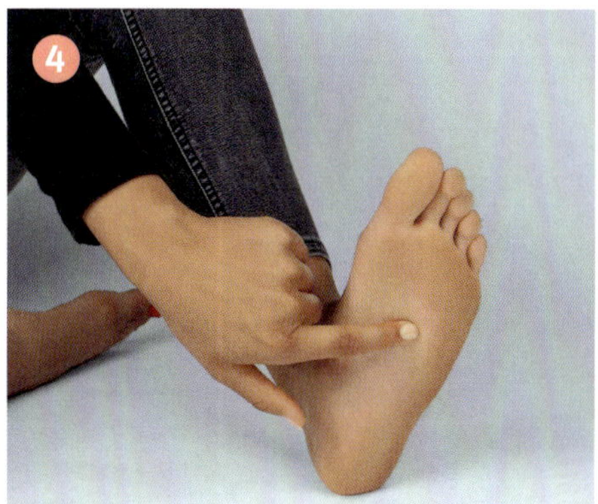

Niere 1

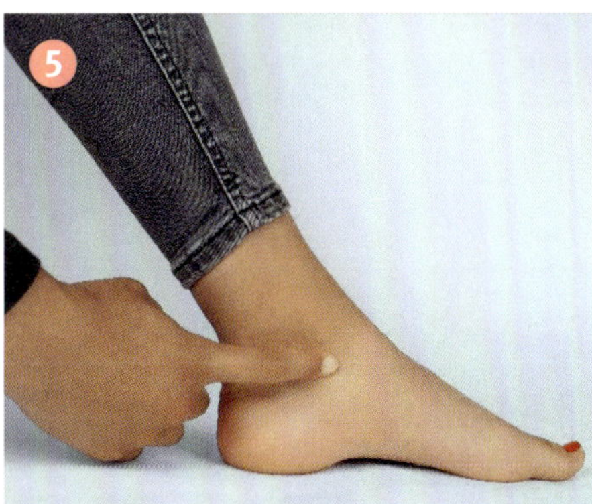

Niere 6

Mudras

Die Yoni-Mudra ❶ ❷ (Mudra des Mutterschoßes), wirkt bei **schmerzhaften Menstruationsstörungen** und **klimakterischen Beschwerden**. Falten Sie in bequemer Sitzhaltung die Hände und verschränken Sie diese im Schoß ineinander. Die Zeigefinger legen Sie längs aneinander und strecken sie nach unten aus. Die Daumen berühren sich an der Spitze und zeigen nach oben.

Die Ksepana-Mudra ❸ (Geste des Ausgießens und des Loslassens) hilft bei **Hitzewallungen** und **Schweißausbrüchen**. Legen Sie die gestreckten Zeigefinger flach aneinander und falten Sie die übrigen Finger. Die Fingerkuppen liegen auf dem Handrücken, die Daumen sind gekreuzt und liegen in der gegenüberliegenden Daumengrube. Die Zeigefinger zeigen im Sitzen zum Boden, im Liegen in Richtung der Füße.

Bei **Herzunruhe** und **Herzklopfen** hilft die Apan-Vayu-Mudra ❹ (Lebensretter). Mit jeder Hand legen Sie den Zeigefinger auf den Daumenballen, die Spitzen von Mittel- und Ringfinger berühren dabei die Daumenspitze. Der kleine Finger wird gestreckt.

Bei **Unruhe- und Erregungszuständen** klärt die Jnana-Mudra ❺ (Geste des Bewusstseins und des Wissens) den Geist und führt zu innerer Ruhe. Mit beiden Händen berühren die Daumenspitzen die Zeigefingerspitzen und bilden so einen Ring. Die Handflächen zeigen nach oben.

Praxis-Tipp

★ Das **Phytotherapeutikum Cimicifuga** (Traubensilberkerze) bessert deutlich Wechseljahrbeschwerden wie Hitzewallungen und Unruhezustände.

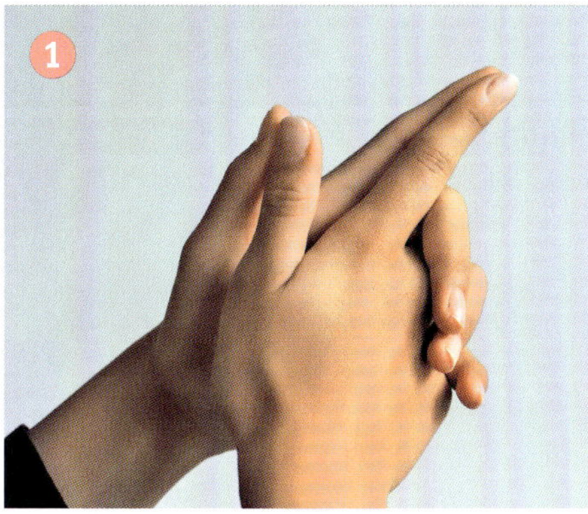

Yoni-Mudra 1

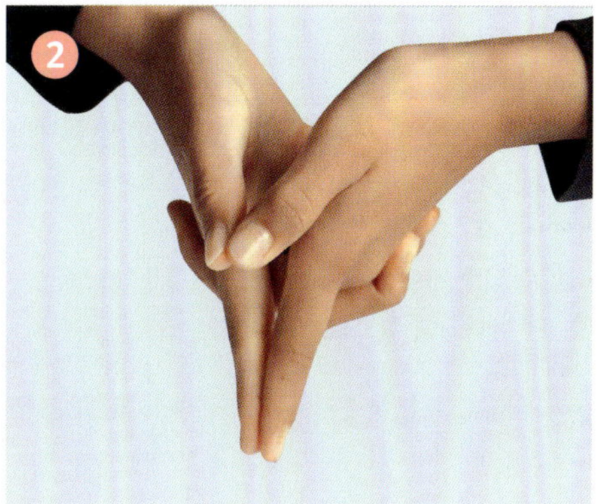

Yoni-Mudra 2

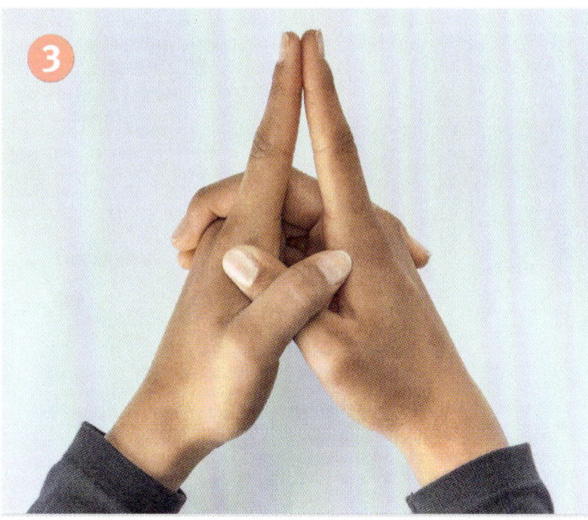

Ksepana-Mudra

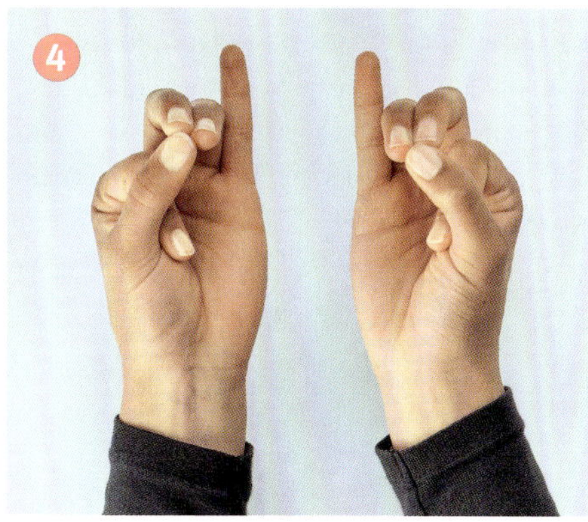

Apan-Vayu-Mudra

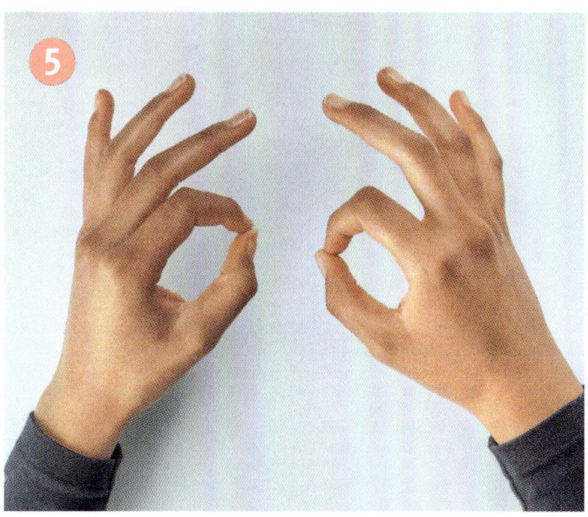

Jnana-Mudra

Jin Shin Jyutsu

Das Heilströmen der Waden ❶ hilft bei **Hitzewallungen**. Legen Sie die rechte Handfläche auf die rechte und die linke Hand auf die linke Wade, jeweils unterhalb der Kniekehle. Anschließend legen Sie die rechte Hand auf die linke Wade und die linke Hand auf die rechte.
Bei **schnellem Herzschlag** hilft das Strömen des Energiepunktes 14 ❷, der in der Mitte des Rippenbogens liegt, mit der gleichseitigen oder der gegenüberliegenden Hand. Außerdem halten Sie den Energiepunkt Hohe 19 oder 19a ❸ im oberen inneren Teil des Oberarms der anderen Körperseite mit der anderen Hand.
Das Heilströmen der Energiepunkte 22❹, die sich in der Kuhle unter dem Schlüsselbein befinden, löst **Angst- und Panikattacken** und bessert **Hitzewallungen.** Legen Sie die Hände gleichzeitig über Kreuz auf die Punkte. Bei einer anderen Version wird der linke Punkt 22 mit der linken Hand geströmt und der linke Punkt 26❺, der an der Außenseite des Schulterblattes liegt, mit der rechten Hand. Anschließend die Seiten wechseln.
Die Energiepunkte 13 ❻ liegen etwa drei Fingerbreit tiefer, etwa am Ansatz der dritten Rippe. Sie sind hilfreich bei klimakterischen Beschwerden wie **Hitzewallungen** und **Menstruationsbeschwerden**. Strömen Sie diese mit beiden Händen über Kreuz.

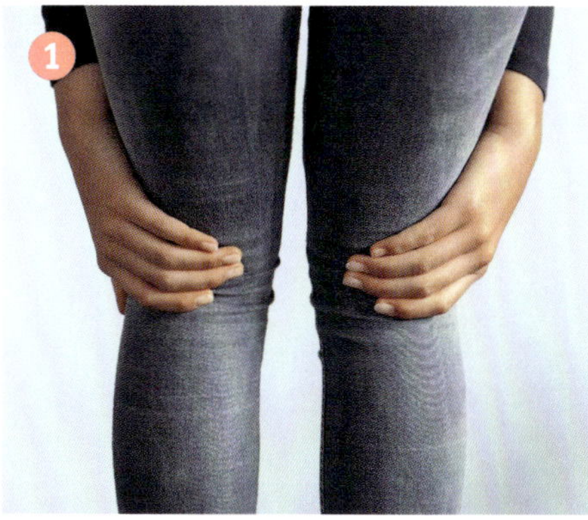

Wadengriff

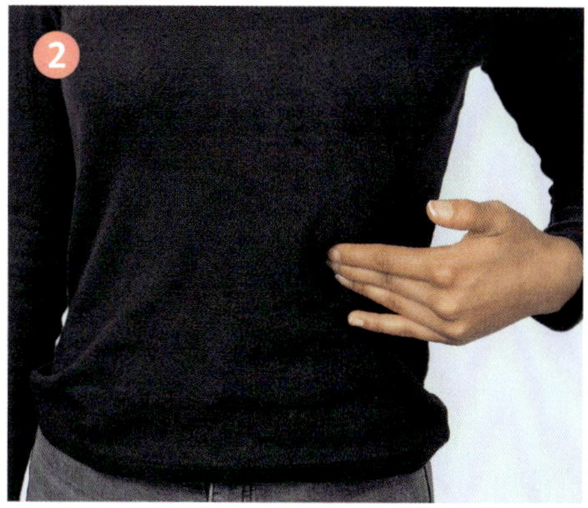

Energiepunkt 14

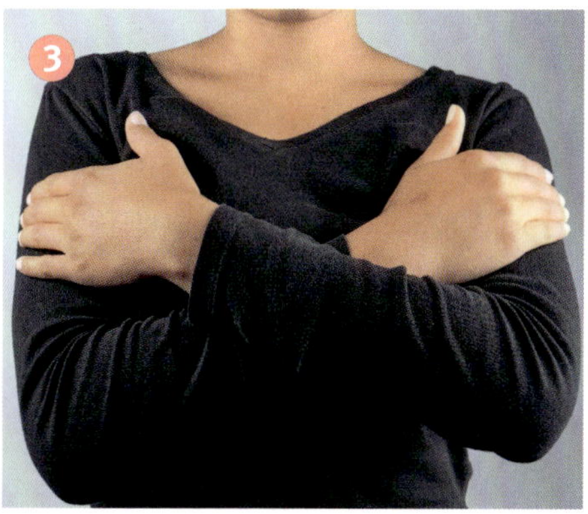

Energiepunkt 19a

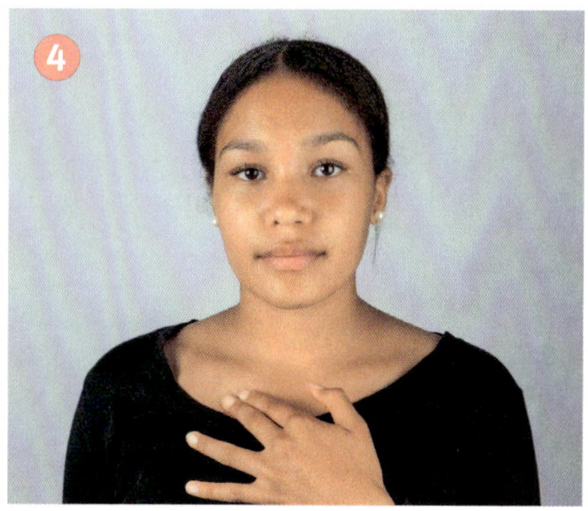

Energiepunkt 22

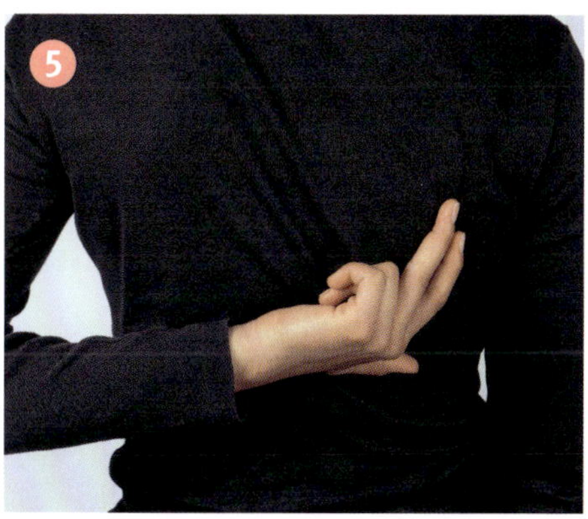

Energiepunkt 26

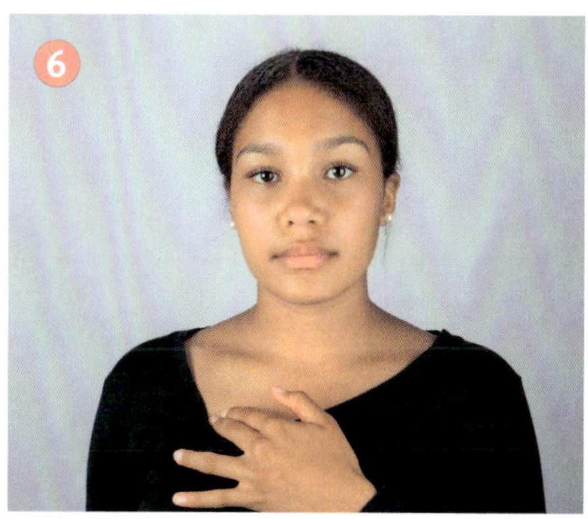

Energiepunkt 13

Krankheiten der Haut

Akne, Neurodermitis, Schuppenflechte oder Ekzeme sind häufige Diagnosen bei Erkrankungen der Haut. Die folgenden Anwendungen können die Heilung unterstützen.

Akupressur

Die Akupressur des Punktes Milz-Pankreas 10 ❶ (Xue Hai, Meer des Blutes), der drei Fingerbreit oberhalb des inneren Kniescheibenpols liegt, besitzt eine **antiallergische Wirkung**, die sich bei juckenden Hautausschlägen günstig auswirkt.
Der Punkt Dickdarm 11 ❷ (Qu Chi, gekrümmter Teich) liegt bei gebeugtem Ellenbogen am äußeren Ende der Beugefalte. Auch er zeigt gute Wirkungen bei **akut entzündeter Haut mit Juckreiz**.
Der Punkt Blase 40 ❸ (Wei Zhong, Mitten in der Beuge) liegt genau in der Mitte der Beugefalte der Kniekehle. Er lindert allergische Symptome bei **juckenden Hautausschlägen**, des Weiteren **Kniebeschwerden**.
Der Akupressur-Punkt Magen 2 ❹ (Si Bai, Klar in alle vier Richtungen) befindet sich daumenbreit unter dem Auge am oberen Rand des Jochbeins. Er wirkt lindernd bei **Gesichtsakne**.

Mudras

Die Prithivi-Mudra ❺ (Erd-Mudra) **stärkt die Haut, Haare und Nägel**. Legen Sie die Spitzen des Daumens und des Ringfingers aufeinander, so dass sie einen kleinen Ring bilden. Halten Sie die übrigen Finger leicht gestreckt. Wenden Sie diese Übung mindestens zehn Minuten lang mehrmals täglich an.

Jin Shin Jyutsu

Das beidseitige Heilströmen der Energiepunkte 8 ❻, die sich an der Außenseite des Knies unterhalb des Kniegelenks befinden, unterstützt die Heilung von Hauterkrankungen. Legen Sie die linke Hand auf die rechte Wade und die rechte Hand auf die linke Wade. Das hilft bei akuten Hauterkrankungen wie **Ausschlag** oder **Sonnenbrand**.
Wenn Sie gleichzeitig den Energiepunkt 6 ❼ an der Innenseite des Fußgewölbes mit der einen Hand und die kleine Zehe desselben Fußes mit der anderen Hand halten, hilft das bei **chronischen Hauterkrankungen**.

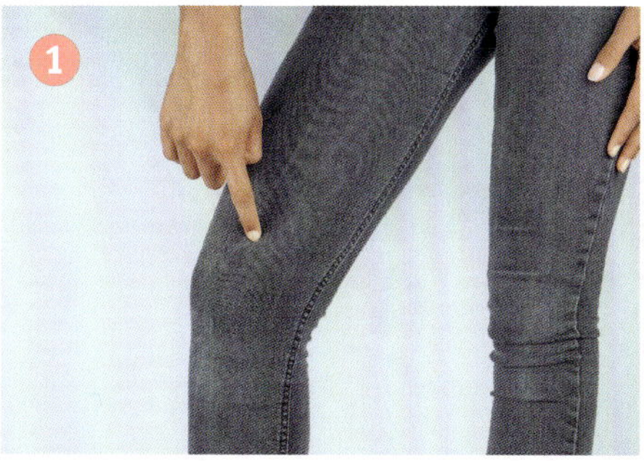

Milz-Pankreas 10

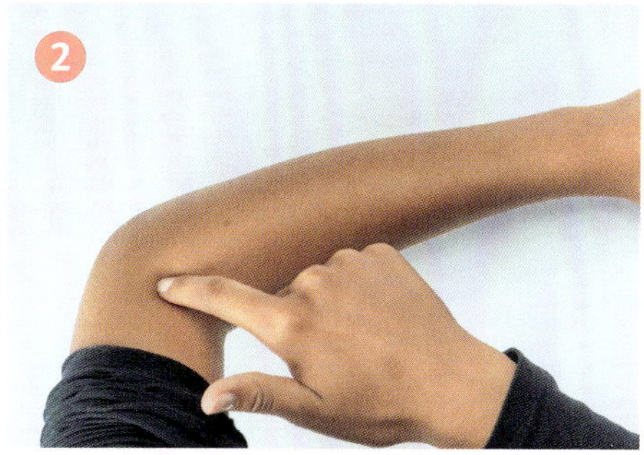

Dickdarm 11

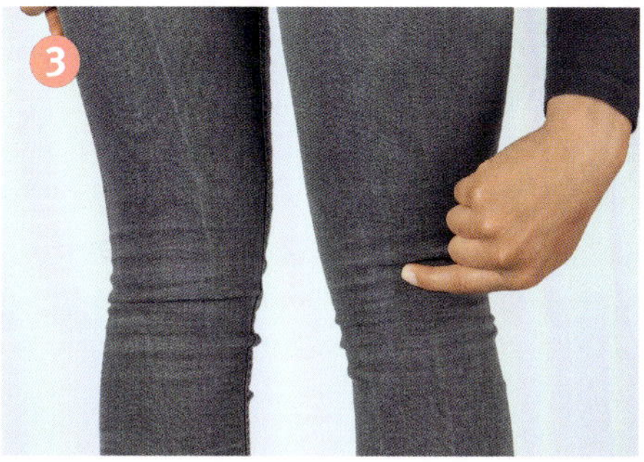

Blase 40

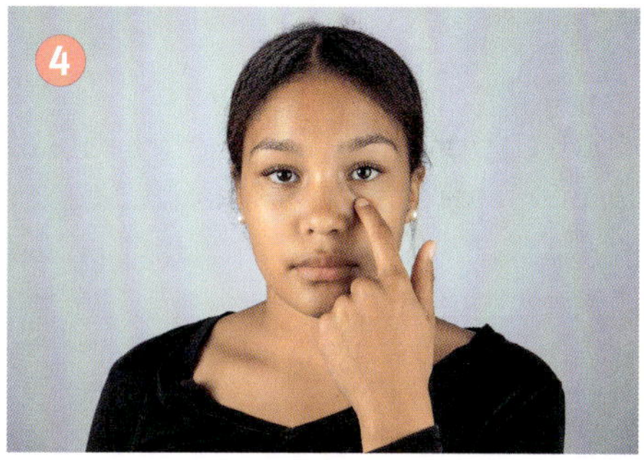

Magen 2

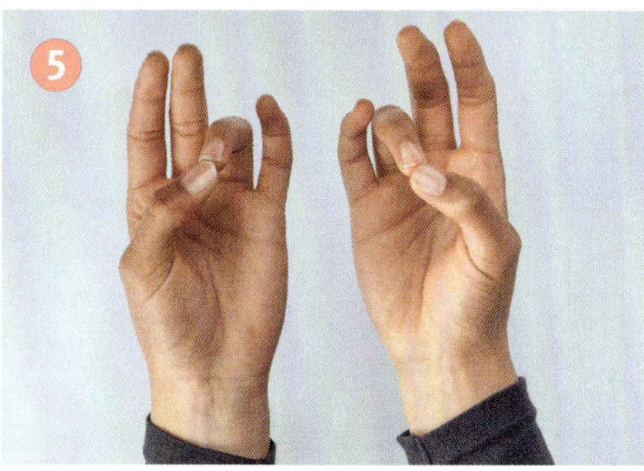

Prithivi-Mudra

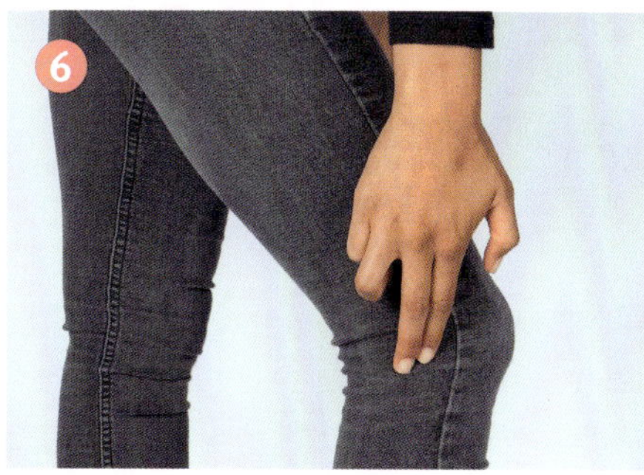

Energiepunkt 8

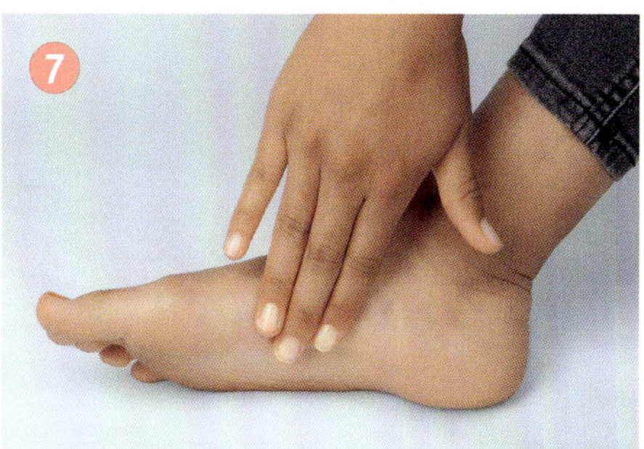

Energiepunkt 6

Hämorrhoidal-Erkrankungen

Hämorrhoidalleiden sind mitunter sehr schmerzhaft. Mithilfe der folgenden energetischen Übungen können Sie diese lindern.

Akupressur

Die Akupressur des Punktes Blase 57 ❶ (Cheng Shan, Unterstützung der Berge) über mindestens zehn Minuten lindert **Hämorrhoidalschmerzen** und fördert die Heilung. Er liegt in der Wadenmitte, auf halber Strecke zwischen den Knöcheln und der Kniekehle, in einer Vertiefung der beiden Hälften des großen Wadenmuskels. Er hilft außerdem bei allen **akuten Muskelverkrampfungen** und **Wadenkrämpfen**.
Besonders bei **analem Juckreiz** hilft die Akupressur des Punktes Dickdarm 15 ❷ (Jian Yu, Vorderer Schulterknochen). Er befindet sich bei abgespreiztem Arm im Bereich des Deltamuskels, zwischen dem vorderen und seitlichen Muskelwulst, in einer Vertiefung seitlich des Schlüsselbeinfortsatzes.
Die Akupressur des Punktes Milz-Pankreas 5 ❸ (Shang Qiu, Hügel der Wandlungsphase Metall) bewirkt eine Festigung des Bindegewebes. Er wird nach Bischko als der Meisterpunkt des Bindegewebes bezeichnet und liegt in einer Vertiefung vor und unterhalb des inneren Fußknöchels.

Mudras

Bei **Hämorrhoidalschmerzen** und anderen **Schmerzzuständen des Unterleibs** bringt die Maha-Sakral-Mudra ❹ (Großes-Becken-Mudra) große Erleichterung. Legen Sie die Ringfingerkuppen beider Hände aneinander und die der kleinen Finger an die Daumenspitze. Die restlichen Finger sind gestreckt. Halten Sie zehn Atemzüge lang diese Handstellung.
Danach gehen Sie auf den zweiten Teil der Mudra, ebenfalls zehn Atemzüge lang, über: Sie legen die Fingerkuppen der kleinen Finger aneinander und die der Ringfinger an die Daumenspitzen. Die übrigen Finger bleiben gestreckt.

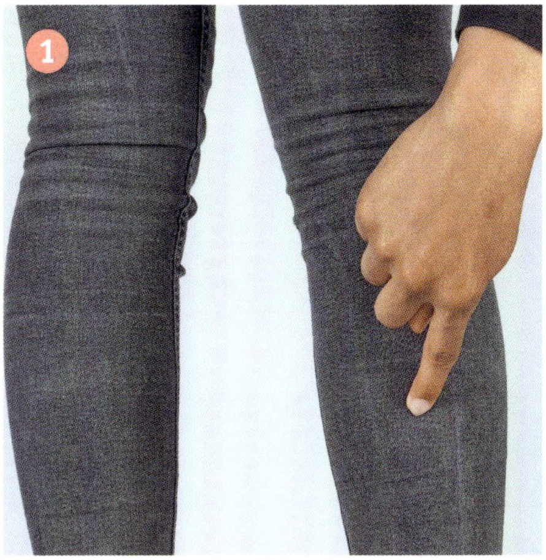

Blase 57

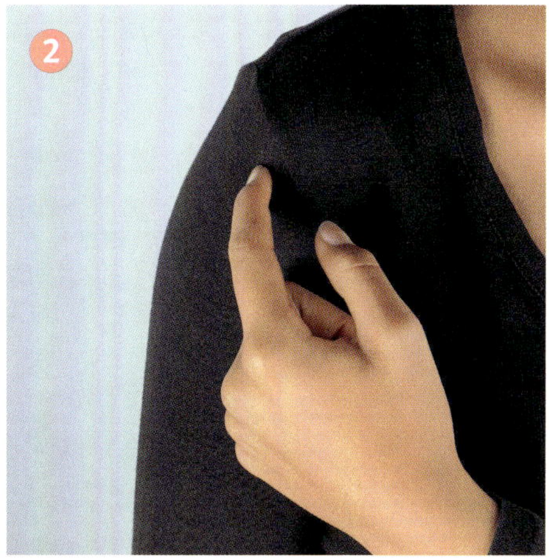

Dickdarm 15

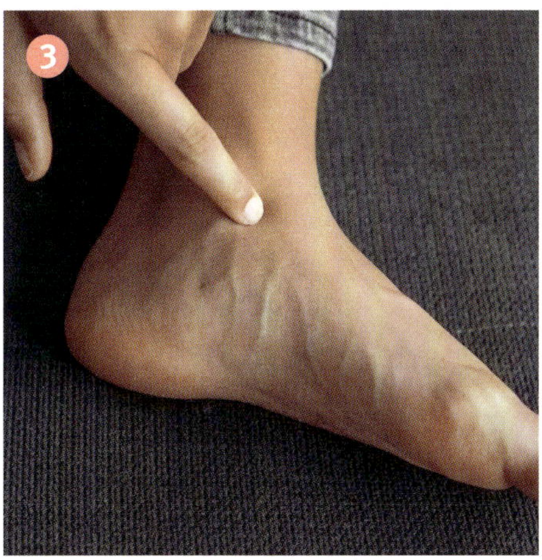

Milz-Pankreas 5

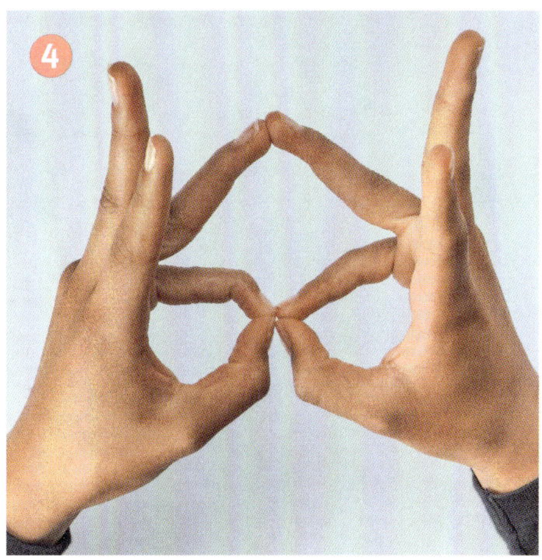

Maha-Sakral-Mudra

Jin Shin Jyutsu

Legen Sie eine Hand über die Analregion und die andere Hand auf den Energiepunkt 8 ❶, der sich an der Außenseite der Kniekehle befindet. Wechseln Sie dann nach einigen Minuten mit dieser Hand die Körperseite.
Auch das gleichzeitige beidseitige Strömen der Energiepunkte 8 hilft bei **Hämorrhoidalleiden**.
Eine andere Möglichkeit ist folgende: Strömen Sie den Energiepunkt 15 ❷ in der Mitte der Leistenbeuge mit einer Hand und den Punkt 14 ❸ der gleichen Körperseite, der sich in der Mitte des Rippenbogens befindet, mit der gegenüberliegenden Hand.

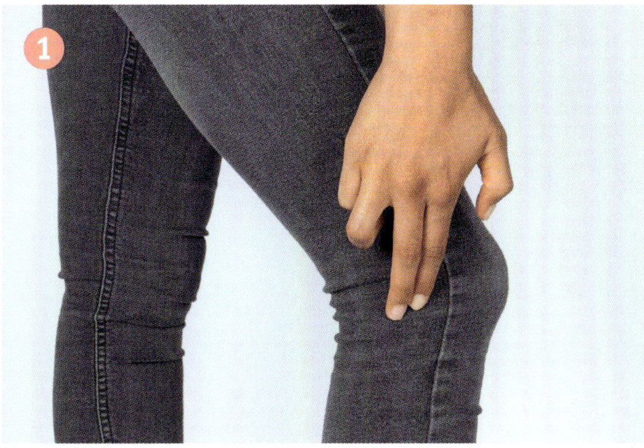

Energiepunkt 8

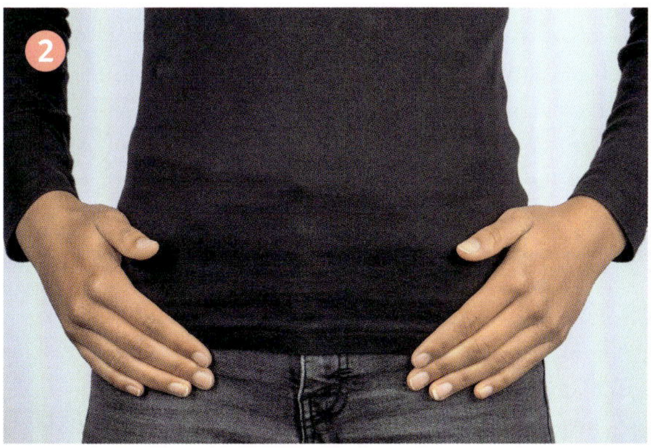

Energiepunkt 15

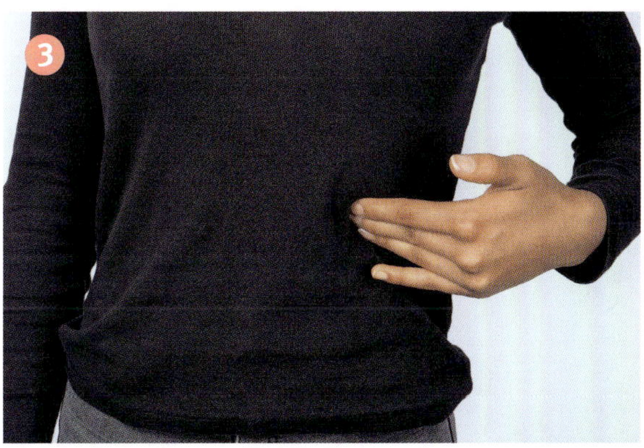

Energiepunkt 14

Herz-Kreislauf-Erkrankungen: Herzbeschwerden und Herzrhythmusstörungen

Selbstverständlich müssen alle Herzbeschwerden wie Angina pectoris (Herzenge) oder Herzrhythmusstörungen ärztlich bzw. kardiologisch diagnostiziert und therapiert werden. Bei akuten Schmerzen verständigen Sie sofort den Arzt! Die folgenden Finger- und Handübungen dienen dazu, eine bereits bestehende Therapie zu unterstützen oder im Notfall Erste Hilfe zu leisten.

Akupressur

Der wichtigste Punkt bei Herzbeschwerden ist der Punkt Herz 7 ❶ (Shen Men, Tor des Geistes). Er liegt am Ende der Beugefalte des Handgelenks kleinfingerseitig, innerhalb des zu tastenden Knochenvorsprungs. Er löst **Herzbeschwerden** und beruhigt.
Bei **unregelmäßigem Herzschlag (Extrasystolen)** wirkt besonders der Punkt Perikard 6 ❷ (Nei Guan, Innerer Pass), der drei Fingerbreit oberhalb der Handgelenksbeugefalte genau in der Handmitte zwischen zwei tastbaren Sehnen liegt. Er besitzt auch eine **beruhigende Wirkung** auf die Psyche und wirkt gegen Übelkeit und **Brechreiz**.
Bei **Kreislaufschwäche** und **Herzbeschwerden** hilft die Akupressur des Daumennagels auf den Notfallpunkt Herz 9 ❸ (Shao-Chong, Geringer Energieimpuls). Er befindet sich am inneren, daumenseitigen Nagelfalz des kleinen Fingers.
Hilfreich bei allen **Herzbeschwerden** ist die Akupressur der Handpunkte 25 ❹ und 31 ❺. Sie liegen einen Fingerbreit oberhalb der Schwimmhaut zwischen dem vierten und fünften Finger in der Handinnenfläche und in der Mitte der obersten Beugefalte des Mittelfingers.

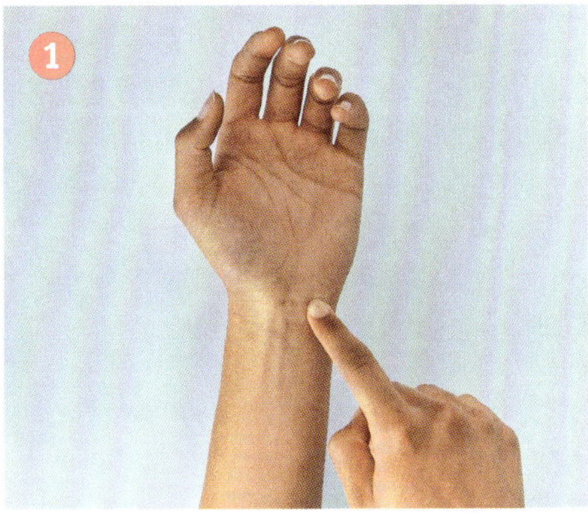

Herz 7

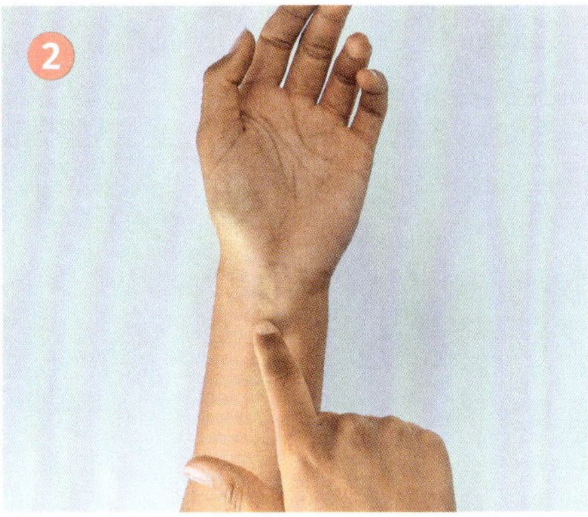

Perikard 6

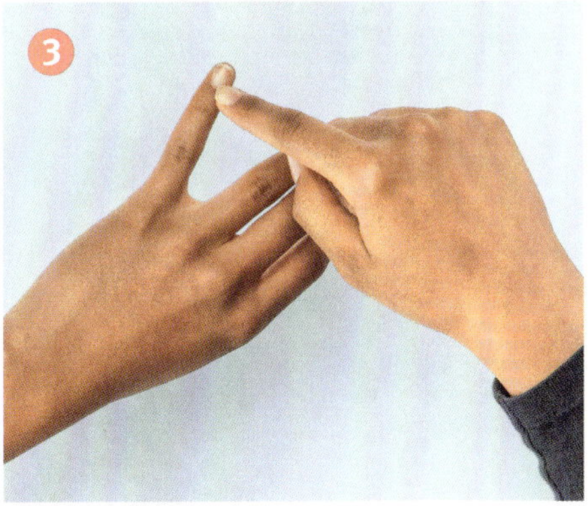

Herz 9

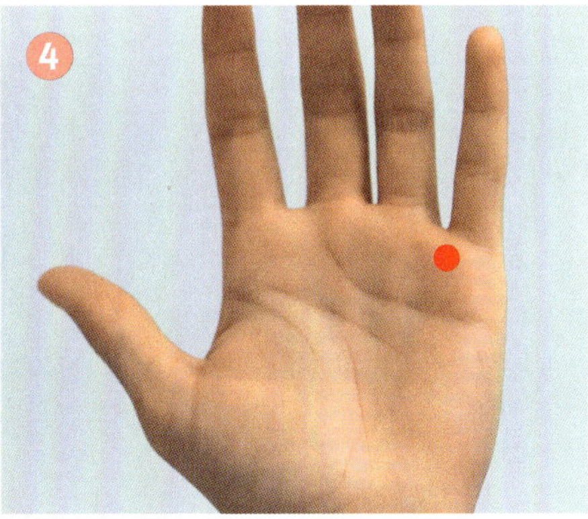

Handpunkt 25

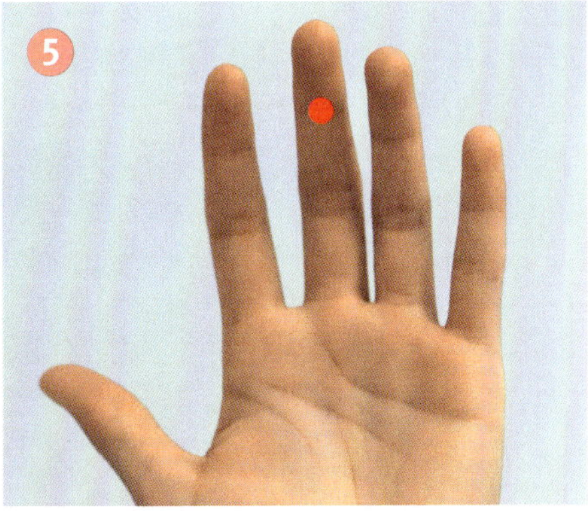

Handpunkt 31

Mudras

Besonders schnelle und überragende Wirksamkeit bei vielen **Herzbeschwerden** und auch **Kreislaufstörungen** hat die Apan-Vayu-Mudra ❶ (auch Lebensretter genannt). Beugen Sie beidhändig den Zeigefinger und legen Sie die Spitze auf den Daumenballen. Gleichzeitig berühren die Spitzen von Mittel- und Ringfinger die Daumenspitze. Der kleine Finger wird gestreckt. Verweilen Sie mindestens fünf Minuten.
Die Ganesha-Mudra ❷ (Mudra für ein starkes Herz; Ganesha ist eine Elefanten-Gottheit, die alle Hindernisse überwindet) stärkt das Herz, stimuliert die Herztätigkeit, **weitet die Bronchien** und löst **Verspannungen im Brustkorb-Bereich**. Halten Sie die linke Hand mit der Handinnenfläche nach außen vor die Brustkorbmitte und krümmen Sie die Finger. Nun greift die rechte Hand mit dem Handrücken nach außen in die linke Hand. Während der *Ausatmung* ziehen Sie beide Hände ohne den Griff zu lockern unter Spannung auseinander – und bei der *Einatmung* entspannen Sie wieder. Das Ganze wiederholen Sie sechsmal. Danach wechseln Sie die Hände, so dass die linke Handfläche nach innen weist und die rechte Handfläche nach außen. Nach jeder Teilübung und am Ende lassen Sie beide Hände eine Weile auf dem Brustbein ruhen.
Die Rudra-Mudra ❸ (Herrscher des Solarplexus) hilft bei **Herzschmerzen**. Legen Sie beidhändig den Daumen sowie den Zeige- und Ringfinger an der Spitze zusammen, Mittel- und Kleinfinger bleiben gestreckt. Diese Mudra wirkt auch bei **Schwindel**, **Verspannungen** und **allgemeiner Erschöpfung**.
Ein Kurzgriff bewirkt auch eine **Beruhigung des Herzens**. Hierbei legen Sie die Fingerspitzen der einen Hand in die Mitte der anderen Hohlhand ❹ und verweilen so einige Minuten.
Bei **Herzdruck** und **Herzrhythmusstörungen** umschließen Sie ein Handgelenk ❺ mit den Fingern der anderen Hand oder beide Handgelenke gleichzeitig mit den Fingern der jeweils anderen Hand, das Ganze für mehrere Minuten.

Jin Shin Jyutsu

Das Strömen des Energiepunktes 22 ❻, der sich am seitlichen Ende der Mulde unter dem Schlüsselbein befindet – auch das Strömen über Kreuz mit beiden Händen ist möglich –, beruhigt einen **schnelleren Herzschlag**.
Alternativ strömen Sie den Energiepunkt 26 ❼, der sich an der Mitte der äußeren Seite des Schulterblattes befindet. Legen Sie die Hände über Kreuz in die Achselhöhlen, wobei die Daumen vorne und die restlichen Finger am seitlichen Schulterblattrand zu liegen kommen. Der Griff heißt auch Große Umarmung.

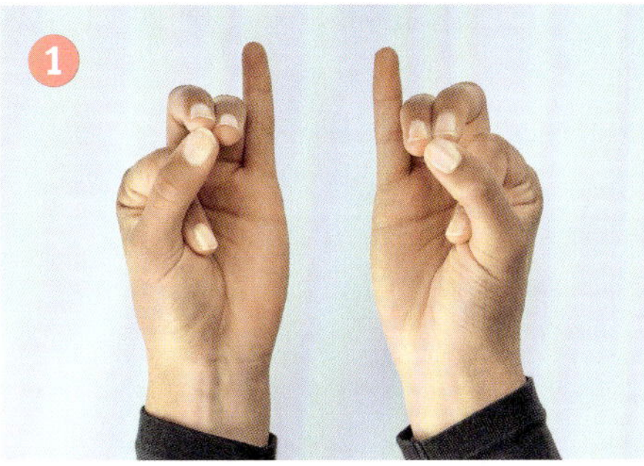

Apan-Vayu-Mudra

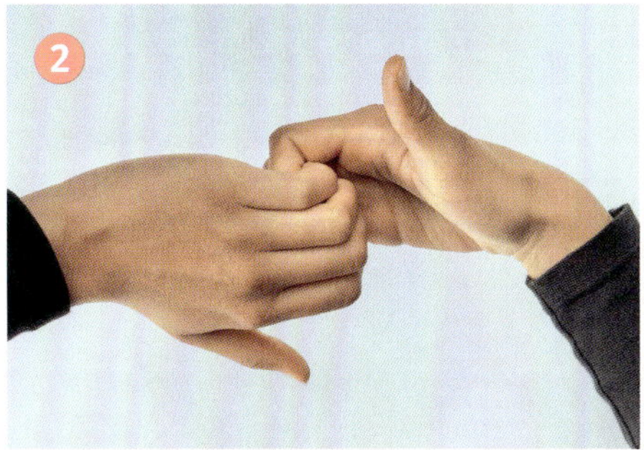

Ganesha-Mudra

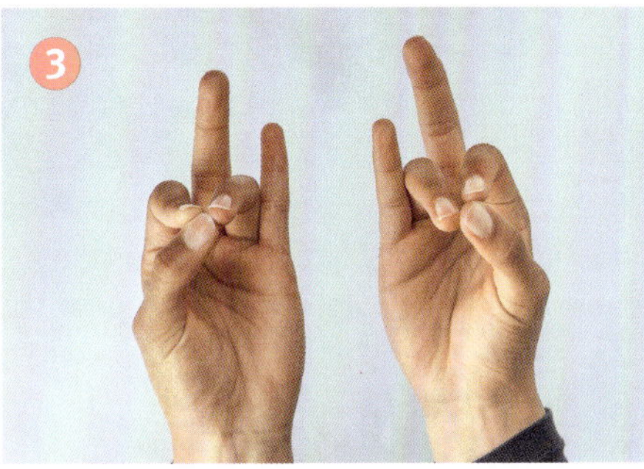

Rudra-Mudra

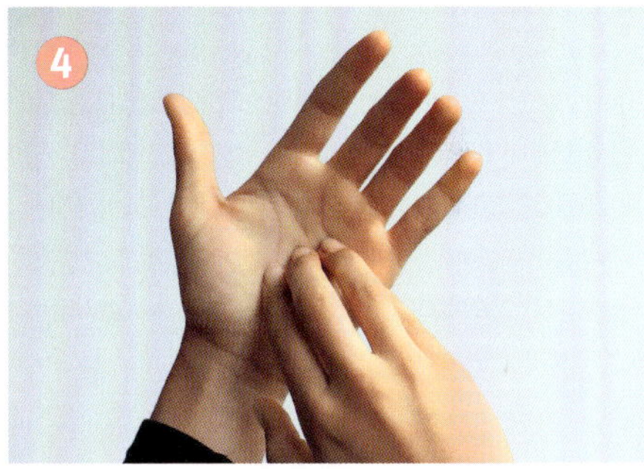

Hohlhand-Mudra

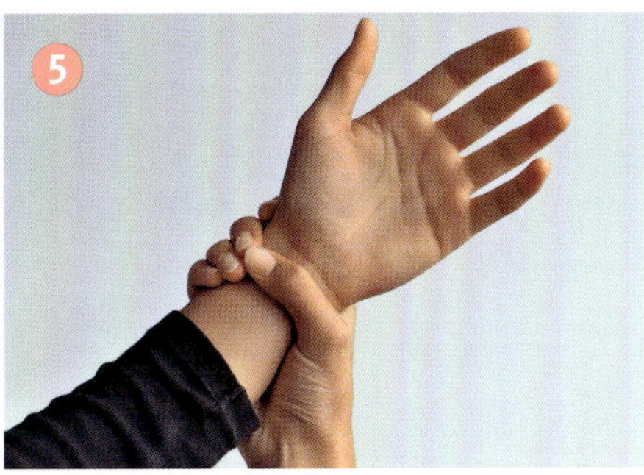

Handgelenks-Mudra

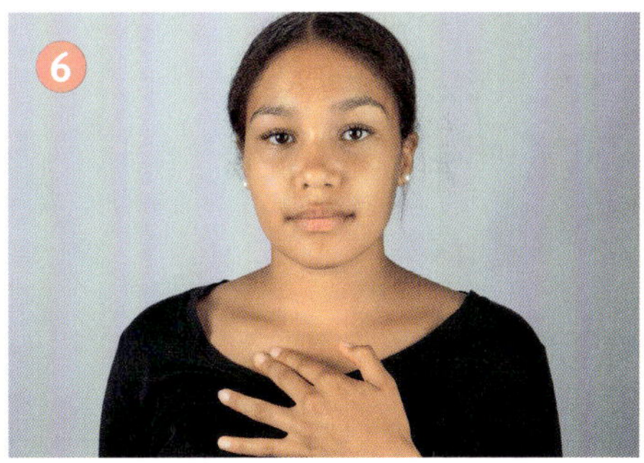

Energiepunkt 22

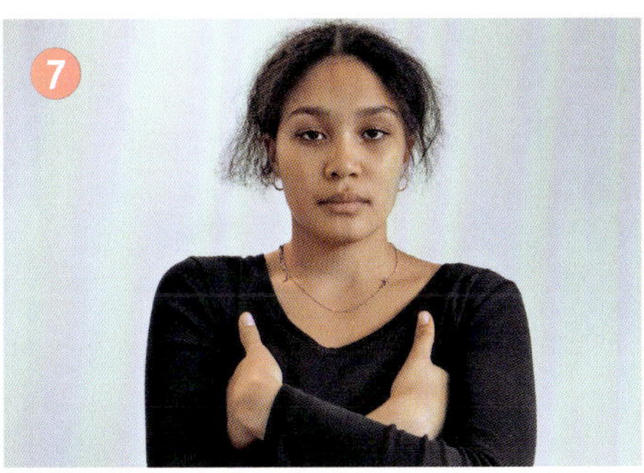

Energiepunkt 26

Bei **schnellem Herzschlag** hilft darüber hinaus auch das Strömen des Energiepunktes 14 ①, der in der Mitte des Rippenbogens liegt: Sie strömen mit der gleichseitigen oder mit der gegenüberliegenden Hand. Halten Sie gleichzeitig den Energiepunkt Hohe 19 oder 19a ② im oberen inneren Teil des Oberarms der anderen Körperseite mit der anderen Hand.

Bei **Herzdruck** oder **unregelmäßigem Herzschlag** legen Sie die Hände in die Mitte der Leistenbeugen, den Energiepunkt 15③, oder Sie legen eine Hand in die Leistenbeuge und die andere Hand auf den Energiepunkt 6 ④ der anderen Körperseite, der sich an der Fußsohle dicht hinter dem Großzehenballen befindet.

Das Strömen der Energiepunkte 17⑤, an der Außenseite der Handgelenke gelegen, beruhigt das Herz bei **Herzrhythmusstörungen.** Es ist dabei auch möglich, die so geströmte Hand auf den Energiepunkt 11 ⑥ der Gegenseite zu legen, der sich seitlich der Mittellinie am Nackenansatz befindet.

Das Umfassen des kleinen Fingers mit der gegenüberliegenden Hand hilft bei **allen Herzproblemen,** da der fünfte Finger dem Funktionskreis Herz in der TCM zugeordnet ist (ohne Abbildung).

Praxis-Tipp

★ Das **Herz und die Psyche** beruhigen sich am einfachsten und wirkungsvollsten, wenn Sie die Fingerspitzen der einen Hand in die andere Hohlhand legen (siehe Seite 76 ④).

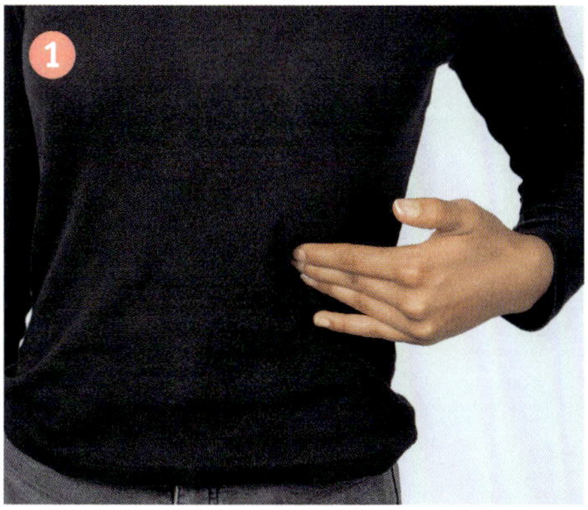

Energiepunkt 14

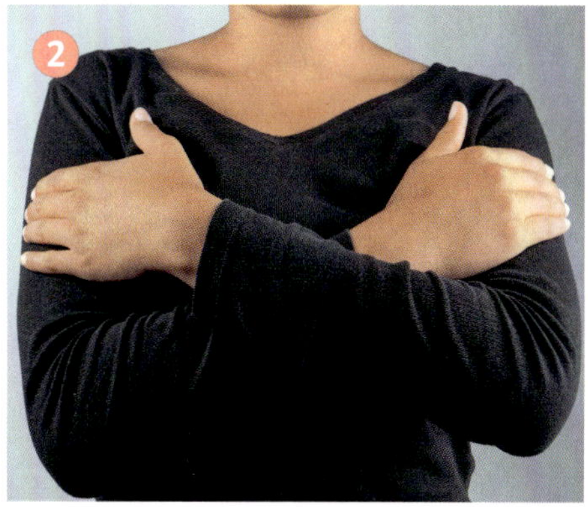

Energiepunkt 19a

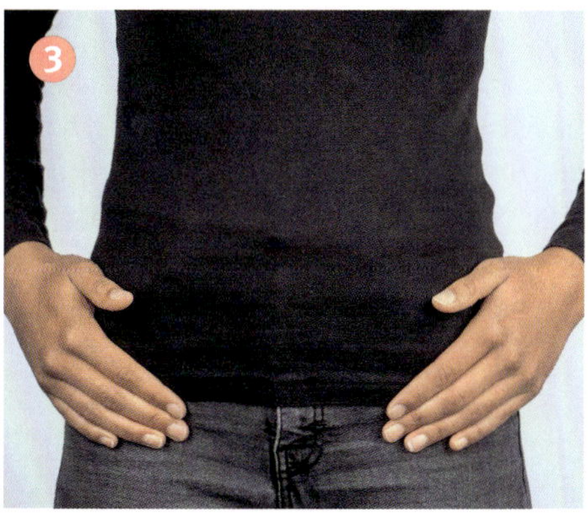

Energiepunkt 15

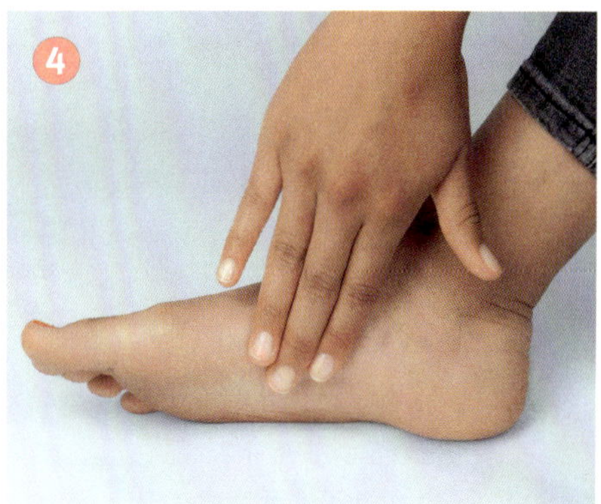

Energiepunkt 6

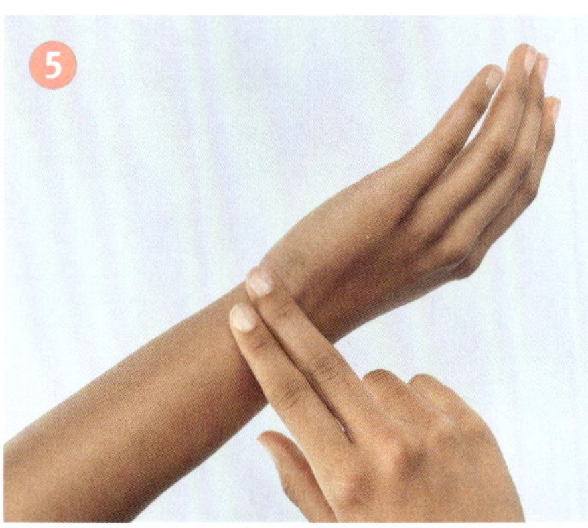

Energiepunkt 17

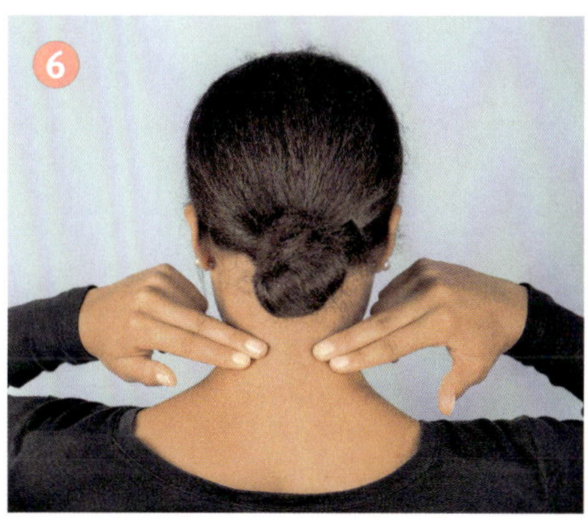

Energiepunkt 11

Hoher Blutdruck und Blutdruckkrisen

Hoher Blutdruck kann zahlreiche internistische Ursachen haben, aber auch vererbungsbedingt sein. Nach internistischer Diagnostik ist meist eine medikamentöse Dauerbehandlung, bei Blutdruckkrisen auch eine medikamentöse Sofortbehandlung erforderlich. Die nachfolgenden Selbsthilfemaßnahmen zur unterstützenden Behandlung des Bluthochdrucks und von Blutdruckkrisen müssen daher immer parallel zu einer klassisch-medizinischen Behandlung erfolgen. Sie sind ausschließlich als zusätzliche Ersthilfe oder Begleitbehandlung zu verstehen.

Akupressur

Bei **Blutdruckkrisen** ist die feste Akupressur des Punktes Leber 2 ❶ (Xing Jian, In den Zwischenraum gehen) stark blutdrucksenkend wirksam. Er befindet sich etwas oberhalb der Schwimmhautfalte zwischen der ersten und zweiten Zehe.
Für die unterstützende **Dauerbehandlung bei Bluthochdruck** hilft der benachbarte Punkt Leber 3 ❷ (Tai Chong, Großer Impuls). Er liegt zwei Querfinger höher am oberen Ende der Mulde zwischen dem ersten und zweiten Mittelfußknochen.
Auch der Punkt Milz-Pankreas 6 ❸ (San Yin Jiao, Kreuzung der 3 Yin-Meridiane), der sich drei Querfinger oberhalb der Innenknöchelspitze an der Schienbeinkante befindet, unterstützt eine **blutdrucksenkende** Behandlung.
Der Punkt Perikard 6 ❹ (Nei Guan, Innerer Pass) unterstützt dabei, den Blutdruck zu senken: Er liegt drei Querfinger oberhalb der Handgelenksfalte auf der Arminnenseite zwischen zwei tastbaren Sehnen. Er hilft auch bei **Herzunregelmäßigkeiten**, ebenso wie der Punkt Perikard 7 ❺ (Da Ling. Großer Erdhügel), der genau in der Mitte der Handgelenksfalte der Handinnenseite liegt.
Schlussendlich ist auch der Punkt Herz 7 ❻ (Shen Men, Tor des Geistes) wirksam: Er befindet sich am kleinfingerseitigen Ende der Handbeugefalte der Arminnenseite, innerhalb eines kleinen tastbaren Knochenvorsprungs – und **beruhigt das Herz**.

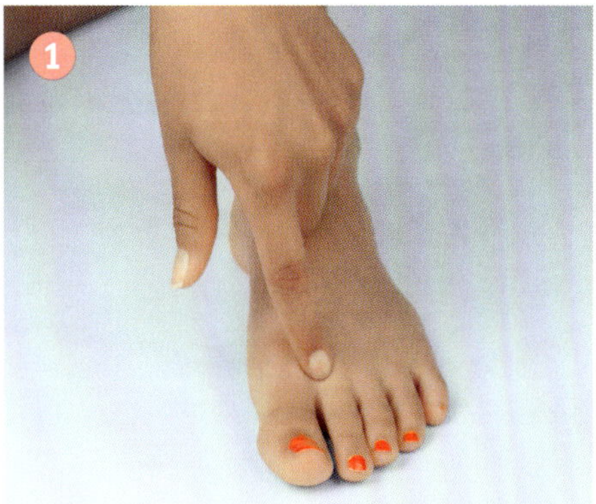

Leber 2

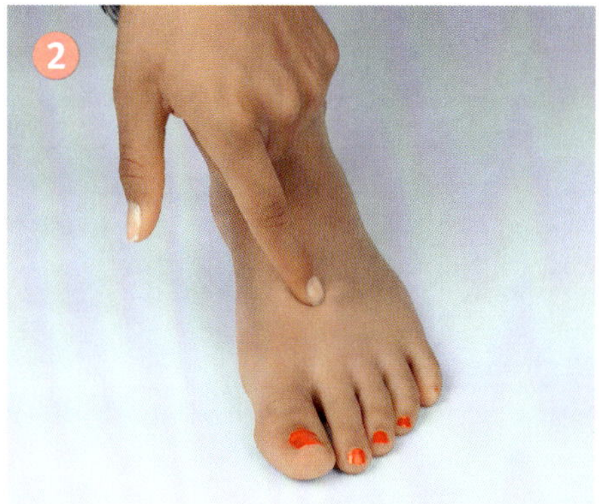

Leber 3

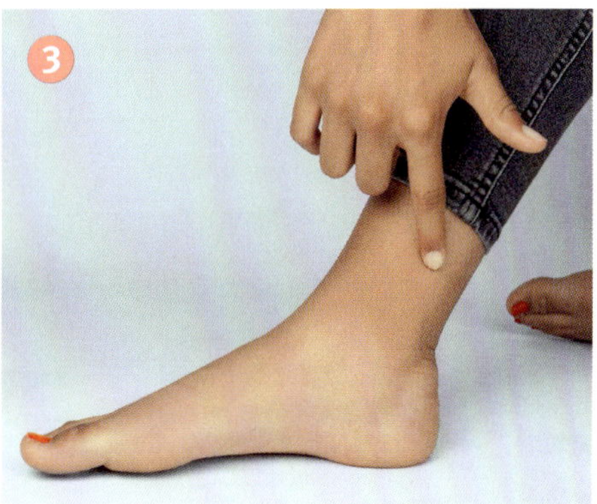

Milz-Pankreas 6

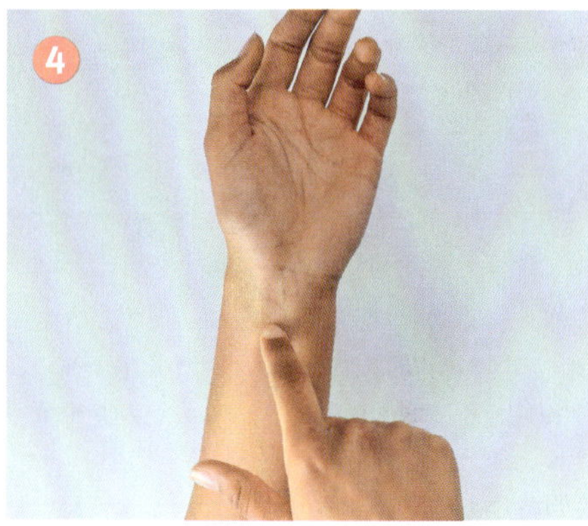

Perikard 6

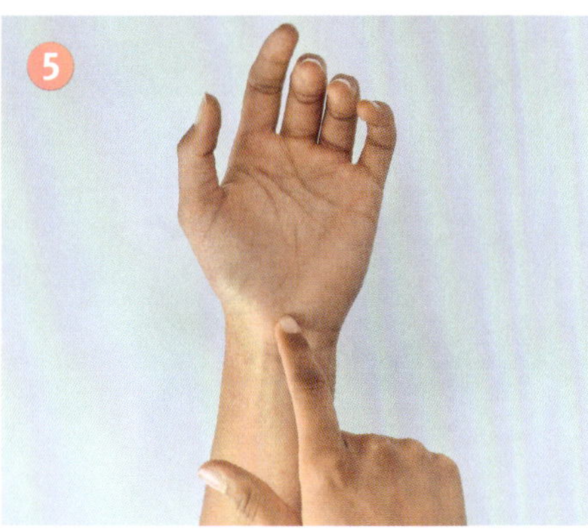

Perikard 7

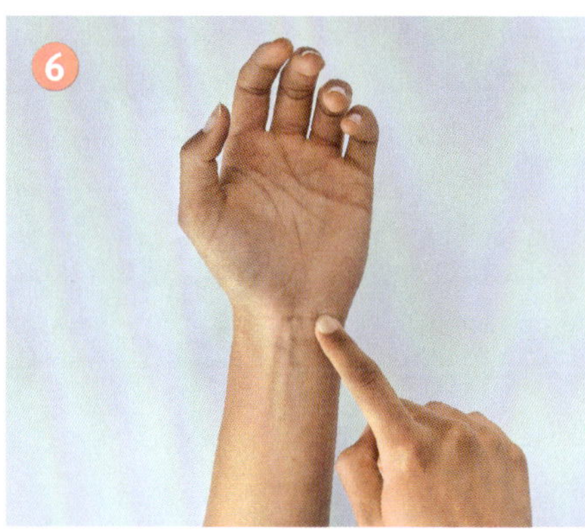

Herz 7

Mudras

Zur unterstützenden Behandlung einer **Hochdruckkrise** ist die feste, streichende Massage beider Mittelfinger ❶ von der Basis bis zur Spitze wirksam: Umfassen Sie den Mittelfinger mit dem Daumen, dem Zeige- und eventuell dem Mittelfinger der gegenüberliegenden Hand. Streichen Sie fest bis zur Fingerspitze und wechseln Sie nach einigen Minuten die Hände.
Die Mrga-Mudra ❷ (Hirsch-Mudra) bewirkt einen Ausgleich und die **Harmonisierung eines zu hohen wie auch zu niedrigen Blutdrucks**. Ballen Sie beide Hände zur Faust und strecken Sie sodann den Daumen, den Zeigefinger und den kleinen Finger aus. Mittel- und Ringfinger bleiben gebeugt. Die Hand gleicht auf diese Weise einem Hirschgeweih. Sie legen beide Hände mit den Handflächen nach oben auf die Knie und strecken dabei die Ellenbogen.
Die Chin-Mudra ❸ (Mudra des Wissens und des Bewusstseins) unterstützt die **Senkung des Blutdrucks**. Mit beiden Händen berührt die Daumenspitze die Zeigefingerspitze in Form eines kleinen Ringes. Die übrigen Finger sind leicht gebeugt. Die Finger sind in Richtung Boden gerichtet.

Jin Shin Jyutsu

Das Heilströmen der Energiepunkte Hohe 19 oder 19a ❹, die sich an der Innenseite der Oberarme etwa handbreit über der Ellenbogenfalte befinden, unterstützt eine **blutdrucksenkende Behandlung**. Hier strömen Sie mit den Händen über Kreuz.
Wenn Sie die eine Handfläche in den Nacken und die andere Hand unter das Steißbein legen, wirkt das ebenso blutdrucksenkend (ohne Abbildung).
Die Energiepunkte 2 ❺ befinden sich auf dem Rücken am oberen Ende des Beckenkamms, etwa eine Handbreit von der Mittellinie entfernt. Sie werden beidseits gleichzeitig geströmt.
Die Energiepunkte 23 ❻ liegen ebenso am Rücken, eine Handbreit oberhalb der Energiepunkte 2 über der letzten Rippe. Auch sie werden beidhändig gehalten.
Die Energiepunkte 22 ❼, direkt unterhalb der Schlüsselbeine gelegen, können Sie auch beidhändig gleichzeitig und gleichseitig strömen – oder mit überkreuzten Armen. Sie helfen zusätzlich bei **Angst- und Panikattacken**.
Bei **schnellem Herzschlag** strömen Sie den Energiepunkt 14 ❽ auf der einen und gleichzeitig den Punkt Hohe 19 oder 19a auf der gegenüberliegenden Seite.

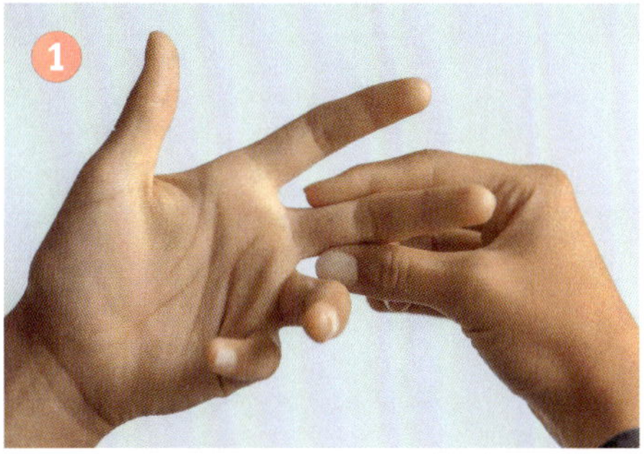

Mittelfinger-Mudra

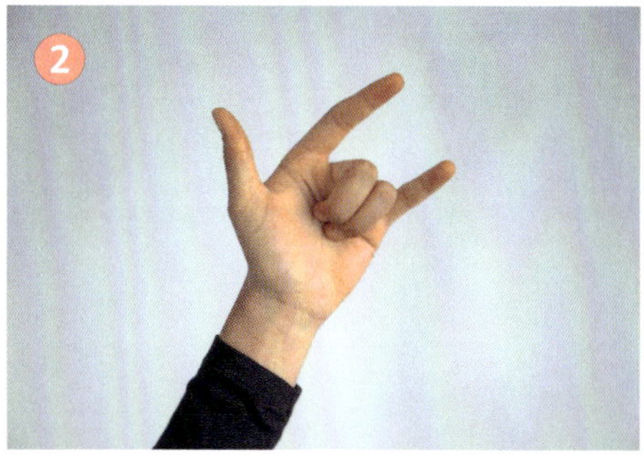

Mrga-Mudra

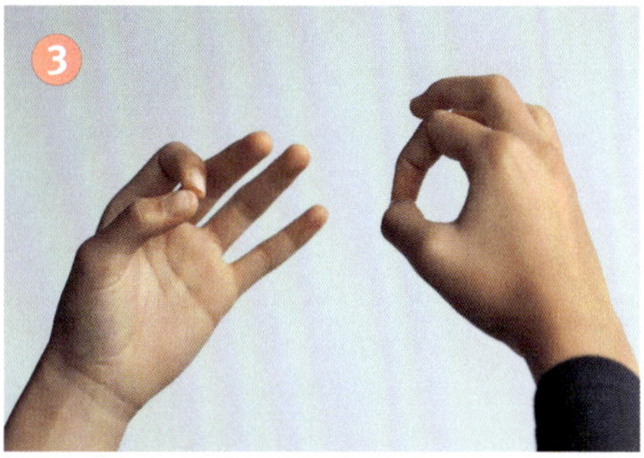

Chin-Mudra

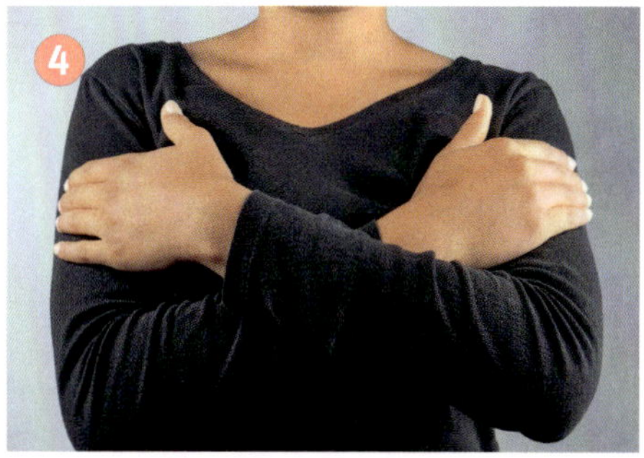

Energiepunkt 19a

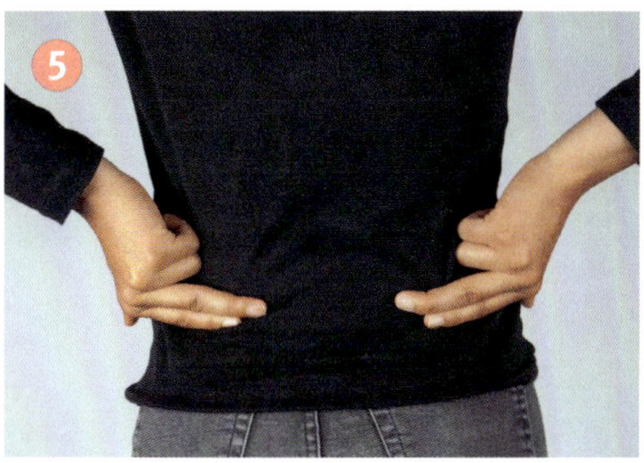

Energiepunkt 2

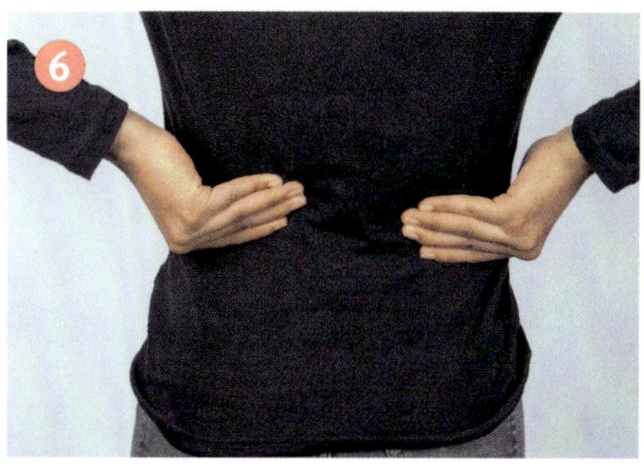

Energiepunkt 23

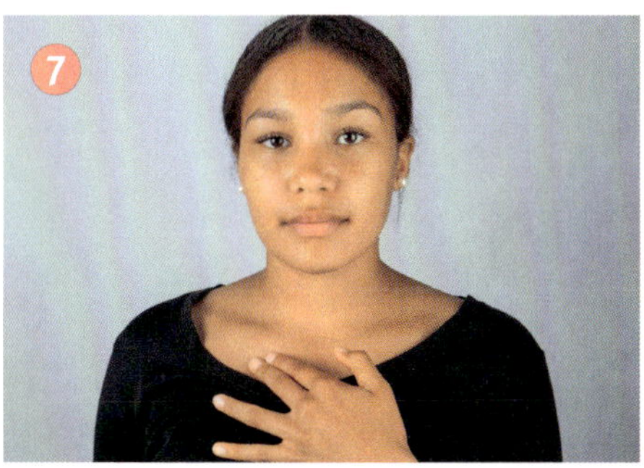

Energiepunkt 22

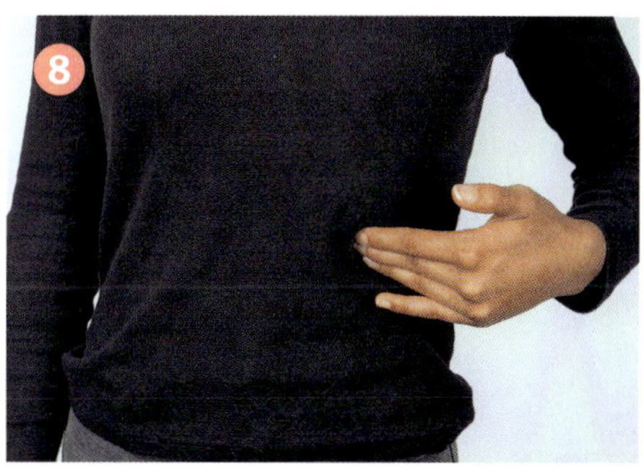

Energiepunkt 14

Niedriger Blutdruck, Kreislaufstörungen und Kreislaufkollaps

Plötzliche Kreislaufschwäche oder gar ein Kreislaufkollaps kann die Folge eines zu niedrigen Blutdrucks bei längerem Stehen oder plötzlichem Aufstehen sein. Durch einen schlagartigen Abfall des Blutdruckes entstehen Schwindel, Schwarzsehen oder sogar Bewusstlosigkeit. Natürlich können auch schwerere Erkrankungen zu den genannten Symptomen führen – und bedürfen selbstverständlich fachärztlicher Abklärung. Als Erstmaßnahme ohne weitere Hilfsmittel zur Stabilisierung des Kreislaufs gibt es folgende Anwendungen.

Akupressur

Das Massieren des **Kollaps-Punktes** Du Mai 26 ❶ (Shui Go, Wasserrinne), der zwischen dem Nasenansatz und dem oberen Lippenrand ein Drittel von der Nase entfernt liegt, lässt in kürzester Zeit den **Blutdruck steigen**. Das stabilisiert den Kreislauf. Er kann auch als Notfallpunkt **bei bewusstlosen Personen als Ersthilfe** verwendet werden. Des Weiteren wirkt er auch gut und schnell, um einen **epileptischen Anfall** zu unterbrechen.
Der Punkt Niere 1 ❷ (Yong Yuan, Sprudelnde Quelle) liegt an der Fußsohle, am Übergang vom oberen zu den beiden unteren Dritteln. Er hat, wie auch die folgenden Punkte, eine **stark kreislaufanregende Wirkung**.
Der Punkt Perikard 9 ❸ (Zhong Chong, Mittlerer Impuls) befindet sich auf der Fingerkuppe des Mittelfingers. Sie können ihn mit dem Daumennagel massieren.
Der Punkt Herz 9 ❹ (Shao Chong, Knotenpunkt der Shao-Yin-Leitbahn) liegt an der daumenwärtigen Seite des Kleinfingernagels. Auch ihn können Sie leicht mit dem Daumennagel massieren.

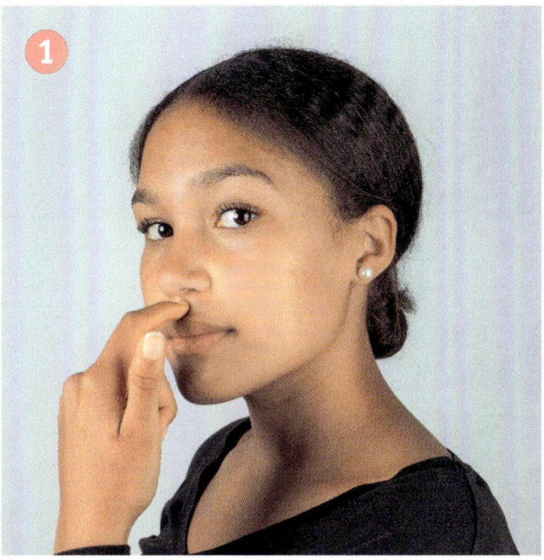

Du Mai 26

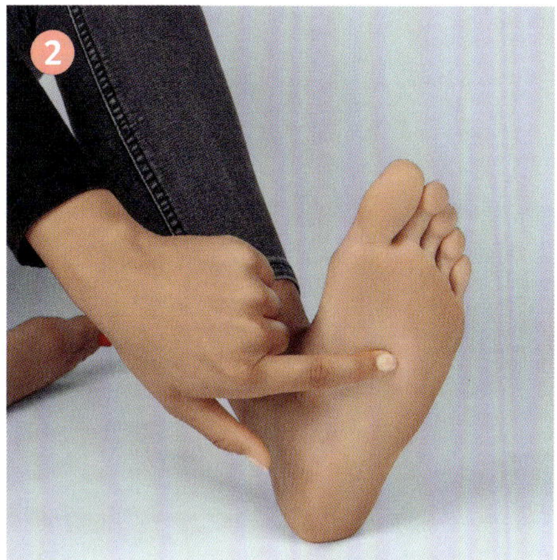

Niere 1

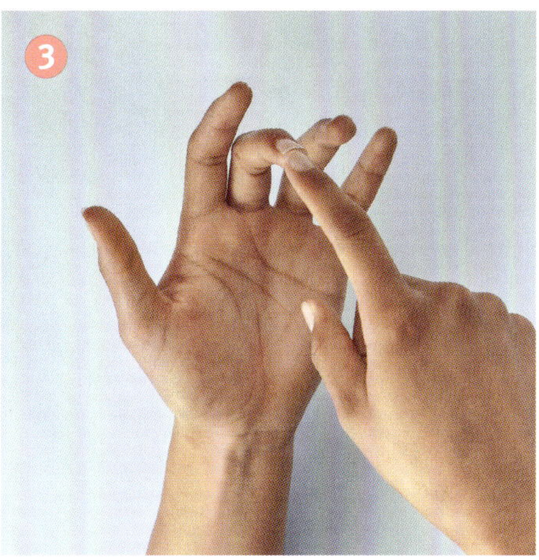

Perikard 9

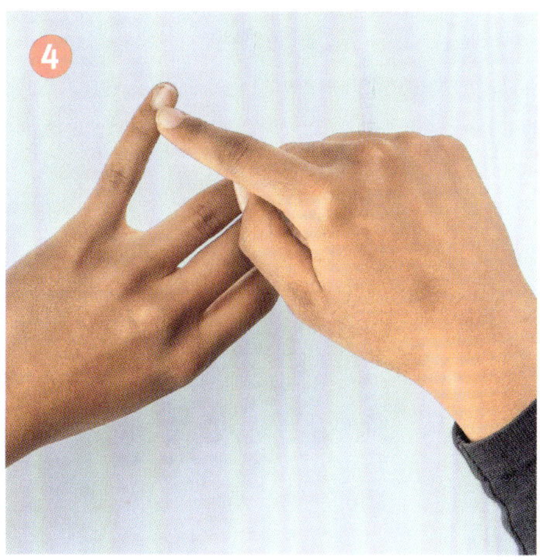

Herz 9

Mudras

Zur unterstützenden Behandlung eines **Blutdruckabfalls** oder eines **niedrigen Blutdrucks** ist die feste, streichende Massage beider Mittelfinger von der Spitze bis zur Basis wirksam. Umfassen Sie den Mittelfinger mit dem Daumen, dem Zeige- und eventuell dem Mittelfinger der gegenüberliegenden Hand an der Spitze. Streichen Sie mehrmals fest bis zur Fingerbasis und wechseln Sie nach einigen Minuten die Hände.
Die Ushas-Mudra ❶ (Tagesanbruch, Ursprung aller guten Dinge) aktiviert vor allem bei **morgendlicher Antriebsschwäche**. Männer falten die Hände so, dass der rechte Daumen über dem linken liegt und auf diesen drückt. Bei Frauen kommt der rechte Daumen zwischen dem linken Daumen und dem Zeigefinger zu liegen.
Bei der Mudra der **Kreislaufregulierung** ❷ legen Sie mit der rechten Hand den Daumen, Zeige- und Ringfinger an der Spitze zusammen. Links legen Sie den Daumen auf den Kleinfingernagel und verweilen für fünf Minuten. Wiederholen Sie die Übung bei Bedarf täglich bis zu viermal.
Bei der Vajra-Mudra ❸ (Geste des feurigen Donnerkeils) legen Sie mit beiden Händen den Daumen auf den Mittelfingernagel, den Ringfinger daneben und den kleinen Finger neben den Ringfinger. Den Zeigefinger strecken Sie.
Die Garuda-Mudra ❹ (Garuda ist der mystische Vogel, auf dem der Gott Vishnu reitet) aktiviert allgemein die **Durchblutung** und stimuliert den **Kreislauf** sowie die **inneren Organe**. Außerdem lindert sie **Erschöpfungszustände**, **Menstruationsstörungen** und **Magenbeschwerden**. Legen Sie die Hände – die rechte auf die linke – über den Unterbauch und haken Sie die Daumen ein. Verweilen Sie etwa zehn Atemzüge. Dann rutschen Sie höher bis über dem Nabel, verweilen wieder zehn Atemzüge, rutschen danach wieder weiter nach oben über die Magengrube, verweilt wieder und kommen zum Schluss bei der Brustbeinmitte an. Dort verdrehen Sie die Hände in Richtung der Schultern und spreizen die Finger, die jetzt wie die Schwingen eines Vogels aussehen. Diese Mudra können Sie mehrmals täglich drei bis vier Minuten lang ausführen.
Die Mrga-Mudra ❺ (Hirsch-Mudra) bewirkt einen Ausgleich und die **Harmonisierung eines zu hohen oder zu niedrigen Blutdrucks**. Ballen Sie beide Hände zur Faust und strecken Sie dann den Daumen, den Zeigefinger und den kleinen Finger aus. Mittel- und Ringfinger bleiben gebeugt. Die Hand gleicht so einem Hirschgeweih. Beide Hände legen Sie sodann – mit den Handflächen nach oben – auf die Knie. Dabei strecken Sie die Ellenbogen.

Jin Shin Jyutsu

Halten Sie beidseits die Energiepunkte Hohe 19 oder 19 a ❻, die sich an der Oberarminnenseite eine Handbreit über der Ellenbeuge befinden, mit den Armen über Kreuz.

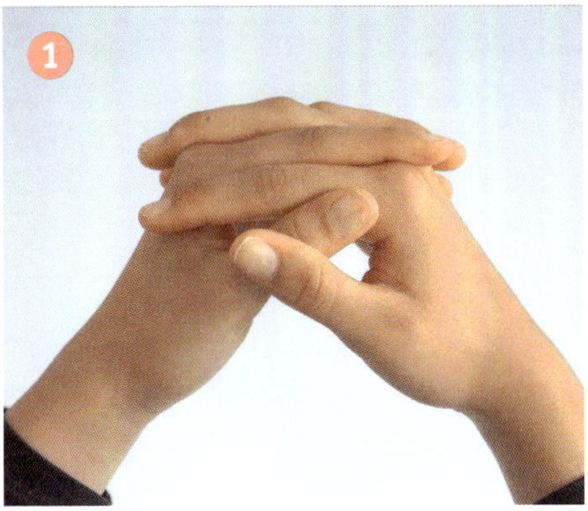

Ushas-Mudra

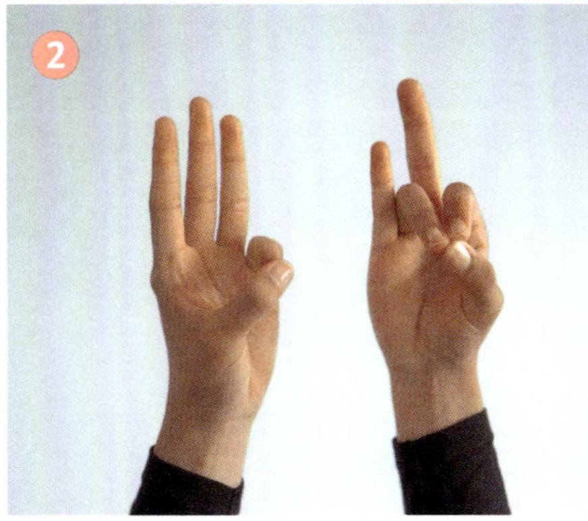

Kreislauf-Mudra

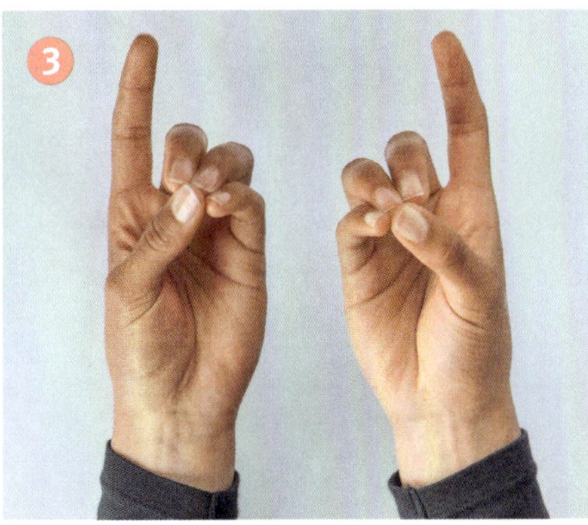

Vajra-Mudra

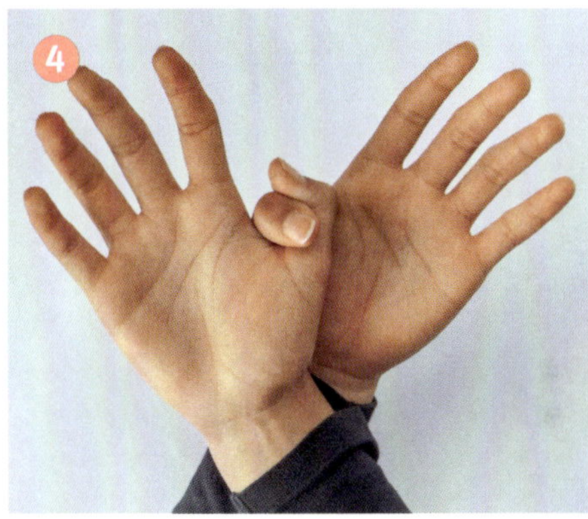

Garuda-Mudra

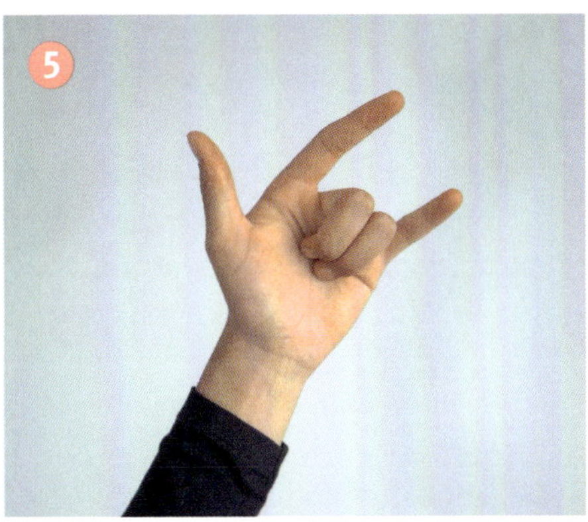

Mrga-Mudra

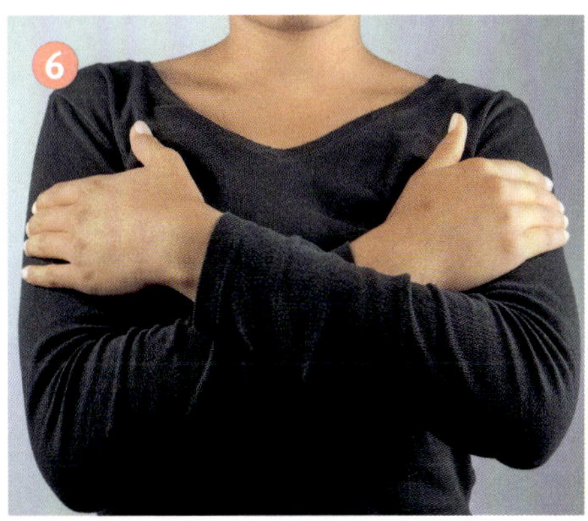

Energiepunkt 19a

Der Energiepunkt 17 ❶ befindet sich an der Außenseite der Handgelenke auf der Kleinfingerseite. Umgreifen Sie das gegenüberliegende Handgelenk mit der ganzen Hand und wechseln dann auf die Gegenseite.
Was Sie auch tun können: Legen Sie eine Hand in den Nacken am Schädelansatz auf die Energiepunkte 4 ❷ und die andere Hand auf die Stirn, die Energiepunkte 20 ❸, die sich oberhalb der Augenbrauenmitte befinden.

Hals-Nasen-Ohren-Erkrankungen

Bei beginnenden Halsschmerzen, Kratzen im Hals oder einer bereits bestehenden Angina können die folgenden Anwendungen meist zu einer deutlichen Beschwerdebesserung oder Heilung führen, vor allem, wenn sie frühzeitig angewandt werden.

Akupressur

Drücken Sie mit dem Fingernagel des Zeigefingers oder des Daumens auf den Punkt Lunge 11 (❹ Shao-Shang, Junge Wandlungsphase Metall), der am äußeren, von den Fingern abgewandten Seite des Nagelfalzwinkels des anderen Daumens liegt. Er ist besonders bei **akuten Halsschmerzen** hilfreich. Bischko bezeichnet ihn als Meisterpunkt der Halserkrankungen. Sie können auch auf den *inneren* Nagelfalzwinkel des anderen Daumens, der den Fingern zugewandt ist, drücken.
Schmerzlindernd wirkt es, wenn Sie mit dem Daumen auf die höchste Stelle des Muskelwulstes der anderen Hand drücken. Er bildet sich, wenn Sie den Daumen an den Zeigefinger pressen: Dickdarm 4 ❺ (He Gu, Tal am Zusammenschluss).
Auch können Sie mit einem Finger Druck auf den Punkt Magen 44 ❻ (Nei Ting, Innerer Hof) oberhalb der Zehenfalte zwischen der zweiten und dritten Zehe ausüben. Dieser Punkt wirkt ebenfalls schmerzlindernd.
Die Akupressur des Punktes Ren Mai 22 ❼ (Tian Tu, Himmels-Kamin) hilft bei **plötzlichem Stimmverlust** und **Heiserkeit**, ansonsten bei allen Erkrankungen der Lunge, insbesondere bei **Asthma bronchiale**. Er befindet sich in der Grube am oberen Ende des Brustbeins. Drücken Sie mit der Fingerkuppe einige Minuten fest zu oder massieren Sie gegen den Uhrzeigersinn.
Hilfreich ist auch die Akupressur des Handpunktes 13 ❽. Er liegt auf der Handoberfläche, eine Fingerbreite oberhalb der Schwimmhaut zwischen dem Mittel- und Ringfingergrundgelenk. Er hilft bei **Schmerzen im Hals, Rachen und Kehlkopf** sowie bei **Zahnschmerzen**.

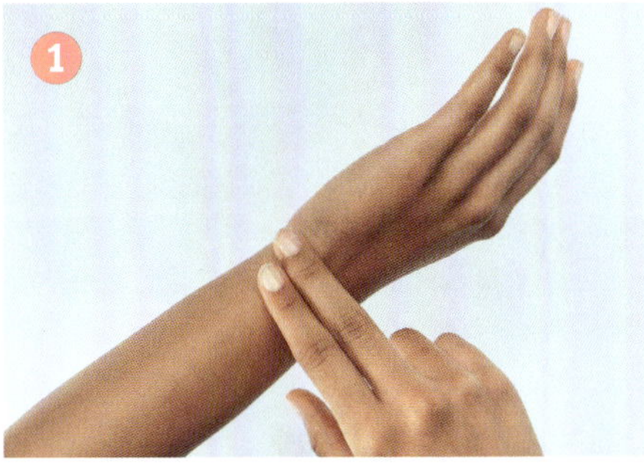

Energiepunkt 17

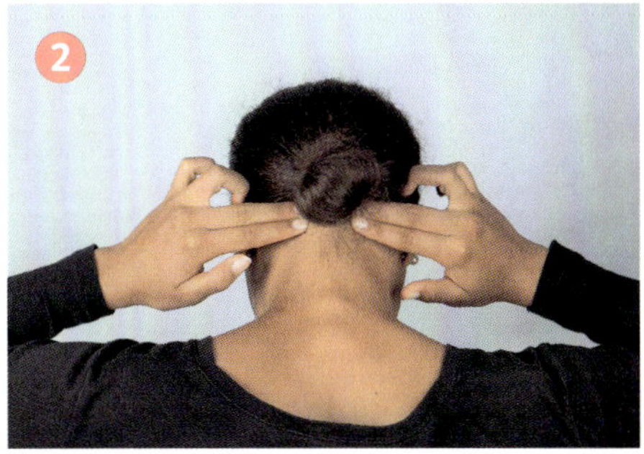

Energiepunkt 4

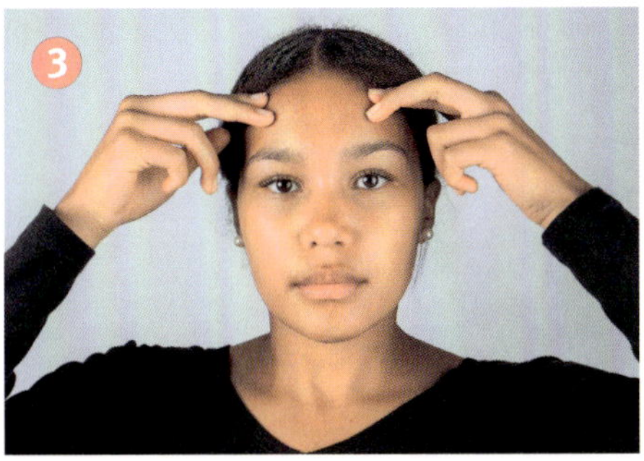

Energiepunkt 20

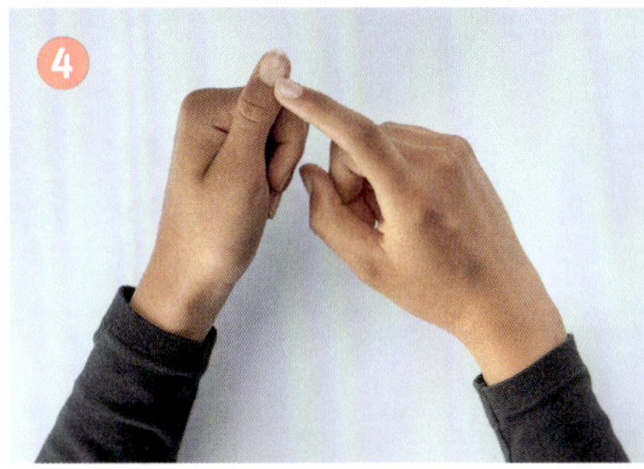

Lunge 11

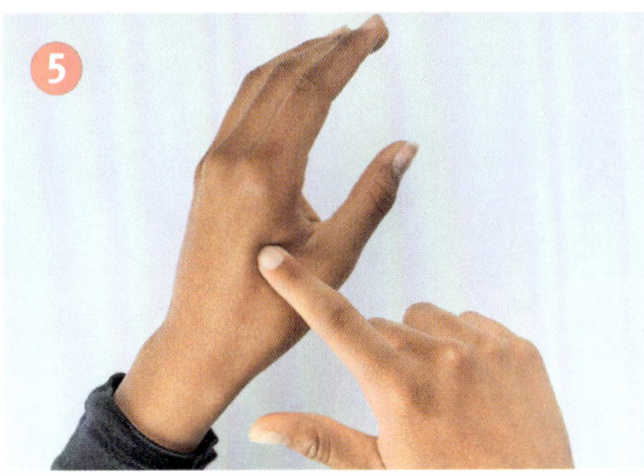

Dickdarm 4

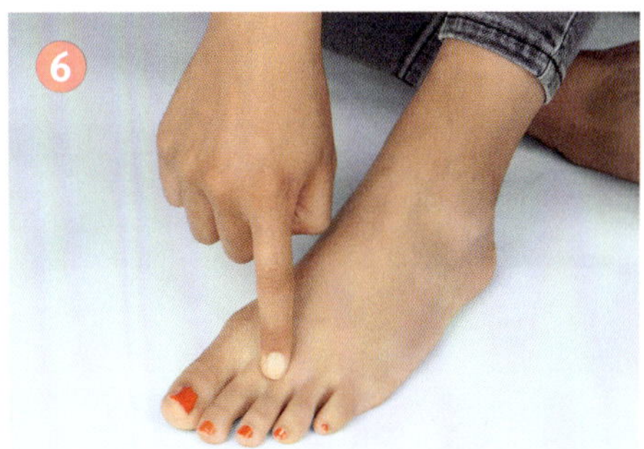

Magen 44

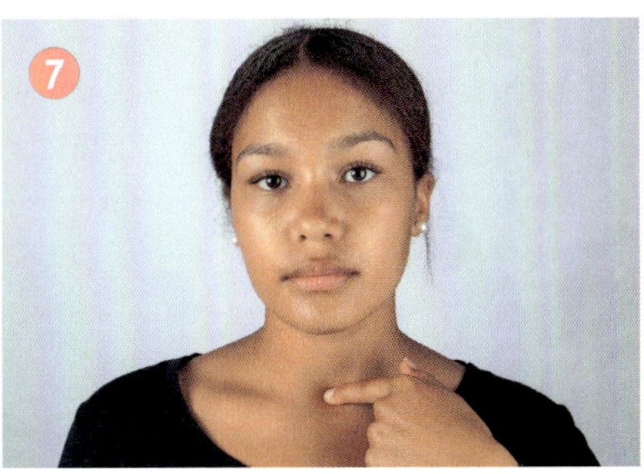

Ren Mai 22

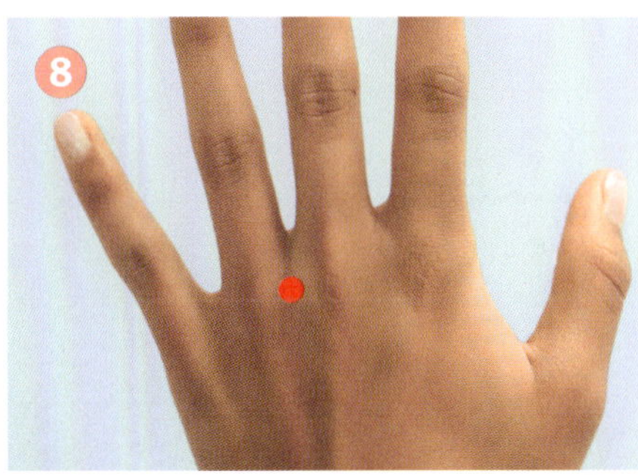

Handpunkt 13

Mudras

Umfassen Sie den linken Daumen mit den vier Fingern der rechten Hand, der rechte Daumen berührt dabei die Spitze des linken Mittelfingers. Die anderen Finger der linken Hand sind leicht gebeugt und liegen auf dem rechten Handrücken. Diese Mudra macht auch **verstopfte Nasen** frei. Da die Handstellung an eine Muschel erinnert, heißt sie Muschel-Mudra ❶ (Shankh-Mudra). Diese Haltung stärkt Ihre Stimme und hilft bei **Halsweh** und **Heiserkeit**.

Jin Shin Jyutsu

Legen Sie eine Hand auf die gegenüberliegende Schulter neben den Halsansatz, den Energiepunkt 11 ❷, etwa zwei Querfinger neben den hervorstehenden siebten Halswirbel. Die andere Hand legen Sie auf die Brust unterhalb der dritten Rippe der anderen Seite auf den Energiepunkt 13 ❸.
Alternativ legen Sie eine Hand wie oben auf die gegenüberliegende Schulter neben dem Halsansatz auf den Energiepunkt 11 und dann die Fingerspitzen auf die Stelle, die sich zwischen der oberen inneren Ecke des Schulterblattes und der Wirbelsäule befindet. Das ist der Energiepunkt 3 ❹. Bilden Sie sodann mit der anderen Hand einen Ring mit dem Daumen und dem Zeigefinger, wobei sich die Fingerspitzen berühren.

Praxis-Tipp

★ Bei **Halsschmerzen** hilft das Drücken des Akupressurpunktes Lunge 11 am äußeren Nagelwinkel des Daumens schnell (siehe Seite 88 Nr. ❹).

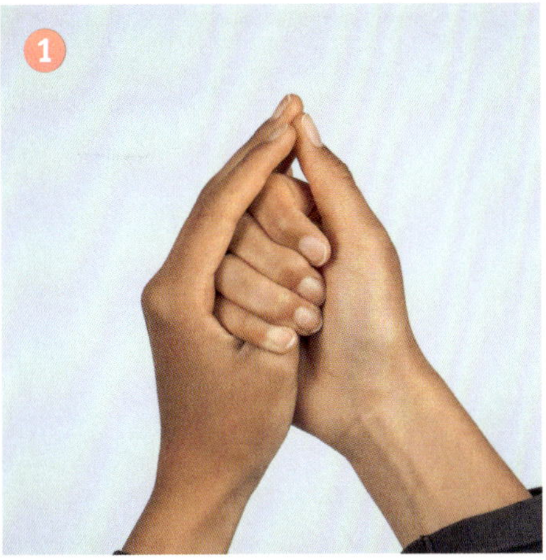

Shankh-Mudra

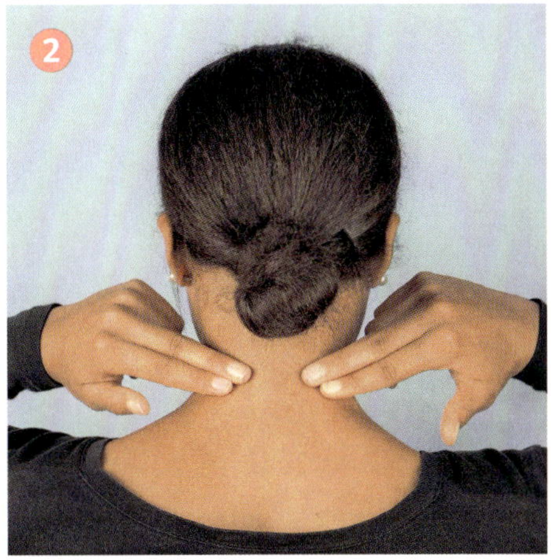

Energiepunkt 11

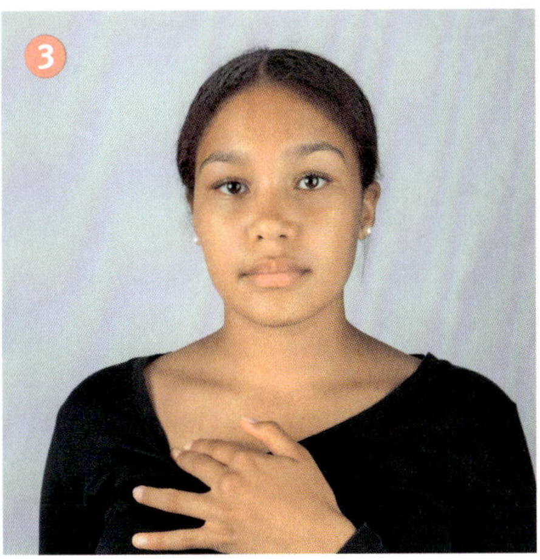

Energiepunkt 13

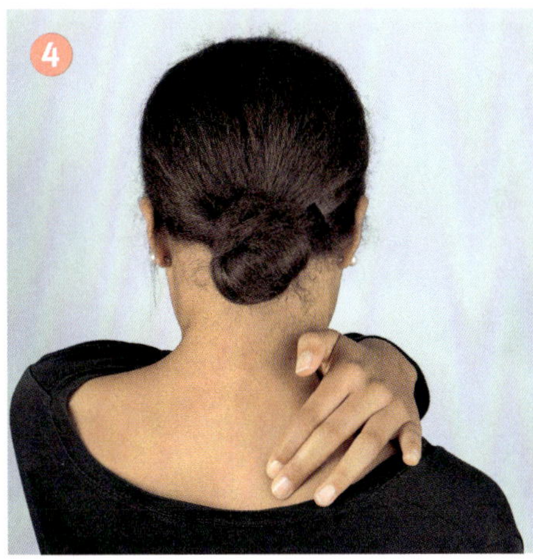

Energiepunkt 3

Hörstörungen, Tinnitus und Ohrgeräusche

Die Ursachen von Ohrgeräuschen sind vielfältig. Sowohl Blockaden der Halswirbelkörper als auch Störungen des Innenohres und des Gleichgewichtssinnes sowie akute Stresseinflüsse können eine Ursache sein. Je kürzer ein Ohrgeräusch her ist, umso besser sind die Heilungschancen. Bei längerer Dauer von chronischen Hörstörungen sind die Therapieerfolge zwar weniger durchgreifend, die Beschwerden können aber meist in der Intensität beeinflusst werden.

Akupressur

Die Nahpunkte zur Behandlung von **Hörstörungen** und **Ohrgeräuschen** befinden sich vor und hinter der Ohrmuschel. Die drei Punkte Dreifacher Erwärmer 21 ❶ (Er Men, Ohr-Tor), Dünndarm 19 ❷ (Ting Gong, Das Haus hört) und Gallenblase 2 ❸ (Ting Hui, Hören können) liegen untereinander direkt vor dem Knorpelvorsprung (Tragus) des Ohres. Sie können sie alle drei akupressieren, wenn Sie den Tragus zangenförmig mit Daumen und Zeigefinger halten und vor dem Ohr auf und ab massieren.
Die Druckmassage des Punktes Dreifacher Erwärmer 17 ❹ (Yi Feng, Schutzschild gegen den Wind), der in der Grube der Schädelbasis am Ansatz des Ohrläppchens liegt, wirkt sich ebenso günstig auf die **Innenohrdurchblutung** aus.
Der Punkt Dreifacher Erwärmer 5 ❺ (Wai Guan, Passtor des Äußeren) hilft nicht nur bei **Ohrenschmerzen**, sondern auch bei **Schwerhörigkeit** und **Ohrensausen**. Er befindet sich drei Fingerbreit oberhalb der äußeren Handgelenksbeugefalte in der Mitte des Unterarms. Drücken Sie mindestens fünf Minuten lang sanft oder massieren Sie in kleinen Kreisen gegen den Uhrzeiger.
Drücken Sie die Punkte Cerebrum der Schädelakupunktur ❻. Sie liegen etwa eine Fingerbreite seitlich der Mittellinie des Kopfes, etwa zwei Fingerbreit über dem vorderen Haaransatz mit einem Durchmesser von 3–4 mm.
Massieren Sie mit dem Zeigefinger auch die Punkte Cerebellum ❼, die unmittelbar oberhalb der Cerebrum-Punkte gelegen sind, sowie die Basalganglienregion ❽, die auf der Mittellinie in Höhe der Cerebrum- und Cerebellum-Punkte liegt.

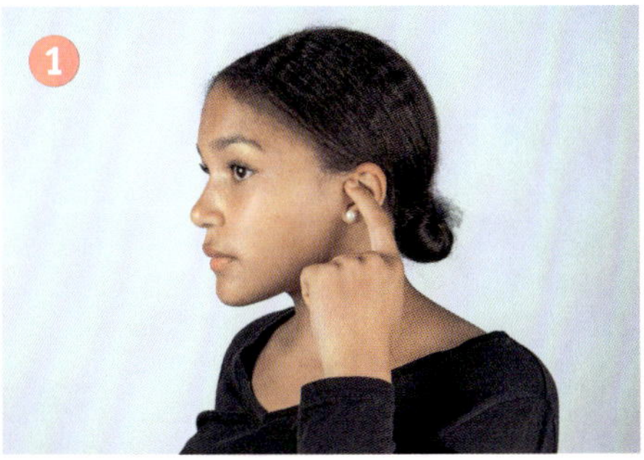

Dreifacher Erwärmer 21

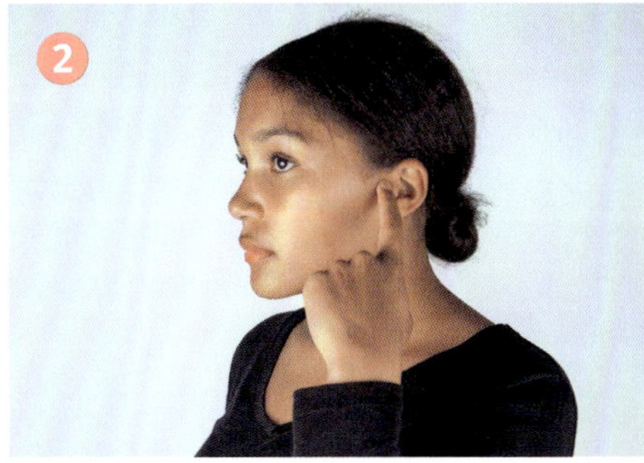

Dünndarm 19

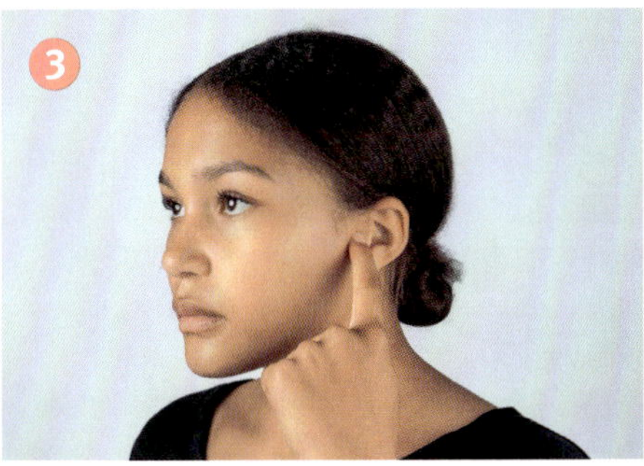

Gallenblase 2

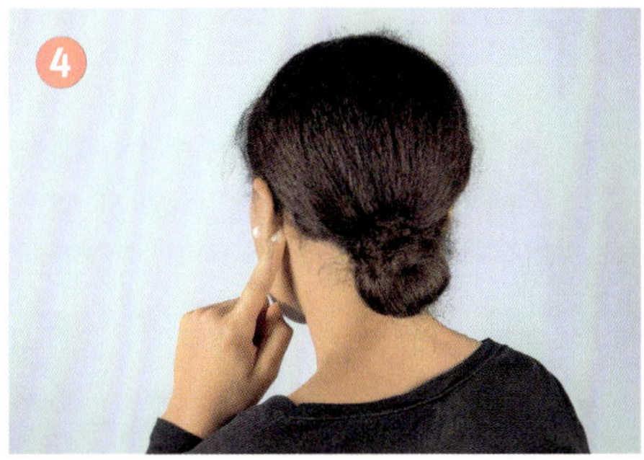

Dreifacher Erwärmer 17

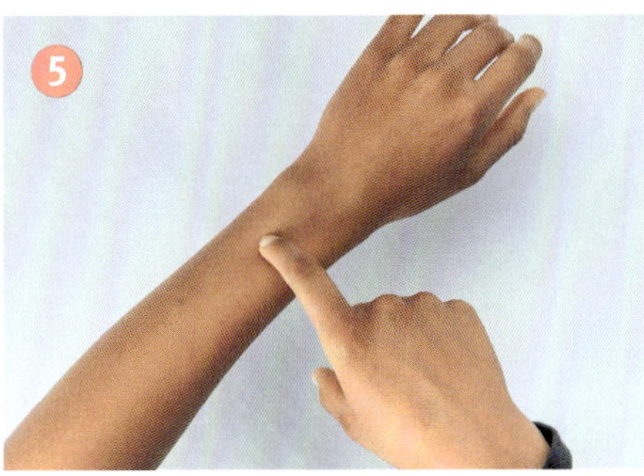

Dreifacher Erwärmer 5

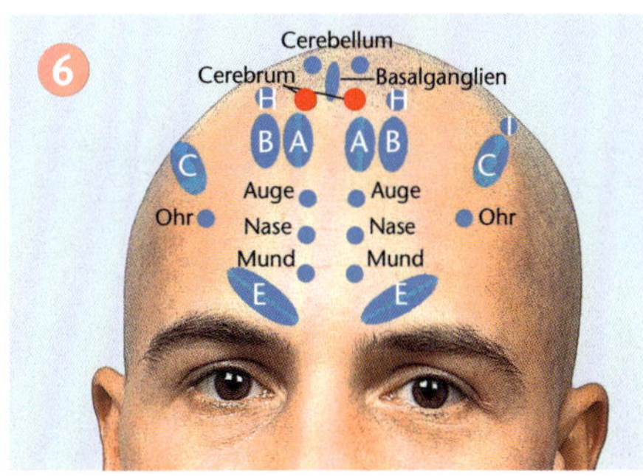

Schädel-Zone Cerebrum

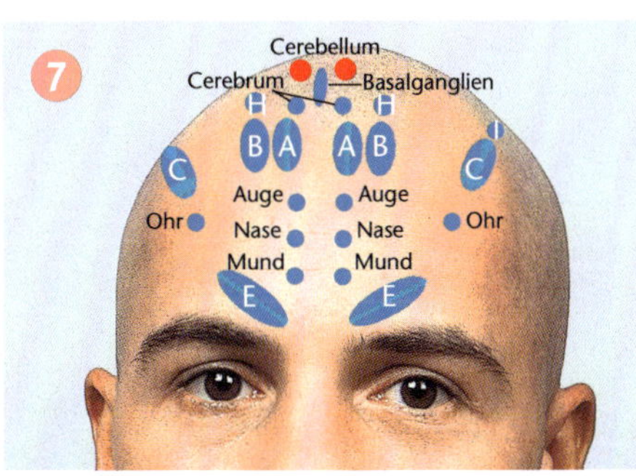

Schädel-Zone Cerebellum

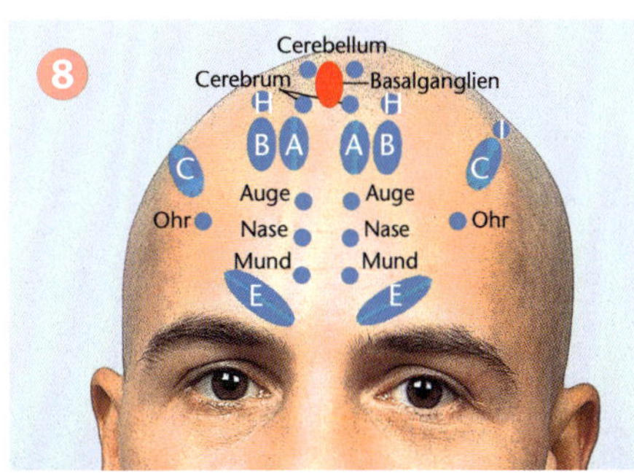

Schädel-Zone Basalganglien

Außerdem können Sie die Ohr-Punkte der Schädelakupunktur ❶ drücken. Sie liegen in der Mitte einer Linie zwischen den „Geheimratsecken" und der Nasenwurzel. Die Akupressur des Handakupunkturpunktes 11 ❷ hilft bei **Ohrgeräuschen** und bei **Wirbelsäulenschmerzen**. Er befindet sich am äußeren Ende der unteren Kleinfingerbeugefalte.

Mudras

Bei der Shunya-Mudra ❸, der Mudra des Gehörs, beugen Sie den Mittelfinger zum Daumenballen und drücken den Daumen auf das Mittelglied des Mittelfingers. Die übrigen Finger werden gestreckt. Bei **Schwerhörigkeit, Innenohrschwindel, Ohrenschmerzen** und **Störungen des Druckausgleichs beim Fliegen** ist diese Mudra sehr hilfreich.
Bei **plötzlichem Hörsturz** oder **Tinnitus** halten Sie täglich bis zu dreimal 15 Minuten lang.
Unterstützend hilft auch die Mudra der **Ohrenstärkung** ❹, die beidhändig ausgeführt wird: Hierbei drücken der Daumen auf den Kleinfingernagel und der Zeigefinger auf den Daumennagel.
Halten Sie den Zeigefinger einer Hand mit der anderen Hand umschlossen. Nach fünf Minuten wechseln Sie die Seiten (Zeigefinger-Mudra ❺).

Jin Shin Jyutsu

Der Energiepunkt 19a ❻ oder hohe 19 liegt auf der Vorderfläche der Oberarme, etwa eine Handbreit über der Ellenbeuge. Legen Sie die Fingerspitzen der gegenüberliegenden Hand über Kreuz auf diesen Punkt.
Der Energiepunkt 5 ❼ befindet sich auf der Innenseite der Fußgelenke zwischen Knöchel und Ferse. Legen Sie die Fingerspitzen der rechten Hand auf den rechten und die linken Fingerspitzen auf den linken Punkt.

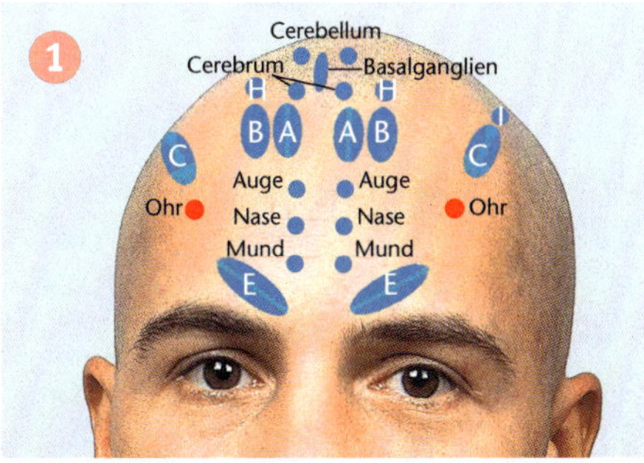

Schädel-Zone Ohr

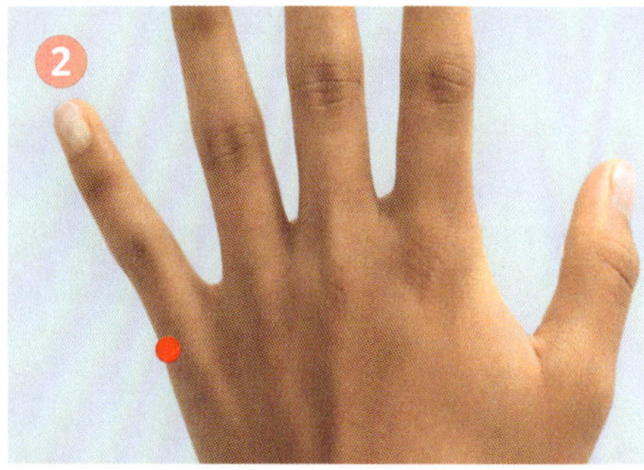

Handpunkt 11

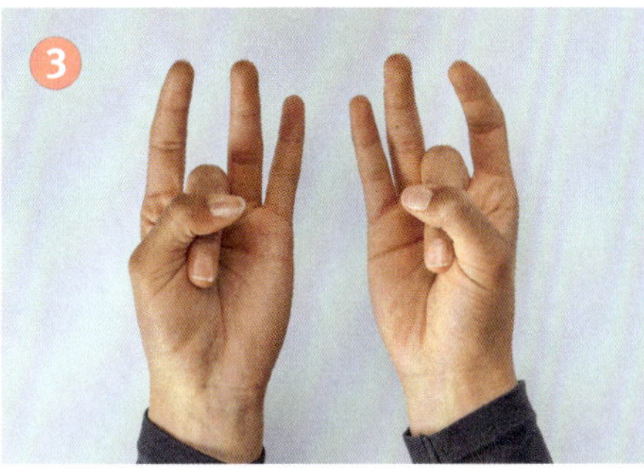

Shunya-Mudra

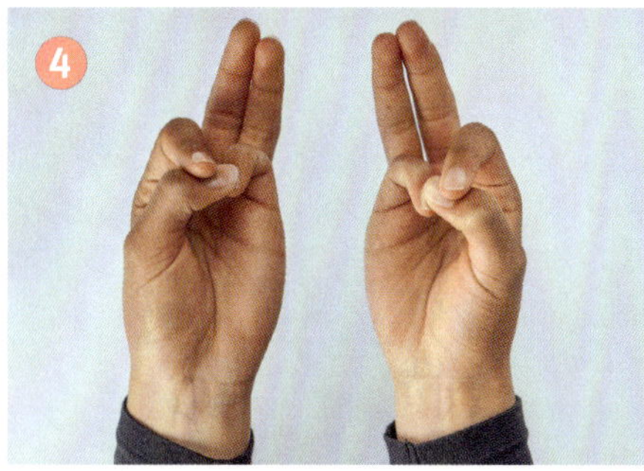

Ohrenstärkung

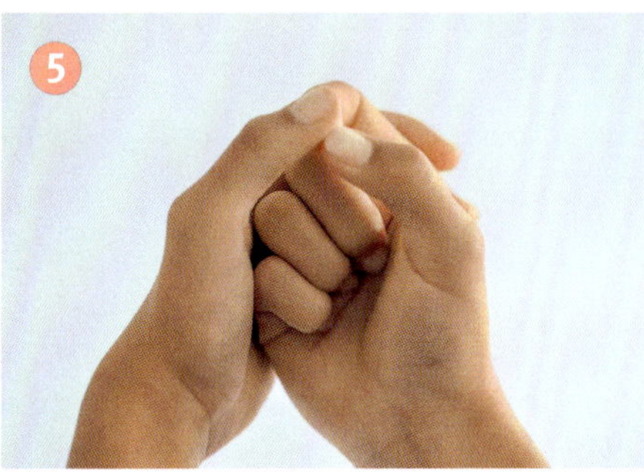

Zeigefinger-Mudra

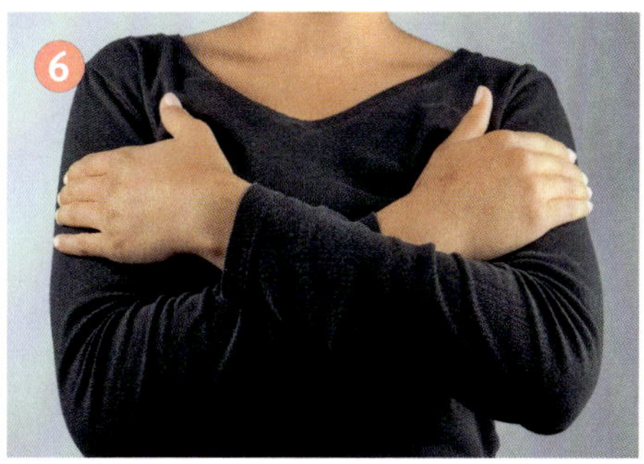

Energiepunkt 19 a

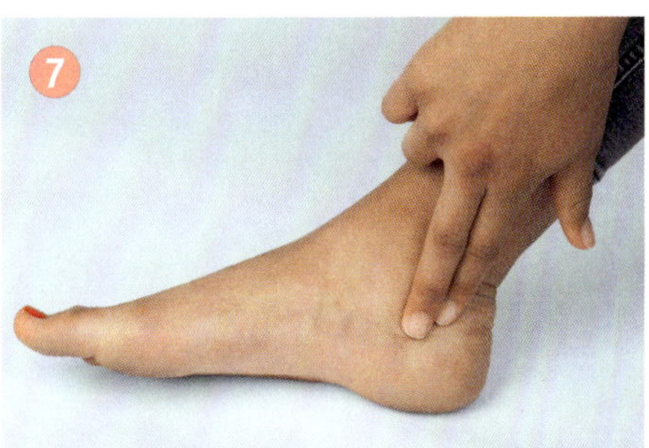

Energiepunkt 5

Der Energiepunkt 16 liegt gegenüber, zwischen dem Außenknöchel und der Ferse. Beide Punkte, 5 ❶ und 16 ❷, können Sie auch als Klammergriff gleichzeitig mit dem Daumen und dem Zeige- und Mittelfinger strömen.
Legen Sie eine Hand über beide Energiepunkte 20 ❸ oberhalb der Augenbrauen auf die Stirn. Die andere legen Sie auf die Energiepunkte 4 ❹ am oberen Nacken.

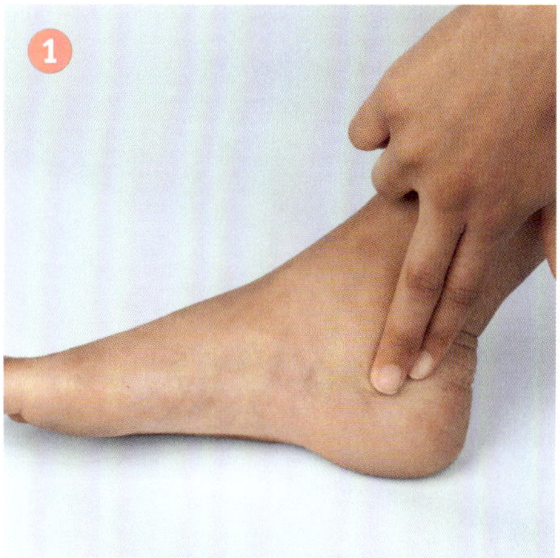

Energiepunkt 5

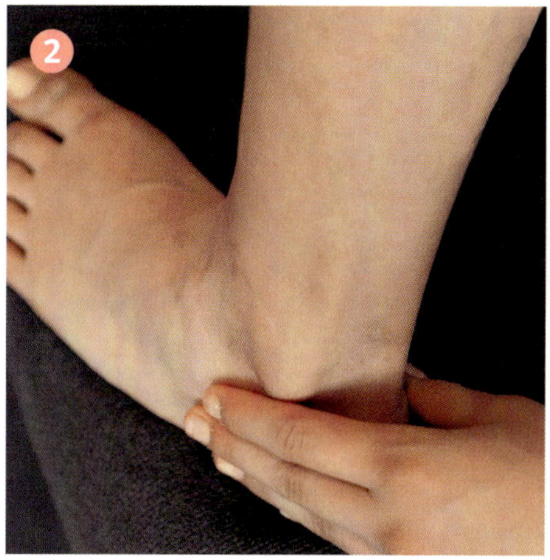

Energiepunkt 5 und 16

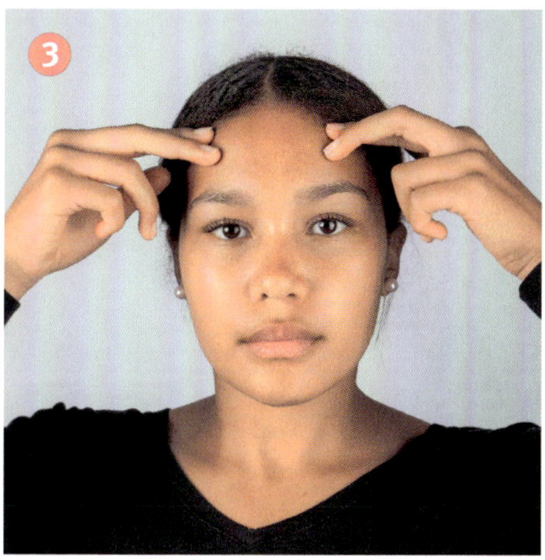

Energiepunkte 20

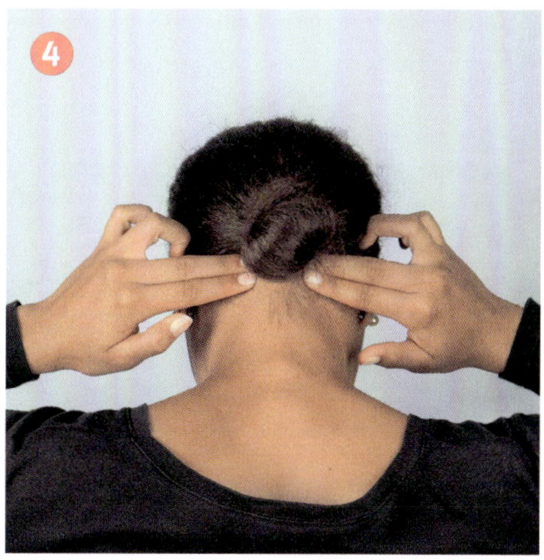

Energiepunkt 4

Bewährt bei der Behandlung von **Ohrgeräuschen (Tinnitus)** hat sich auch die Vier-Kopf-Übung aus dem Qi-Gong (Himmlische Trommel): Gehen Sie dafür die folgenden 4 Schritte durch:

1. Kämmen Sie 12-mal mit den nebeneinandergelegten Handflächen von der Stirn bis in den Nacken durch die Haare. Hierbei berühren sich die kleinen Finger. Dann streichen Sie die Hände über die seitliche Halsseite bis vor den Brustkorb aus.
2. Bringen Sie die Hände in „Pistolenhaltung", wobei der Daumen nach oben zeigt, der Zeigefinger gestreckt und die übrigen Finger gebeugt werden. Stecken Sie den Zeigefinger in den Gehörgang. Der Daumen zeigt dabei nach oben. Danach drehen Sie die Hand nach hinten, wobei der Daumen nach unten zeigt. Schließlich ziehen Sie ruckartig gleichzeitig beide Hände aus dem Ohr, insgesamt 12-mal.
3. Die beiden letzten Übungen werden auch „Himmlische Trommel" genannt. Sie legen beide Hände mit den Handflächen auf den Hinterkopf direkt auf den Nackenansatz: die rechte Hand rechts, die linke Hand links. Dann legen Sie beidseits die Zeigefinger auf den Mittelfinger und schnippen fest auf den Nackenansatz, insgesamt 36-mal.
4. Legen Sie beide Handflächen auf die nach vorne geklappten Ohrmuscheln und – wie oben beschrieben – den Zeigefinger auf den Mittelfinger. Schnippen Sie fest auf den Nackenansatz, wieder 36-mal.

Praxis-Tipp

★ Bei regelmäßiger und frühzeitiger Anwendung ist die Qi-Gong-Übung „Himmlische Trommel" sehr erfolgreich bei Tinnitus.

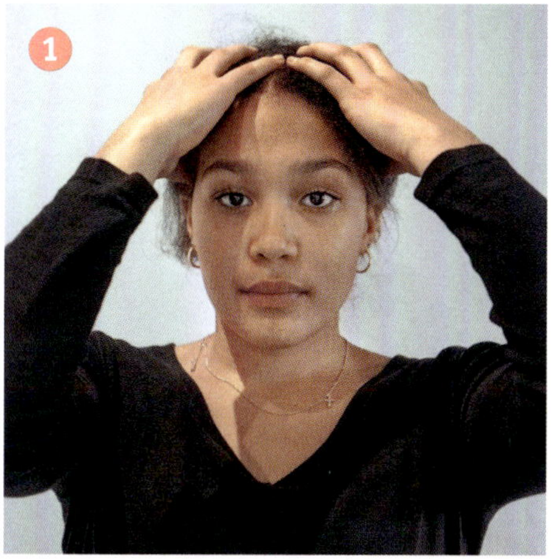

Himmlische Trommel 1

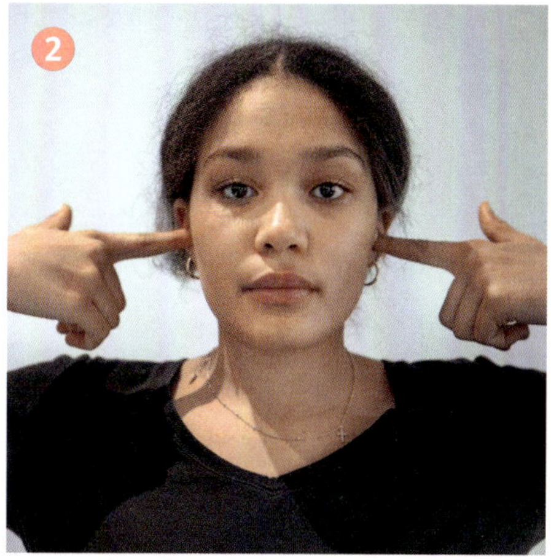

Himmlische Trommel 2

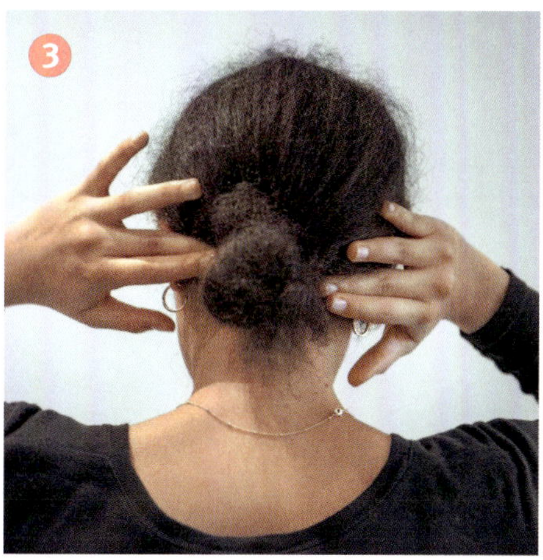

Himmlische Trommel 3

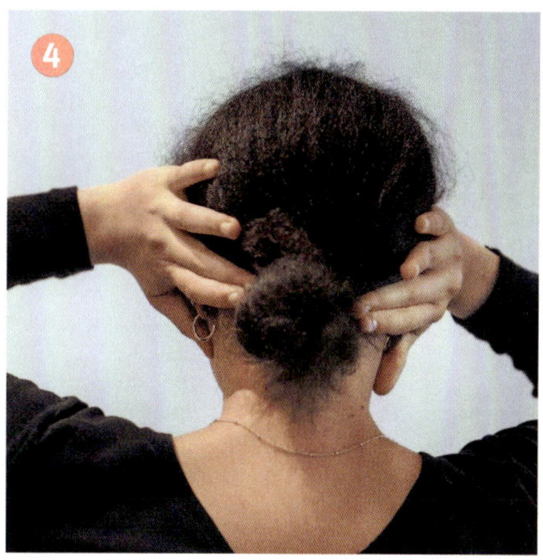

Himmlische Trommel 4

Nasenbluten

Nasenbluten kann viele Ursachen haben: von trockener Nasenschleimhaut über Blutdruckkrisen bis hin zu Blutgerinnungsstörungen. In jedem Fall sollten Sie die Ursache von einem Hals-Nasen-Ohren-Arzt abklären lassen. Die Soforthilfe, bei der Sie einen kalten, nassen Lappen in den Nacken legen, ist weitgehend bekannt. Was sich ebenso bewährt hat, ist, einen Wattebausch oder ein kleines Stück eines Einmaltaschentuchs unter die Zunge an die Zungenwurzel zu legen. Das stoppt meist in kürzester Zeit das Nasenbluten.

Akupressur

In der Mitte der Rückseite des Schädels unter dem Knochenvorsprung liegt der Punkt Du Mai 16 ❶ (Feng Fu, Residenz des Windes). Er verringert **Blutandrang im Kopf**, bessert **Kopfschmerzen** und **Schwindel** und hat eine **schnelle, blutstillende Wirkung bei Nasenbluten**. Der Punkt Du Mai 25 ❷ (Su Liao, Einfacher Knochenspalt) liegt genau auf der Nasenspitze: Fester Druck stoppt meist schnell Nasenbluten. Als Fernpunkt wird der Punkt Dickdarm 4 ❸ (He Gu, Geschlossenes Tal) verwendet. Wenn Sie den Daumen gegen den Zeigefinger pressen, entsteht so ein Muskelwulst, an deren höchsten Stelle der Punkt zu finden ist.
Weitere Fernpunkte, die neben **Nasenbluten** auch auf **Kopfdruck z. B. bei einer Blutdruckkrise** günstig wirken, sind die Punkte Leber 2 ❹ (Xing Jian, In den Zwischenraum gehen) am oberen Ende der Schwimmhautfalte zwischen erster und zweiter Zehe und Leber 3 ❺ (Tai Chong, Großer Impuls). Dieser liegt zwei Fingerbreit oberhalb am Ende der Rinne zwischen erster und zweiter Zehe.
Der Handpunkt 15 ❻ hilft ebenso bei **Nasenbluten**. Er liegt am oberen Rand der Schwimmhaut zwischen dem Daumen und dem Zeigefinger auf dem Handrücken.

Mudras

Umfassen Sie den Ringfinger mit der anderen Hand (ohne Abbildung): Das wirkt sich günstig auf die Durchblutung von Nase und Nebenhöhlen aus. Verweilen Sie mehrere Minuten.

Jin Shin Jytusu

Strömen Sie beidhändig die Energiepunkte 4 ❼, die am Nacken unter der Schädelbasis zwischen den beiden Muskelwülsten liegen. Das beseitigt **Schmerzen und Verspannungen des Nackens** sowie **Schwindel** und hilft bei **Nasenbluten**.

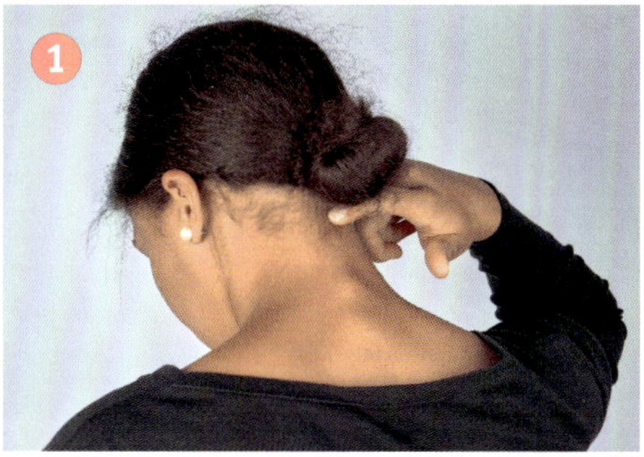

Du Mai 16

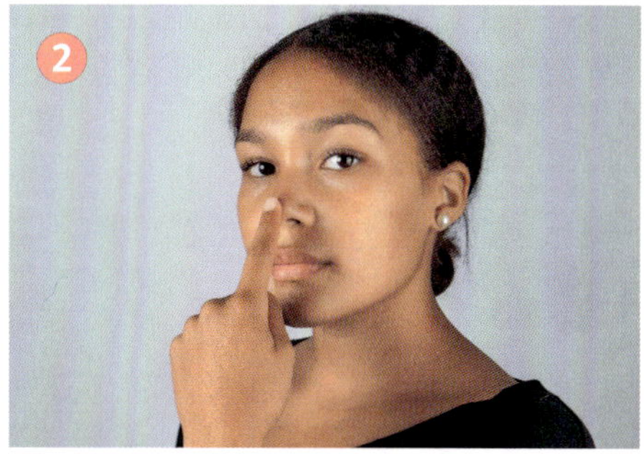

Du Mai 25

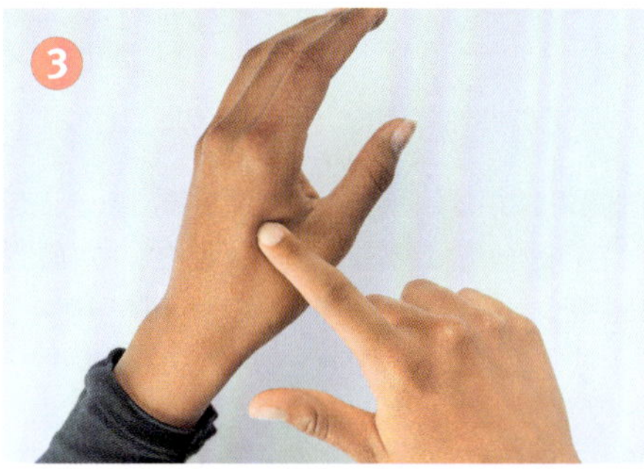

Dickdarm 4

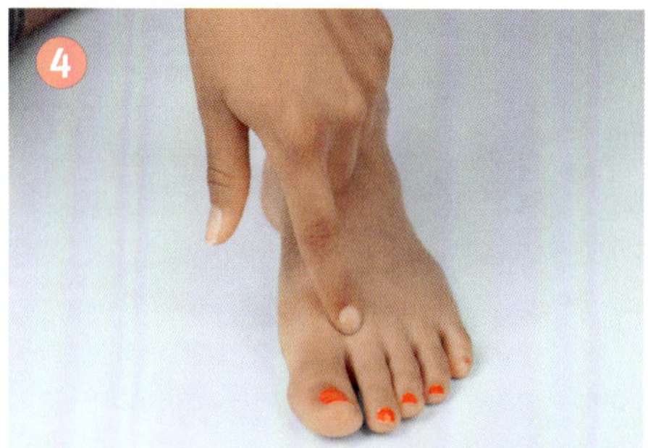

Leber 2

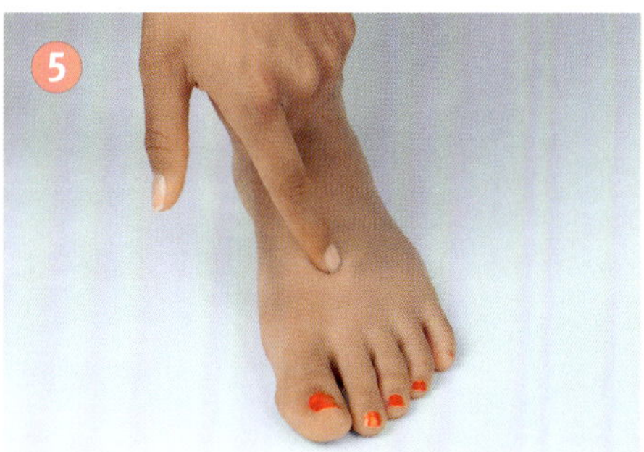

Leber 3

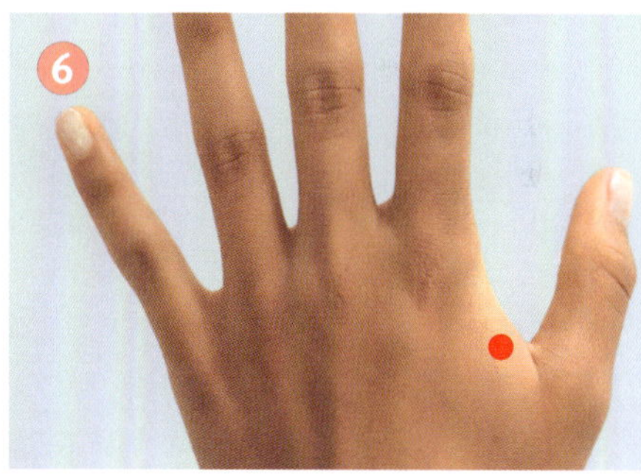

Handpunkt 15

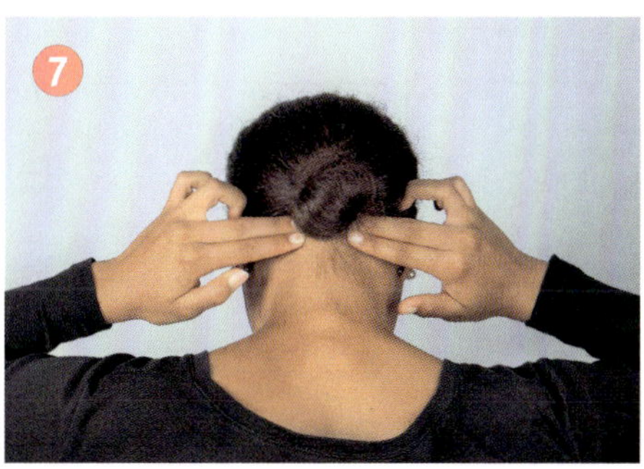

Energiepunkt 4

Ohrenschmerzen

Meist liegt bei Ohrenschmerzen eine Entzündung des äußeren Gehörgangs, des Trommelfells oder des Mittelohrs als Ursache vor. Lassen Sie sich unbedingt hausärztlich oder durch einen Hals-Nasen-Ohren-Arzt untersuchen und behandeln. Die Handgriffe der Selbstheilung dienen ausschließlich zur vorübergehenden Schmerzbehandlung oder der Beschleunigung der Heilung nach ärztlicher Behandlung.

Akupressur

Die Punkte zur Behandlung von **Ohrenerkrankungen** sowie **Schmerzzuständen des Ohrs** befinden sich vor und hinter der Ohrmuschel. Die drei Punkte Dreifacher Erwärmer 21 ❶ (Er Men, Ohr-Tor), Dünndarm 19 ❷ (Ting Gong, Palast des Hörens) und Gallenblase 2 ❸ (Ting Hui, Zusammenkunft des Hörens) liegen untereinander direkt vor dem Knorpelvorsprung (Tragus) des Ohres. Sie können sie alle drei akupressieren, wenn Sie den Tragus zangenförmig mit Daumen und Zeigefinger halten und vor dem Ohr auf und ab massieren.
Die Druckmassage des Punktes Dreifacher Erwärmer 17 ❹ (Yi Feng, Vorhang im Wind), der hinter der Ohrmuschel in der Grube der Schädelbasis am Ansatz des Ohrläppchens liegt, wirkt ebenfalls schmerzlindernd, ebenso wie der Punkt Dreifacher Erwärmer 20 ❺ (Jiao Sun, Ecken-Spross). Sie finden ihn dort, wo das nach vorne geklappte Ohr den Schädelknochen berührt.
Der Punkt Dreifacher Erwärmer 5 ❻ (Wai Guan, Passtor des Äußeren) hilft nicht nur bei Ohrenschmerzen, sondern auch bei **Schwerhörigkeit** und **Ohrensausen**. Er befindet sich drei Fingerbreit oberhalb der äußeren Handgelenksbeugefalte in der Mitte des Unterarms. Drücken Sie mindestens fünf Minuten lang sanft oder massieren Sie in kleinen Kreisen gegen den Uhrzeiger.
Der Akupressur Punkt Niere 3 ❼ (Tai Xi, Großer Schluchtenbach), in der Mitte zwischen dem Innenknöchel und der Achillessehne gelegen, hilft bei **allen Ohrenerkrankungen**.
Als schmerzlindernder Punkt wirkt Dickdarm 4 ❽ (He Gu, Geschlossenes Tal). Er liegt auf der Höhe des Muskelwulstes, der gebildet wird, wenn Sie den Daumen fest an den Zeigefinger pressen.

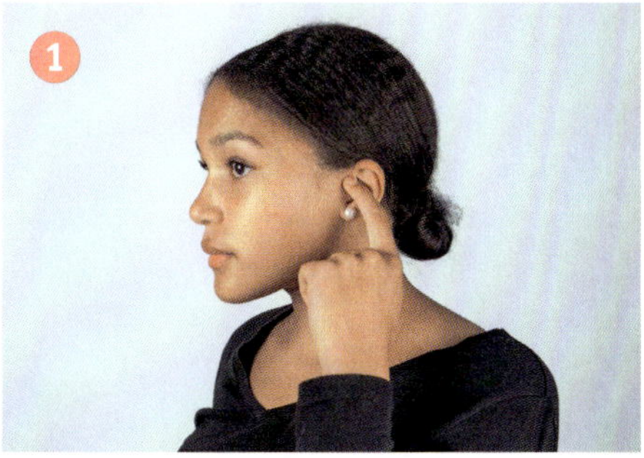

Dreifacher Erwärmer 21

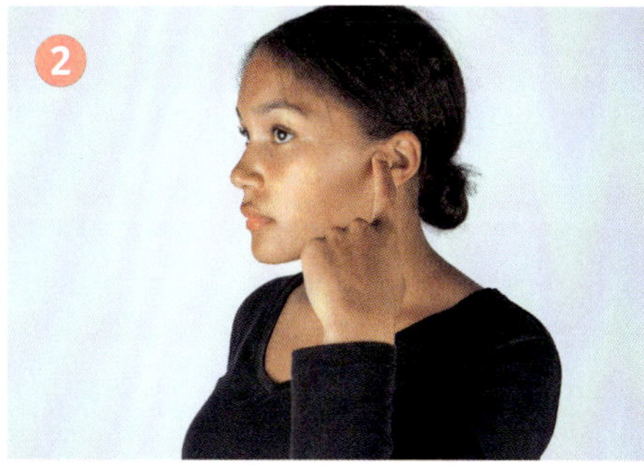

Dünndarm 19

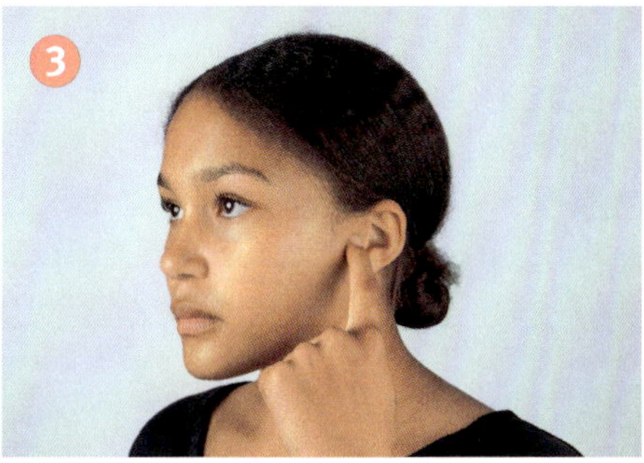

Gallenblase 2

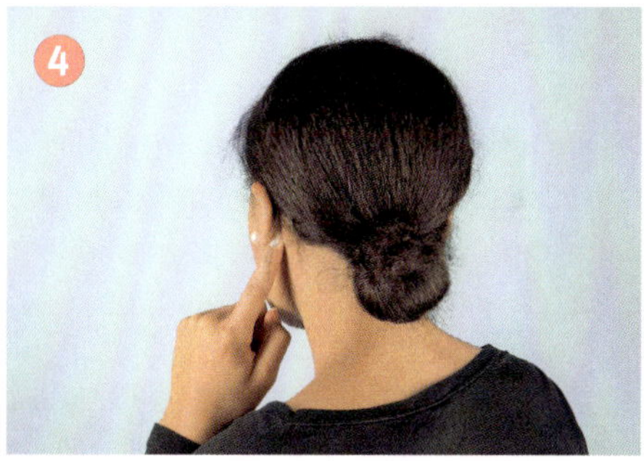

Dreifacher Erwärmer 17

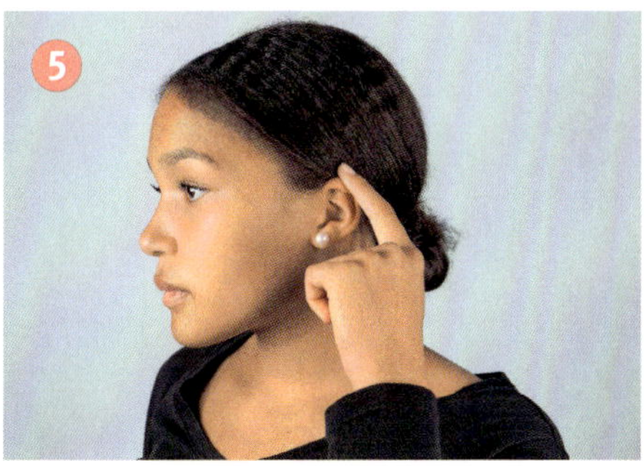

Dreifacher Erwärmer 20

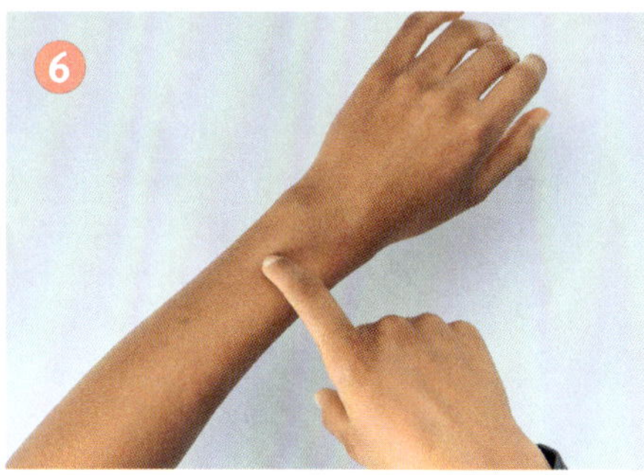

Dreifacher Erwärmer 5

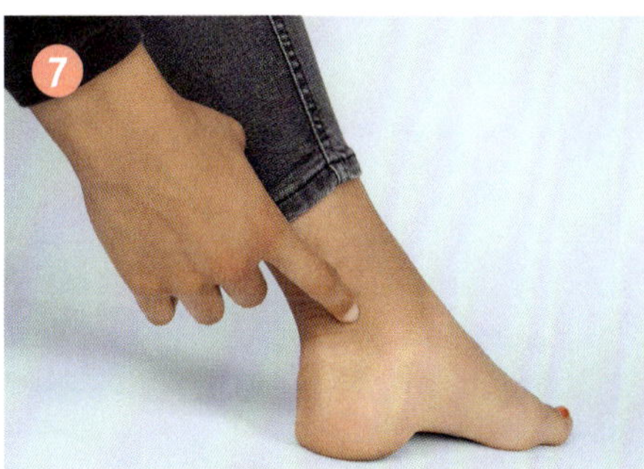

Niere 3

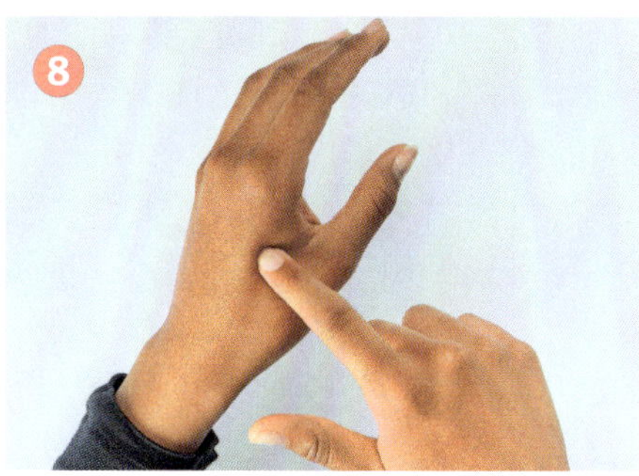

Dickdarm 4

Ebenso wirkt der Punkt Magen 44 ① (Nei Ting, Innere Halle), der an der Schwimmhautfalte zwischen zweiter und dritter Zehe liegt.

Mudras

Die Shunya-Mudra ② (Himmels-Mudra) wirkt gegen **Ohr- und Hörprobleme aller Art**. Bei jeder Hand beugen Sie den Mittelfinger, bis er den Daumenballen berührt. Drücken Sie dabei mehrere Minuten lang mit dem Daumen auf das Mittelgelenk des Mittelfingers. Die anderen Finger werden gestreckt. Die Hände sollten mit der Handfläche nach oben auf den Knien ruhen. Außerdem wird bei dieser Mudra der **Druckausgleich über die Eustachische Röhre**, die das Mittelohr mit dem Rachen verbindet, verbessert. Dies kann nützlich sein bei **Störungen mit dem Druckausgleich im Flugzeug bei Start oder Landung.**
Bei einer anderen Ohren-Mudra führen Sie mit der rechten Hand den Daumen und kleinen Finger an der Spitze zusammen. Dabei falten Sie den Zeigefinger in die Daumengrube.
Bei der linken Hand legen Sie den Daumen auf das Grundglied des Ringfingers und halten etwa fünf Minuten lang. Die anderen Finger bleiben leicht gestreckt.

Jin Shin Jyutsu

Wenn Sie die rechte Handfläche über das betroffene Ohr und darauf über Kreuz die linke Hand legen, lindert das **Ohrenschmerzen** ③.
Bei einer Mittelohrentzündung halten Sie die Energiepunkte 15 ④ in der Leistenbeuge und 23 ⑤ über der letzten Rippe gleichzeitig auf derselben Körperseite des betroffenen Ohres. Sie legen also bei Erkrankungen des rechten Ohres die rechte Hand auf den rechten hinteren Rippenbogen und die linke Hand in die rechte Leiste, bei Erkrankungen des linken Ohres umgekehrt.
Das gleichzeitige Heilströmen der Energiepunkte 20 ⑥, die auf der Stirn über den Augenbrauen liegen, hilft bei **Ohrenschmerzen**, **Tinnitus** wie auch bei **gereizten, tränenden Augen** und **Gesichtsneuralgie**.

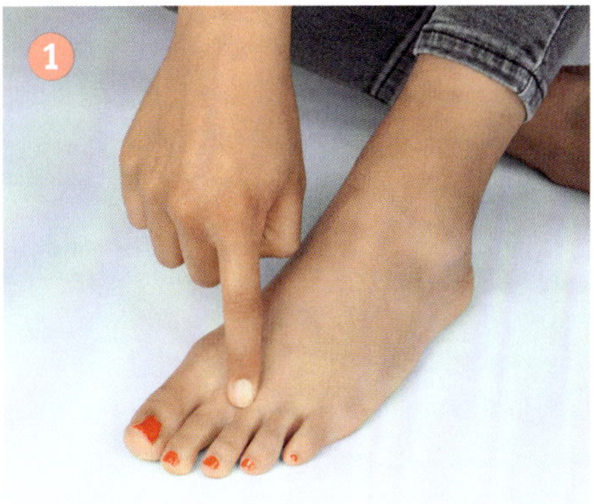

Magen 44

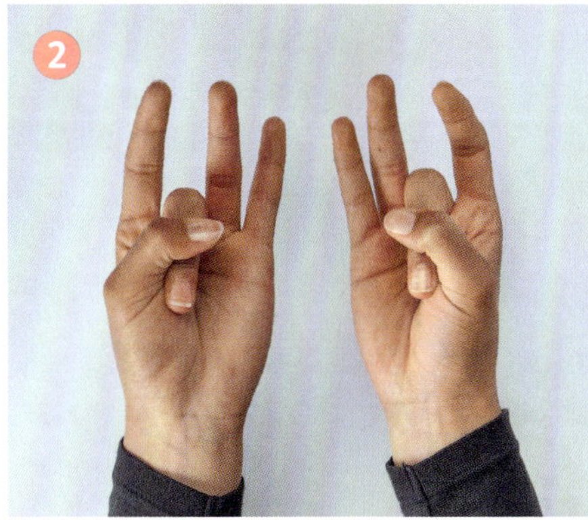

Shunya-Mudra

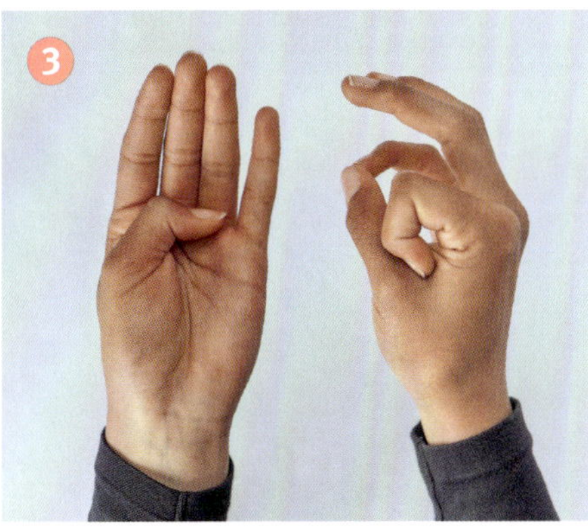

Ohrenschmerz-Mudra

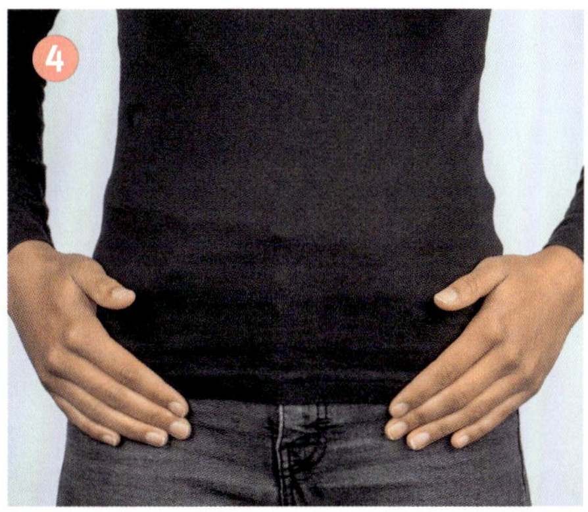

Energiepunkt 15

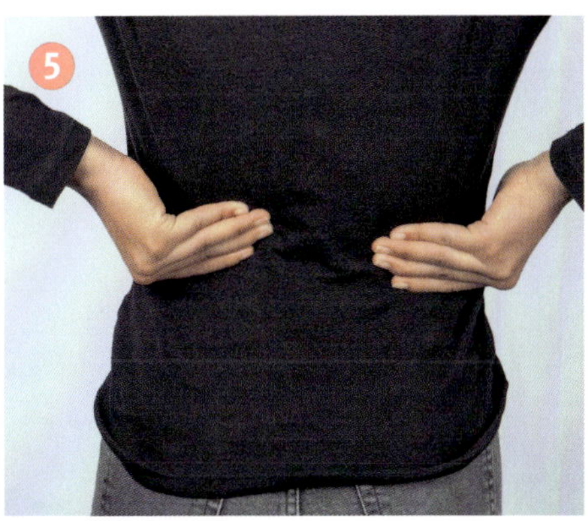

Energiepunkt 23

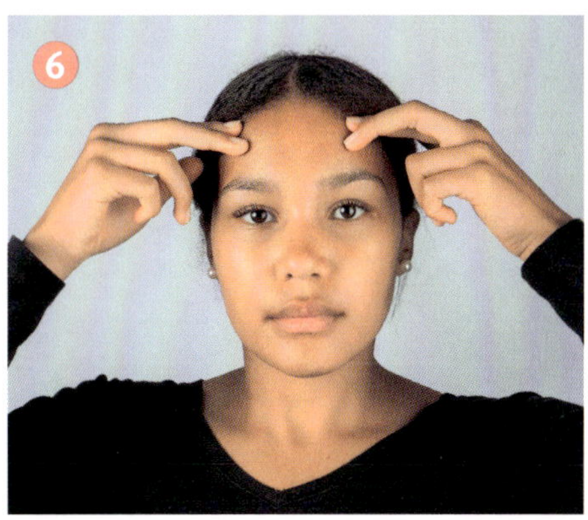

Energiepunkt 20

Das gleichzeitige Strömen des Energiepunktes 5 ❶, der sich zwischen dem Innenknöchel und der Ferse befindet, und des Energiepunktes 16 ❷, der zwischen dem Außenknöchel und Ferse liegt, mithilfe des Klammergriffs lindert **Ohrenschmerzen** und hilft bei **Tinnitus**. Hierbei umfassen Sie mit dem Daumen den Punkt 5 und mit den übrigen Fingern Punkt 16 – am besten auf der betroffenen Körperseite. Sind beide Ohren betroffen, so können Sie – falls Sie gelenkig genug sind – in jede Hand eine Ferse nehmen. Das kann aber auch eine Hilfsperson übernehmen.

Alternativ legen Sie eine Hand auf den Energiepunkt 13 ❸, der auf dem Brustkorb eine Handbreit unter dem Schlüsselbein in Höhe der dritten Rippe liegt, und die andere Hand unter den Punkt 25 ❹, den Sitzhöcker der Körperseite des betroffenen Ohres: also bei rechtsseitigen Ohrenschmerzen die linke Hand auf den rechten Punkt 13 und die rechte Hand unter das rechte Sitzbein oder umgekehrt.

Weiterhin können Sie die gegenüberliegende Hand auf den Energiepunkt 11 ❺ der betroffenen Körperseite legen: zwei bis drei Fingerbreit neben dem hervorspringenden siebten Halswirbel. Die andere Hand liegt auf den gegenüberliegenden Energiepunkt 13.

Praxis-Tipp

★ Das bewährteste Hausmittel bei **Ohrenschmerzen** ist das **Zwiebelsäckchen:** Sie schneiden eine Zwiebel in kleine Würfel, packen sie in ein Stofftaschentuch und legen den Beutel für etwa 20 Minuten auf das kranke Ohr. Die antibakterielle und entzündungshemmende Wirkung lindert die Schmerzen rasch.

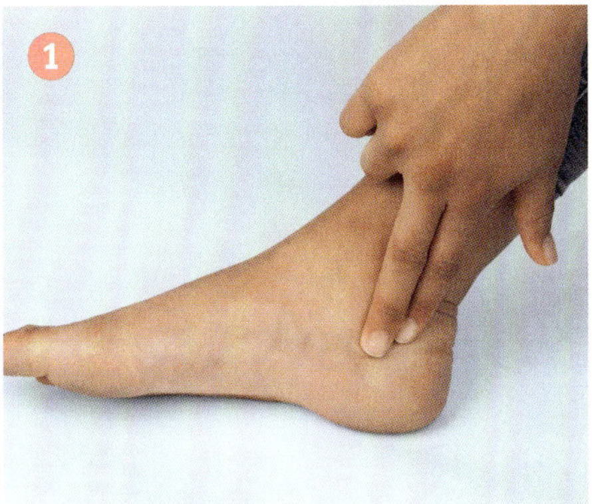

Energiepunkt 5

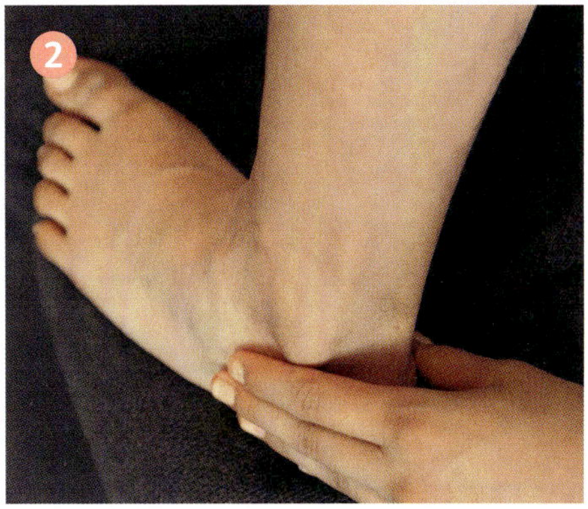

Energiepunkt 5 und 16

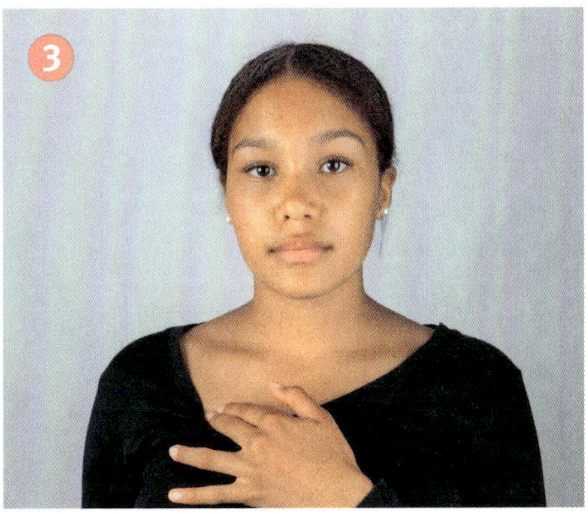

Energiepunkt 13

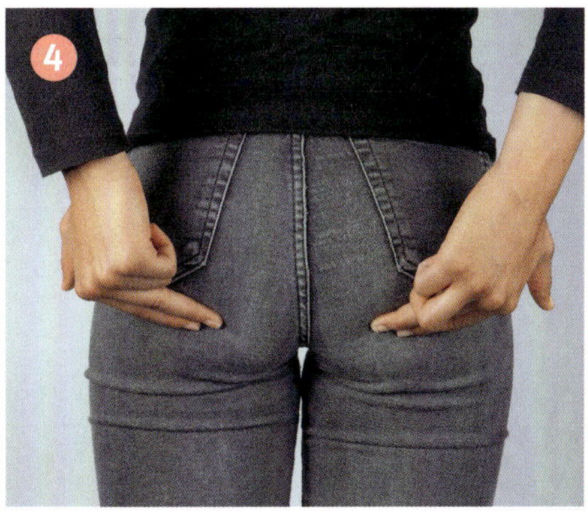

Energiepunkt 25

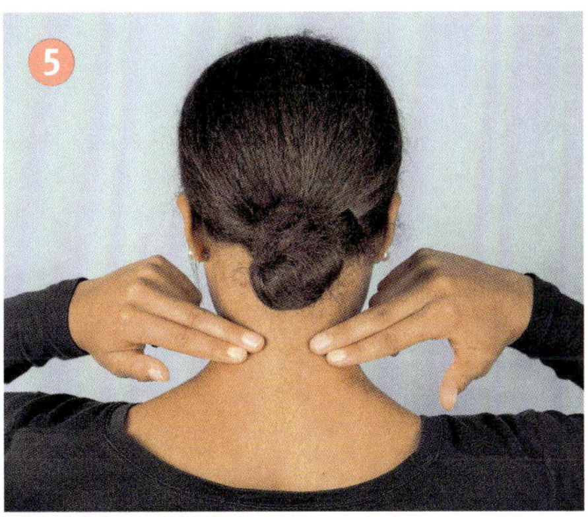

Energiepunkt 11

Schwindel

Die häufigsten Ursachen für plötzliche Schwindelanfälle sind ein zu niedriger Blutdruck, ein Blutdruckabfall als Kreislaufreaktion bei Flüssigkeitsmangel wie beispielsweise bei großer Hitze oder – bei schlanken Menschen – nach zu schnellem Aufstehen.

Die Ursachen für Dreh- und Schwankschwindel sind meist Durchblutungsstörungen des Innenohrs mit Funktionsbeeinträchtigung des Gleichgewichtsorgans, die auch durch Blockierungen der Halswirbelkörper entstehen können. Hier ist fachärztliche Behandlung erforderlich. Die folgenden Griffe sind geeignet, akute Schwindelzustände bei Störungen des Kreislaufs oder Schwindel bei Störungen im Bereich des Innenohres oder bei Reisekrankheit und Seekrankheit zu bessern oder zu beseitigen.

Akupressur

Der Punkt Extra 1 ① (Yin Tang, Siegelhhalle) liegt an der Nasenwurzel, in der Mitte zwischen den Augenbrauen. Hier üben Sie einige Minuten lang einen festen Druck aus.
Der **sehr stark kreislaufwirksame** Punkt Du Mai 26 ② (Shui Go, Wasserrinne) liegt zwischen Nase und Oberlippenrand am Übergang vom oberen zu den unteren zwei Dritteln.
Den Punkt Perikard 9 ③ (Zhong Chong, Mittlerer Impuls) finden Sie an der Spitze der Mittelfingerkuppe. Er gehört wie Du Mai 26 zu den **Notfallpunkten bei Kreislaufkollaps.**
Der Punkt Ren Mai 6④ (Qi Hai, Meer der Energie) liegt in der Mittellinie zwei Fingerbreit unter dem Nabel. Er stärkt den allgemeinen **Energiefluss** im Körper.
Die Schädelakupressur-Punkte in der Übersicht zeigt die Abbildung ⑤.
Die Schwindelpunkte am Schädel heißen Cerebrum ⑥, Cerebellum ⑦ und Basalganglien ⑧. Sie liegen auf der Mittellinie des Kopfes, etwa zwei Querfinger oberhalb der Stirn-Haargrenze und einen Querfinger seitlich. Diese Region massieren Sie mit der Zeigefingerspitze einige Minuten lang.

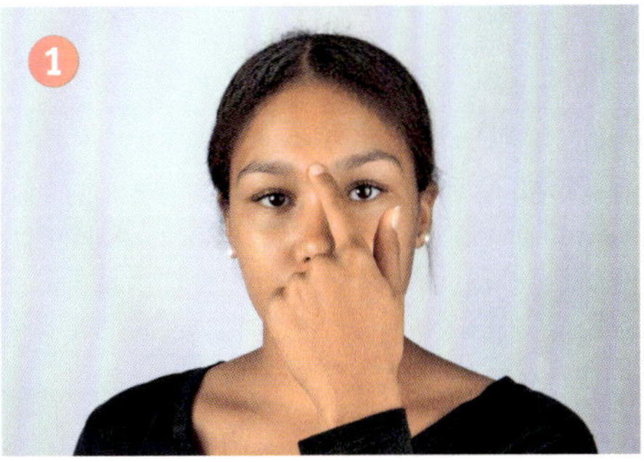

Extra 1

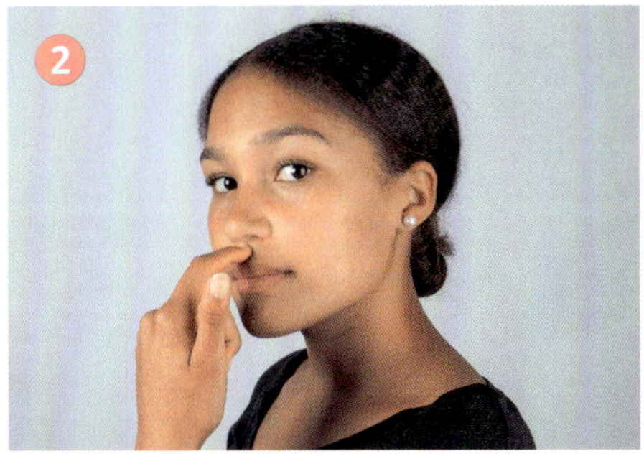

Du Mai 26

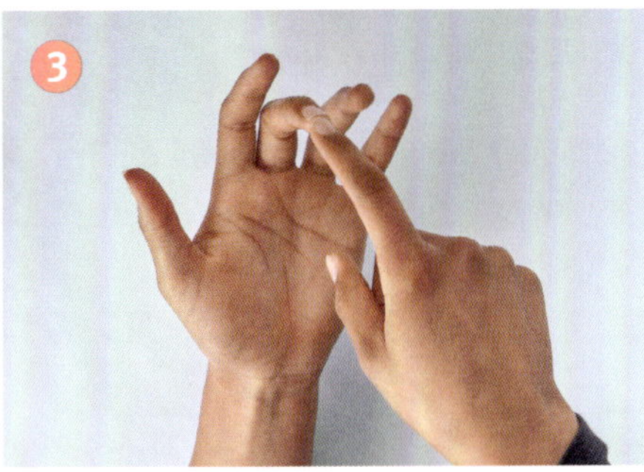

Perikard 9

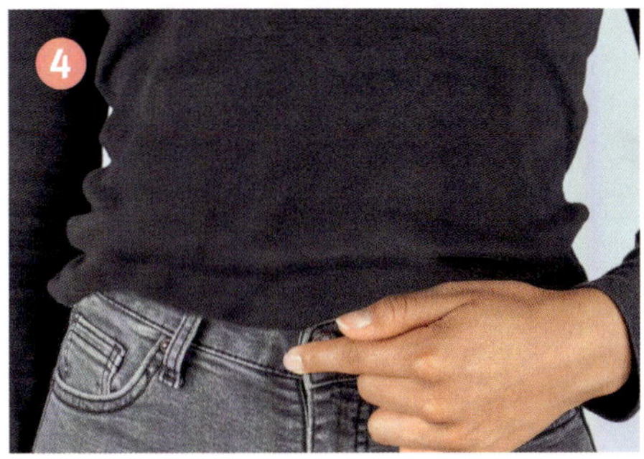

Ren Mai 6

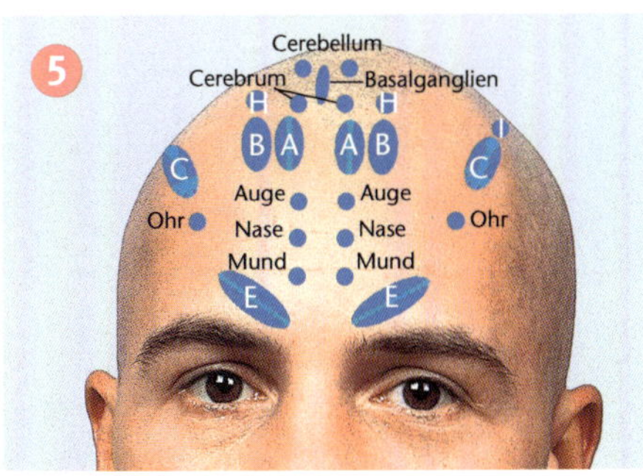

Schädelakupressur-Punkte

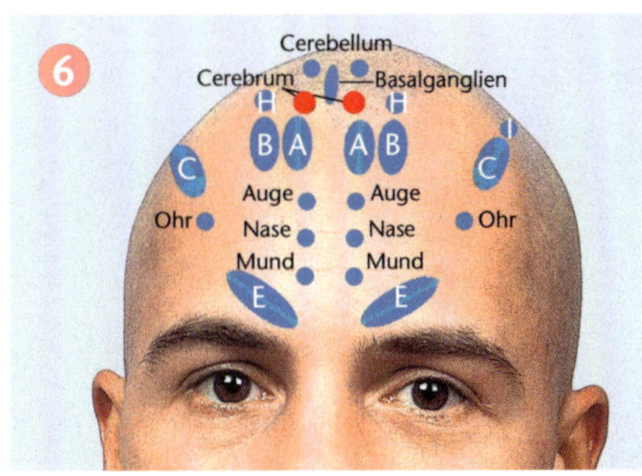

Schädel-Zone Cerebrum

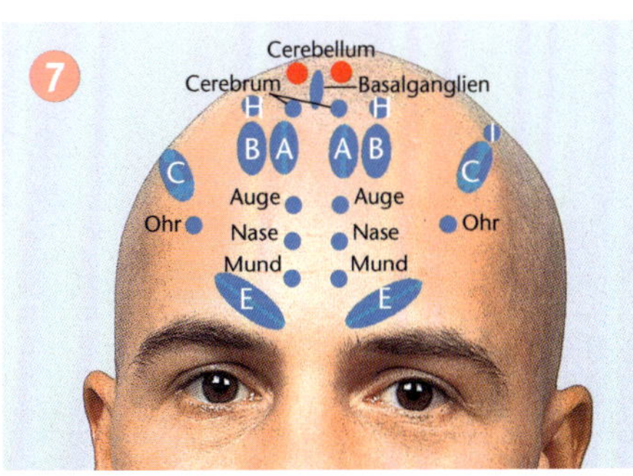

Schädel-Zone Cerebellum

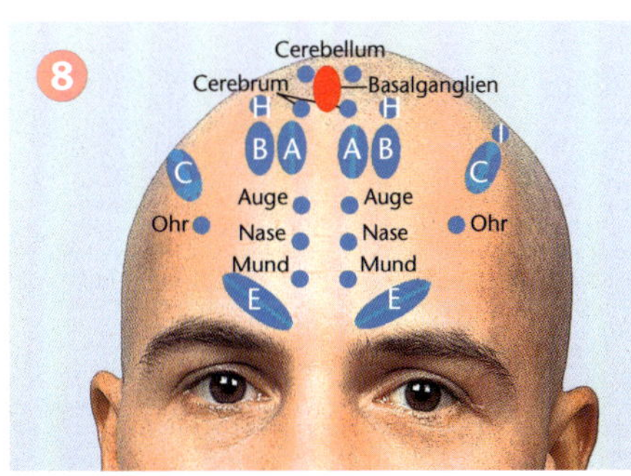

Schädel-Zone Basalganglien

Mudras

Die Prithivi-Mudra ❶ (Erd-Mudra) hilft bei **Schwindelzuständen** und **Gangunsicherheit**. Legen Sie die Spitzen von Daumen und Ringfinger mit leichtem Druck aufeinander, die anderen Finger sind gestreckt. Diese Mudra halten Sie mit beiden Händen mehrmals täglich etwa zehn Minuten lang.
Die Vajra-Mudra ❷ (Geste des feurigen Donnerkeils) hilft bei Schwindel in Folge von zu niedrigem Blutdruck. Sie drücken mit beiden Händen den Daumen an die Seite des Mittelfingernagels, den Ringfingernagel an die andere Seite des Mittelfingernagels und den kleinen Finger an die Seite des Ringfingernagels. Der Zeigefinger wird gestreckt. Halten Sie etwa fünf Minuten lang.
Die Rudra-Mudra ❸ (Herrscher des Solarplexus-Chakra) setzen Sie bei **allgemeiner Erschöpfung und Schwindel** ein. Mit beiden Händen legen Sie die Spitzen des Daumens, des Zeige- und Ringfingers an der Spitze zusammen. Die übrigen Finger sind gestreckt.

Jin Shin Jyutsu

Die Energiepunkte 14 ❹ liegen in der Mitte der vorderen Rippenbögen und werden mit beiden Händen über Kreuz geströmt.
Bei **Gleichgewichtsstörungen** strömen Sie die Energiepunkte 21 ❺, die sich am unteren Rand des Jochbeinknochens befinden, zur Nase hin: linke Hand links, rechte Hand rechts.
Sie können diesen auch zusammen mit dem Energiepunkt 4 ❻ auf der anderen Körperseite strömen. Zeige- und Mittelfingerspitzen der rechten Hand liegen auf den Energiepunkt 21 rechts, Zeige- und Mittelfinger der anderen Hand auf dem Energiepunkt 4 der Gegenseite am Nacken an der Schädelbasis. Danach wechseln Sie die Seiten.
Die Energiepunkte 2 ❼ befinden sich am Rücken am hinteren oberen Beckenrand.
Sie halten diese gleichzeitig mit beiden Händen. Hilfreich sind sie auch bei **akuten Erkältungsinfekten** und **Rückenschmerzen**.

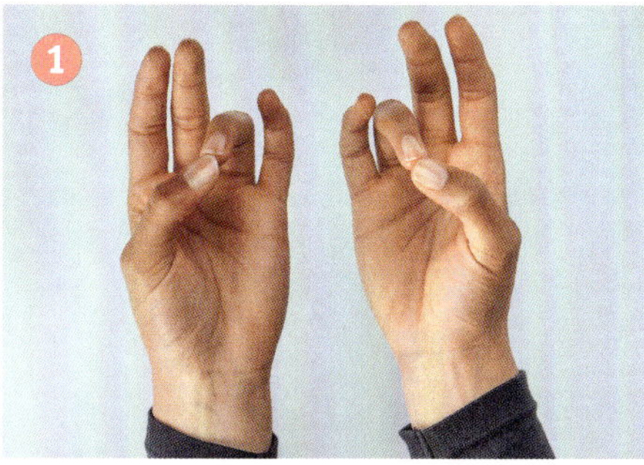

Prithivi-Mudra

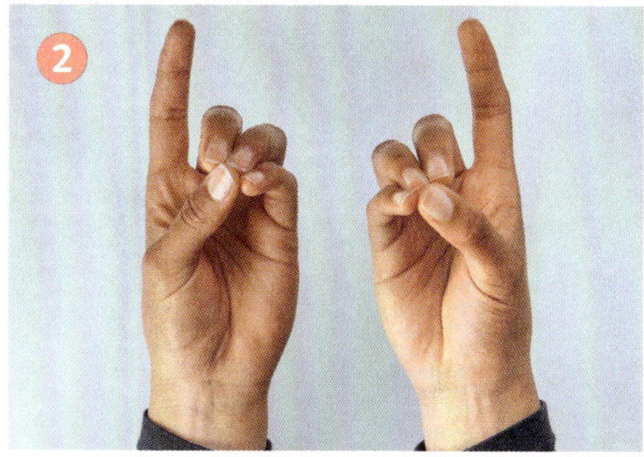

Vajra-Mudra

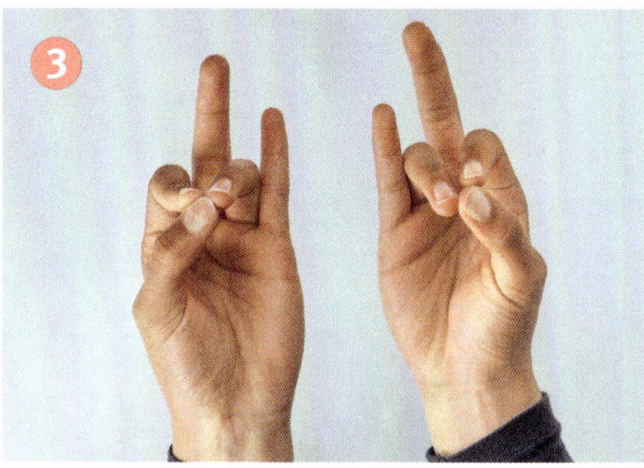

Rudra-Mudra

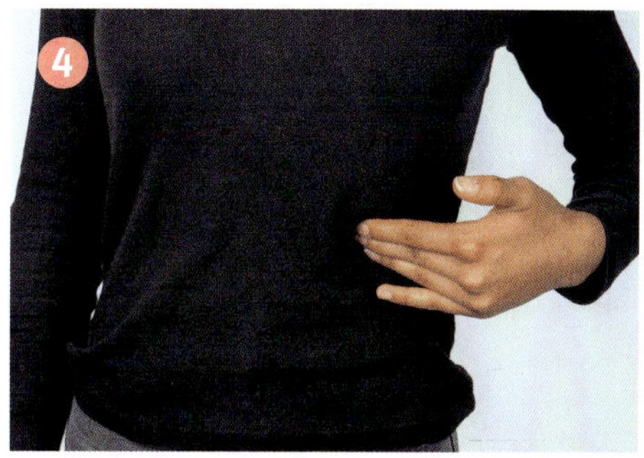

Energiepunkt 14

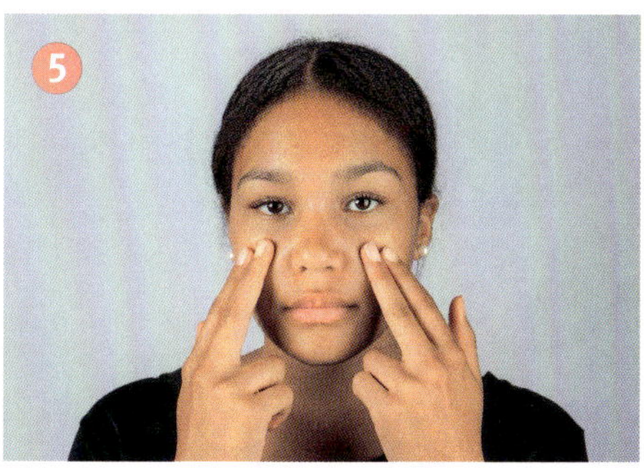

Energiepunkt 21

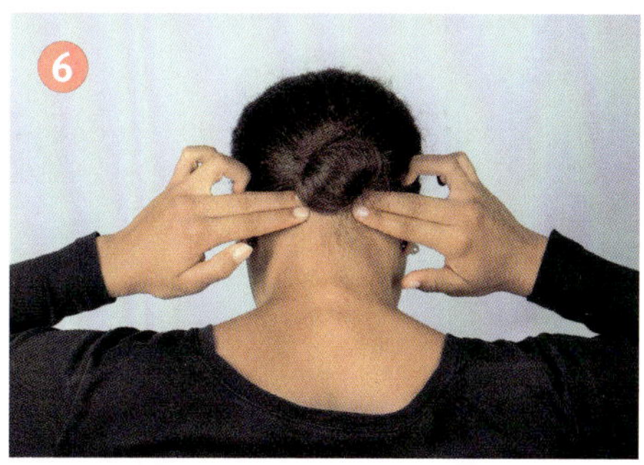

Energiepunkt 4

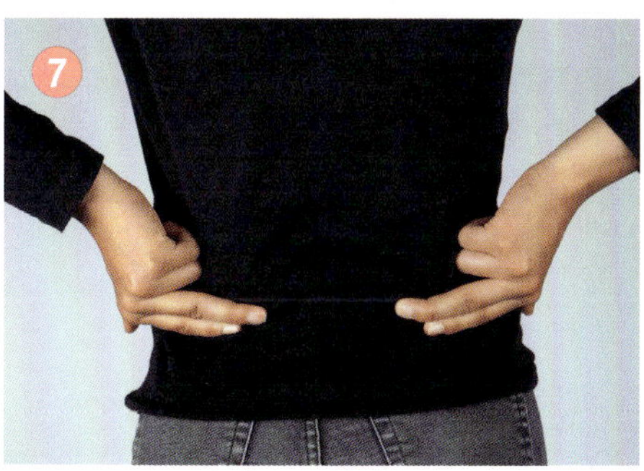

Energiepunkt 2

Immunabwehrschwäche

Die folgenden Handgriffe, die Sie auch zur Behandlung von Erkältungskrankheiten einsetzen können, wirken vorbeugend bei chronischer Immunabwehrschwäche. Bei regelmäßiger Anwendung können Sie damit Ihre körpereigenen Abwehrkräfte unterstützen und anregen, um widerstandsfähiger und resistenter zu werden: besonders bei Infektanfälligkeit. Auf diese Weise stärken Sie Ihr Immunsystem.

Akupressur

Der wichtigste Punkt Lunge 7 ❶ (Lie Que, Wolkenbruch) kann nicht nur durch frühzeitige Akupressur günstig auf **Erkältungssymptome** einwirken, sondern stärkt auch die **Abwehrkraft** gegen äußere Einflüsse wie Wind, Kälte, Nässe und Zugluft. Er liegt an der daumenseitigen Kante des Unterarms, zwei Fingerbreit oberhalb der Handgelenksbeugefalte.
Der Punkt Dickdarm 4 ❷ (He Gu, Geschlossenes Tal) hilft ebenfalls vorbeugend gegen **aufkommende Erkältungskrankheiten** und ist immunstärkend. Er liegt auf der höchsten Stelle des Muskelwulstes, der entsteht, wenn Sie den Daumen an den Zeigefinger pressen.
Der Punkt Dickdarm 11 ❸ (Qu Chi, Gebogener Graben) besitzt ebenso eine starke unterstützende Wirkung auf das Immunsystem. Er befindet sich etwas seitlich des Endes der Ellenbogenbeugefalte bei rechtwinkliger Beugung.
Der Punkt Magen 36 ❹ (Zu San Li, Drei Meilen am Fuß, auch der Große Heiler genannt) liegt vier Fingerbreit unterhalb der äußeren Kuhle unter der Kniescheibe, eine Daumenbreite seitlich der Schienbeinkante und wirkt allgemein **energiesteigernd** und **immunstärkend**.
Ebenfalls immunstärkend wirkt der Punkt Milz-Pankreas 10 ❺ (Xue Hai, Meer des Blutes). Sie finden ihn an der Innenseite des Oberschenkels, etwa drei Fingerbreit oberhalb und zwei Fingerbreit nach innen von der Spitze der Kniescheibe aus.
Der wichtige Punkt Milz-Pankreas 6 ❻ (San Yin Jiao, Treffpunkt der drei Yin-Meridiane), der eine Handbreit oberhalb des Innenknöchels an der Hinterkante des Schienbeins liegt, **stärkt alle inneren Organe**. Massieren Sie ihn mehrere Minuten lang im Uhrzeigersinn.

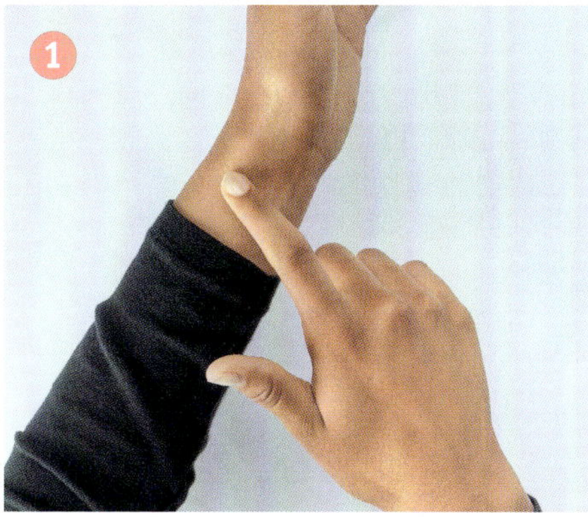

Lunge7

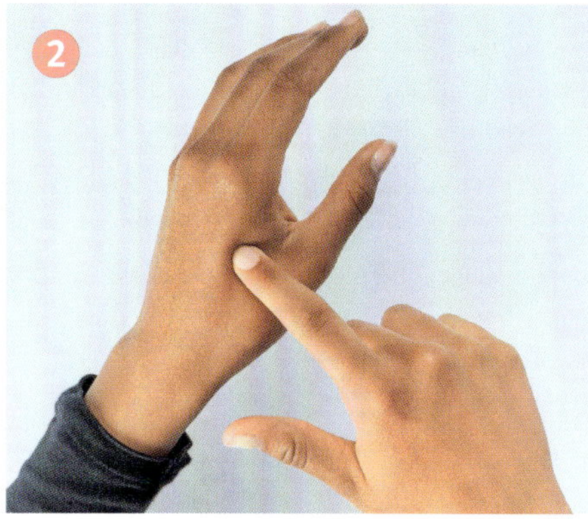

Dickdarm 4

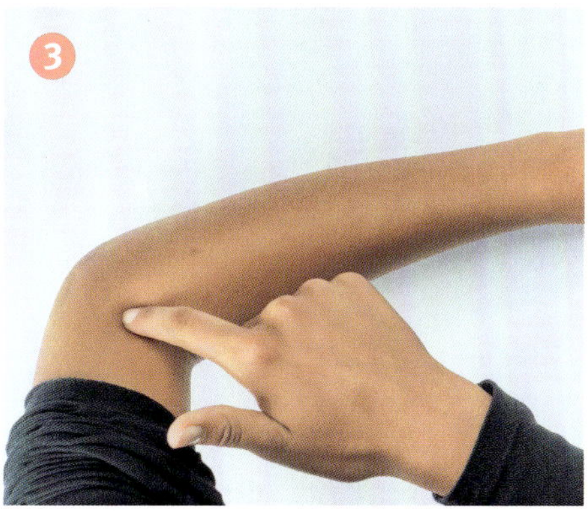

Dickdarm 11

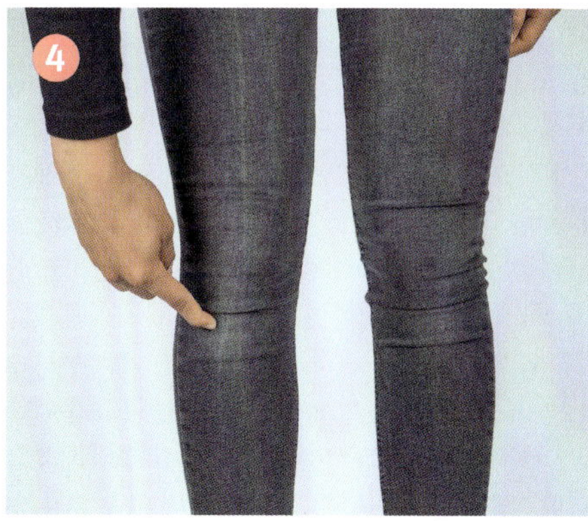

Magen 36

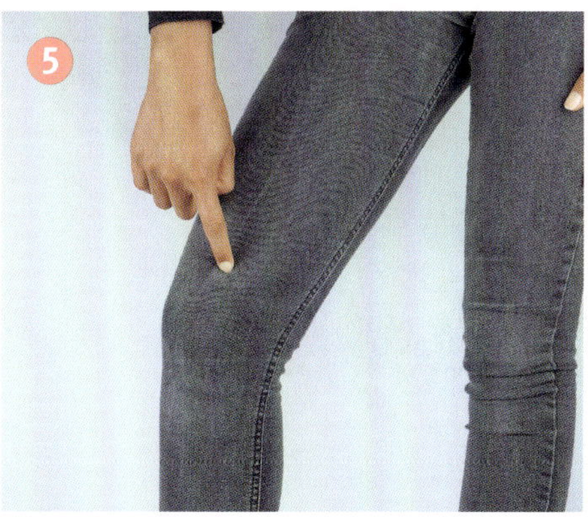

Milz-Pankreas 10

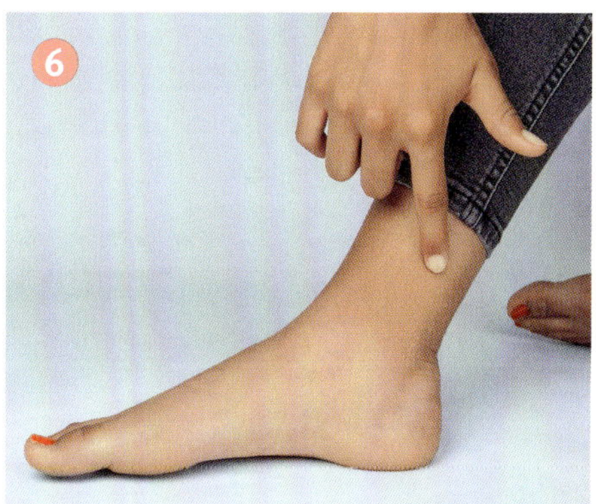

Milz-Pankreas 6

Der Punkt Gallenblase 20 ❶ (Feng Chi, Teich des Windes) befindet sich an der Schädelbasis, eine Daumenbreite hinter dem Hinterhauptshöcker. Er ist meist etwas schmerzempfindlich und sollte mehrere Minuten mit sanftem Druck stimuliert werden.
Der Punkt Lunge 9 ❷ (Tai Yuan, Äußerst tiefes Wasser) liegt am daumenseitigen Ende der Handgelenksbeugefalte. Er stärkt die Immunabwehr und unterstützt die **Heilung von chronischen Erkrankungen der Atemwege**. Massieren Sie mehrere Minuten kreisförmig im Uhrzeigersinn.

Mudras

Die Immunsystem-Mudra ❸ zur **Stärkung der körpereigenen Abwehr** wird nur mit der rechten Hand ausgeführt. Legen Sie zunächst Daumen und Ringfinger mit den Spitzen aneinander, dann die Zeigefingerspitze auf das Endglied des Daumens. Diese Mudra können Sie auch in Kombination mit anderen Mudras verwenden, die bei Erkältungskrankheiten eingesetzt werden: im akuten Fall bis zu sechs Mal täglich mindestens drei Minuten lang.
Die Linga-Mudra ❹ (Aufgerichtete Mudra) erhöht die Widerstandskraft bei **Erkältungen**, bessert **Husten** und löst **Verschleimungen**. Falten Sie dafür beide Hände, wobei ein Daumen aufrecht bleibt. Dieser wird vom Daumen und Zeigefinger der anderen Hand ringförmig umschlossen.
Die Shankh-Mudra ❺ (Muschel-Mudra) verbessert die Widerstandskraft des Kopf- und Hals-Rachenbereichs gegen **Erkältungsinfekte**, hilft gegen **Heiserkeit** und **Halsbeschwerden** und macht **verstopfte Nasen** frei. Umgreifen Sie den linken Daumen mit den vier Fingern der rechten Hand und berühren Sie mit dem rechten Daumen den ausgestreckten linken Mittelfinger. Die Finger der linken Hand liegen auf den Fingern der rechten Hand. Die aneinandergelegten Hände gleichen so einer Muschelschale. Halten Sie die Hände vor die Brust.
Zur Stärkung des Immunsystems, zum Beispiel bei **Infektanfälligkeit** und **chronischer Abwehrschwäche,** dient die Bhramara-Mudra ❻ (Die Biene). Rollen Sie den gebeugten Zeigefinger mit beiden Händen in die Daumengrube und drücken Sie den Daumen an die Seite des Mittelfingernagels. Ringfinger und kleiner Finger sind gestreckt. Mehrmals täglich fünf bis sieben Minuten anwenden.

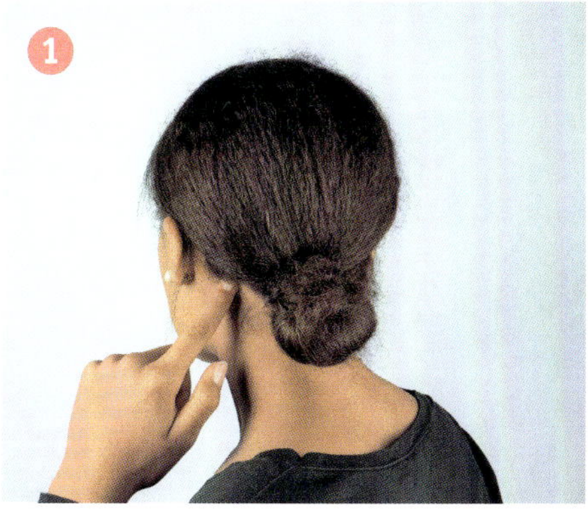

Gallenblase 20

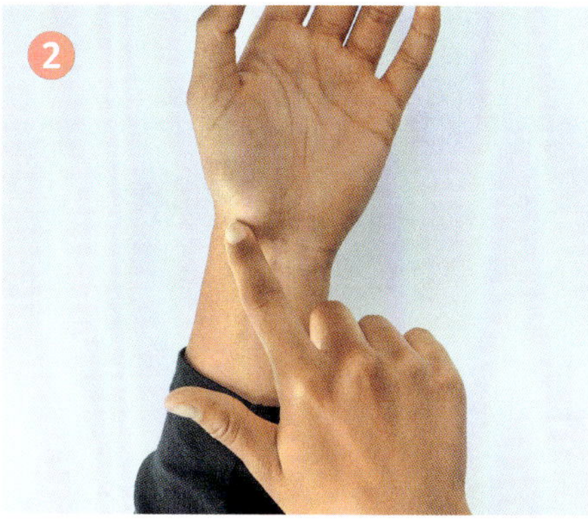

Lunge 9

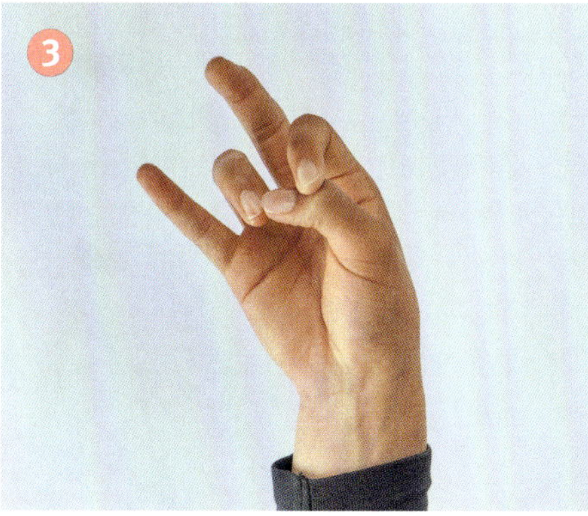

Immunstärkende Mudra

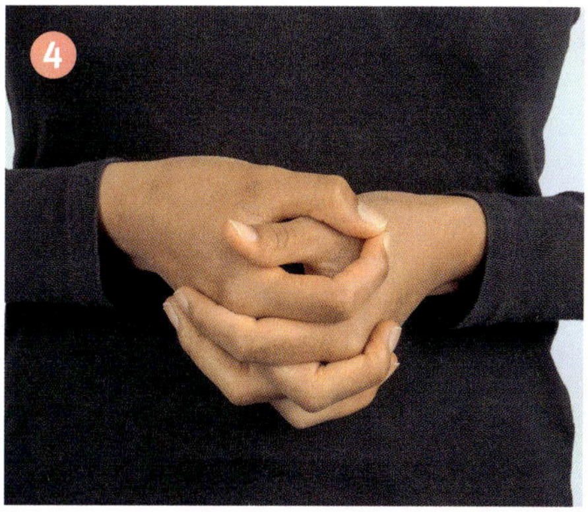

Linga-Mudra

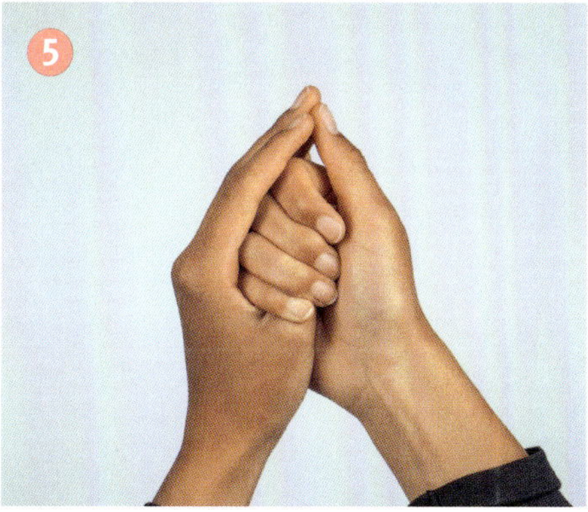

Shankh-Mudra

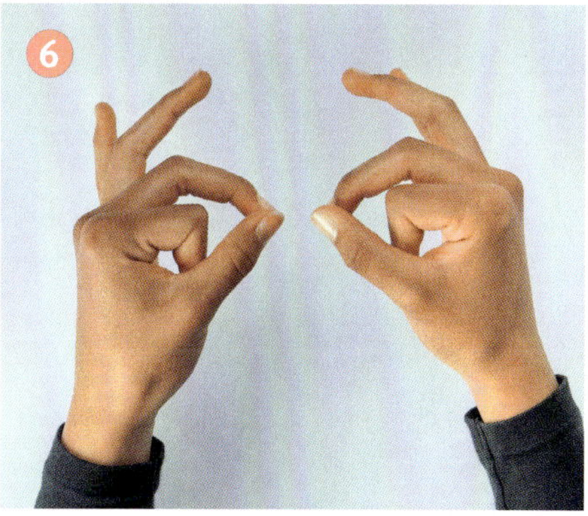

Bhramara-Mudra

Jin Shin Jyutsu

Das beidseitige Heilströmen der Energiepunkte 19 ❶ und Hohe 19 ❷ **stärkt das Immunsystem**. Legen Sie beide Hände über Kreuz und umfassen Sie mit der Handfläche den Punkt 19 am äußeren Ende der Ellenbogenfalte und gleichzeitig den Punkt Hohe 19, der vier Fingerbreit oberhalb davon liegt.
Legen Sie eine Hand auf den gegenüberliegenden Energiepunkt 3 ❸, der sich an der inneren oberen Ecke des Schulterblattes befindet. Dieser Punkt hat eine **sehr starke immunstärkende Wirkung**. Die andere Hand legen Sie in die Mitte der Leistenbeuge derselben Seite, auf den Energiepunkt 15 ❹, anschließend umgekehrt.
Der Mittelstrom oder Zentralstrom (siehe Seite 145 im Kapitel Angsterkrankungen) besteht aus acht aufeinanderfolgenden Griffen und dauert je drei Minuten pro Griff, insgesamt also etwa 25 Minuten. Sie sollten ihn regelmäßig, am besten täglich, anwenden, um neben einer **nachhaltigen Stärkung der körpereigenen Abwehrkräfte** auch innere Ruhe, Entspannung, Ausgeglichenheit und damit neue **Lebenskraft** zu erreichen.
Sie können ihn im Sitzen wie in Rückenlage durchführen. Legen Sie die Fingerspitzen der *rechten* Hand auf die höchste Stelle des Kopfes, den Punkt Du Mai 20 ❺ (Bai Hui, 100 Zusammenkünfte). Dort bleiben diese bis zum Ende der Übung liegen.

1. Griff: Legen Sie die Fingerspitzen von Zeige- und Mittelfinger der linken Hand auf die Stirn, in der Mitte zwischen den Augenbrauen.

2. Griff: Dann auf die Nasenspitze.

3. Griff: Danach auf die Halsgrube.

4. Griff: Im Anschluss daran auf die Mitte des Brustbeins.

5. Griff: Sodann auf das untere Ende des Brustbeins.

6. Griff: Danach wiederum zwei Fingerbreit über dem Nabel auf den Bauch.

7. Griff: Schließlich auf den oberen Rand des Schambeins.

8. Griff: Zum Abschluss bleibt die *linke* Hand auf dem oberen Rand des Schambeins liegen, während Sie die *rechte* Hand auf das Steißbein legen.

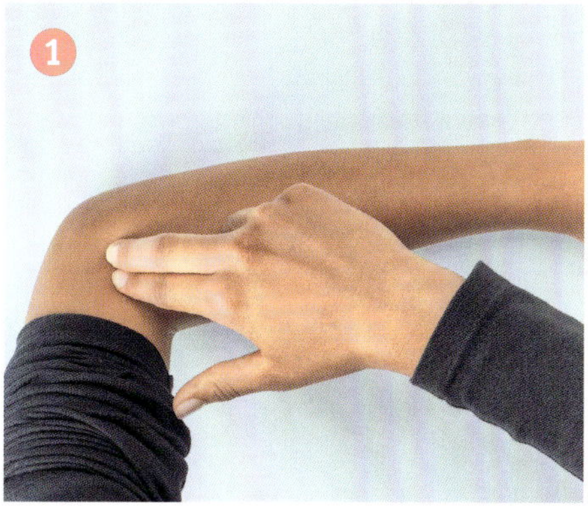

Energiepunkt 19

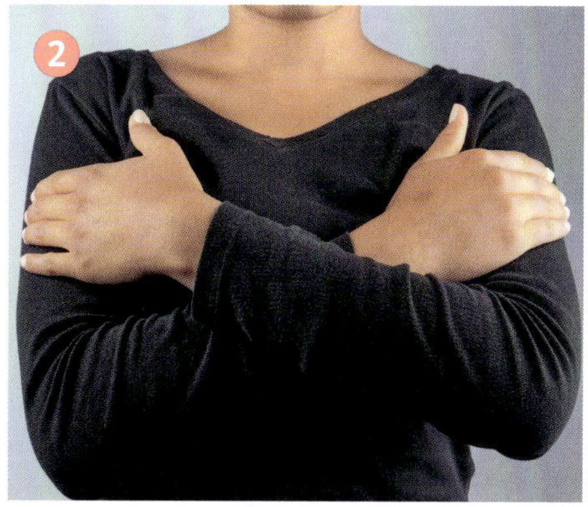

Energiepunkt 19a, Hohe 19

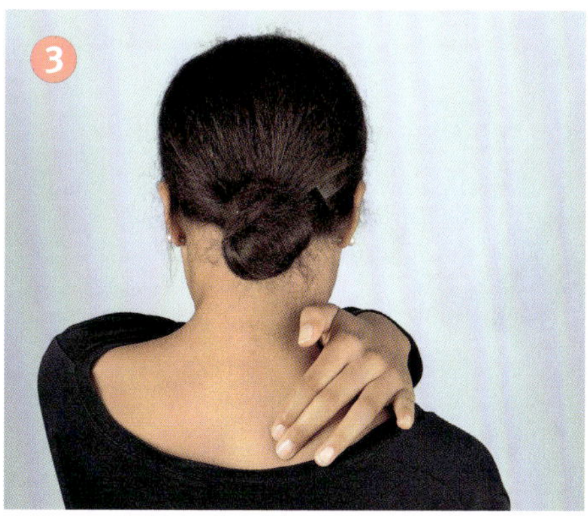

Energiepunkt 3

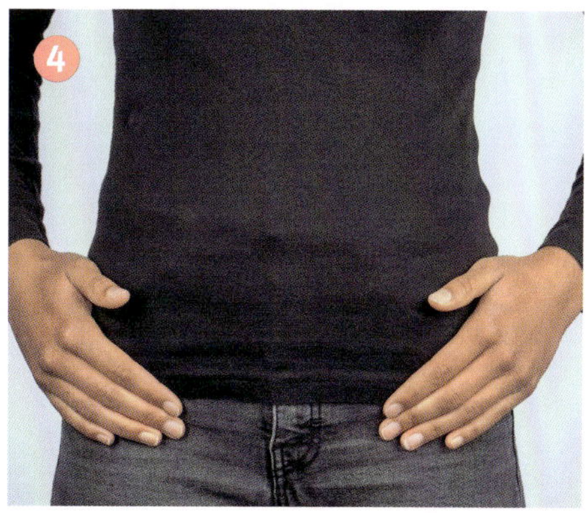

Energiepunkt 15

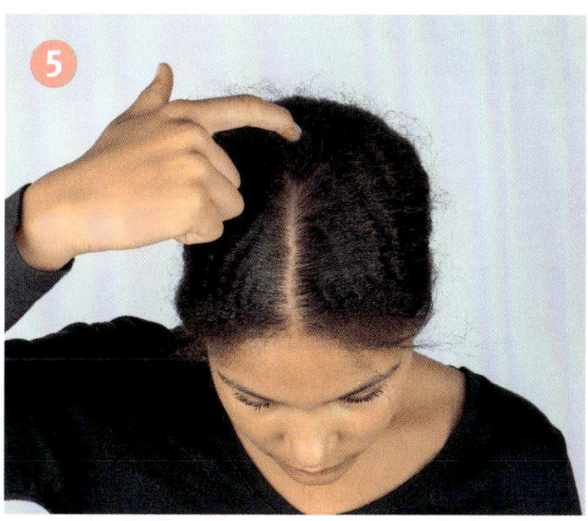

Du Mai 20

Magen-Darm-Erkrankungen: Durchfall, Bauchkrämpfe und Übelkeit

Zur Linderung von Beschwerden im Bauchraum, bei Übelkeit, Brechreiz, Erbrechen, Durchfall sowie bei Druckgefühlen, Blähungsbeschwerden oder krampfartigen Bauchschmerzen sind die folgenden Anwendungen hilfreich. Natürlich können damit nur Befindlichkeitsstörungen gebessert oder behoben werden – eine ursächliche Diagnostik und Behandlung durch den Arzt sollte in jedem Fall erfolgen.

Akupressur

Die lokalen Punkte Magen 25 ❶ (Tian Shu, Himmlischer Drehpunkt) liegen drei Querfinger neben dem Nabel und werden mit kreisender Bewegung massiert. Sie helfen bei allen **Funktionsstörungen des Darmtraktes**.
Der Punkt Ren Mai 12 ❷ (Zhong Wan, Mitten in der Magenhöhle) liegt fünf Querfinger oberhalb des Nabels in der Mittelinie. Als Meisterpunkt aller Hohlorgane hilft er bei Funktionsstörungen des Magens, wie Übelkeit, Aufstoßen, Erbrechen und Verdauungsstörungen, besonders in Kombination mit Perikard 6 (siehe Seite 138).
Zu den wichtigen peripheren Punkten gehören Milz-Pankreas 6 ❸ (San Yin Yao, Kreuzung dreier Yin-Meridiane), vier Querfinger oberhalb des Innenknöchels an der Schienbeinkante gelegen.
Besonders bei **stärkeren Krämpfen** hilft die Massage des Punktes Dickdarm 4 ❹ (He Gu, Geschlossenes Tal). Er liegt an der höchsten Stelle des Muskelwulstes, wenn Sie den Daumen an den Zeigefinger legen.
Der Punkt Leber 3 ❺ (Tai Chong, Großer Impuls) befindet sich zwei Querfinger oberhalb der Schwimmhautfalte am oberen Ende der Mulde zwischen erster und zweiter Zehe.
Magen 36 ❻ (Zu San Li, Drei Längen am Fuß) ist ein wichtiger Punkt. Er heißt auch der „Große Heiler" und beeinflusst alle **Funktionsstörungen des Magen-Darm-Traktes** günstig. Er liegt vier Fingerbreit unterhalb der äußeren Kuhle unter der Kniescheibe, eine Daumenbreite seitlich der Schienbeinkante.
Die Akupressur des Punktes Gallenblase 14 ❼ (Yang Bai, Yang-Weiße), der eine Fingerbreite über der Mitte der Augenbrauen liegt, lindert auch **Gallenkoliken**.

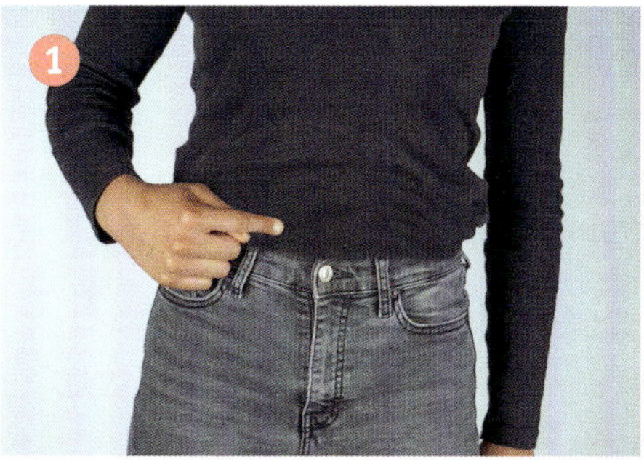

Magen 25

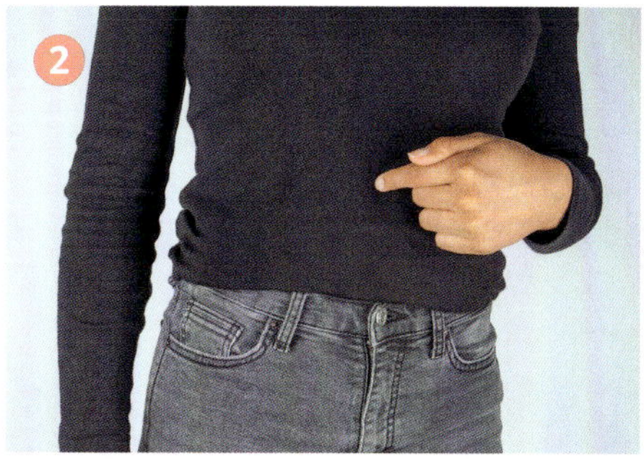

Ren Mai 12

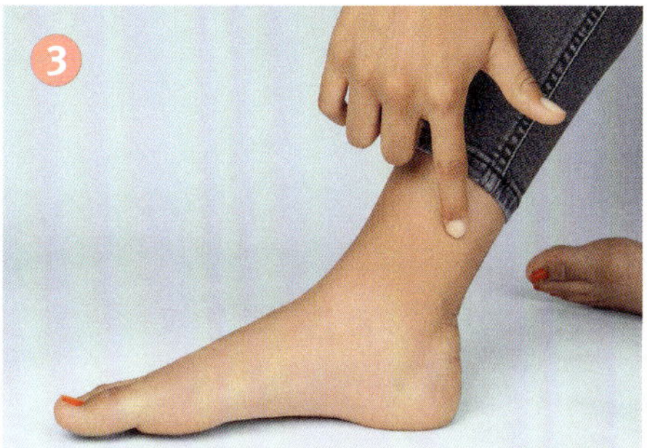

Milz-Pankreas 6

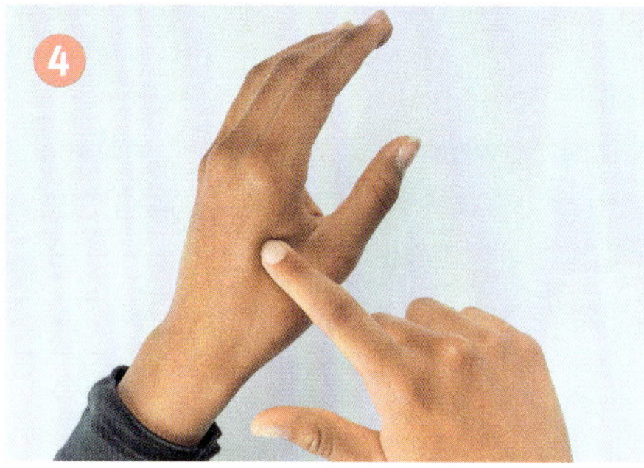

Dickdarm 4

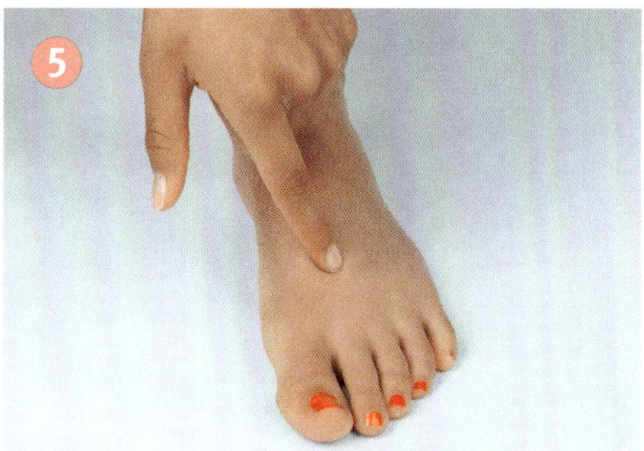

Leber 3

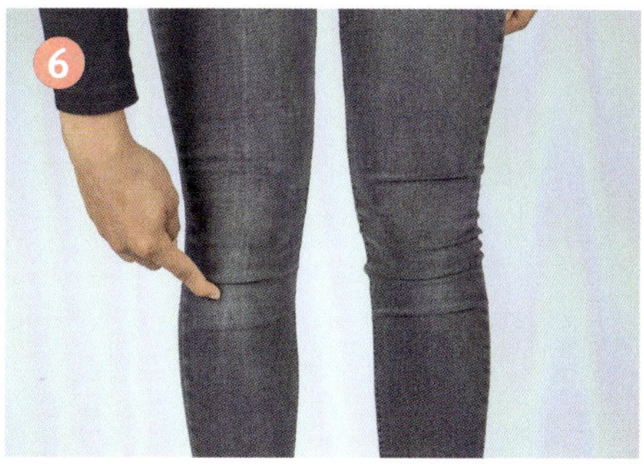

Magen 36

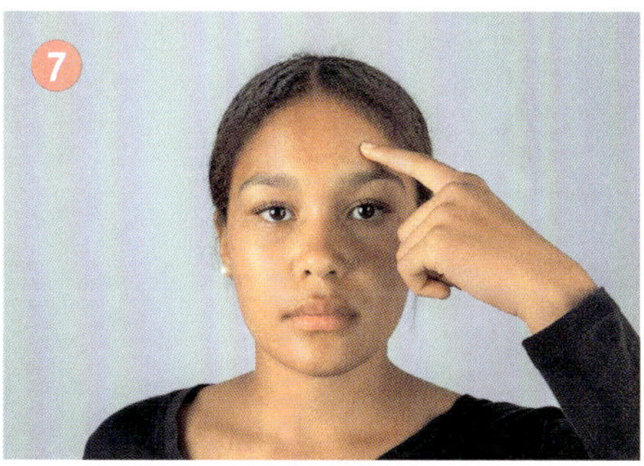

Gallenblase 14

Besonders bei Übelkeit, Brechreiz, Erbrechen, aber auch bei **Reise- und Seekrankheit** hilft schnell der Punkt Perikard 6 ❶ (Nei Guan, Innerer Pfad). Sie finden ihn drei Fingerbreit oberhalb der Handgelenksbeugefalte der Innenhand, in der Mitte des Unterarms zwischen zwei tastbaren Sehnen. Insbesondere in Kombination mit Ren Mai 12 (siehe Seite 118) tritt eine schnelle Wirkung ein.
Die Akupressur des Punktes Milz-Pankreas 9 ❷ (Yin Ling Quan, Quelle am Yin-Hügel) hilft bei allen **akuten oder chronischen Verdauungsstörungen** sowie bei **Wasseransammlungen** im Körper. Er liegt am oberen Ende der inneren Schienbeinkante in einer Mulde.
Der Punkt Ren Mai 6 ❸ (Qi Hai, Meer des Qi) verbessert die **Darmfunktion**, lindert **schmerzhafte Unterleibsschmerzen** und hilft bei **chronischen Krankheitsbildern mit allgemeiner Leistungsschwäche und Müdigkeit**. Er befindet sich zwei Fingerbreit unter dem Bauchnabel in der Mittellinie. Massieren Sie den Punkt klein kreisend im Gegenuhrzeigersinn.
Unterstützend bei Magen-Darm-Beschwerden hilft die Akupressur des Handpunktes 30 ❹. Er liegt in der Mitte der mittleren Beugefalte des Zeigefingers.

Mudras

Zur unterstützenden Behandlung einer **Durchfallerkrankung** ist die feste, streichende Massage beider Zeigefinger ❺ von der Basis bis zur Spitze wirksam. Umfassen Sie den Zeigefinger mit dem Daumen, dem Zeige- und eventuell dem Mittelfinger der gegenüberliegenden Hand. Streichen Sie mehrmals fest bis zur Fingerspitze – und wechseln Sie nach einigen Minuten die Hände.
Bei **Bauchschmerzen, Krämpfen, Völlegefühl und Übelkeit**, aber auch bei **Reiseübelkeit und Seekrankheit** hilft die Pushan-Mudra ❻ (Sonnengott Pushan, der Gott der Ernährung). Mit der rechten Hand legen Sie Daumen, Zeige- und Mittelfinger an den Spitzen zusammen, die anderen Finger sind gestreckt. Mit der linken Hand wiederum legen Sie Daumen, Mittelfinger- und Ringfingerspitzen zusammen, die übrigen Finger sind gestreckt. In einer zweiten Version werden mit der rechten Hand die Spitzen des Daumens, Ringfingers und des kleinen Fingers aneinandergelegt, die anderen Finger werden gestreckt (Prana-Mudra ❼). Die linke Hand bleibt dabei in der obigen Stellung.
Die Mudra der Verdauungsbeschwerden ❽ bessert Völlegefühl und Aufstoßen. Legen Sie beidseits den Daumennagelfalz auf die äußere Kante des Ringfingerglieds.

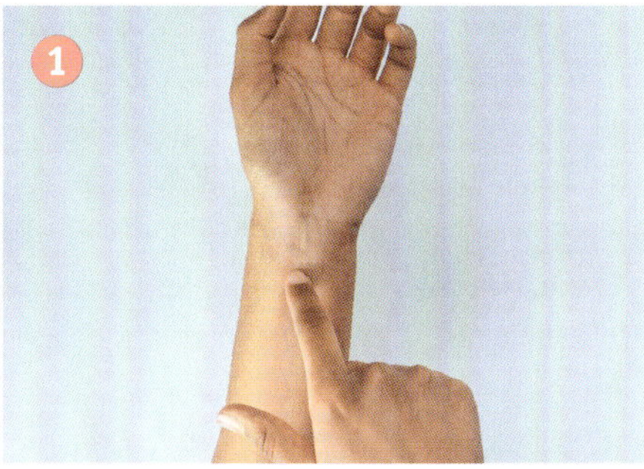

Perikard 6

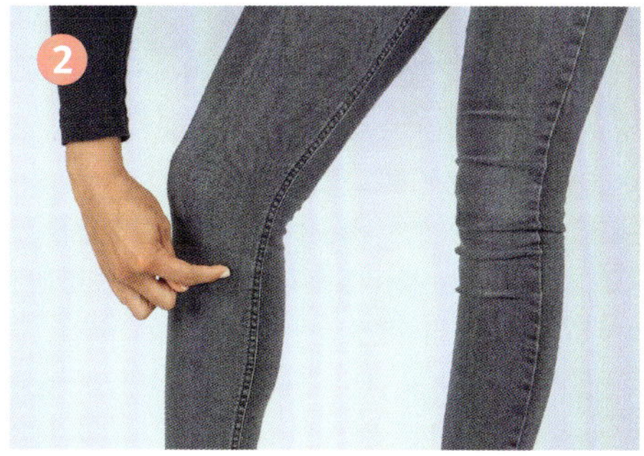

Milz-Pankreas 9

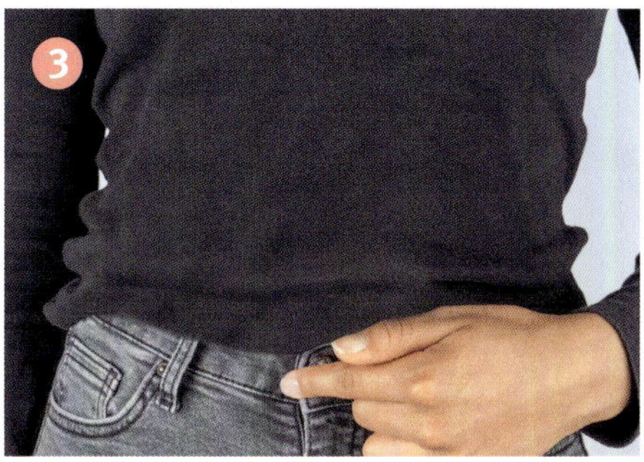

Ren Mai 6

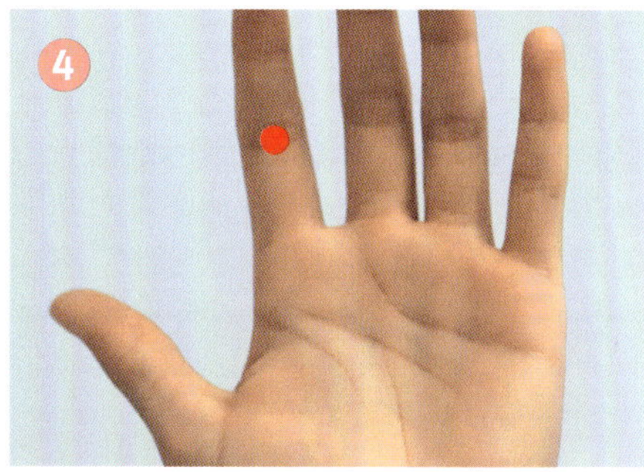

Handpunkt 30

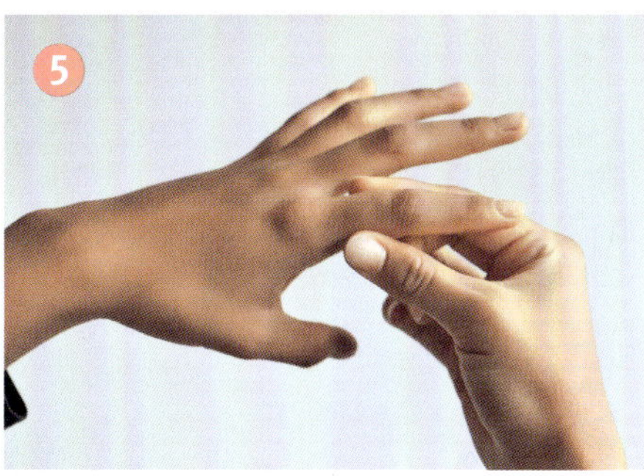

Zeigefinger-Massage

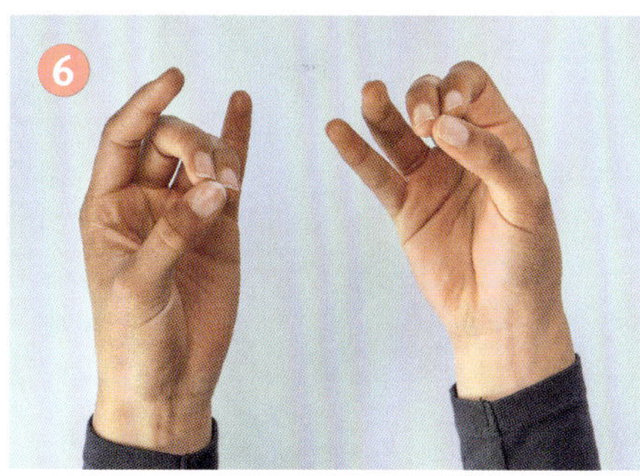

Pushan-Mudra

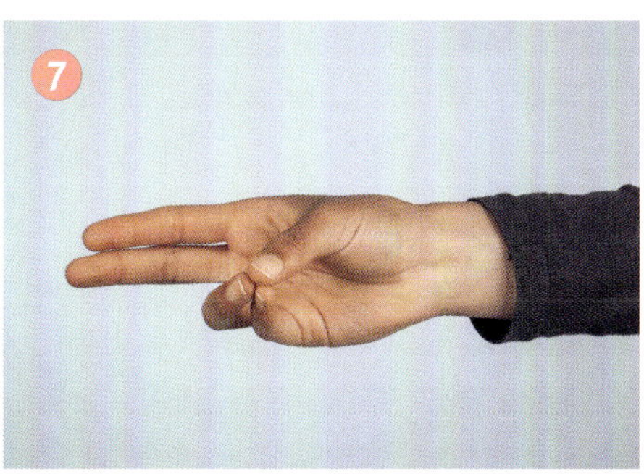

Prana-Mudra

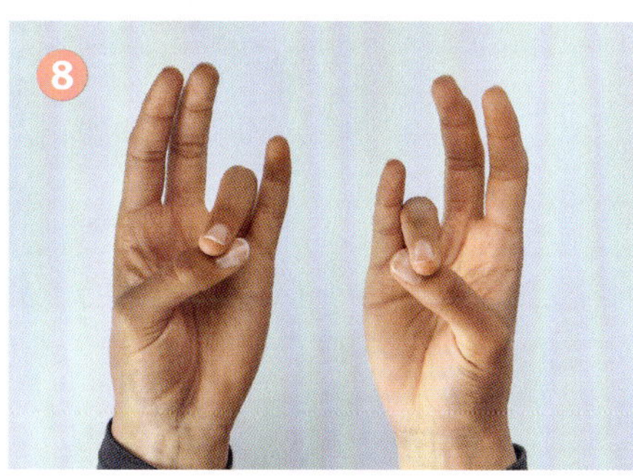

Mudra der Verdauungsbeschwerden

Bei der Matangi-Mudra ❶ falten Sie die Hände vor dem Solarplexus, oberhalb des Nabels: Beide Mittelfinger sind aufgestellt und werden aneinandergelegt. Dadurch tritt eine **Entkrampfung von Magen, Dünn- und Dickdarm** ein.
Bei **Darmkrämpfen, Unterleibskrämpfen und Hämorrhoidalschmerzen** bringt die Maha-Sakral-Mudra ❷ (Großes-Becken-Mudra) große Erleichterung. Legen Sie dafür die Ringfingerkuppen beider Hände aneinander und die kleinen Finger an die Daumenspitze. Die restlichen Finger sind gestreckt. Halten Sie zehn Atemzüge lang diese Handstellung. Dann gehen Sie auf den zweiten Teil der Mudra, ebenso zehn Atemzüge lang, über, wobei Sie die Fingerkuppen der kleinen Finger aneinander- und die Ringfinger an die Daumenspitzen legen. Die übrigen Finger sind gestreckt.
Die Mukula-Mudra ❸ (Schnabelhand) ist eine **universelle Schmerz-Mudra**, die Sie auch bei **lokalisierten Bauchschmerzen**, zum Beispiel bei **Gallenkoliken** einsetzen können. Führen Sie die Fingerspitzen einer Hand inklusive Daumen schnabelförmig an der Spitze zusammen, so dass sich die Fingerspitzen seitlich berühren und der Daumen in der Mitte liegt. Setzen Sie nun die Fingerspitzen genau auf die schmerzhafte Stelle und verweilen Sie dort etwa fünf Minuten. Stellen Sie sich vor, dass ein Strom heilender Energie auf die schmerzende Stelle fließt.

Jin Shin Jyutsu

Die Energiepunkte 2 ❹ befinden sich am Rücken des Beckenrandes, etwa 5 cm von der Mittellinie entfernt. Strömen Sie diese **bei Durchfall** mit den Fingerspitzen der rechten Hand rechts und mit denen der linken Hand links bis zu 20 Minuten lang.
Die Energiepunkte 8 ❺ liegen an der Außenseite des Knies, unter dem Kniegelenk, am gut tastbaren Wadenbeinköpfchen. Das Strömen des rechten Energiepunktes mit der linken Hand bringt Hilfe bei **Durchfall**. Bei **Verstopfung** wird der linke Punkt mit der rechten Hand geströmt.
Die Energiepunkte 15 ❻ befinden sich in der Mitte der Leistenbeuge, die Punkte 25 ❼ am unteren Ende des Sitzbeinhöckers. Eine Hand liegt in der Leistenbeuge, die andere liegt unter dem gegenüberliegenden Sitzhöcker. Bei Übelkeit und **Erbrechen** strömen Sie beidhändig beide Energiepunkte 1 ❽, die an der Innenseite der Kniegelenke gelegen sind. Alternativ legen Sie eine Hand auf den Energiepunkt 1 der gegenüberliegenden Knieseite und die andere Hand auf den Energiepunkt 14 der gegenüberliegenden Seite. Er befindet sich in der Mitte des Rippenbogens.
Bei **Reiseübelkeit** können Sie beide Energiepunkte 14 ❾ über Kreuz strömen: Die rechte Hand legen Sie an den linken vorderen Rippenbogen und die linke Hand an den rechten vorderen Rippenbogen. Bei **Bauchkrämpfen** – vom Magen wie vom Darm – ist das beidseitige Halten der Energiepunkte 23 ❿ hilfreich. Legen Sie die rechte Hand unterhalb der letzten Rippe in die rechte Flanke und die linke Hand in die linke.

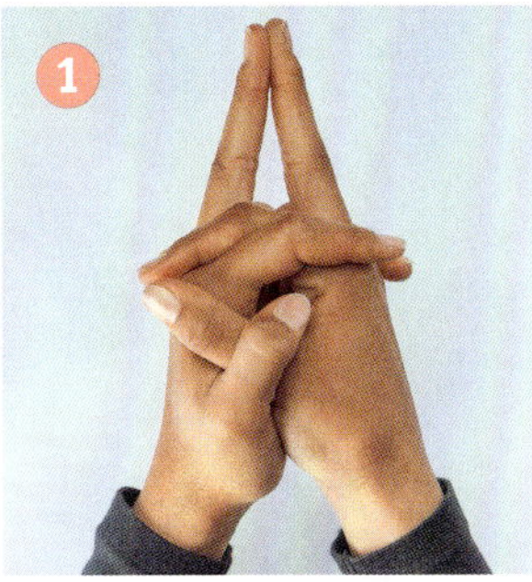

Matangi-Mudra

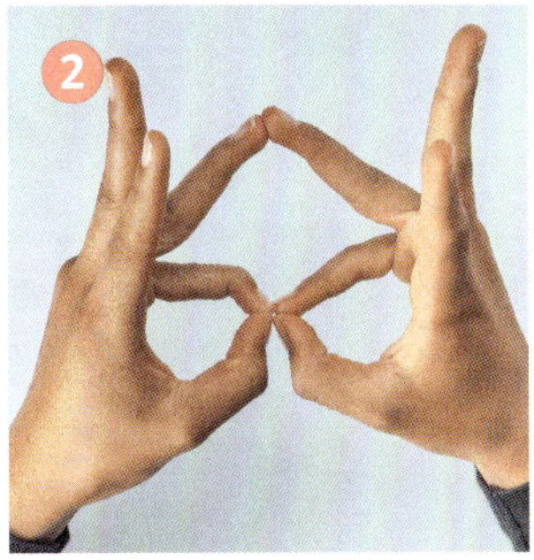

Maha-Sakral-Mudra

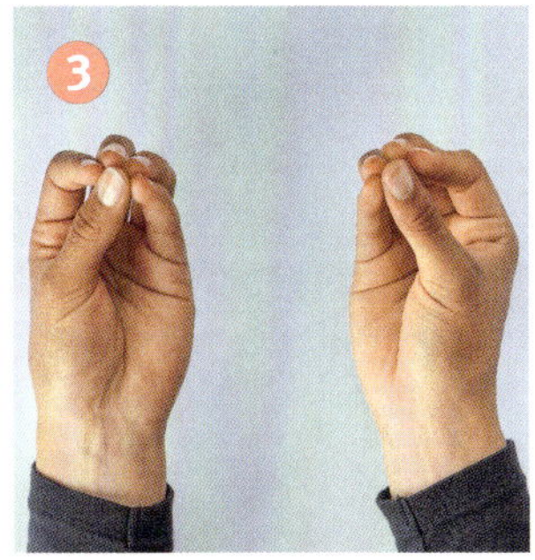

Mukula-Mudra

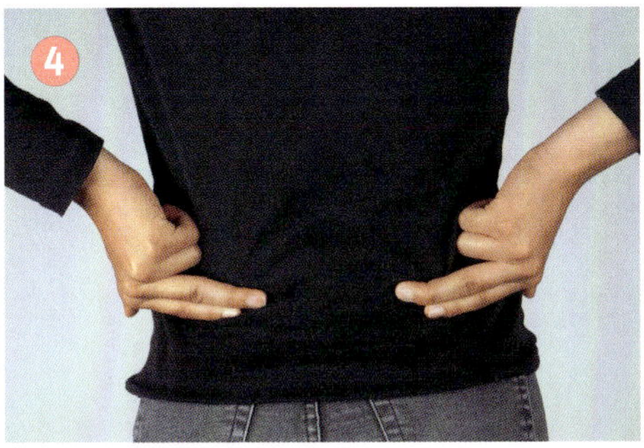

Energiepunkt 2

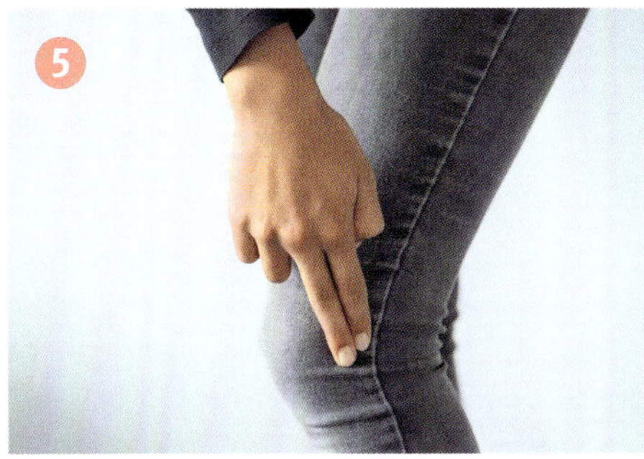

Energiepunkt 8 rechts mit linker Hand

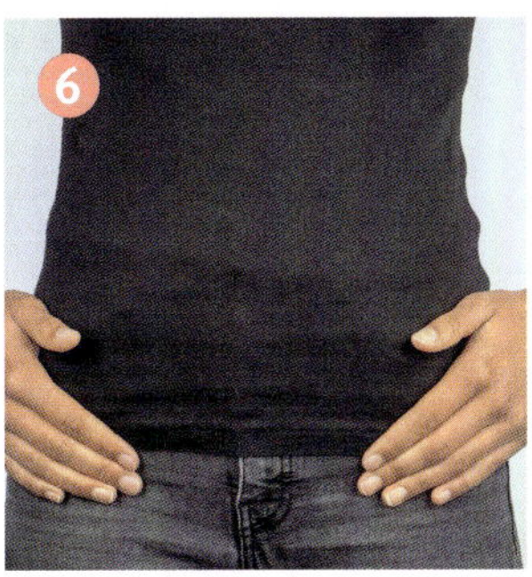

Energiepunkt 15

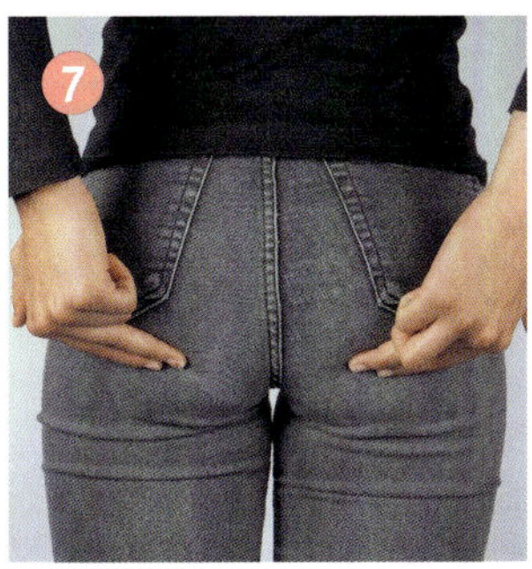

Energiepunkt 25

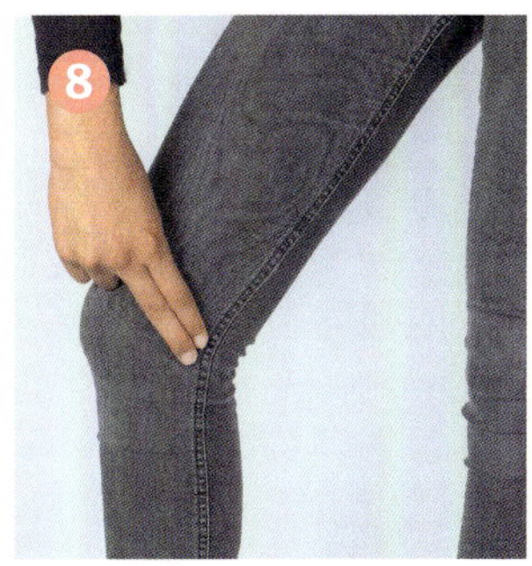

Energiepunkt 1

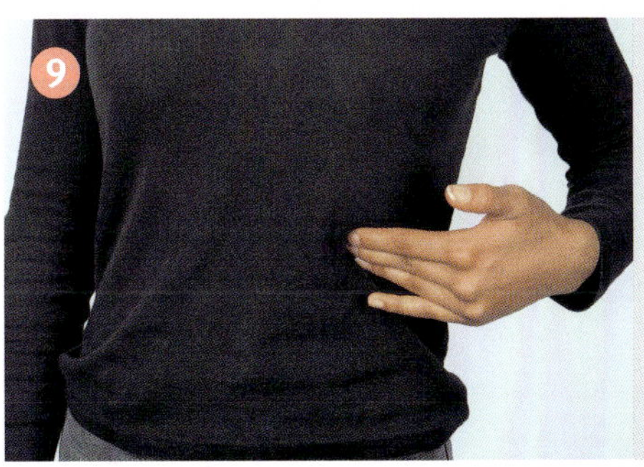

Energiepunkt 14

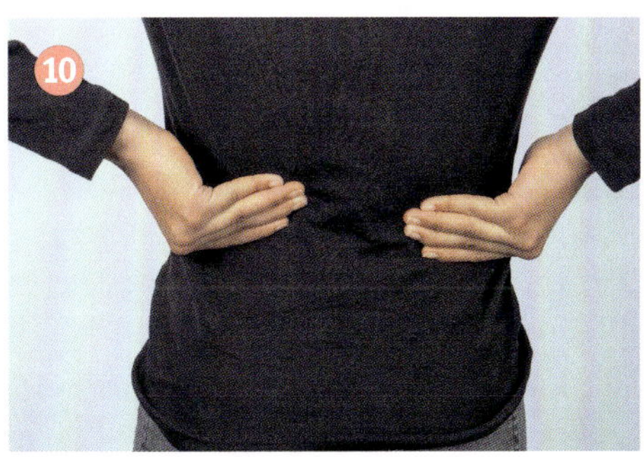

Energiepunkt 23

Erkrankungen des Magens

Eine Magenschleimhautentzündung oder ein Magengeschwür ist aus traditioneller chinesischer Sicht auf eine Störung des Energieflusses des Magen-Qi zurückzuführen. Bei Sodbrennen nennt man dies ein „rebellierendes Magen-Qi", da dieses in die entgegengesetzte Richtung hin zur Speiseröhre fließt und so den Säureschmerz erzeugt. Mit Akupressur und den anderen energetischen Übungen können Sie die Störung günstig beeinflussen oder sogar beseitigen. Auch hier gilt: Eine medizinische Abklärung und Therapie ist unbedingt erforderlich.

Akupressur

Der wichtigste Punkt ist Ren Mai 12 ❶ (Zhong Wan, In der Mitte der Magengrube), der auch „Alarmpunkt des Magens" und „Meisterpunkt der Hohlorgane" genannt wird. Er liegt fünf Fingerbreit über dem Nabel in der Mittellinie. Eine sanfte, kreisende Massage gegen den Uhrzeigersinn über mindestens drei Minuten ist hilfreich bei allen **Magenbeschwerden**.

Auch der Punkt Ren Mai 10 ❷ (Xia Wan, Untere Magengrube) drei Fingerbreit über dem Nabelmittelpunkt, hilft bei Magenbeschwerden. Auch hier massieren Sie gegen den Uhrzeigersinn.

Der Punkt Perikard 6 ❸ (Nei Guan, Passtor des Inneren) hilft bei Übelkeit, Brechreiz und saurem Aufstoßen, außerdem ist er bei **Herzbeschwerden** nützlich. Er liegt drei Fingerbreit über der Handgelenksbeugefalte in der Mitte des Unterarmes zwischen zwei tastbaren Sehnen.

Magen 36 ❹ (Zu San Li, Drei Meilen am Fuß) ist ein wichtiger Punkt. Er heißt auch „Großer Heiler" und beeinflusst **alle Verdauungsstörungen** günstig. Tasten Sie an der äußeren Schienbeinkante nach oben bis zum Vorsprung unter dem Kniegelenk. Dann gehen Sie eine Fingerbreite seitlich. Massieren Sie gegen den Uhrzeigersinn.

Der Punkt Magen 44 ❺ (Nei Ting, Innere Halle) liegt an der Schwimmhaut zwischen der zweiten und dritten Zehe. Er wirkt besonders bei **akuter Entzündung der Magenschleimhaut, Sodbrennen** sowie **Geschwüren des Magens und des Zwölffingerdarms**. Ganz allgemein wirkt er **schmerzlindernd**.

Der Punkt Milz-Pankreas 9 ❻ (Yin Ling Quan, Quelle am Yin Hügel) ist bei akuten und chronischen **Verdauungsstörungen** hilfreich. Außerdem fungiert er als Entwässerungspunkt. Er befindet sich in der Mulde am oberen Ende der inneren Schienbeinkante.

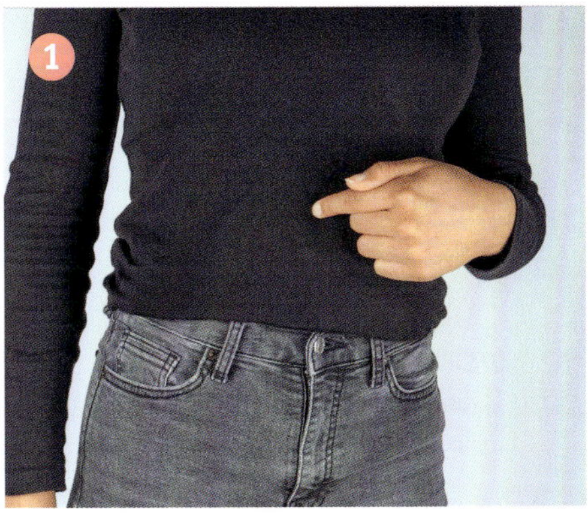

Ren Mai 12

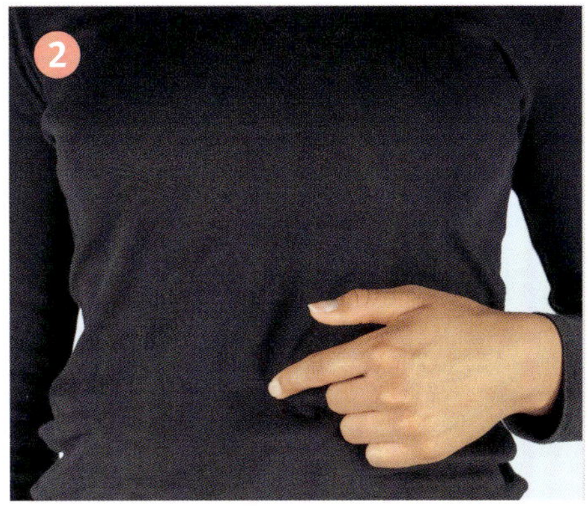

Ren Mai 10

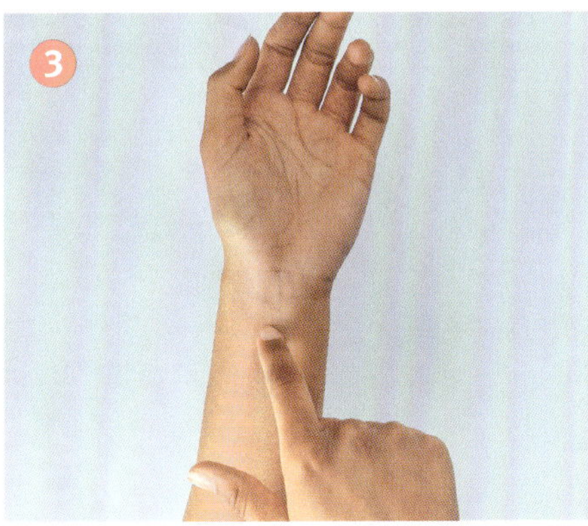

Perikard 6

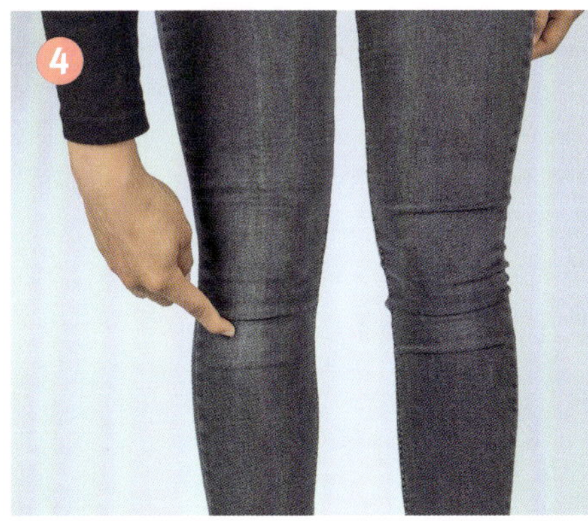

Magen 36

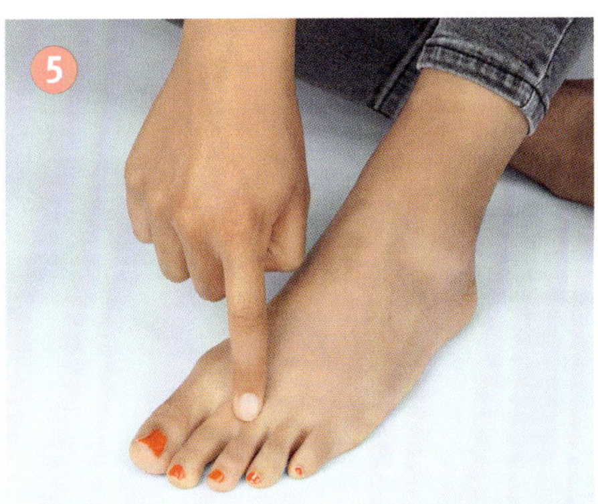

Magen 44

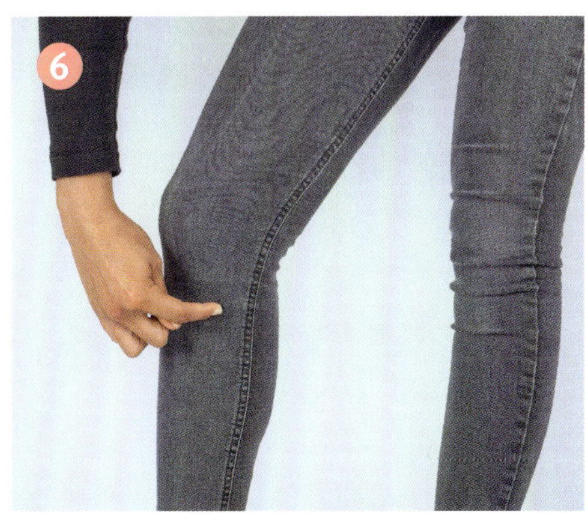

Milz-Pankreas 9

Mudras

Die Rudra-Mudra ❶ (Herrscher des Solarplexus) hilft bei **Entzündung der Magenschleimhaut mit** Übersäuerung. Setzen Sie die Fingerspitzen des Zeige- und Ringfingers auf die Daumenkuppe, die übrigen Finger sind leicht gestreckt. Halten Sie die Hände auf Magenhöhe oder legen Sie sie auf den Oberbauch. Das ganze fünf Minuten und am besten mehrmals täglich.
Die Mushti-Mudra ❷ (Faust-Mudra) aktiviert die **Magen- und Leberenergie**. Ballen Sie beidseitig die Faust und legen Sie den Daumen über den Ringfinger. Sie können diese Übung bis zu dreimal täglich für 15 Minuten machen.
Die Mukula-Mudra ❸ (Schnabelhand) wird mit beiden Händen direkt unter das Brustbein gesetzt. Legen Sie die Spitzen der Finger dabei ringförmig um die Spitze des Daumens. So werden **Magenschmerzen** gebessert.
Die Magen-Mudra ❹ ist bei **Krämpfen des Magens** wirksam. Legen Sie mit der rechten Hand die Mittel-, Ring- und Kleinfingerspitze rund um den Daumennagel, der Zeigefinger ist dabei leicht gestreckt. Links legen Sie das Endglied des Zeigefingers auf das obere Daumengelenk.
Alle **Magenbeschwerden** lassen sich mit der Mudra der Magenverstimmung ❺ günstig beeinflussen. Mit der rechten Hand legen Sie den Daumen und den Zeigefinger an der Spitze zusammen, links legen Sie den Zeigefinger auf den Daumennagel.
Unterstützend können Sie die Mudra der **Verdauungsbeschwerden** ❻ einsetzen. Legen Sie mit beiden Händen den Daumennagelfalz auf die äußere Kante des zweiten Ringfingerglieds.

Praxis-Tipp

- ★ Neben dem **homöopathischen Mittel** Nux vomica sind pflanzliche Extrakte aus Kamille, Süßholz, Pfefferminze und Schleifenblume bei akuten **Magenbeschwerden** sehr hilfreich.
- ★ Auch ein **Ingwertee** beseitigt schnell Übelkeit und Beschwerden des Magens.

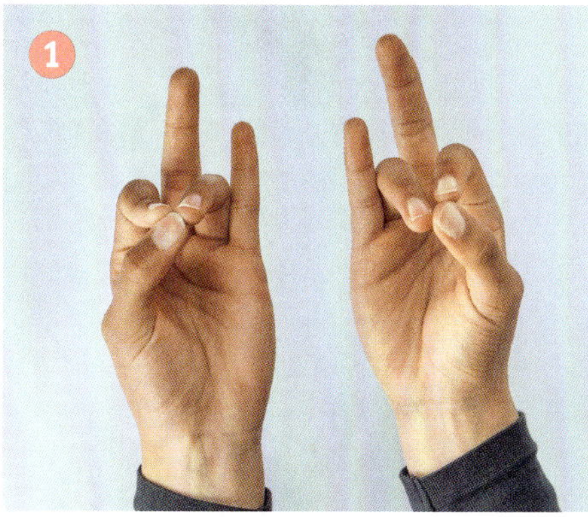

Rudra-Mudra

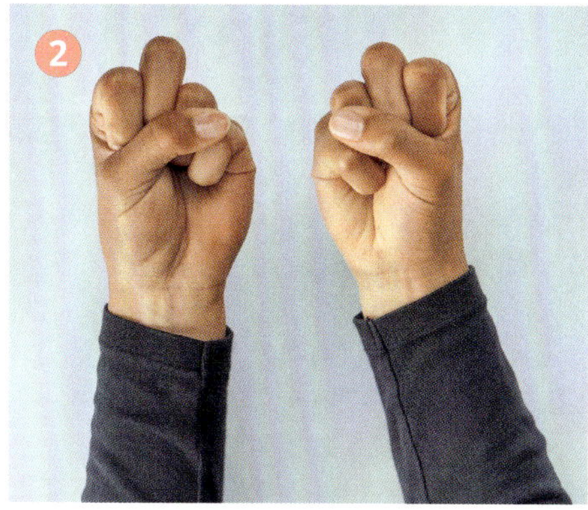

Mushti-Mudra

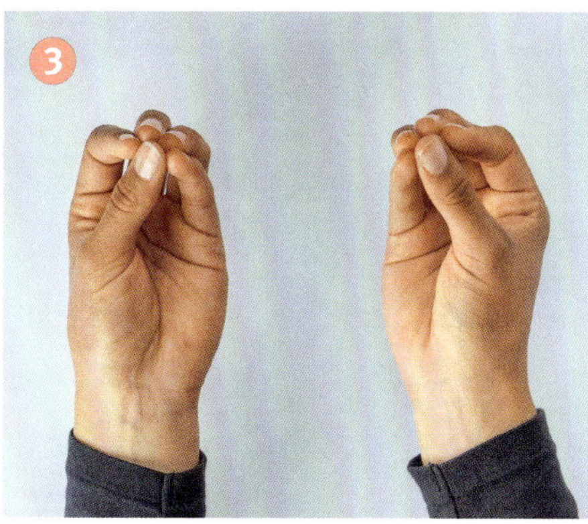

Mukula-Mudra

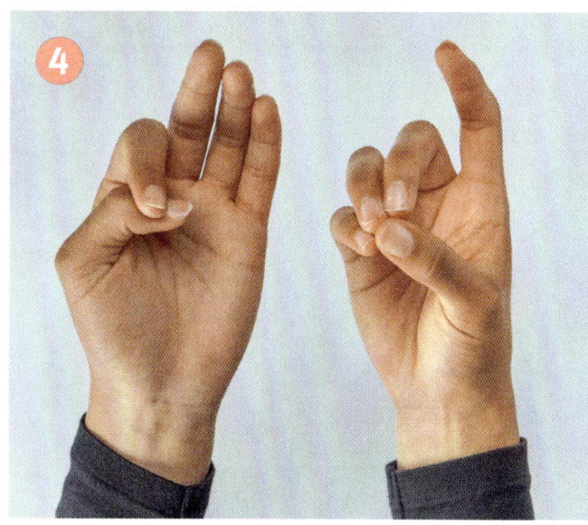

Magen-Mudra

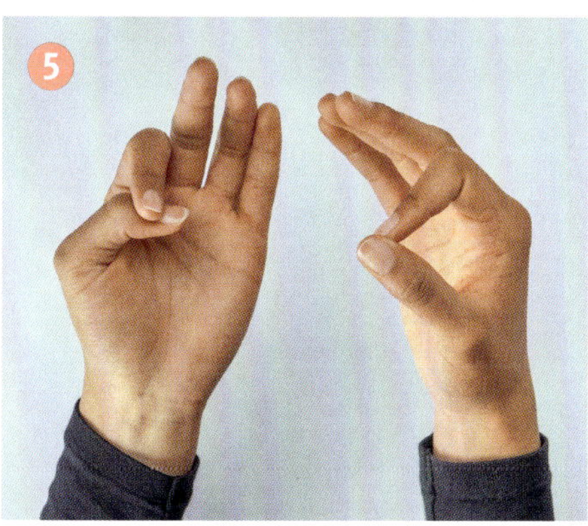

Magenverstimmungs-Mudra

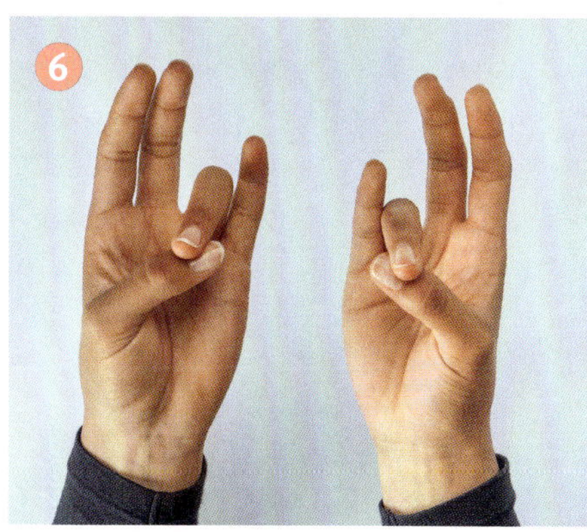

Verdauungsbeschwerden-Mudra

Jin Shin Jyutsu

Das alleinige Strömen des Daumens ❶, den Sie mit der gegenüberliegenden Hand umfassen, ist hilfreich bei **Sodbrennen** und vielen **Verdauungsproblemen**. Nach einigen Minuten wechseln Sie die Seiten.
Das beidseitige Heilströmen der Energiepunkte 1 ❷ bringt Hilfe bei **Magenschmerzen**. Die Punkte liegen jeweils an der Innenseite der Kniegelenke. Sie legen die rechte Hand auf den rechten und die linke Hand auf den linken Energiepunkt 1.
Bei **Sodbrennen** legen Sie die rechte Hand auf den linken Energiepunkt 21 ❸ im Bereich der Kieferhöhle und die linke Hand auf den linken Energiepunkt 22 ❹ unter das Schlüsselbein. Anschließend wechseln Sie die Seiten.
Die Energiepunkte 7 ❺ befinden sich an der Unterseite der großen Zehen. Das beidseitige Strömen – rechte Hand rechts und linke Hand links – hilft bei Übelkeit, Magenschmerzen und Verdauungsbeschwerden. Umfassen Sie am besten die Großzehen klammerförmig mit dem obenliegenden Daumen und den übrigen Fingern unter der Zehe – allerdings ist dazu etwas akrobatische Geschicklichkeit erforderlich. Bei der Abbildung wurde die Großzehe frei gelassen.
Bei **Völlegefühl nach dem Essen** hilft das beidseitige Strömen der Energiepunkte 14 ❻ über Kreuz. Diese liegen in der Mitte der vorderen Rippenbögen beidseits. Die rechte Hand liegt über dem linken und die linke über dem rechten Rippenbogen.
Bei Übelkeit und Brechreiz können Sie auch das gleichzeitige Strömen des Energiepunktes 14 links mit der rechten Hand und das Strömen des Punktes 1 an der Knieinnenseite rechts mit der linken Hand kombinieren. Dann wechseln Sie die Seiten.
Auch die Energiepunkte 19 ❼, die am äußeren Ende der Ellenbogenbeugefalten liegen, können bei **Magenproblemen** über Kreuz geströmt werden.

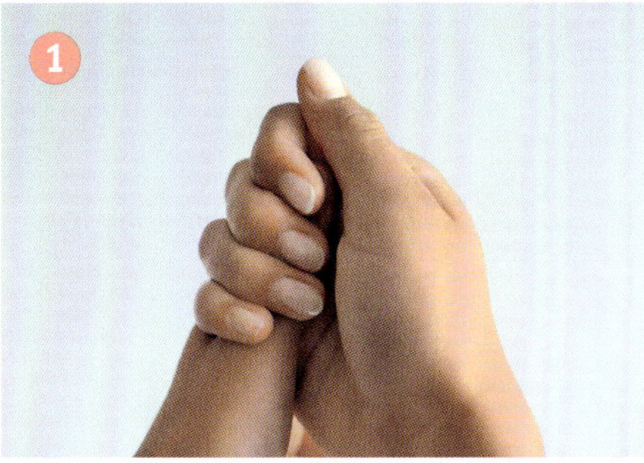

Strömen des Daumens

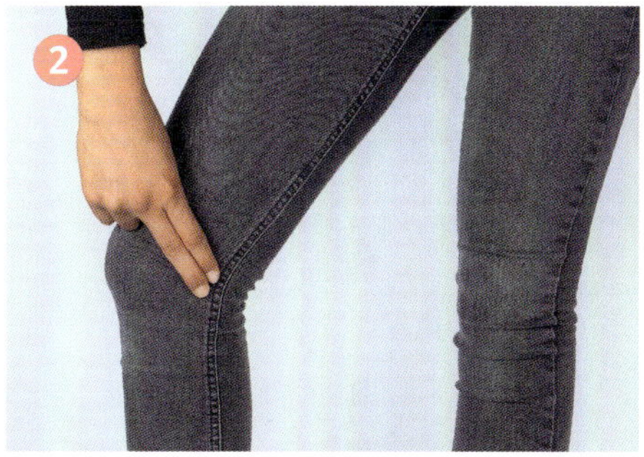

Energiepunkt 1

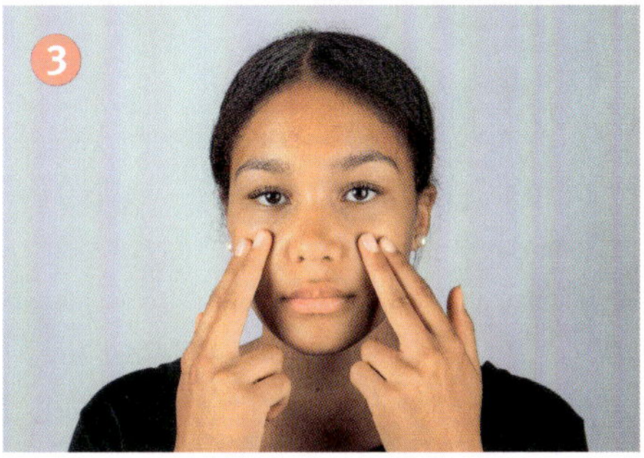

Energiepunkt 21

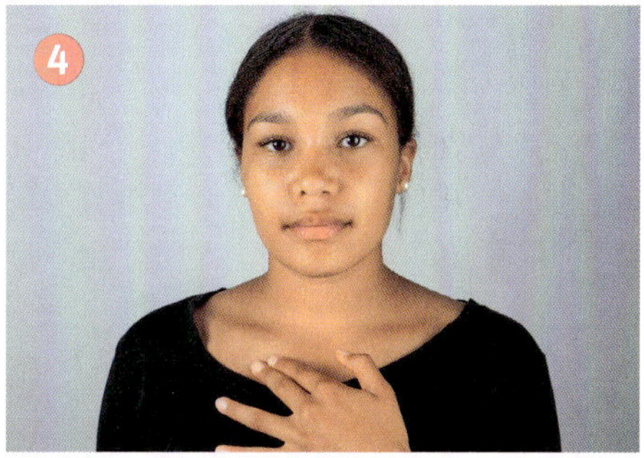

Energiepunkt 22

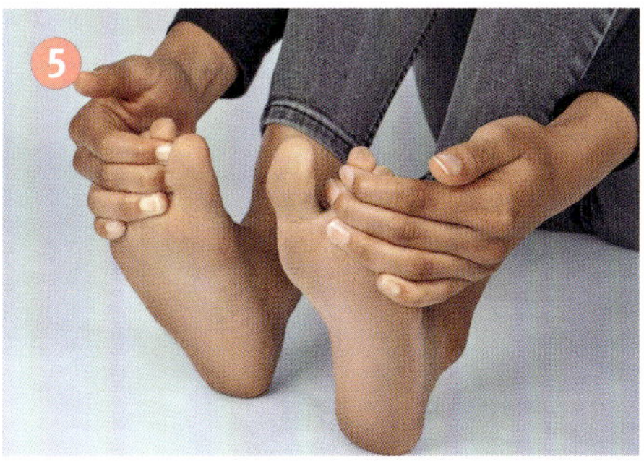

Energiepunkt 7

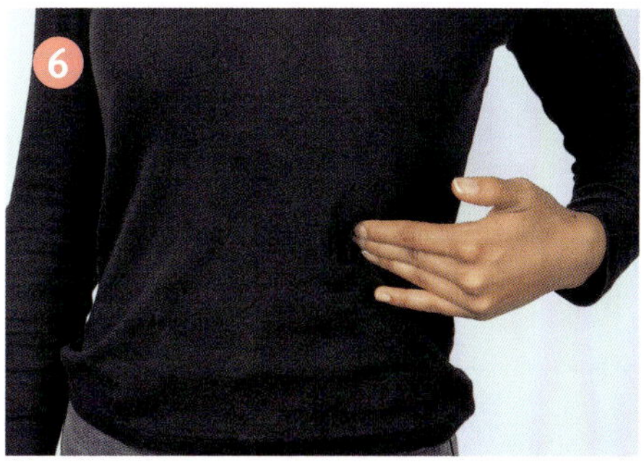

Energiepunkt 14

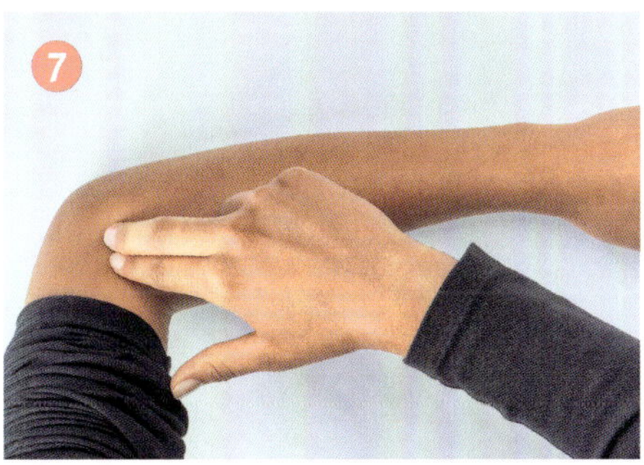

Energiepunkt 19

Verdauungsstörungen, Verstopfung, Blähungen und Schluckauf

Zahlreiche Verdauungsstörungen wie Stuhlverstopfung, Blähungen, Völlegefühl nach dem Essen und Übelkeit sowie Schluckauf können durch die folgenden Anwendungen gebessert werden. Eine unterstützende Behandlung mit homöopathischen, pflanzlichen oder mikrobiologischen Präparaten zur Beeinflussung der Darmflora ist dabei anzuraten.

Akupressur

Der Punkt Dreifacher Erwärmer 6 ❶ (Zhi Gou, Nebenrinne) ist der wichtigste Punkt gegen **Verstopfung**. Er liegt vier Querfinger oberhalb der äußeren Handgelenksfalte in der Mitte des Unterarmes.
Der Punkt Perikard 6 ❷ (Nei Guan, Innerer Pass) befindet sich genau am Unterarm gegenüber, drei Querfinger oberhalb der inneren Handgelenksfalte in der Mitte des Unterarmes zwischen zwei tastbaren Sehnen. Dieser Punkt wirkt vor allem gegen Übelkeit, Brechreiz oder Schluckauf.
Eine der schnellsten Möglichkeiten, sich von **Schluckauf** zu befreien, ist die Akupressur des Punktes Dreifacher Erwärmer 17 ❸ (Yi Feng, Schutzschild gegen den Wind). Er befindet sich in der Vertiefung hinter dem Ohrläppchen und sollte beidseitig gehalten werden.
Der Punkt Milz-Pankreas 15 ❹ (Da Heng, Große Horizontale) liegt eine Handbreit neben dem Nabel im Schnittpunkt mit einer senkrechten Linie von den Brustwarzen nach unten. Er wirkt bei **Völlegefühl**.
Daneben liegt der Punkt Magen 25 ❺ (Tian Shu, Himmlischer Drehpunkt), drei Fingerbreit neben dem Nabel. Er hilft ebenso bei **Völlegefühl** und **Missempfinden im Bauchraum**, besonders nach zu reichlichem Essen.
Den Punkt Magen 21 ❻ (Liang Men, Pforte der Speisen) finden Sie auch drei Fingerbreit neben dem Nabel, fünf Querfinger oberhalb des Nabels. Er wirkt bei **schmerzhaften Funktionsstörungen der Oberbauchorgane** sowie bei Übelkeit und **Erbrechen**.
Der Punkt Milz-Pankreas 6 ❼ (San Yin Jiao, Kreuzung der drei Yin-Leitbahnen), der eine Handbreit oberhalb des Innenknöchels an der Hinterkante des Schienbeins liegt, unterstützt die **Funktion der Leber und der Milz**.

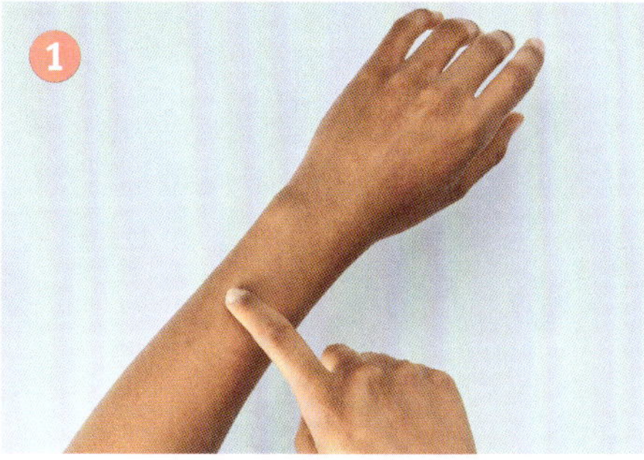

Dreifacher Erwärmer 6

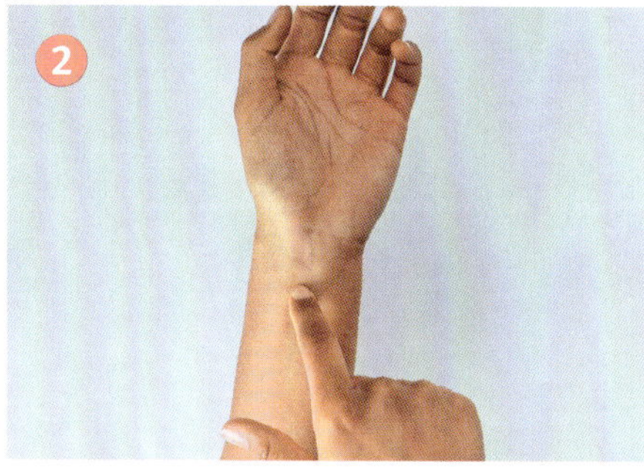

Perikard 6

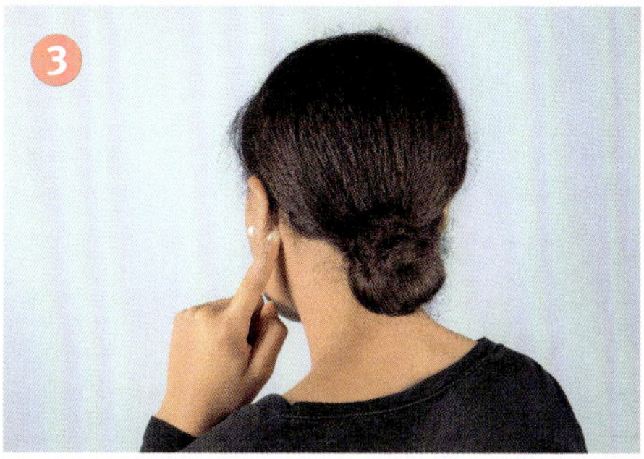

Dreifacher Erwärmer 17

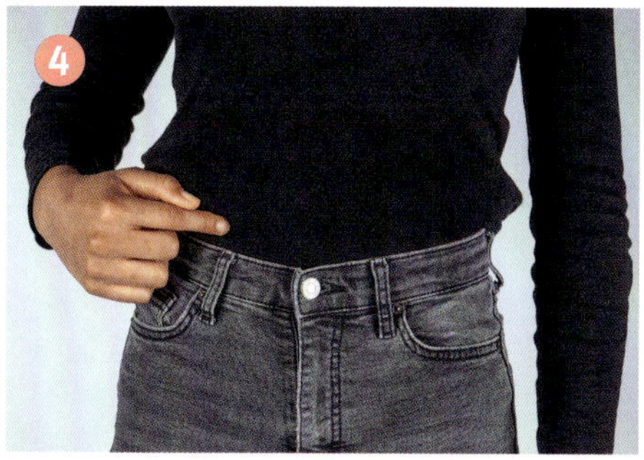

Milz-Pankreas 15

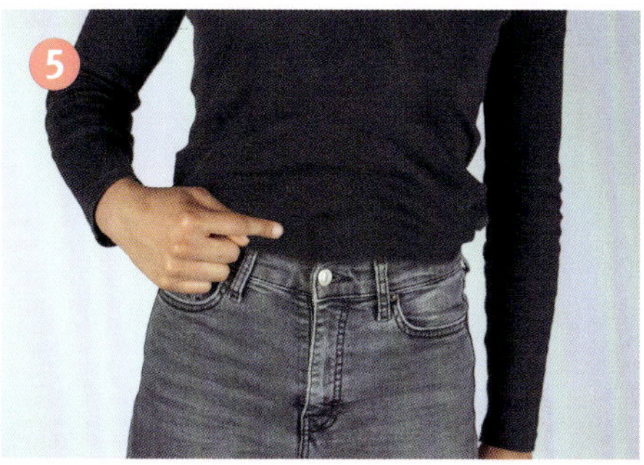

Magen 25

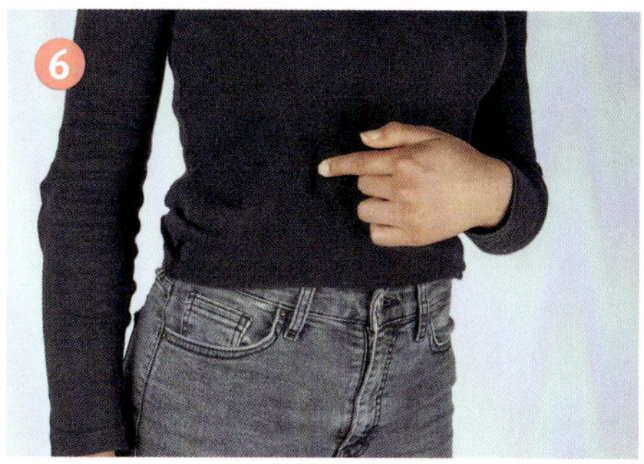

Magen 21

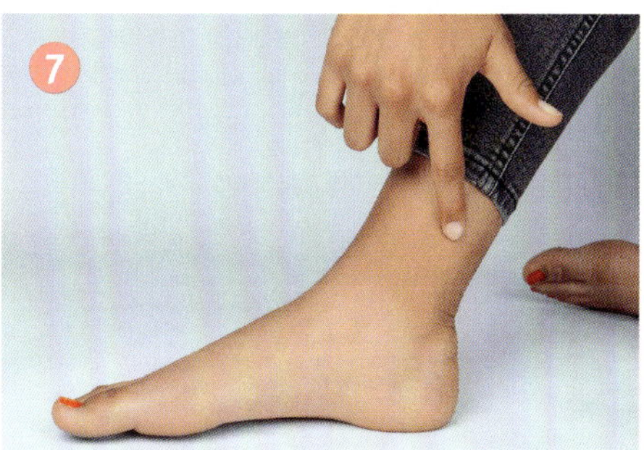

Milz-Pankreas 6

Die Akupressur der Handpunkte 29 ❶ und 30 ❷ in der Mitte der oberen und der mittleren Beugefalte des Zeigefingers hilft bei allen **funktionellen Magen-Darm-Beschwerden**.

Mudras

Zur unterstützenden Behandlung einer **Stuhlverstopfung** ist die feste, streichende Massage beider Zeigefinger von der Spitze bis zur Basis wirksam. Umfassen Sie den Zeigefinger mit dem Daumen, dem Zeige- und eventuell dem Mittelfinger der gegenüberliegenden Hand. Streichen Sie mehrmals fest bis zur Fingerbasis und wechseln Sie nach einigen Minuten die Hände. Ebenso wirkt die Massage des Daumenballens in Richtung der Schwimmhautfalte zwischen Daumen und Zeigefinger.
Die Vayu-Mudra ❸ (Wind-Mudra) wirkt gegen **Blähungen** und **Völlegefühl** und wird mit beiden Händen ausgeführt. Der Zeigefinger wird so gebeugt, dass er den Daumenballen berührt, und dann leicht vom Zeigefinger gedrückt.
Die Suchi-Mudra ❹ (Die Nadel) hilft bei **schwerer Verstopfung** und wird zwei- bis viermal täglich wiederholt. Ballen Sie erst beide Hände mit mäßiger Kraft zu Fäusten und halten Sie sie vor die Brust. Mit der Einatmung strecken Sie sodann den rechten Arm vom Körper weg. Dabei strecken Sie den Zeigefinger nach oben. In dieser Stellung mit gestrecktem Arm und Blick auf die Faust verweilen Sie sechs Atemzüge lang. In der Ausatemphase ziehen Sie dann den ausgestreckten Arm wieder ein, ballen die Faust erneut und halten Sie vor der Brust. Dann strecken Sie bei erneuter Einatmung den linken Arm aus, strecken den Zeigefinger nach oben und verweilen sechs Atemzüge. Danach schließen Sie bei der Ausatmung die Faust und halten beide Fäuste wieder vor der Brust. Das Ganze wiederholen Sie sechsmal auf beiden Seiten.
Die Ksepana-Mudra ❺ (Geste des Ausgießens und Loslassens) regt die **Ausscheidung durch Dickdarm, Haut und Lungen** an und scheidet verbrauchte Energie aus. Legen Sie die gestreckten Zeigefinger flach aneinander, die übrigen Finger sind gefaltet, die Fingerkuppen liegen auf dem Handrücken. Die Daumen sind gekreuzt und liegen in der Daumengrube. Die Zeigefinger zeigen im Sitzen zum Boden oder im Liegen in Richtung Füße.
Die Mushti-Mudra ❻ (Faust-Mudra) aktiviert die **Magen- und Leberenergie**, fördert die **Verdauung** und hilft bei **Verstopfung**. Beugen Sie mit beiden Händen die Finger zur Faust und legen Sie den Daumen über den Ringfinger.
Bei **Verdauungsstörungen und Verstopfung** hilft auch eine Mudra ❼, bei dem mit beiden Händen der Daumennagelfalz auf die äußere Kante des Ringfingermittelglieds gelegt wird. Die übrigen Finger sind dabei gestreckt.

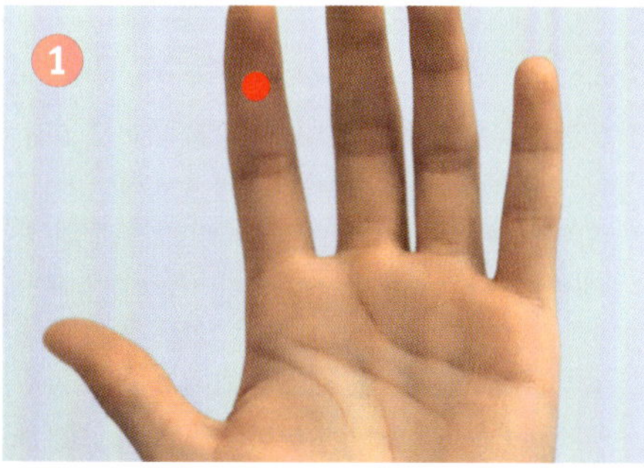

Handpunkt 29

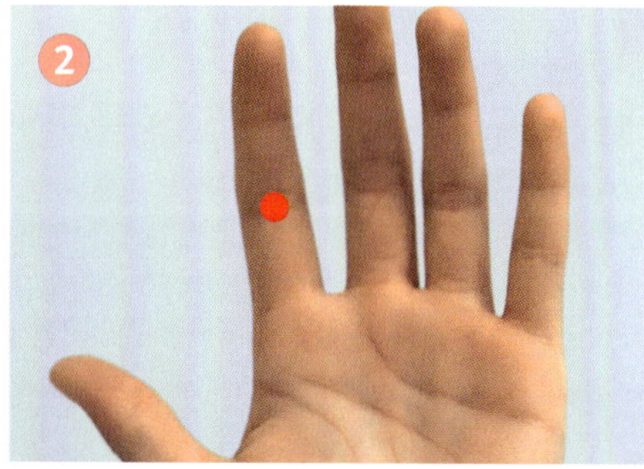

Handpunkt 30

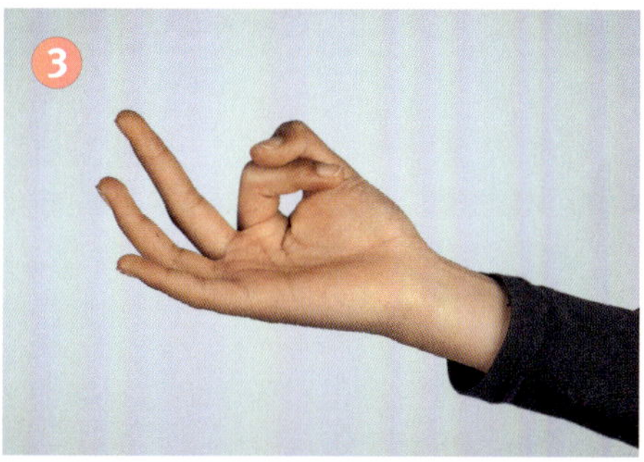

Vayu-Mudra

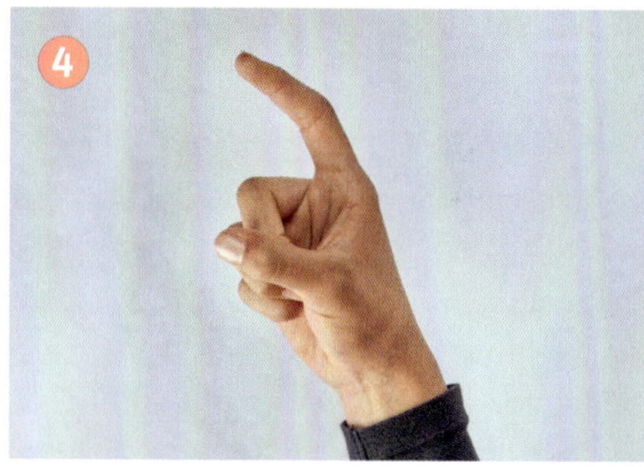

Suchi-Mudra

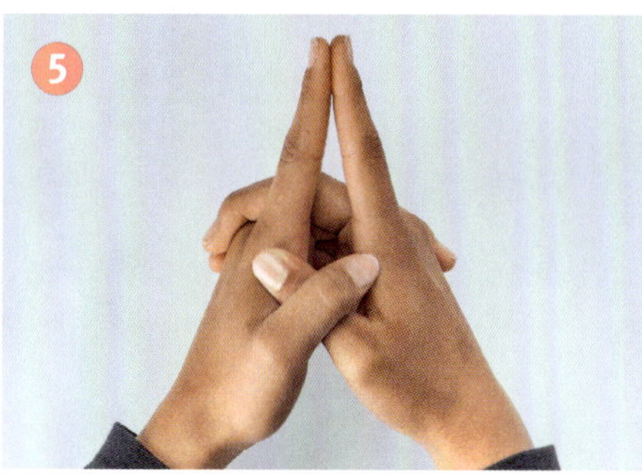

Ksepana-Mudra

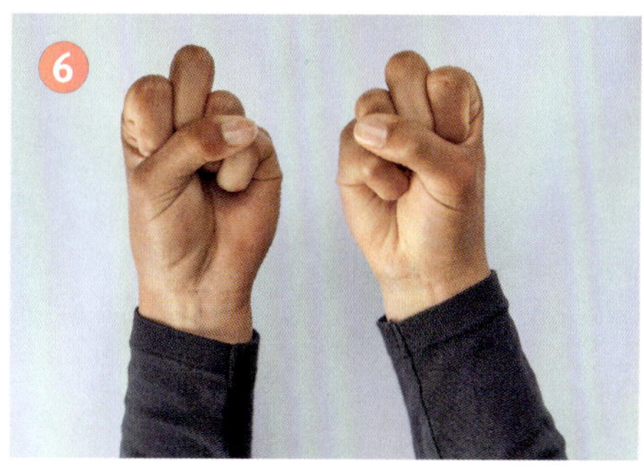

Mushti-Mudra

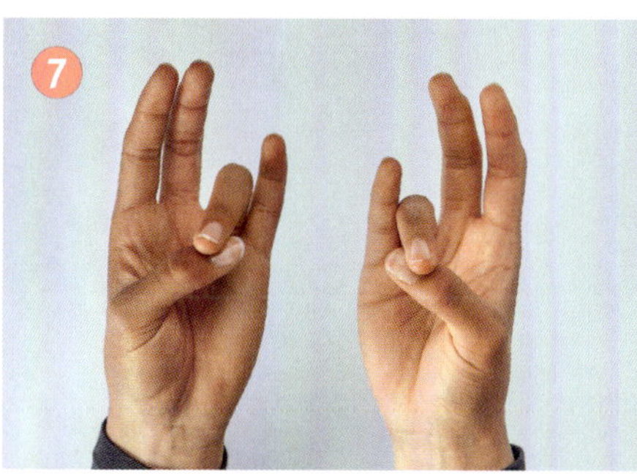

Verdauungsstörungs-Mudra

Bei **Darmträgheit** kann die Dickdarm-Mudra ❶ helfen, die etwas akrobatische Geschicklichkeit erfordert: Legen Sie dafür den rechten Daumen auf die Spitze des linken Kleinfingers, den rechten Zeigefinger auf den linken Daumen, den rechten Mittelfinger auf den linken Zeigefinger, den rechten Ringfinger auf den linken Mittelfinger und schließlich den rechten Kleinfinger auf den linken Ringfinger.
Bei **Appetitlosigkeit** hilft die Jnana-Mudra ❷, auch Gyan-Mudra genannt: Sie legen die Spitzen von Daumen und Zeigefinger in Form eines Ringes aneinander. Die übrigen Finger bleiben leicht gestreckt. Die Finger weisen nach oben.

Jin Shin Jyutsu

Bei **Völlegefühl**, wie etwa nach einem zu **schweren Essen** hilft das Strömen der Energiepunkte 14 ❸, die beidseits in der Mitte der Rippenbögen liegen. Strömen Sie diese über Kreuz mit den Fingerspitzen der gegenüberliegenden Hand. Bei Kindern ist es auch möglich, die flache Hand über die Oberbauchregion zu legen.
Reiseübelkeit oder **Seekrankheit** wird durch Strömen der Energiepunkte 4 ❹ schnell beseitigt oder vermieden. Sie liegen im Nacken am Schädelansatz etwas seitlich von der Mittellinie. Strömen Sie mit beiden Händen, mit der rechten Hand am rechten und mit der linken Hand am linken Nackenansatz.
Den Energiepunkt 21 ❺, der beidseits unter dem Wangenknochen liegt, können Sie ebenfalls beidseitig strömen. Auch die Kombination beider Energiepunkte 4 und 21 über Kreuz ist möglich. Hier strömt die rechte Hand unter den linken Wangenknochen und die linke Hand strömt den rechten Nackenansatz.
Bei **Verstopfung** hilft das Strömen des rechten Energiepunktes 8 ❻, der am Knie seitlich auf dem tastbaren Wadenbeinköpfchen liegt, mit der linken Hand. Bei **Durchfall** wird der linke Energiepunkt 8 mit der rechten Hand geströmt.
Verstopfung wird auch durch das Strömen der Energiepunkte 1 ❼, die sich an der Innenseite der Kniegelenke befinden, gebessert.

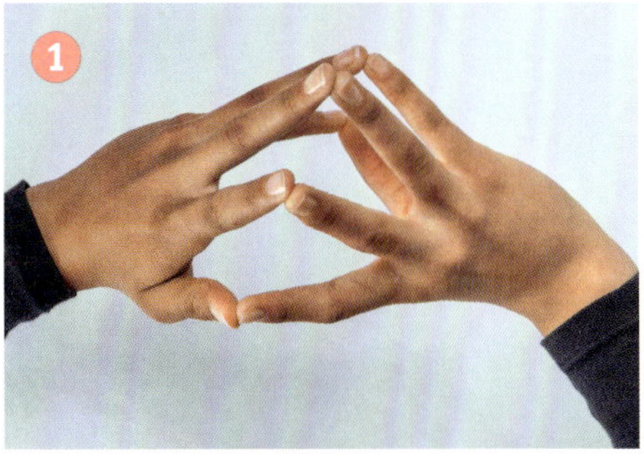

Dickdarm-Mudra

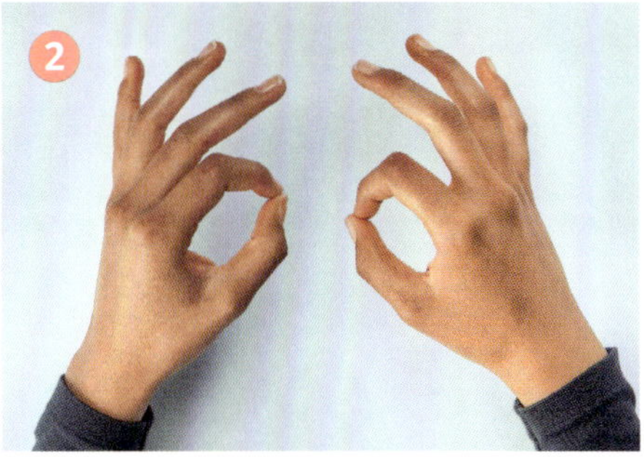

Jnana-Mudra

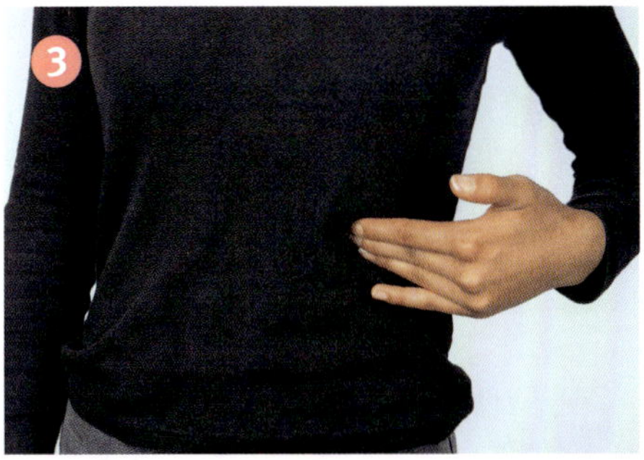

Energiepunkt 14

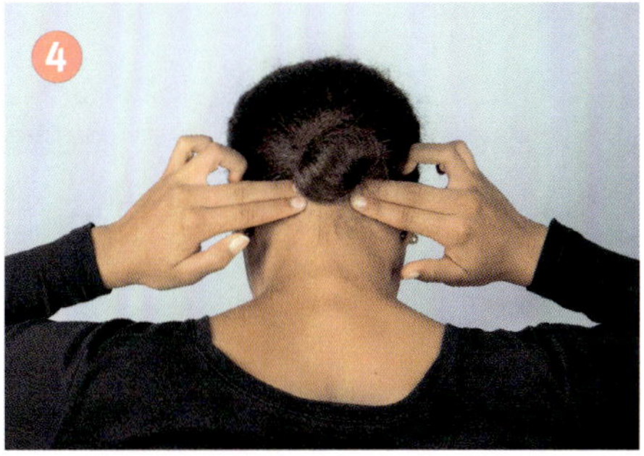

Energiepunkt 4

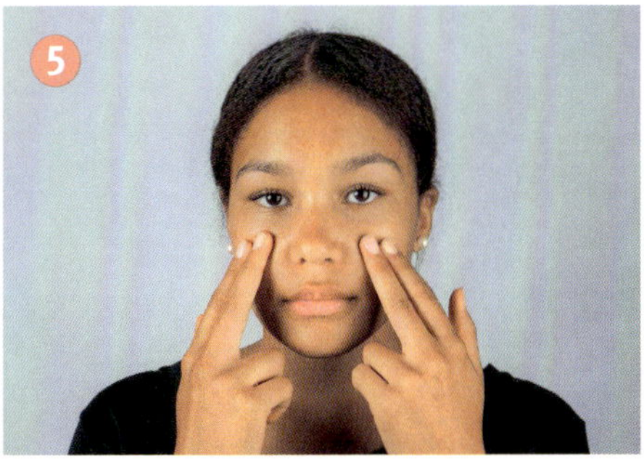

Energiepunkt 21

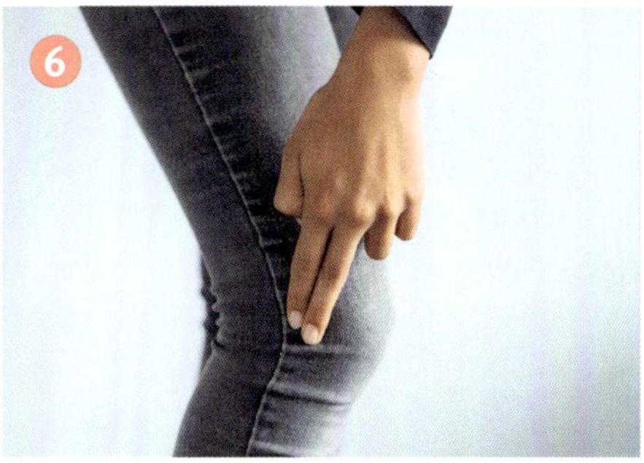

Energiepunkt 8 rechts mit linker Hand

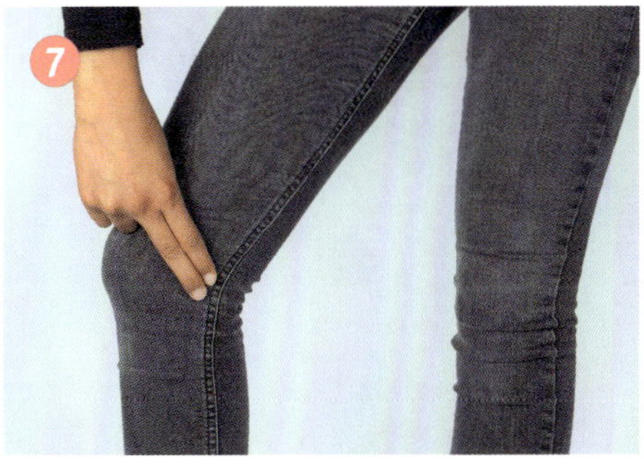

Energiepunkt 1

Neurologische und psychische Erkrankungen: Anfallsleiden, Epilepsie und Fieberkrämpfe

Die folgenden Handgriffe bei Krampfanfällen, Fieberkrämpfen oder Kollaps sind nur im Notfall, das heißt als Ersthilfe einzusetzen. Sie ersetzen auf keinen Fall die erforderliche notärztliche Behandlung!

Akupressur

Der wichtigste Punkt bei **plötzlicher Bewusstlosigkeit**, einem **epileptischen Anfall** und **Fieberkrämpfen** ist Du Mai 26 ❶ (Shui Go, Wasserrinne). Er liegt zwischen dem Unterrand der Nase und dem Oberrand der Oberlippe, ein Drittel von der Nase und zwei Drittel von der Lippe entfernt. Üben Sie mit dem Fingernagel des Daumens oder des Zeigefingers etwa eine Minute lang auf den Punkt einen festen, vibrierenden Druck aus. Sie können ihn auch zur Ersthilfe bei bewusstlosen Personen anwenden.
Als Alternative können Sie den Punkt Niere 1 ❷ (Yong Quan, Sprudelnde Quelle) an der Fußsohle verwenden. Er liegt in deren Mitte, ein Drittel vom Ansatz der Zehen und zwei Drittel von der Ferse entfernt.

Jin Shin Jyutsu

Bei **epileptischen Anfällen und Fieberkrämpfen** hilft als Notfallmaßnahme auch das Heilströmen der Energiepunkte 7 ❸, die sich an der Unterseite der großen Zehen befinden. Sie können diese beidseitig und gleichzeitig strömen – am besten, wenn Sie die Großzehen mit dem Daumen und den gegenüberliegenden Fingern umschließen. Bei der Abbildung wurden die Großzehen frei gelassen.
Sie können den Energiepunkt 7 mit einer Hand und gleichzeitig mit der anderen Hand den Energiepunkt 24 ❹ strömen. Er befindet sich an der Außenseite der Füße, etwa in der Mitte zwischen der Ferse und dem kleinen Zeh und identisch ist mit dem Punkt Blase 64.
Gleichermaßen hilft bei **epileptischen Anfällen** auch das Strömen der Energiepunkte 18 ❺, die sich an der Handinnenfläche am Daumenballen befinden. Legen Sie die Fingerspitzen der gegenüberliegenden Hand leicht auf den Daumenballen und wechseln Sie dann die Seiten.
Auch das gleichzeitige Strömen der Energiepunkte 4 ❻, die in der Mitte des Nackens am Haaransatz gelegen sind, hilft bei Epilepsie. Dabei legen Sie die rechte Hand auf den rechten Punkt 4 und die linke Hand auf den linken Punkt 4.
Es ist auch möglich, mit der linken Handfläche beide Energiepunkte 12 ❼ im Nackenbereich in Höhe des vierten Halswirbels und mit der rechten Hand den Energiepunkt 14 ❽ am unteren Ende des rechten Rippenbogens zu strömen und dann die Seiten zu wechseln.

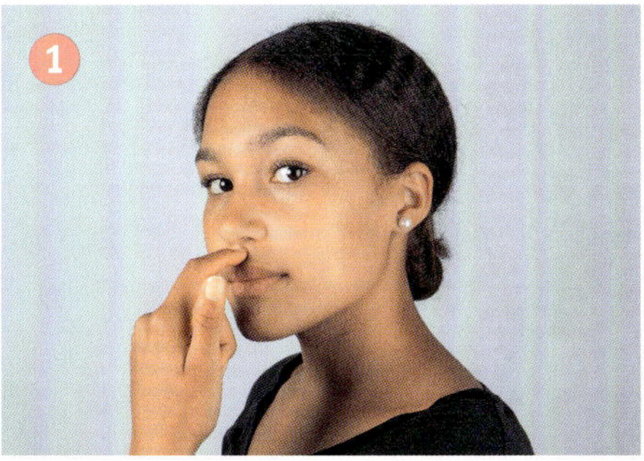

Du Mai 26

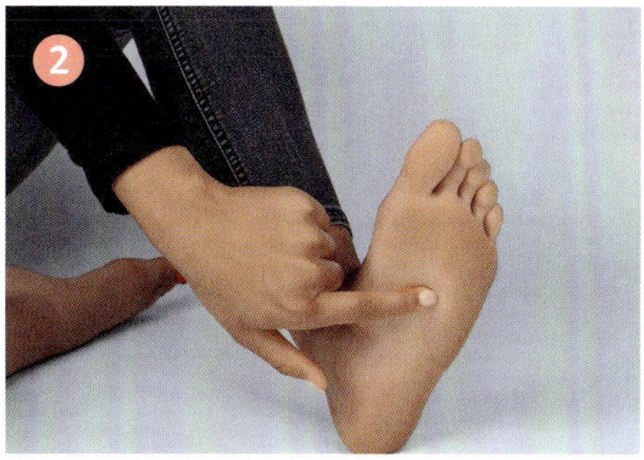

Niere 1

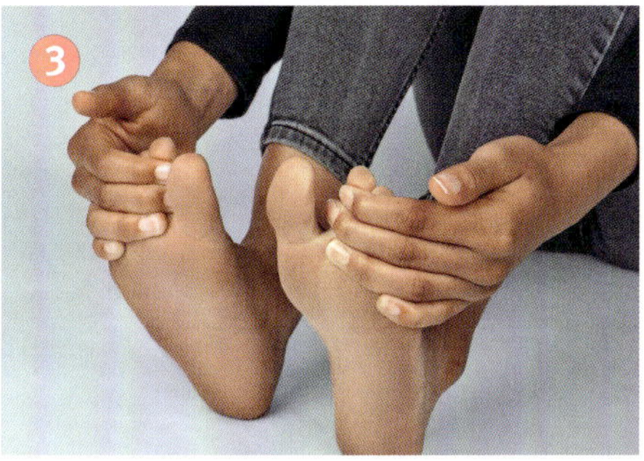

Energiepunkt 7

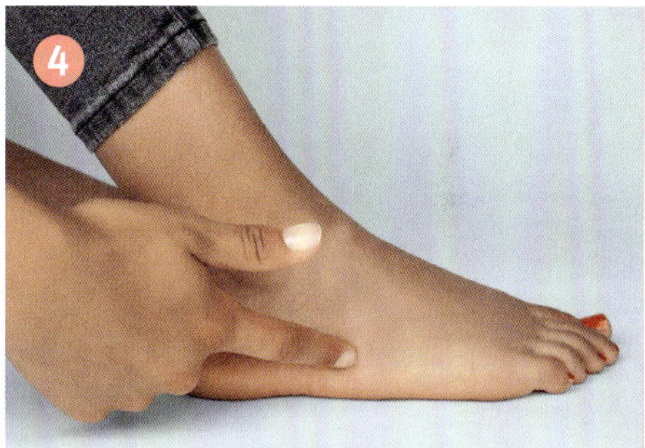

Energiepunkt 24 = Blase 64

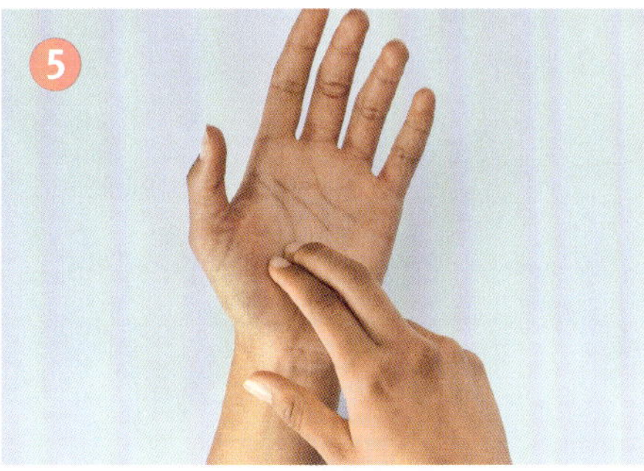

Energiepunkt 18

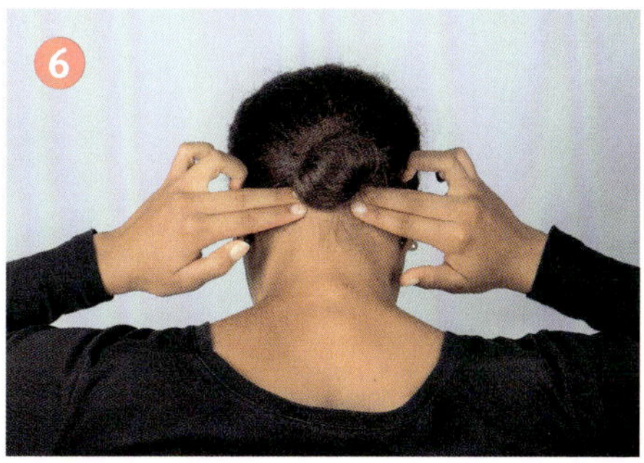

Energiepunkt 4

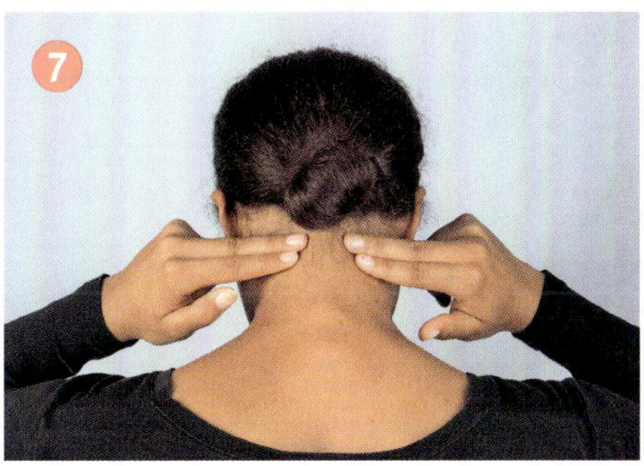

Energiepunkt 12

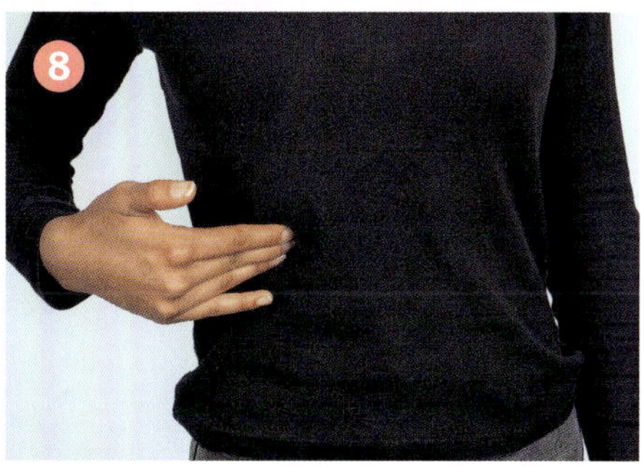

Energiepunkt 14

Angstzustände: Prüfungsangst, Flugangst, Platzangst, Panikattacken und Unruhe

Akute Angst- und Panikzustände können massiv das Lebensgefühl beeinträchtigen. Oft treten sie so schnell auf, dass klassische oder naturheilkundliche Medikamente nicht greifbar sind. In solchen Fällen ist die Soforthilfe mit den eigenen Händen sehr hilfreich und rettend.

Akupressur

Der Punkt Herz 7 ❶ (Shen Men, Tor des Geistes) liegt am kleinfingerseitigen Ende der Beugefalte des Handgelenks seitlich neben einer tastbaren Sehne. Er wirkt schnell beruhigend bei **Angst- und Panikzuständen** und führt zu einer tiefen Entspannung.
Der Punkt Perikard 6 ❷ (Nei Guan, Innerer Pass) befindet sich auf der Mitte der Innenseite des Unterarms, etwa drei Querfinger oberhalb der Handgelenksfalte. Er wirkt ebenfalls **psychisch ausgleichend, harmonisierend und angstlösend**.
Der Punkt Extra 1 ❸ (Yin Tang, Siegelhalle), auch „Punkt des Dritten Auges" genannt, liegt in der Mitte zwischen den Augenbrauen oberhalb der Nasenwurzel. Er wirkt beruhigend auf den Geist und **psychisch stabilisierend bei Angstzuständen**.
Allgemein beruhigend und **psychisch ausgleichend** wirkt auch der Punkt Magen 36 ❹ (Zu San Li, Drei Längen am Fuß, Göttlicher Gleichmut, Großer Heiler). Sie finden diesen vier Querfinger unterhalb der äußeren Kniegelenksgrube in einer Vertiefung, einen Querfinger seitlich der Schienbeinkante.
Die Punkte Ren Mai 15 ❺ (Jiu Wie, Taubenschwanz) und Ren Mai 14 ❻ (Ju Que, Riesiges Wachtor) liegen am Oberbauch in der Mittellinie direkt unterhalb des Schwertfortsatzes des Brustbeins bzw. eine Daumenbreite tiefer. Beide Punkte sind **stark psychisch entspannend** wirksam.
Der Punkt Niere 3 ❼ (Tai Xi, Großer Schluchtenbach) befindet sich in der Mitte der Verbindungslinie zwischen der höchsten Erhebung des Außenknöchels und der Achillessehne. Er wirkt **stark angstlösend**.

Praxis-Tipp

★ Bei **akuten Panik- oder Angstattacken** sowie bei völligen psycho-physischen Erschöpfungszuständen (Burn-out) helfen am schnellsten der **Stirn-Entspannungsgriff** (siehe Seite 142 ❷) und die **Buteyko-Atmung** (siehe Seite 28).

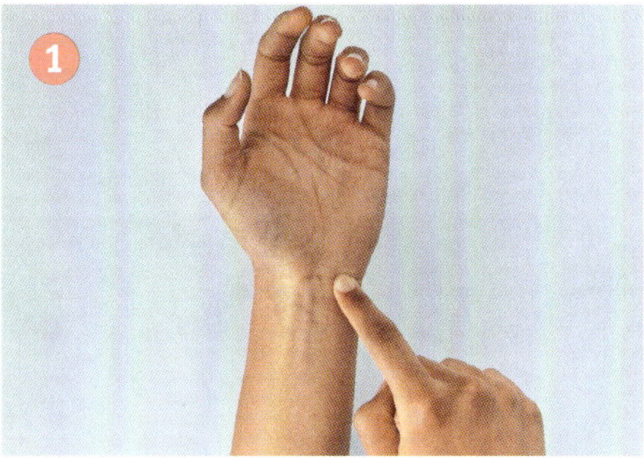

Herz 7

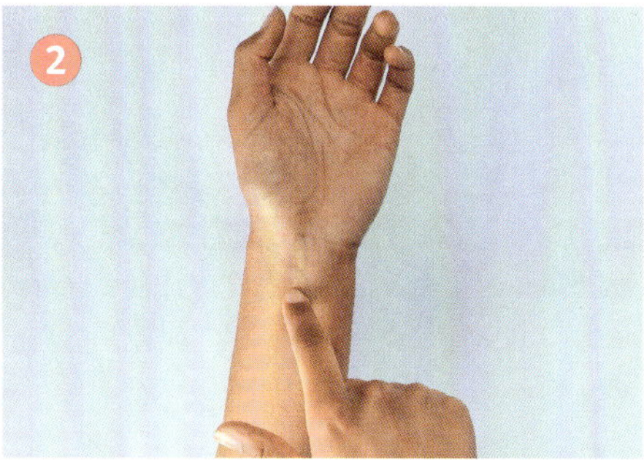

Perikard 6

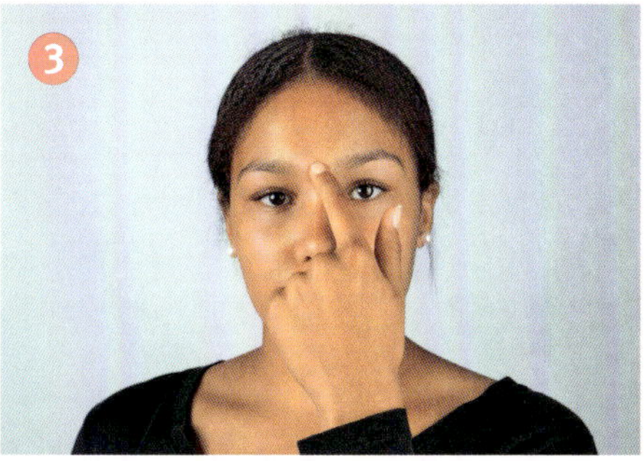

Extra 1

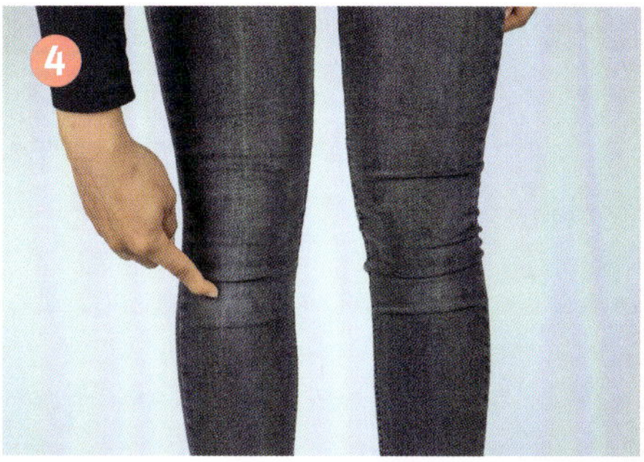

Magen 36

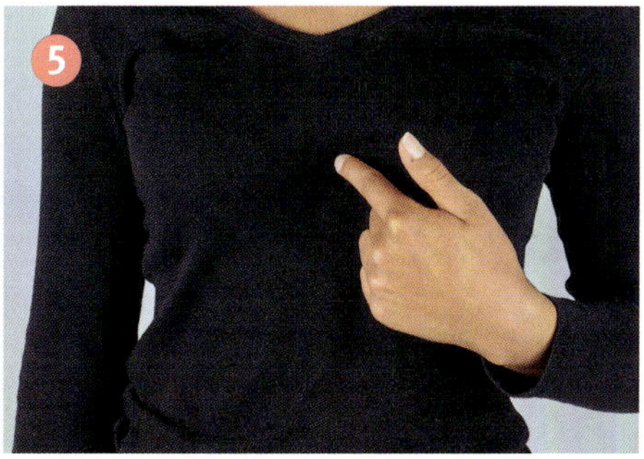

Ren Mai 15

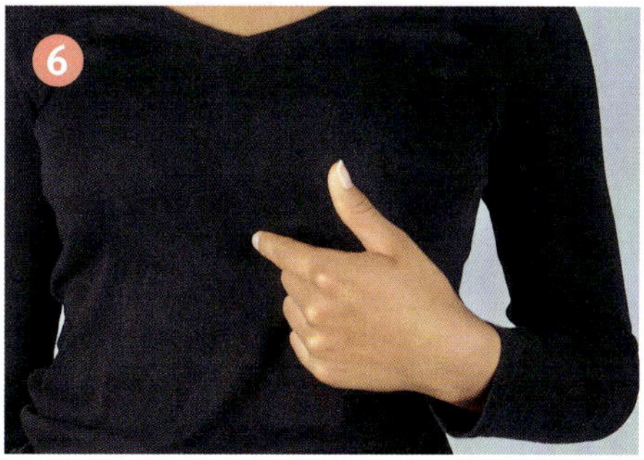

Ren Mai 14

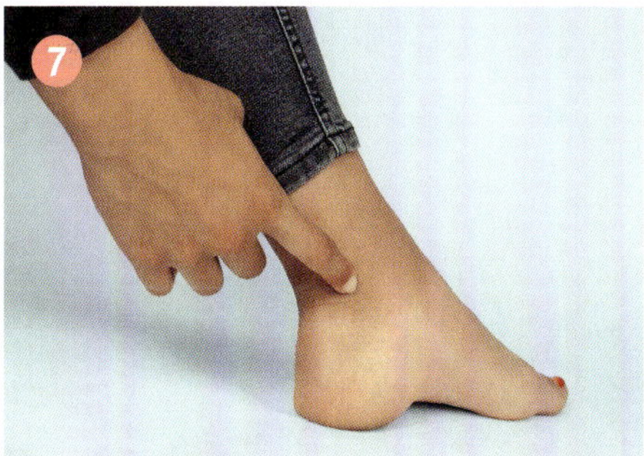

Niere 3

Mudras

Die Abhaya-Mudra ①, ② (Geste der Schutzverheißung, Furchtlosigkeit und Selbstsicherheit) ist eine der Gesten von Buddhastatuen. Sie **befreit von Angst**. Heben Sie die rechte Hand auf Brusthöhe, die Handinnenfläche zeigt dabei nach vorne. Die linke Hand liegt auf dem Oberschenkel, im Schoß oder am Herzen.
Die Jnana-Mudra ③ (Geste des Bewusstseins und Wissens) wird beidseitig ausgeführt. Sie klärt den Geist, führt zu **mentaler Entspannung** und **reduziert Ängste**. Drücken Sie die Spitze des Daumens mit sanftem Druck auf die Spitze des Zeigefingers oder den Zeigefingernagel, so dass sich ein kleiner Kreis bildet. Die anderen Finger sind gestreckt. Die Handfläche zeigt nach oben. Das Ganze für eine Dauer von drei bis 15 Minuten.
Sie können diese Mudra auch modifizieren: Der Daumen und Zeigefinger berühren sich an der Spitze und bilden wie oben einen Kreis. Die Fingerspitzen von beiden Daumen und Zeigefingern berühren sich dann an der Spitze. Die Fingerspitzen der jeweils restlichen Finger berühren jetzt auch die Spitzen der gegenüberliegenden Finger. Das Halten dieser Mudra der **Tiefenentspannung** ④ bis zu 20 Minuten sowie ein verlangsamter und in der Ausatemphase verlängerter Atem erzeugen eine tiefe innere Ruhe und Gelassenheit.
Die Mudra zur **Stressreduktion** ⑤ beruhigt das gesamte vegetative Nervensystem. Hierbei legen Sie die Daumenspitzen mit der Innenseite aneinander und die übrigen Finger dann an den Daumenballen. Die Grundgelenke der Finger berühren sich dabei. Atmen Sie tief und langsam mit Betonung der Ausatmung – und verweilen Sie mehrere Minuten lang.
Die Shakti-Mudra ⑥ (Shakti ist die Göttin der Lebensenergie) hat eine stark beruhigende, tiefenentspannende Wirkung bei **Unruhezuständen** und begünstigt das **Einschlafen**. Strecken Sie die beiden Ringfinger und die kleinen Finger und legen Sie diese mit den Fingerspitzen aneinander. Die anderen Finger sind locker über den nach innen gebeugten Daumen gebeugt.

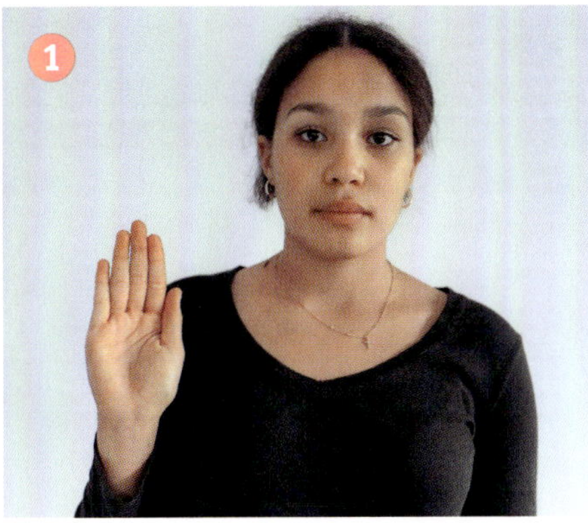

Abhaya-Mudra

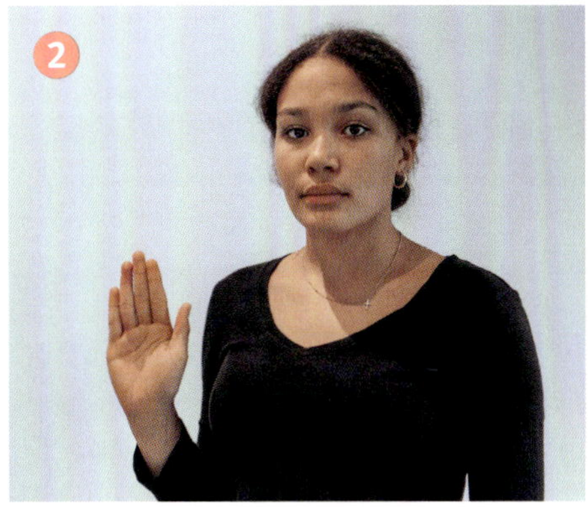

Abhaya-Mudra

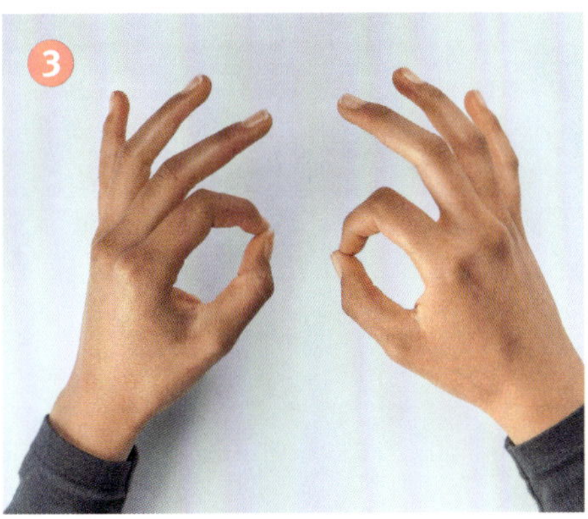

Jnana-Mudra

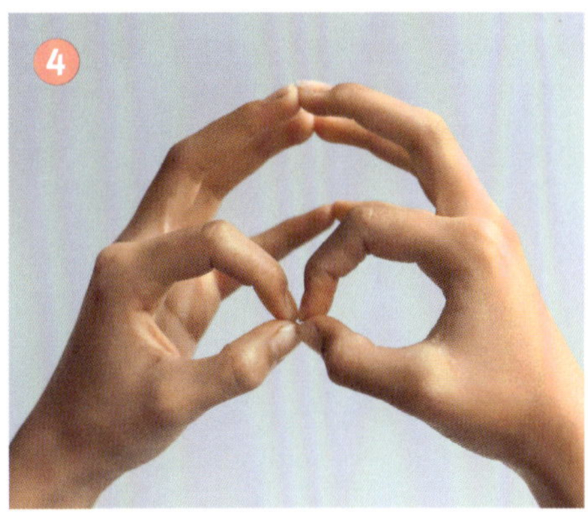

Mudra der Tiefenentspannung

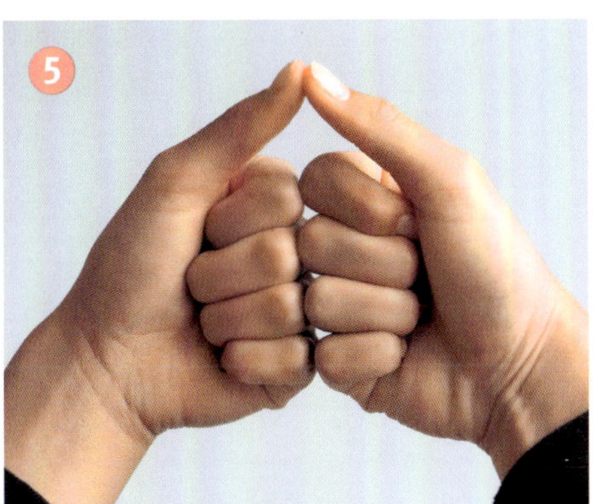

Mudra der Stressreduktion

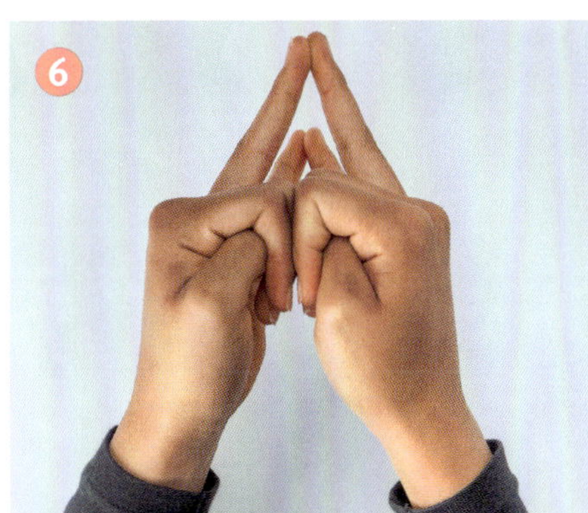

Shakti-Mudra

Jin Shin Jyutsu

Als Notfallbehandlung bei allen Ängsten und Panikattacken ist das Strömen des Zeigefingers ❶ hilfreich. Dieser ist nach der TCM dem Funktionskreis Niere und damit der Emotion Angst zugeordnet. Umfassen Sie den ganzen Zeigefinger mit der gegenüberliegenden Hand und verweilen Sie mehrere Minuten. Danach wechseln Sie die Seiten.
Auch das Beklopfen der Mittelfingerspitze mit der Mittelfingerspitze der anderen Hand bringt bei **Panikzuständen** schnelle Hilfe.
Der Stirn-Entspannungsgriff ❷ führt sehr schnell zu **tiefer innerer Ruhe** und löst akute **Angst- und Panikattacken**: Legen Sie den Daumen der rechten Hand auf den rechten Stirnhöcker (etwa zwei Fingerbreit unterhalb der „Geheimratsecken") und die abgespreizten Mittel- und Zeigefinger auf den linken Stirnhöcker. Schließen Sie die Augen und verweilen Sie einige Minuten. Nach diesem „ruhevollen Wachsein" ist es unbedingt nötig, durch kurzes Strecken der Arme oder Räkeln und Strecken wieder in das volle Bewusstsein zurückzukommen.
Die „große Umarmung" ❸ beruhigt und kann zur **Auflösung von Ängsten** beitragen. Überkreuzen Sie im Sitzen die Arme und legen Sie die Hände unter die Achsel, so dass der Daumen nach vorne und oben zeigt. Verweilen Sie so etwa fünf Minuten, atmen Sie 35 Mal ein und aus und versuchen Sie dabei, die Ausatemphase langsam zu verlängern.
Die Energiepunkte 4 ❹, die sich an der Schädelbasis im Nacken drei Fingerbreit von der Mittellinie entfernt befinden, werden beidseits geströmt. Das hilft bei Ängsten und Depressionen.
Auch die Energiepunkte 5 ❺, zwischen dem Innenknöchel und der Ferse gelegen, lösen Ängste auf. Strömen Sie diese gleichzeitig beidseits: Die rechte Hand strömt rechts, die linke Hand links.
Das Heilströmen der Energiepunkte 22 ❻, die Sie in der Kuhle unter dem Schlüsselbein neben dem Brustbein finden, hilft bei **Angst- und Panikattacken** sowie bei **Platz- und Flugangst**. Legen Sie die Hände gleichzeitig über Kreuz auf die Punkte.
Die Energiepunkte 23 ❼, in der Flanke unter der zwölften Rippe gelegen, werden beidseits gleichzeitig geströmt. Sie stärken die Nierenenergie und helfen bei **allen Formen der Angst**.

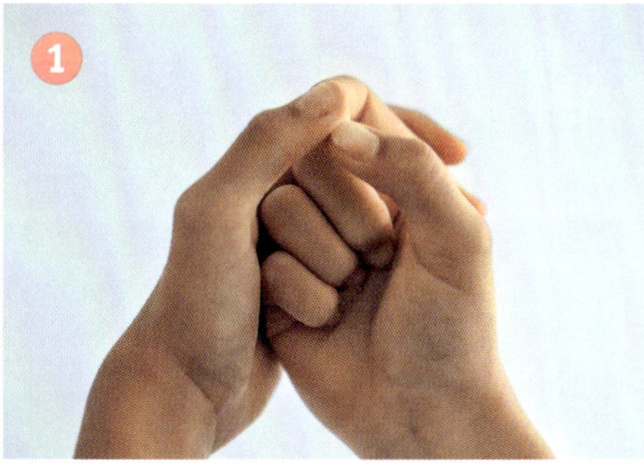

Zeigefinger-Mudra

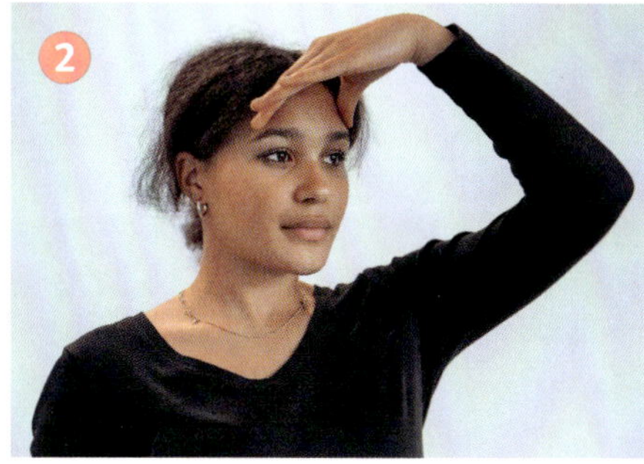

Stirn-Entspannungsgriff

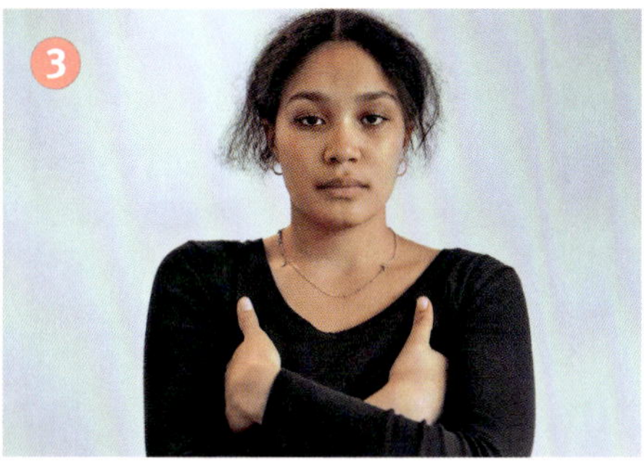

Große Umarmung

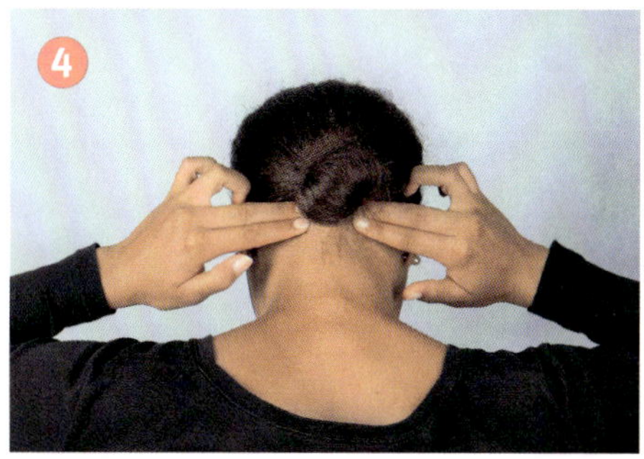

Energiepunkt 4

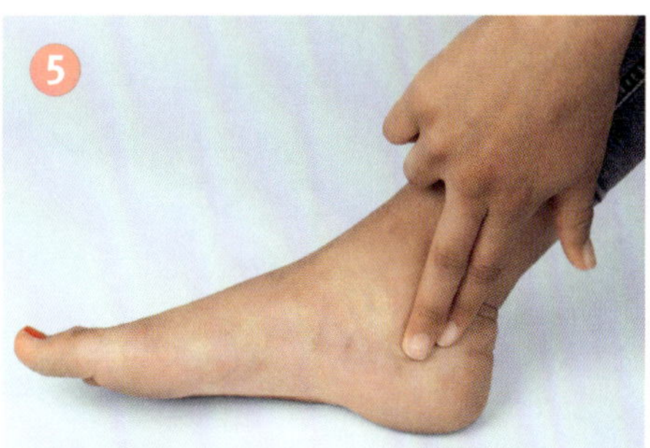

Energiepunkt 5

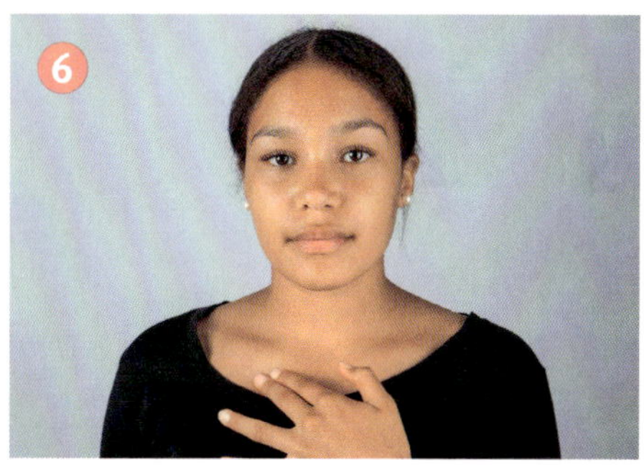

Energiepunkt 22

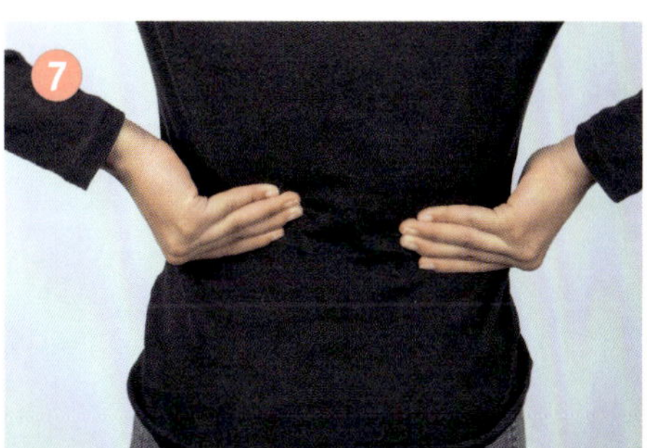

Energiepunkt 23

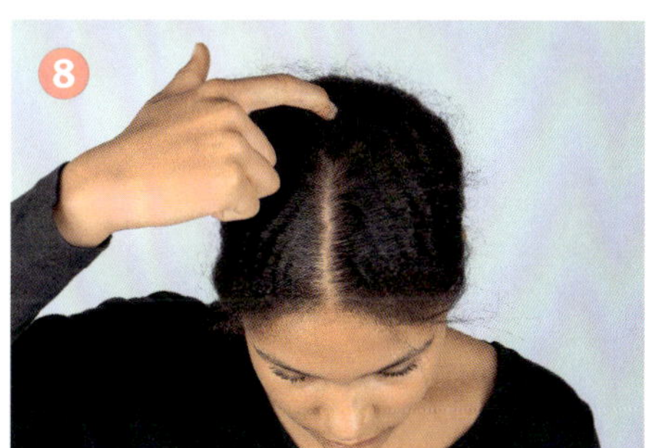

Du Mai 20 (siehe Seite 144)

Ein sehr wichtiger Strom bei **allen Ängsten und psychischen Ausnahmesituationen** ist der **Mittelstrom** oder **Zentralstrom**. Er besteht aus acht aufeinanderfolgenden Griffen und dauert je drei Minuten pro Griff, also etwa 25 Minuten. Wenden Sie ihn optimalerweise regelmäßig, am besten täglich an, um innere Ruhe, Entspannung, Ausgeglichenheit und wieder neue Lebenskraft zu erreichen.
Sie können die Übung im Sitzen oder auch in Rückenlage durchführen. Legen Sie dabei die Fingerspitzen der *rechten* Hand auf die höchste Stelle des Kopfes, auf den Akupressurpunkt Du Mai 20 ⑧ (Bai Hui, Punkt der 100 Zusammenkünfte, siehe Seite 143) und lassen Sie sie dort bis zum Ende des siebten Griffs liegen.

1. Griff: Legen Sie die Fingerspitzen von Zeige- und Mittelfinger der linken Hand auf die Stirn, in der Mitte zwischen die Augenbrauen

2. Griff: Dann auf die Nasenspitze.

3. Griff: Danach auf die Halsgrube.

4. Griff: Sodann auf die Mitte des Brustbeins.

5. Griff: Anschließend auf das untere Ende des Brustbeins.

6. Griff: Dann zwei Fingerbreit über dem Nabel auf den Bauch.

7. Griff: Schließlich auf den oberen Rand des Schambeins.

8. Griff: Zum Abschluss bleibt die *linke* Hand auf dem oberen Rand des Schambeins, die *rechte* Hand legen Sie auf das Steißbein.

Praxis-Tipp

★ Das regelmäßige Strömen des Zentralstroms harmonisiert und stabilisiert die **psycho-physische Gesamtkonstitution.**

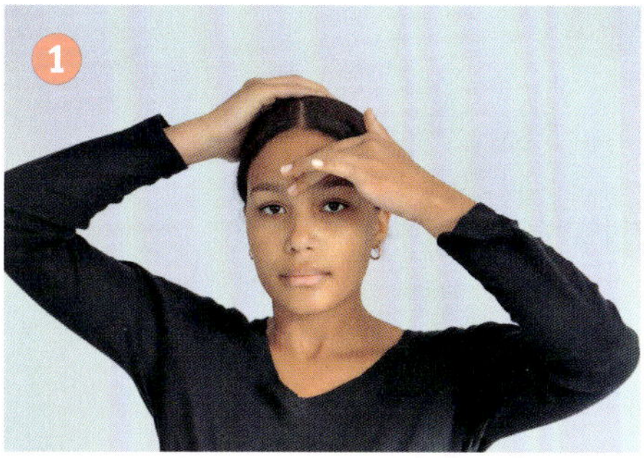

Zentralstrom 1

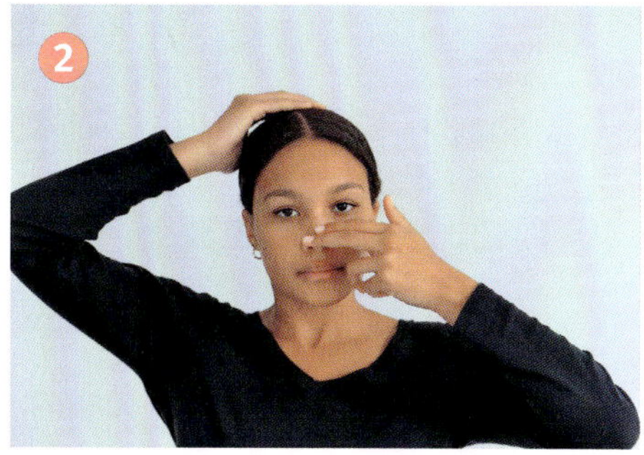

Zentralstrom 2

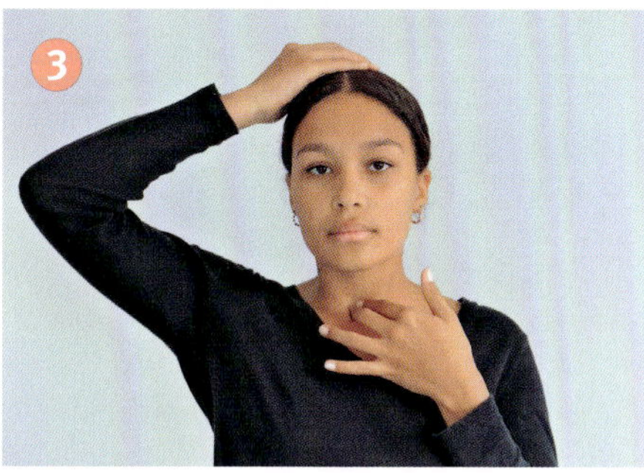

Zentralstrom 3

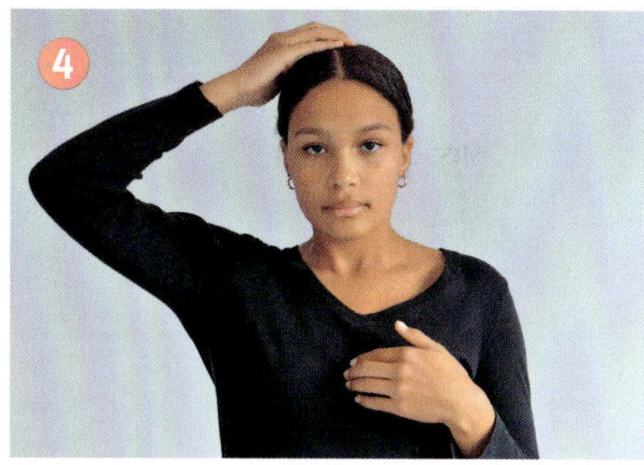

Zentralstrom 4

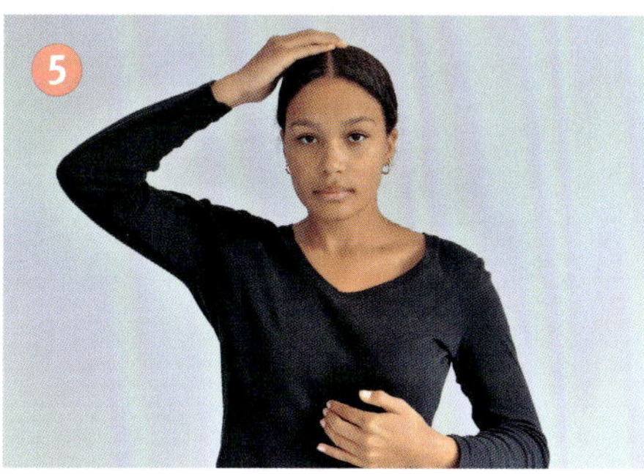

Zentralstrom 5

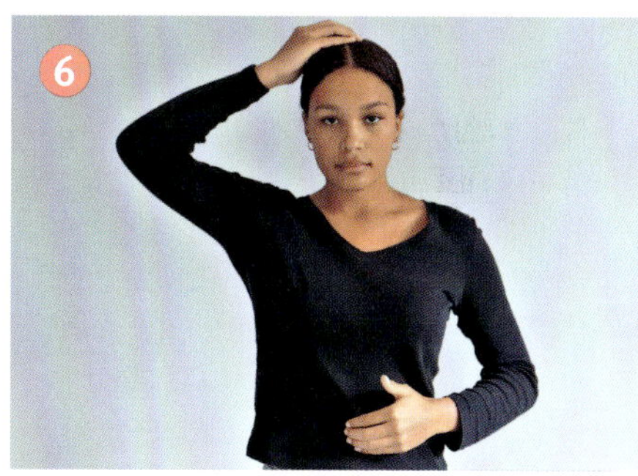

Zentralstrom 6

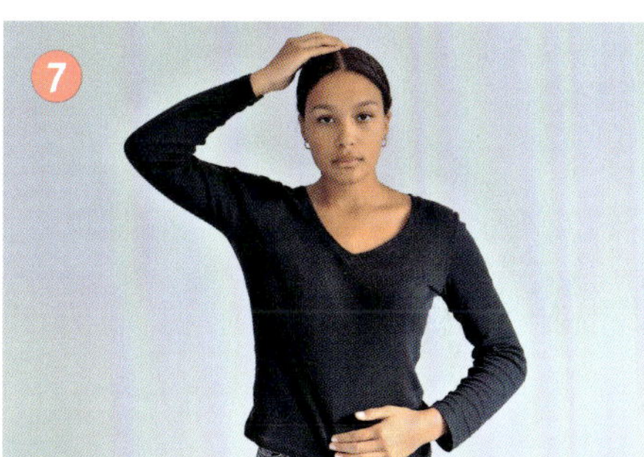

Zentralstrom 7

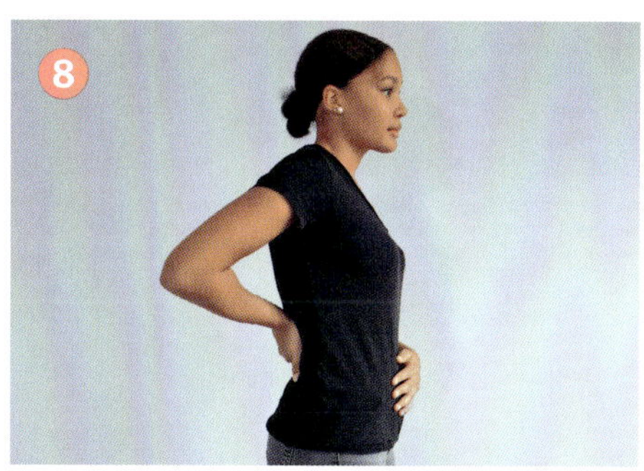

Zentralstrom 8

Depressive Verstimmung und Traurigkeit

Äußere Lebenseinflüsse wie Dauerstress, Probleme am Arbeitsplatz, mit dem Partner oder in der Familie, Todesfälle oder psychische Entwicklungskrisen können zu depressiven Verstimmungen oder Traurigkeit führen. Diese können, wenn Sie lange andauern oder nicht durch Psychotherapie oder medikamentöse Therapie fachgerecht behandelt werden, zu einer Depression führen. Die folgenden Maßnahmen wirken psychisch stabilisierend und stimmungsaufhellend. Sie sind somit gut geeignet, depressive Störungen zu bessern oder unterstützend zu einer Therapie Hilfe zu leisten.

Akupressur

Der wichtigste Punkt ist Herz 3 ❶ (Shao Hai, Meer der Shao-Yin-Leitbahn). Er liegt bei gebeugtem Ellenbogen zwischen dem inneren Ende der Beugefalte und dem vorspringenden Ellenbogenknöchel. Er wird auch „Punkt der Lebensfreude" genannt – und ist somit gut geeignet, **depressive Verstimmungen** zu bessern. Drücken Sie ihn fünf Minuten lang oder massieren Sie kleinkreisend gegen den Uhrzeigersinn.
Der Punkt Lunge 7 ❷ (Lie Que, Wolkenbruch) wirkt bei psychischen Erkrankungen stabilisierend, insbesondere bei **psychischer Erschöpfung** und **Trauer**. Außerdem hilft er bei allen **Lungenerkrankungen**. Er liegt zwei Fingerbreit oberhalb der Handgelenksfalte an der daumenwärtigen Seite des Unterarms.
Der Punkt Extra 1 ❸ (Yin Tang, Siegelhalle), auch „Punkt des Dritten Auges" genannt, liegt in der Mitte zwischen den Augenbrauen oberhalb der Nasenwurzel. Er wirkt beruhigend auf den Geist und **psychisch stabilisierend bei Depressionen**.
Magen 36 ❹ (Zu San Li, Drei Meilen am Fuß) ist ein wichtiger Punkt, der auch „Der Große Heiler" heißt. Er beeinflusst nicht nur alle **Verdauungsstörungen** günstig, sondern fördert den gesamten Qi-Fluss im Körper und stabilisiert somit die Psyche bei **Erschöpfungszuständen**. Tasten Sie an der äußeren Schienbeinkante nach oben bis zum Vorsprung unter dem Kniegelenk, dann eine Fingerbreite seitlich. Drücken Sie mindestens eine Minute lang kräftig.

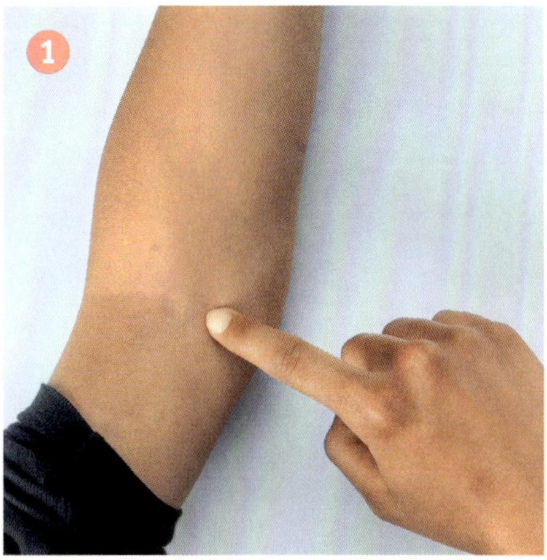

Herz 3

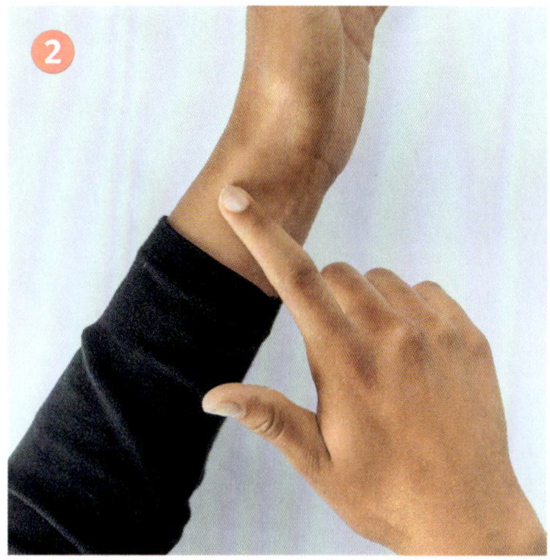

Lunge 7

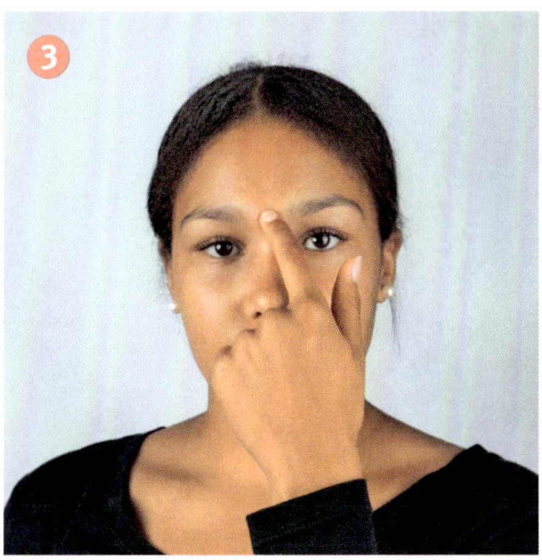

Extra 1

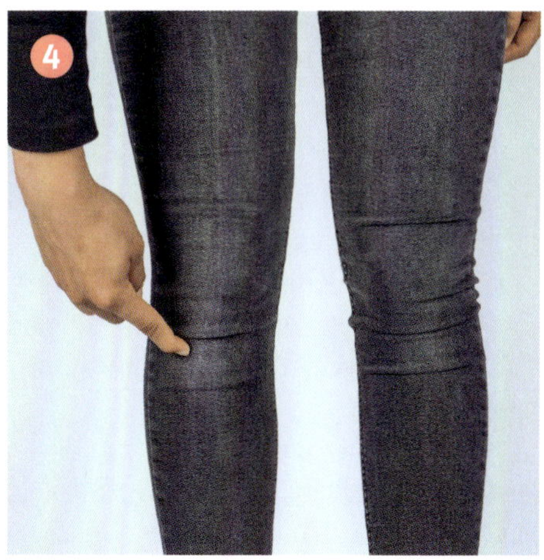

Magen 36

Mudras

Die Tse-Mudra ❶ (Übung der drei Geheimnisse) bewirkt **innere Ruhe** sowie **Zufriedenheit** und bessert eine **depressive Verstimmung**. In bequemer, sitzender Stellung legen Sie beide Hände auf die Oberschenkel. Den Daumen beugen Sie in die Handfläche und berühren die Ringfingerwurzel. Die vier übrigen Finger umschließen langsam den Daumen. Die Faust sollte dann geschlossen, aber nicht fest geballt sein. Diese Übung können Sie mehrmals täglich bis zu sieben Mal wiederholen.
Die Jnana-Mudra ❷ (Geste des Bewusstseins und Wissens) wird beidseitig ausgeführt. Sie klärt den Geist, führt zu **mentaler Entspannung**, **reduziert Ängste** und bessert **depressive Zustände**. Drücken Sie die Spitze des Daumens mit sanftem Druck auf die Spitze des Zeigefingers oder den Zeigefingernagel und bilden Sie auf diese Weise einen kleinen Kreis. Die anderen Finger sind gestreckt. Das Ganze für eine Dauer von drei bis 15 Minuten.
Die Prana-Mudra ❸ (Lebens-Mudra) stärkt die **Lebensenergie** (Qi oder Prana), führt zu **innerer Ruhe** und steigert die allgemeine Vitalität und die **Lebensfreude**. Legen Sie beidseits der Spitzen vom Daumen den Ringfinger und den kleinen Finger aneinander und strecken Sie den Zeige- und Mittelfinger wie zur Schwurhand fünf Minuten lang.

Jin Shin Jyutsu

Die Energiepunkte 21 ❹ wirken psychisch stabilisierend und **stimmungsaufhellend**. Sie befinden sich im Gesicht, beidseits unter dem Jochbeinknochen. Die rechte Hand strömt rechts, die linke Hand links.
Das Strömen der Energiepunkte 4 ❺, im Nacken an der Schädelbasis beidseits der Wirbelsäule gelegen, und der Energiepunkte 12 ❻, eine Handbreit tiefer gelegen, löst Ängste und bessert **psychische Verstimmungen**. Strömen Sie die Punkte jeweils gleichzeitig mit beiden Händen.
Der Vermittlerstrom bessert **Traurigkeit** und **depressive Zustände**. Legen Sie die linke Hand auf den rechten Energiepunkt 3 ❼ an der oberen inneren Ecke des rechten Schulterblattes. Mit der rechten Hand bilden Sie einen Ring aus Daumen und Ringfinger, wobei die Daumenspitze auf dem Ringfingernagel liegt. Legen Sie die Knie zusammen. Anschließend wechseln Sie die Seiten.
Ein wichtiger Strom bei allen Ängsten und **depressiven Entwicklungen** ist der Mittelstrom oder Zentralstrom (siehe Seite 144 bei Angsterkrankungen).
Bei dauerndem **Grübeln** ist das Strömen des Daumens ❽ hilfreich, bei **Traurigkeit** das Strömen des Ringfingers. Umfassen Sie den Daumen bzw. den Ringfinger mit der gegenüberliegenden Hand und verweilen Sie mehrere Minuten lang. Danach wechseln Sie die Seiten.

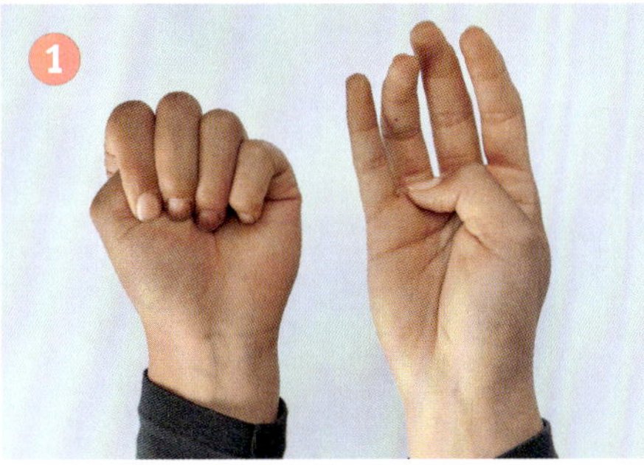

Tse-Mudra

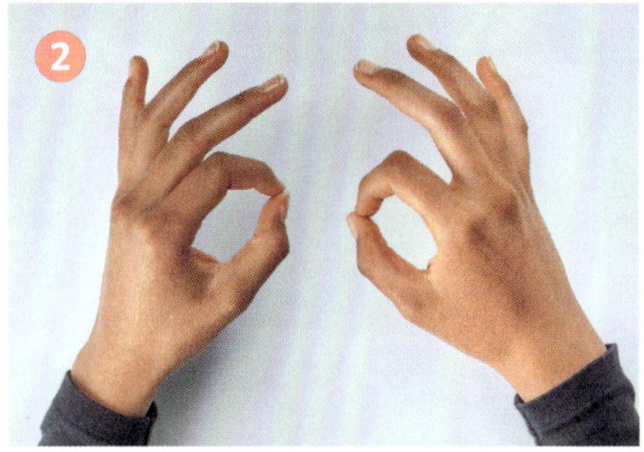

Jnana-Mudra

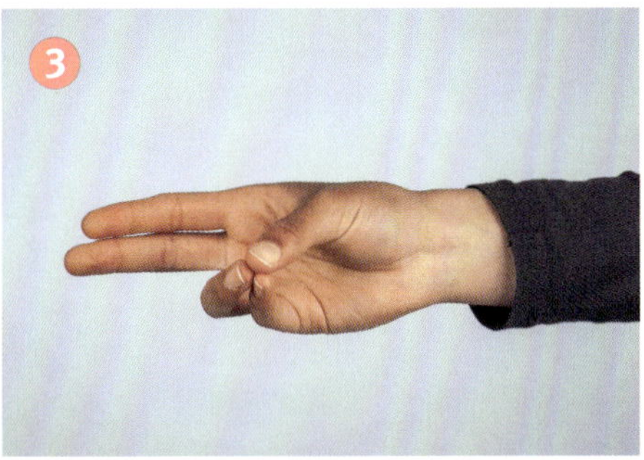

Prana-Mudra

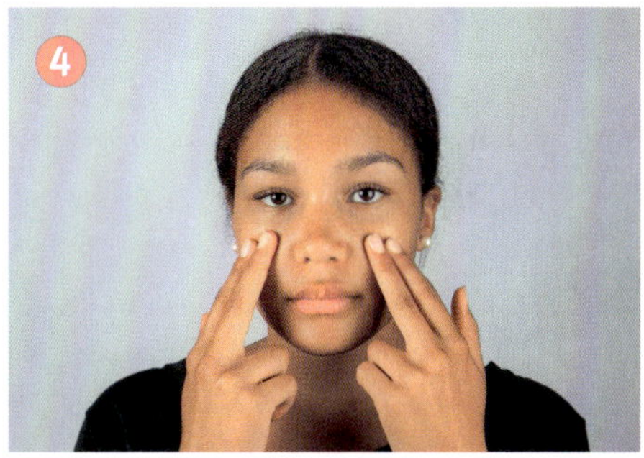

Energiepunkt 21

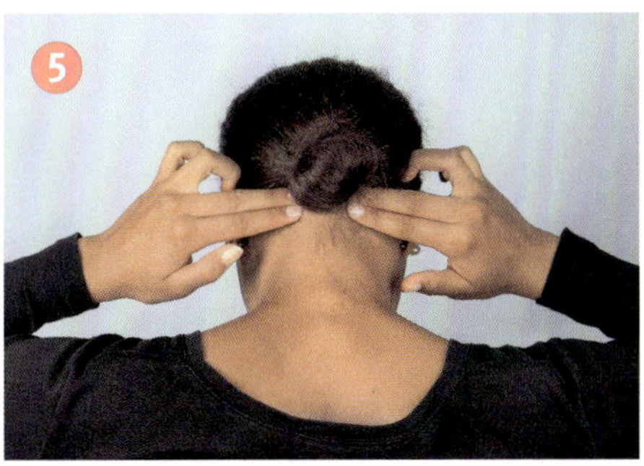

Energiepunkt 4

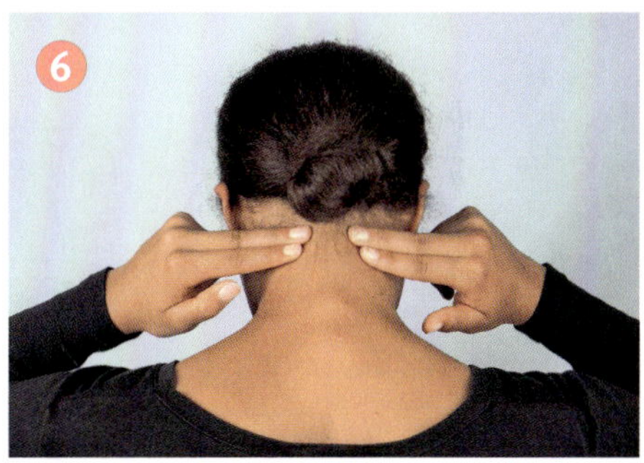

Energiepunkt 12

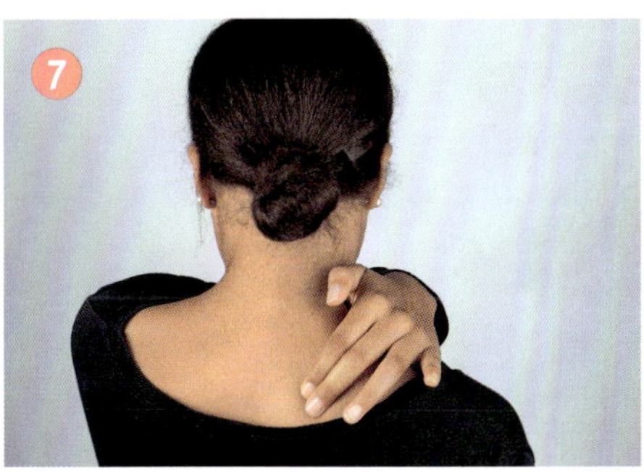

Energiepunkt 3

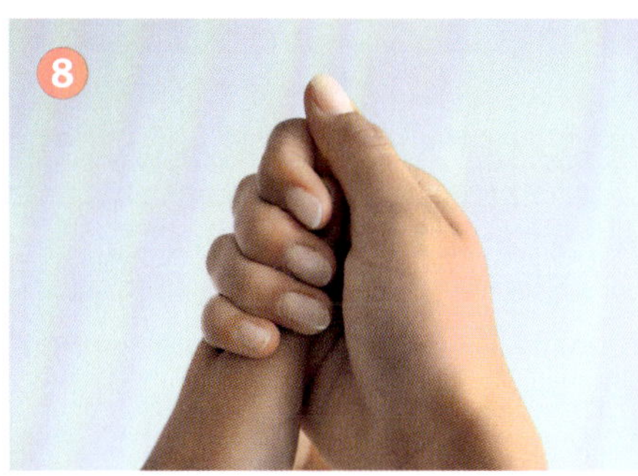

Daumen strömen

Psychovegetativer Erschöpfungszustand, Burn-out

Lang andauernde, schwere körperliche Erkrankungen oder akute und chronische psychische Erkrankungen sowie extreme Überforderung im beruflichen oder privaten Umfeld können in einen völligen psychophysischen Erschöpfungszustand oder ein Burn-out-Syndrom münden. In der energetischen Medizin wird das als schwerer Qi-, Yin- oder Yang-Mangel bezeichnet. Neben der unbedingt notwendigen ärztlichen Abklärung und Behandlung hat die Psychotherapie einen hohen Stellenwert. Wichtig sind aber auch regelmäßige energetische Übungen, um den freien Energiefluss wieder anzuregen: beispielsweise Qigong, Tai-Chi, Yoga oder Heileurythmie. Auch Akupunktur kann hilfreich sein. Die folgenden Handgriffe sind stets nur unterstützend für eine bestehende Therapie anzuwenden.

Akupressur

Der wichtigste Punkt ist Magen 36 ❶ (Zu San Li, Drei Meilen am Fuß). Er trägt auch den Namen „Großer Heiler" – und das nicht ohne Grund. Sie finden ihn vier Fingerbreit unter dem seitlichen Unterrand der Kniescheibe eine Fingerbreite neben der Schienbeinkante.
Er wirkt energetisch aufbauend und stabilisierend bei allen körperlichen und psychischen **Schwäche- und Erschöpfungszuständen** wie auch bei vielen **Magen- und Darmbeschwerden, Übelkeit, Bauchschmerzen, Durchfall und Verstopfung**.
Der Punkt Milz-Pankreas 6 ❷ (San Yin Jiao, Kreuzung dreier Yin-Meridiane) unterstützt die Wirkung von Magen 36 und regt den geschwächten Qi-Fluss in den Meridianen der meisten inneren Organe an. Auf diese Weise wirkt er **Schwäche- und Erschöpfungszuständen** entgegen. Des Weiteren wirkt er bei **Erkrankungen des Beckens, der Urogenitalorgane und bei Menstruationsstörungen**. Er liegt an der Innenseite des Oberschenkels, vier Fingerbreit oberhalb des Innenknöchels an der Schienbeinkante.
Der dritte wichtige Punkt ist Ren Mai 6 ❸ (Qi Hai, Meer der Energie), der seinen Namen von seiner nachhaltigen Wirkung auf die **Stärkung der Lebensenergie Qi** hat. Er liegt zwei Fingerbreit unter dem Nabel in der Mittellinie.
Alle drei genannten Punkte sollten Sie nacheinander für jeweils zwei bis drei Minuten massieren. Wiederholen Sie erst nach 30 bis 60 Minuten. Auch lokale Wärmeanwendungen an diesen Punkten regen die Lebensenergie an, insbesondere bei chronischen Kältezuständen, die man auch einen Yang-Mangel nennt.
Der Punkt Herz 7 ❹ (Shen Men, Tor des Geistes) beruhigt die Psyche, klärt den Geist und führt zu **innerer Ruhe und Gelassenheit**. Er liegt am kleinfingerseitigen Ende der Handgelenksbeugefalte neben einem kleinen Knochenvorsprung.
Auch der Punkt Perikard 6 ❺ (Nei Guan, Innerer Pass) wirkt **psychisch beruhigend** und ausgleichend. Zusätzlich hilft er bei Übelkeit und **bei Unregelmäßigkeiten des Herzens**.

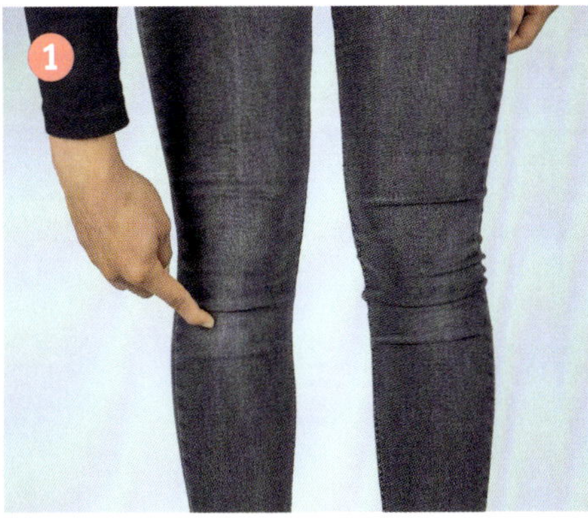

Magen 36

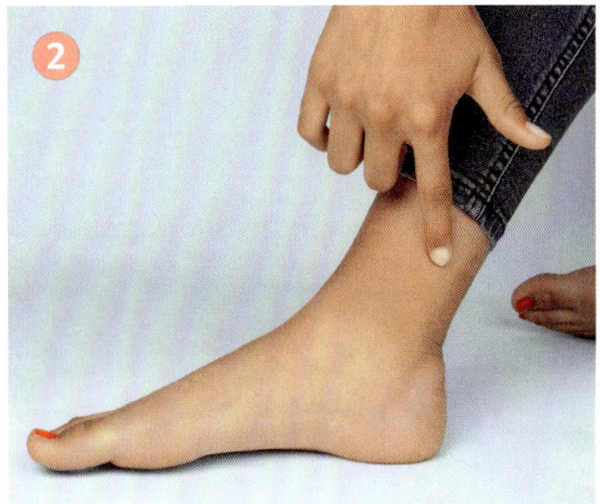

Milz-Pankreas 6

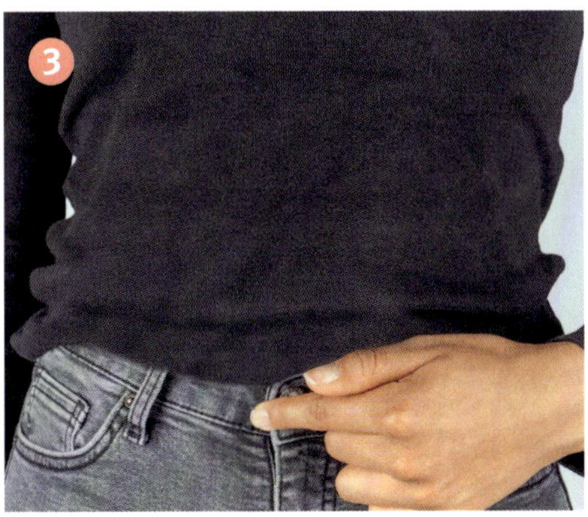

Ren Mai 6

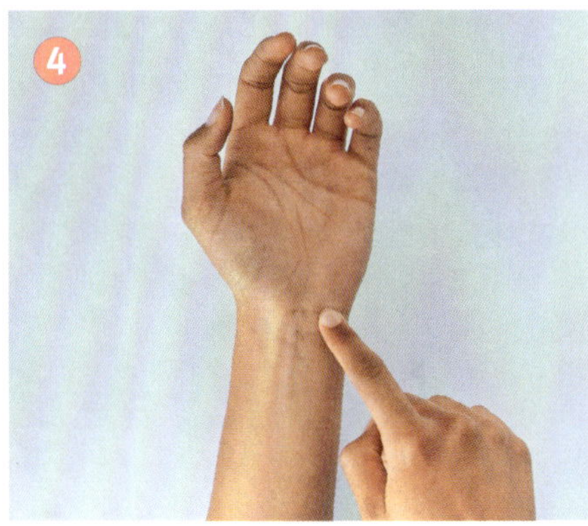

Herz 7

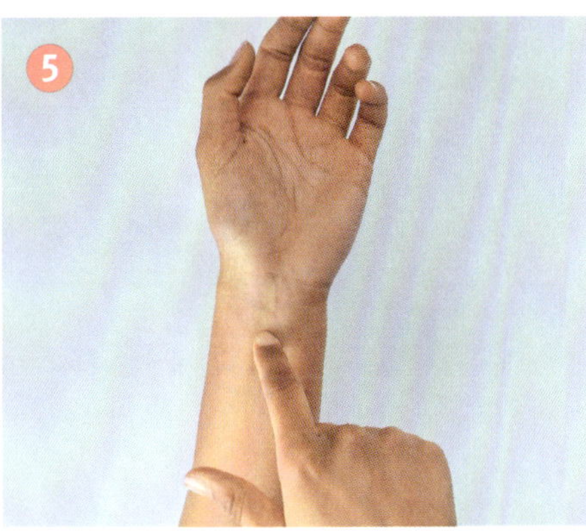

Perikard 6

Mudras

Die einfachste Mudra ist die Jnana-Mudra ❶ (Geste des Bewusstseins und des Wissens). Mit jeder Hand berühren sich die Daumen- und Zeigefingerspitzen und bilden einen Ring. Die anderen Finger sind leicht gestreckt. Die Handfläche zeigt nach oben. Diese Handstellung aus dem Hatha-Yoga symbolisiert die Verbundenheit des menschlichen Bewusstseins (Zeigefinger – Atman) mit dem Göttlichen (Daumen – Brahman).
Die Prana-Mudra ❷ (Lebens-Mudra) stärkt die **Lebensenergie** (Qi oder Prana), führt zu **innerer Ruhe** und steigert die **allgemeine Vitalität**. Legen Sie beidseits die Spitzen von Daumen, Ringfinger und kleinem Finger aneinander und strecken Sie den Zeige- und Mittelfinger wie zur Schwurhand 5 Minuten lang.
Bei der Pushan-Mudra 2 ❸ (Pushan, der Sonnengott) bleibt die rechte Hand wie bei der Prana-Mudra. Mit der linken Hand legen Sie Daumen, Mittel-, und Ringfinger aneinander und strecken die übrigen Finger. Diese Mudra können Sie als Energieschub besonders beim **Burn-out-Syndrom** anwenden.
Die Rudra-Mudra ❹ wirkt bei **allgemeinen Erschöpfungszuständen** sowie bei **Herzbeschwerden und Schwindel**. Mit jeder Hand legen Sie die Spitzen des Daumens, des Zeige- und Ringfingers aneinander. Die übrigen Finger sind leicht gestreckt.
Die Atmanjali-Mudra ❺ (Geste des Gebets) bringt **innere Harmonie, Ruhe und Gelassenheit.** Legen Sie beide Hände vor dem Brustkorb mit den Handflächen aneinander wie zum Gebet und lassen Sie einen kleinen Hohlraum dazwischen frei. Durch diese Mudra werden beide Hirnhälften koordiniert. In Indien dient sie als Geste des Grußes „Namaste" und der Ehrerbietung. Vor dem Schlafengehen im Liegen ausgeführt, stoppt sie das **Gedankenkarussell** und fördert das **Einschlafen**.
Die Kalesvara-Mudra ❻ (die Gottheit Kalesvara herrscht über die Zeit) beruhigt **aufgewühlte Gedanken** und Gefühle und führt zu innerer Ruhe: Dabei berühren sich die Fingerkuppen der Mittelfinger, die ersten zwei Glieder der Zeigefinger und die Daumenspitzen. Die anderen Finger sind nach innen gebogen. Richten Sie die Daumen zur Brust hin aus, die Ellenbogen spreizen Sie ab. Atmen Sie dabei mehrere Male langsam tief ein und aus und verlängern Sie langsam die Ausatemphase.
Bei der Erschöpfungs-Mudra ❼ legen Sie beidseits die Zeigefinger auf das obere Daumengelenk und führen Daumen und Ringfinger an der Spitze zusammen.
Die Makara-Mudra ❽ (Name eines Krokodils der indischen Mythologie) aktiviert die Nierenenergie, das „energetische Feuer", bei **Erschöpfungszuständen**: Die eine Hand liegt in der anderen, der Daumen der unteren Hand wird zwischen dem kleinen Finger und dem Ringfinger hindurchgesteckt, so dass er in der Handfläche der oberen Hand zu liegen kommt. Daumen und Ringfinger der oberen Hand berühren sich an den Spitzen. Die übrigen Finger werden leicht gestreckt.

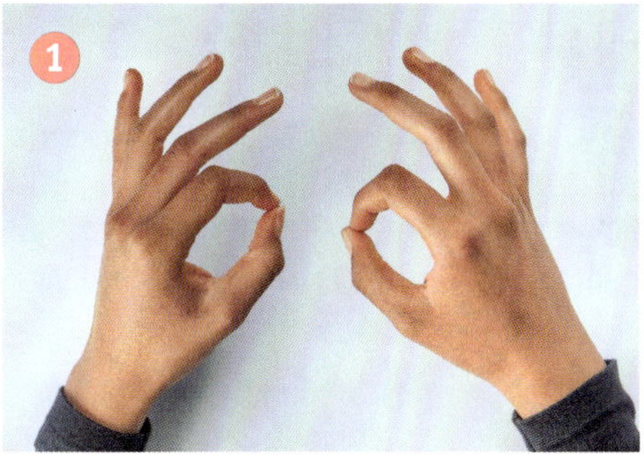

Jnana-Mudra

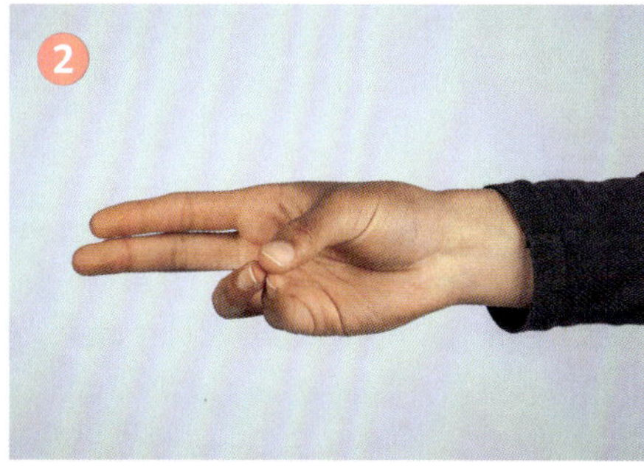

Prana-Mudra

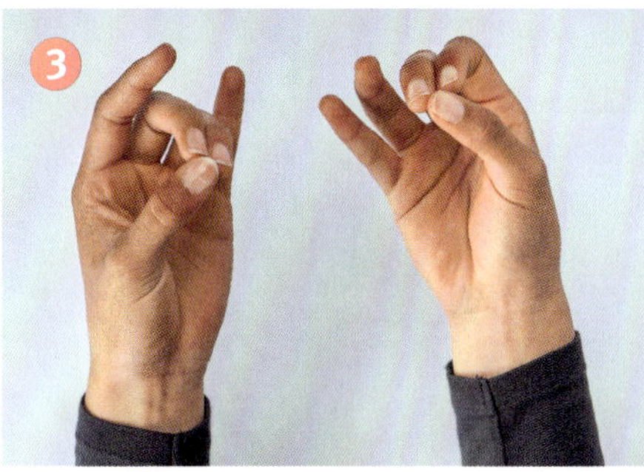

Pushan-Mudra

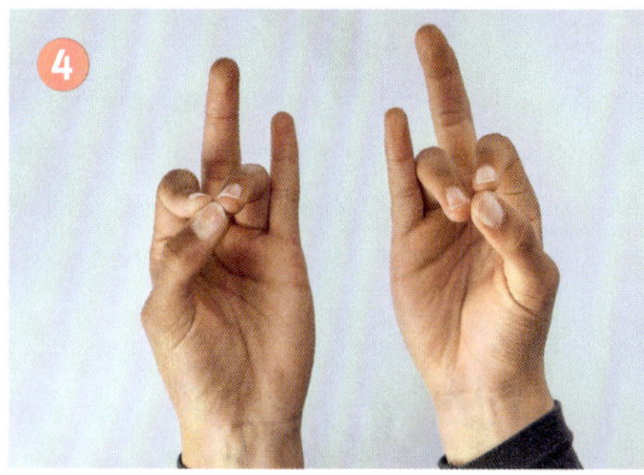

Rudra-Mudra

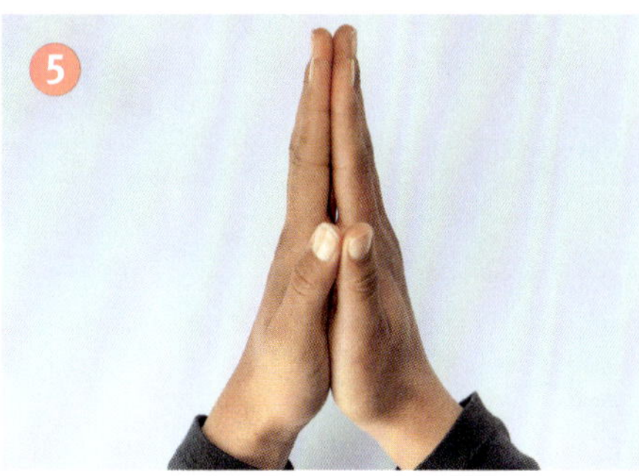

Atmanjali-Mudra

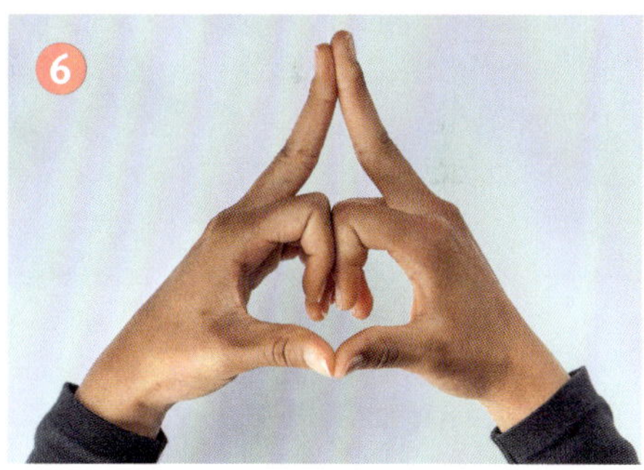

Kalesvara-Mudra

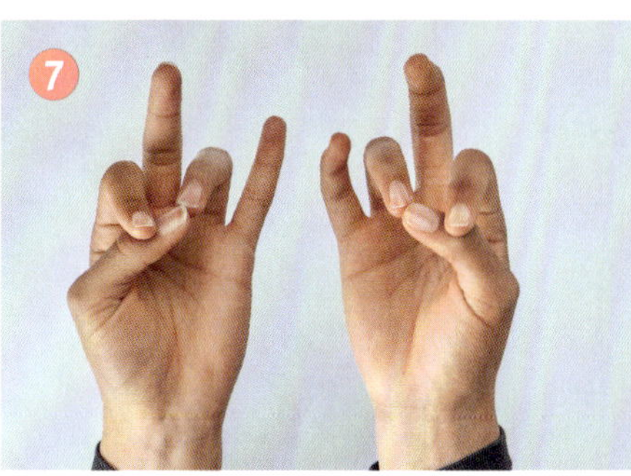

Erschöpfungs-Mudra

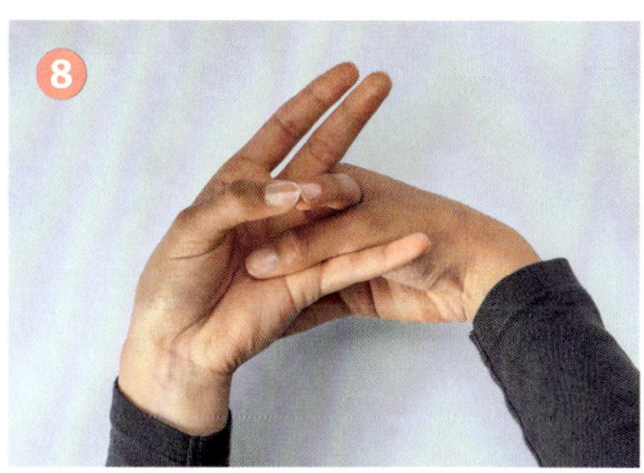

Makara-Mudra

Jin Shin Jyutsu

Eine **sehr schnelle Tiefenentspannung** innerhalb weniger Minuten erreichen Sie durch das Strömen zweier Energiepunkte, die sich auf den beiden Stirnhöckern zwei Fingerbreit unter den sogenannten „Geheimratsecken" befinden, den Stirn-Entspannungsgriff ❶. Spreizen Sie den Daumen ab und legen Sie ihn mit dem Endglied auf einen Stirnhöcker und die abgespreizten Zeige- und Mittelfingerendglieder auf den anderen Stirnhöcker. Schließen Sie die Augen und verweilen Sie mit ruhiger Atmung etwa drei bis fünf Minuten. Dann öffnen Sie wieder die Augen, atmen tief ein und aus, räkeln sich und strecken beide Arme weit von sich.

Mentale Entspannung, das **Stoppen kreisender Gedanken** und **innere Ruhe** erlangen Sie durch das gleichzeitige Heilströmen der Energiepunkte 20 ❷. Diese liegen einen Fingerbreit über den Augenbrauen und damit über dem Energiepunkt 21 ❸, der direkt unter dem Jochbein liegt. Praktischerweise berühren dabei die Daumen den Punkt 21 und die Zeige- und Mittelfinger den Punkt 20.

Der sogenannte „Managergriff" bringt **rasche Erholung, neue Lebenskraft und Selbstbewusstsein**. Hierbei legen Sie eine Handfläche auf den Energiepunkt 11 ❹ derselben Körperseite, der sich im Nacken neben dem hervorspringenden siebten Halswirbel befindet – und die Fingerspitzen derselben Hand auf den Energiepunkt 3 ❺, der sich an der oberen inneren Ecke des Schulterblatts befindet. Die andere Hand liegt auf dem Energiepunkt 19 ❻ der Gegenseite, der am äußeren Ende der Ellenbogenbeugefalte zu finden ist.

Was auch wirksam ist, ist der Mittelstrom oder Zentralstrom. Er besteht aus acht aufeinanderfolgenden Griffen und dauert je drei Minuten pro Griff, also etwa 25 Minuten (siehe dazu Angsterkrankungen Seite 144).

Praxis-Tipp

★ Bei sehr ausgeprägter **psychovegetativer Erschöpfung** – etwa bei **starkem Stress** oder bei **völliger geistiger Erschöpfung** – hat sich in der Praxis der oben genannte **„Stirn-Entspannungsgriff"** ganz besonders bewährt. Bereits nach fünf Minuten Anwendung „erwachen" Sie wieder völlig frisch und ausgeruht, wie nach einem Kurzschlaf. Vergessen Sie dabei nicht, sich danach zu räkeln, und gönnen Sie sich noch zwei Minuten der Nachruhe.

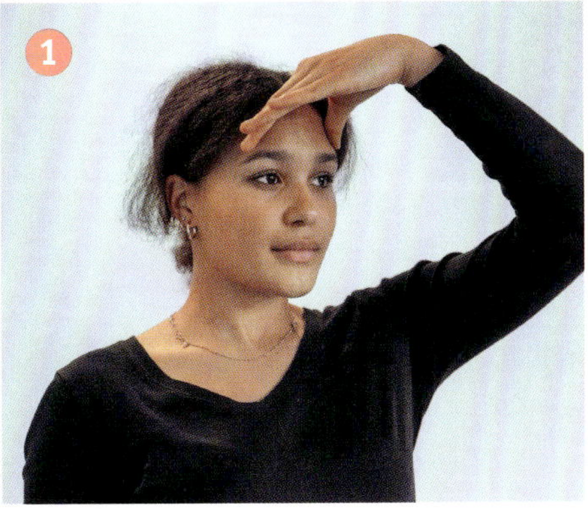

Stirn-Entspannungsgriff

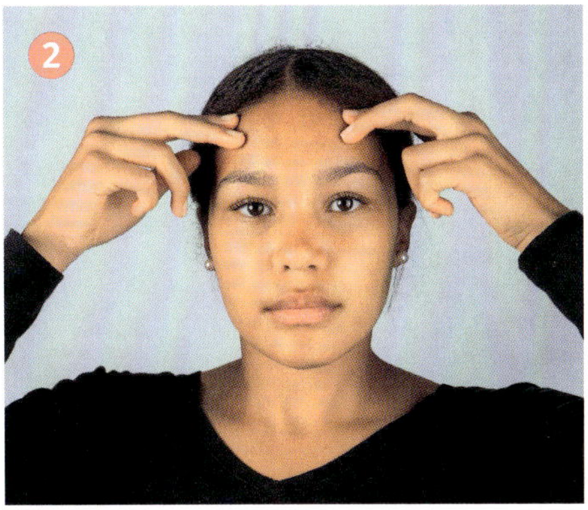

Energiepunkt 20

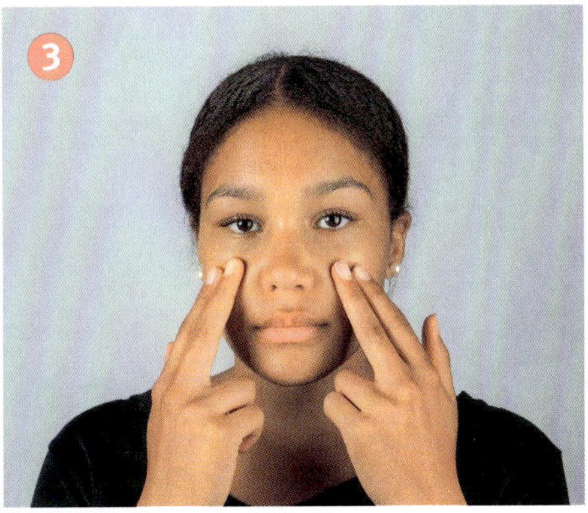

Energiepunkt 21

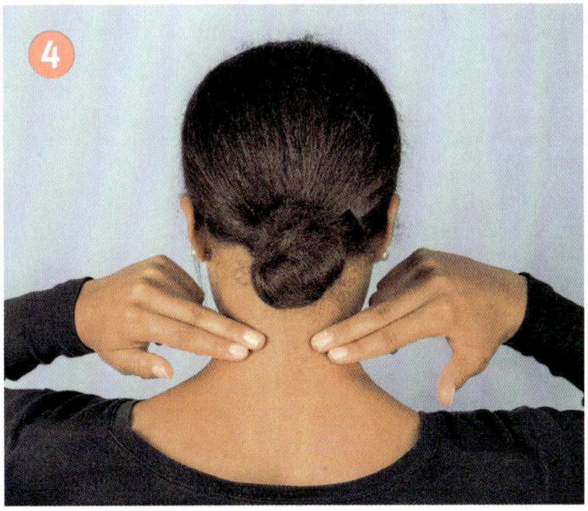

Energiepunkt 11

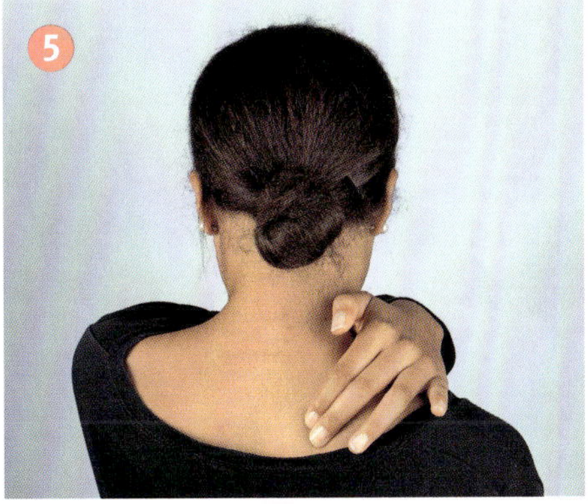

Energiepunkt 3

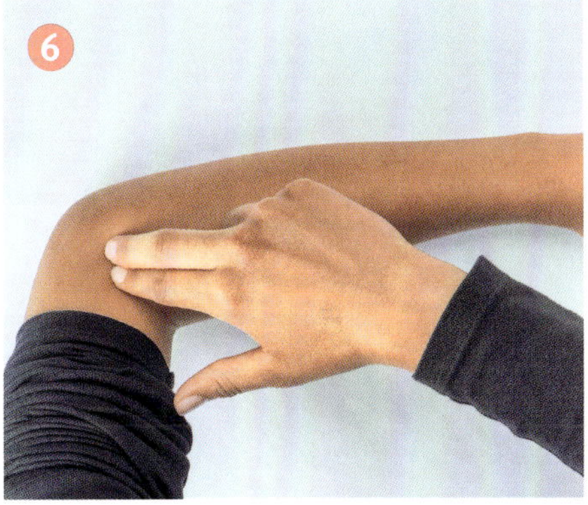

Energiepunkt 19

Konzentrations- und Gedächtnisstörungen sowie beginnende Demenz

Konzentrations- und Gedächtnisstörungen in jüngeren Lebensjahren sind häufig auf mentale Überforderung im Berufs- und Privatleben zurückzuführen. Sie können bei starker Dauerbelastung zu psychophysischen Erschöpfungszuständen und sogar zum Burn-out-Syndrom führen. Im zunehmenden Lebensalter können Durchblutungsstörungen und Abbauerscheinungen des Gehirns, aber auch eine beginnende demenzielle Entwicklung zu spürbaren Gedächtnisstörungen führen. Neben „Gehirnjogging" sind energetische Übungen wie Yoga und Qi Gong essenziell.

Akupressur

Der Punkt Du Mai 20 ❶ (Bai Hui, 100 Zusammenkünfte) liegt auf der Mittellinie des Kopfes, und zwar in der Mitte der Verbindungslinie zwischen den Ohrspitzen. Massieren Sie ihn etwa 2 Minuten lang.
Neben dem **starken Anregen des Kreislaufs** hat der Punkt Du Mai 26 ❷ (Shui Go, Wasserrinne), etwas oberhalb der Mitte zwischen der Oberlippe und der Nasenwurzel gelegen, eine stimulierende Wirkung auf die **Gedächtnisfunktion**. Auch diesen Punkt können Sie etwa zwei Minuten lang massieren.
Die Akupressur des Punktes Extra 1 ❸ oder Drittes Auge (Yin Tang, Siegelhalle), in der Mitte zwischen den Augenbrauen, klärt und **erfrischt den Geist**. Auf diese Weise fördert er die **Konzentration** und das **Gedächtnis** – ebenso wie der Punkt Extra 2 ❹ (Tai Yang, Großes Yang), der in der Schläfenkuhle liegt.
Der Punkt Herz 9 ❺ (Shao Chong, Geringer Energieimpuls) befindet sich in der daumenseitigen Nagelecke des Kleinfingernagels. Sie können ihn mit dem gebeugten Daumen leicht etwa drei Minuten lang akupressieren.
Etwa zwei Querfinger unterhalb des Nabels liegt der Punkt Ren Mai 6 ❻ (Qi Hai, Meer der Lebensenergie), der seinen Namen nicht ohne Grund trägt. Er wirkt stärkend bei allen **Schwächezuständen** und bessert die **Gehirnfunktion**.

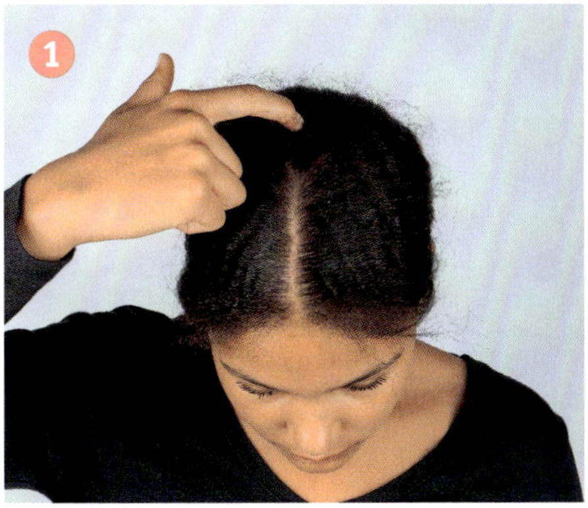

Du Mai 20

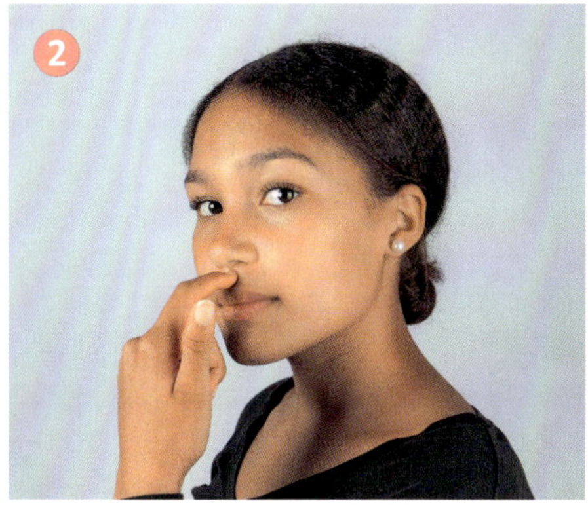

Du Mai 26

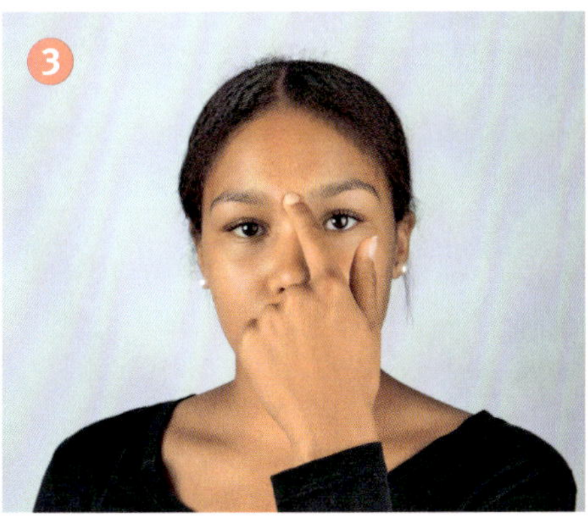

Extra 1

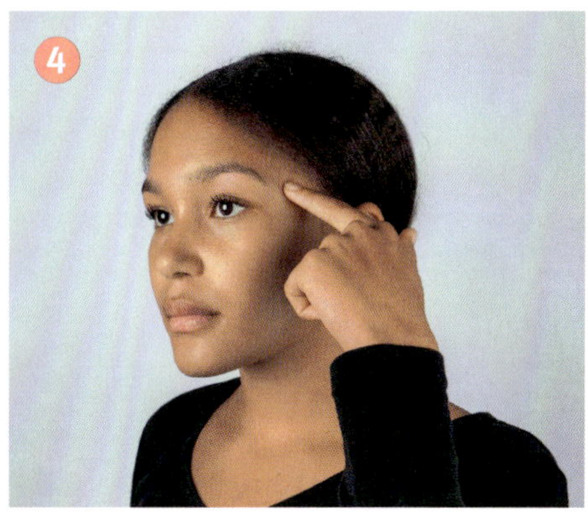

Extra 2

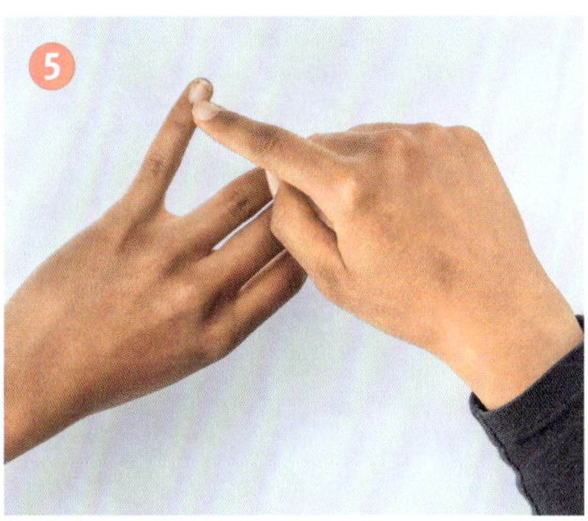

Herz 9

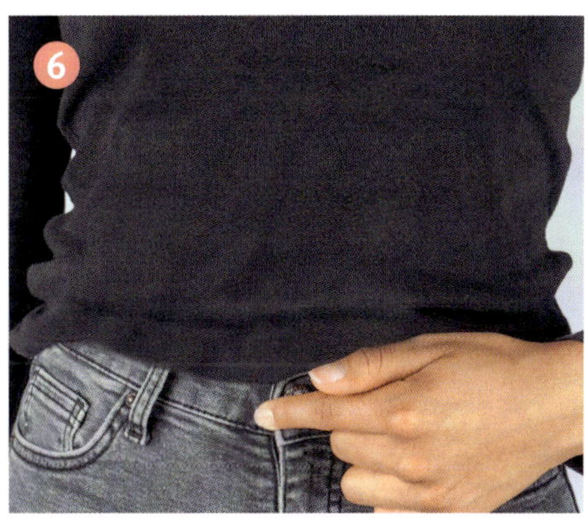

Ren Mai 6

Mudras

Eine Massage der Finger stärkt besonders vor wichtigen Prüfungen die **Gedächtnisfunktion**. Massieren Sie alle Finger, angefangen vom Daumen bis hin zum kleinen Finger mit dem Daumen, Zeige- und Mittelfinger der gegenüberliegenden Hand. Umgreifen Sie dabei die Finger zangenförmig und massieren Sie streichend von der Basis bis zur Spitze mit der Daumenspitze. Dann wechseln Sie die Hand.

Die folgenden Mudras **erhöhen die Konzentration** und verbessern die Gedächtnisfunktion vor allem durch die **Koordination beider Hirnhälften**.

Die Hakini-Mudra ❶ (Hakini ist die Gottheit des Stirn-Chakras) hilft schnell, wenn Sie sich an etwas erinnern wollen oder den **Gesprächsfaden verloren** haben. Legen Sie dazu alle Fingerspitzen bei gestreckter Hand aufeinander, richten Sie die Augen nach oben, legen Sie die Zungenspitze während der Einatmung an den Gaumen und lassen Sie diese bei der Ausatmung wieder fallen. Nach einigen tiefen Atemzügen fällt Ihnen das Gesuchte meist wieder ein.

Die Prana-Mudra ❷ (Lebens-Mudra) koordiniert beide Hirnhälften und besitzt eine allgemein **körperliche und geistig vitalisierende Wirkung**. Mit jeder Hand legen Sie die Spitzen von Daumen, Ringfinger und kleinem Finger zusammen und strecken dabei die anderen Finger wie zur Schwurhand.

Die Jnana-Mudra ❸ (Geste des Bewusstseins und des Wissens) dient einer stärkeren geistigen **Konzentration**. Sie wird beidhändig durchgeführt. Bei regelmäßiger Anwendung erhöht sich die Aktivität des Gehirns. Drücken Sie die Spitze des Daumens mit sanftem Druck auf die Spitze des Zeigefingers oder legen Sie diesen auf den Daumennagel und bilden so einen kleinen Kreis, wobei die anderen Finger leicht gestreckt sind. Die Handfläche weist nach oben. Das Ganze für eine Dauer von drei bis 15 Minuten.

Die Atmanjali-Mudra ❹ (Geste des Gebets) bringt **innere Ruhe, Ausgeglichenheit und Klarheit des Geistes**. Die Hände werden vor dem Brustkorb mit den Handflächen (Gebetshaltung) aneinandergelegt, so dass noch ein kleiner Hohlraum dazwischen bleibt.

Die Kalesvara-Mudra ❺ (die Gottheit Kalesvara herrscht über die Zeit) beruhigt **aufgewühlte Gedanken und Gefühle** und führt zu **innerer Ruhe**. Krümmen Sie Zeigefinger, Ringfinger und kleinen Finger beider Hände nach unten, so dass sie sich an den Mittel- und Endgliedern berühren. Die Mittelfinger werden nach oben gestreckt und mit den Spitzen aneinandergelegt. Die Spitzen der Daumen berühren sich ebenso und zeigen zur Brust. Dabei sind die Ellenbogen leicht abgespreizt. Atmen Sie zehn Mal langsam tief ein und aus und verlängern Sie langsam die Pause nach der Ein- und Ausatmung.

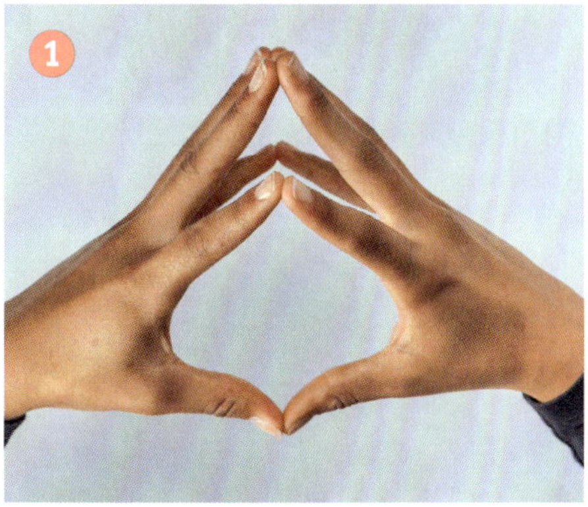

Hakini-Mudra

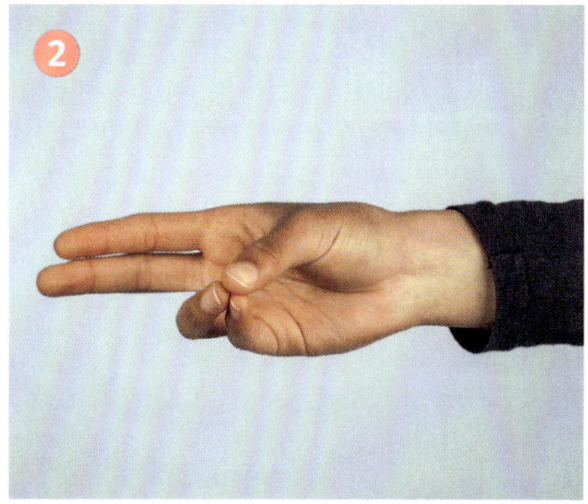

Prana-Mudra

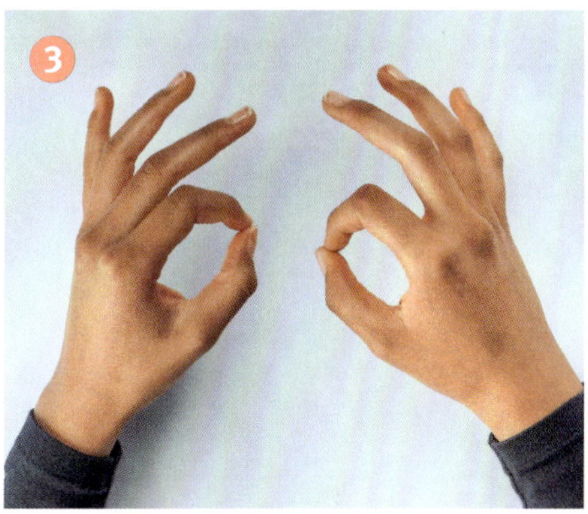

Jnana-Mudra

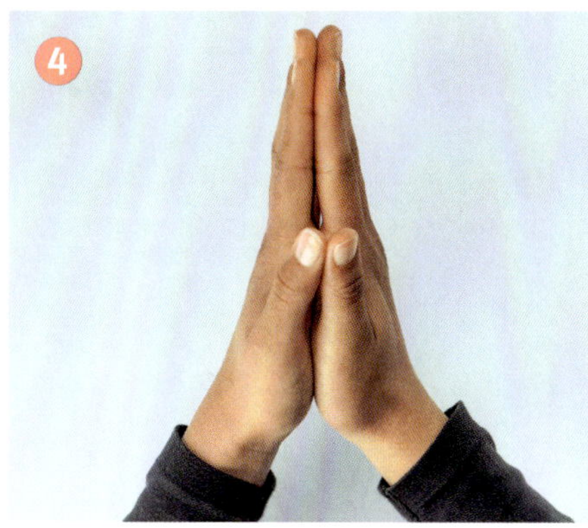

Atmanjali-Mudra

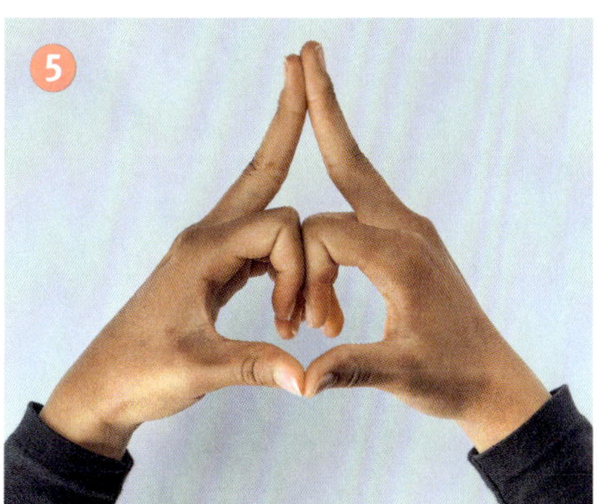

Kalesvara-Mudra

Jin Shin Jyutsu

Das unbewusste Kratzen hinter dem Ohr bei **plötzlichen Merkstörungen** oder bei einem **Abreißen des Gesprächsfadens** ist sicher jedem bekannt – und oft ein Grund zur Erheiterung bei Gesellschaften. Die Geste kann durchaus auch als eine unbewusste Form des Heilströmens aufgefasst werden. Strömen Sie mit beiden Händen gleichzeitig die Energiepunkte 4 ❶, die sich am Hinterkopf beidseits etwa drei Fingerbreiten von der Mittellinie an der Schädelbasis befinden: Die rechte Hand strömt rechts, die linke Hand links. Hierdurch stärken Sie das **Konzentrationsvermögen** und bekommen rasch einen **klaren Kopf**.

Das beidseitige gleichzeitige Strömen der Energiepunkte 21 ❷, die unter dem Jochbein gelegen sind, wirkt neben der heilenden Wirkung bei **Nebenhöhlenerkrankungen** auch stärkend auf das **Konzentrationsvermögen**.

Das Sitzen auf beiden Handflächen aktiviert die Energiepunkte 25 ❸, die an den beiden Sitzbeinhöckern liegen. Hierdurch erreichen Sie **klare Gedanken, geistige Wachheit und besseres Konzentrationsvermögen**.

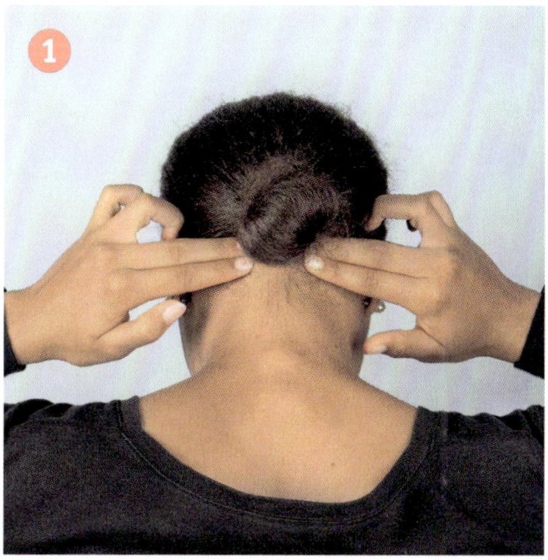

Energiepunkt 4

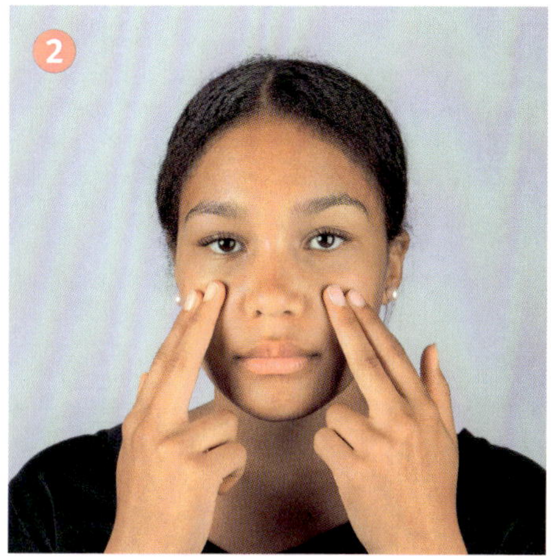

Energiepunkt 21

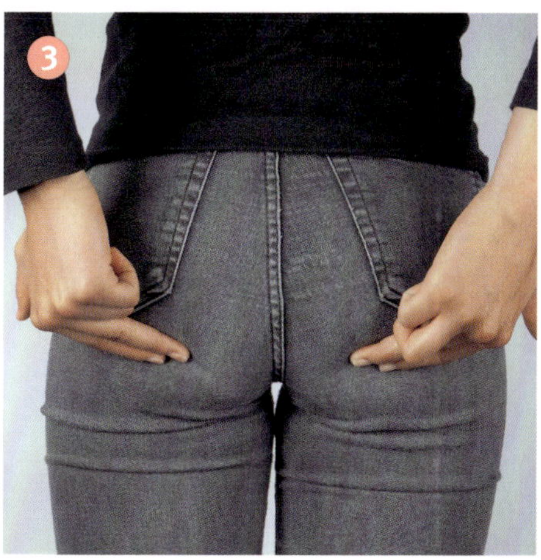

Energiepunkt 25

Schlafstörungen und Schlaflosigkeit

Man unterscheidet zwischen Einschlaf- und Durchschlafstörungen. Auch gibt es die sehr seltene Schlaflosigkeit. Neben homöopathischen und pflanzlichen Heilmitteln sowie gegebenenfalls Schlaftabletten haben sich die folgenden Handstellungen zur Förderung des Schlafes bewährt.

Akupressur

Der Punkt Du Mai 20 ❶ (Bai Hui, Punkt der 100 Zusammenkünfte) ist wichtig für den **psychischen Ausgleich** und zur **Förderung des Schlafs**. Er liegt am höchsten Punkt des Kopfes in der Mittellinie auf der Verbindungslinie zwischen den Ohrspitzen. Massieren Sie ihn abwechselnd mit dem Punkt Extra 1 ❷ (Yin Tang, Siegelhalle oder Drittes Auge) mehrere Minuten lang mit der Fingerspitze. Extra 1 liegt oberhalb der Nasenwurzel in der Mittellinie auf der Verbindungslinie zwischen den Augenbrauen.
Die schlaffördernden Punkte Extra 8 und Extra 9 ❸ (Anmian I und Anmian II, Ruhiger Schlaf) liegen etwa ein und zwei Daumenbreit hinter dem Ansatz des Ohrläppchens an der Schädelbasis.
Der Punkt Herz 7 ❹ (Shen Men, Tor des Geistes) befindet sich am kleinfingerseitigen Ende der Beugefalte des Handgelenks seitlich innen neben einer tastbaren Sehne. Er hilft schnell beruhigend bei **Unruhe- und Erregungszuständen sowie bei Schlafstörungen**.
Allgemein **beruhigend**, **psychisch ausgleichend und schlaffördernd** wirkt der Punkt Magen 36 ❺ (Zu San Li, Drei Längen am Fuß, Göttlicher Gleichmut oder Großer Heiler): Sie finden ihn vier Querfinger unterhalb der äußeren Kniegelenksgrube in einer Vertiefung, einen Querfinger seitlich der Schienbeinkante.
Der Punkt Leber 3 ❻ (Tai Chong, Großes Heranstürmen) liegt am oberen Ende der Vertiefung zwischen dem ersten und zweiten Mittelfußknochen. Eine kreisende Druckmassage gegen den Uhrzeigersinn führt zur **Tiefenentspannung**.
Der Punkt Blase 62 ❼ (Shen Mai, Ausgestrecktes Gefäß) befindet sich am Fuß, eine Fingerbreite unter dem Außenknöchel. Er wirkt **beruhigend und schlaffördernd**, ebenso wie der Punkt Niere 6 ❽ (Zhao Hai, Feuerschein Meer), der eine Fingerbreite unter dem gegenüberliegenden Innenknöchel liegt.

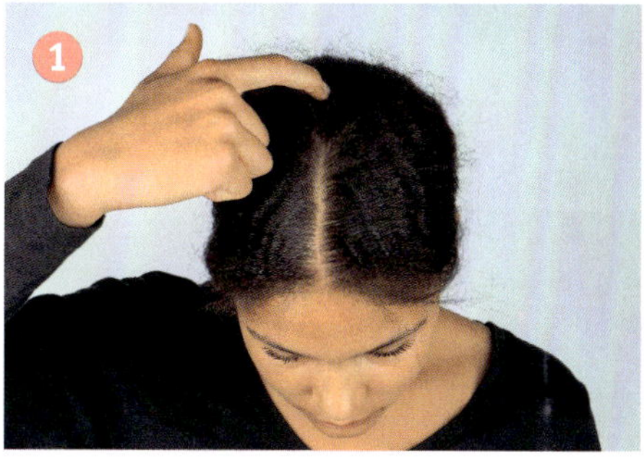

Du Mai 20

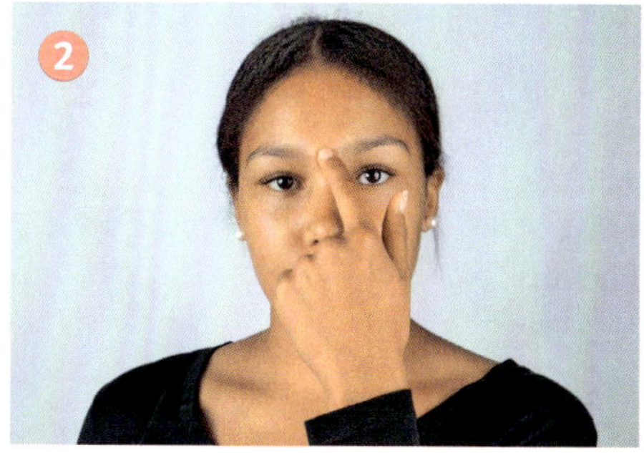

Extra 1

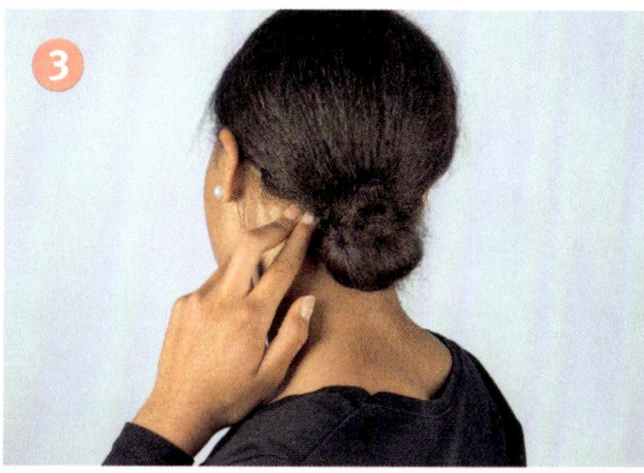

Extra 8 und 9

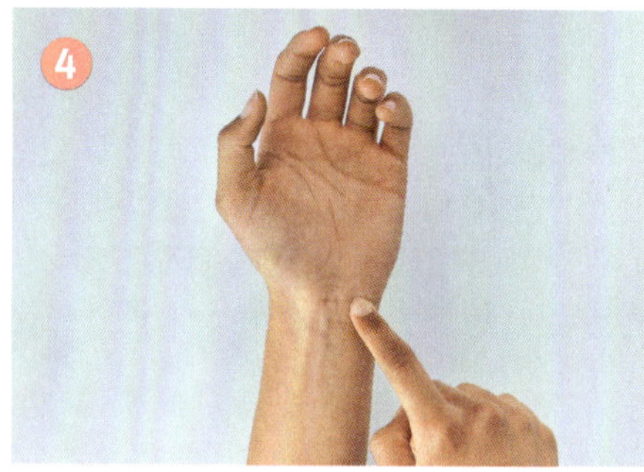

Herz 7

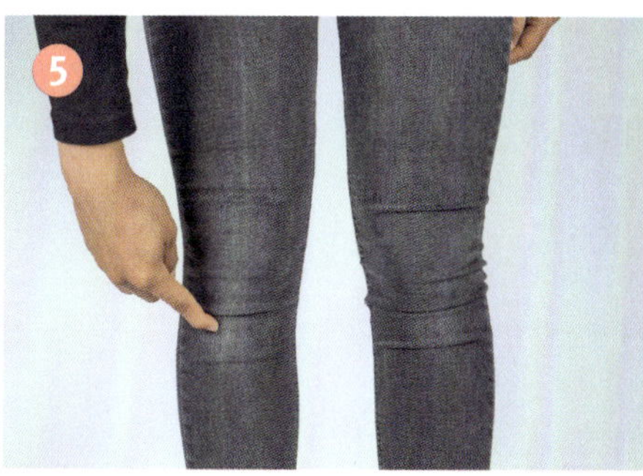

Magen 36

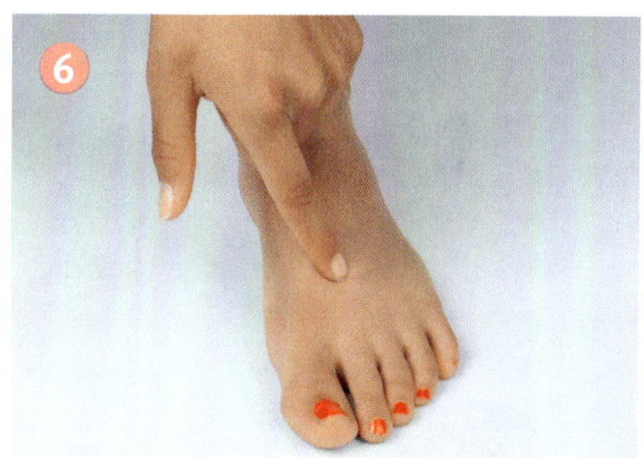

Leber 3

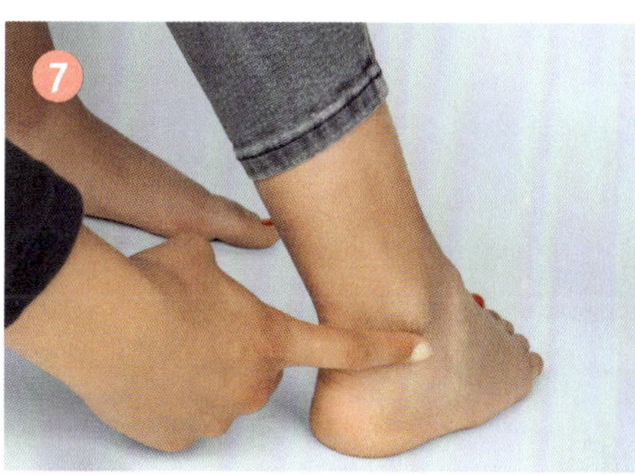

Blase 62

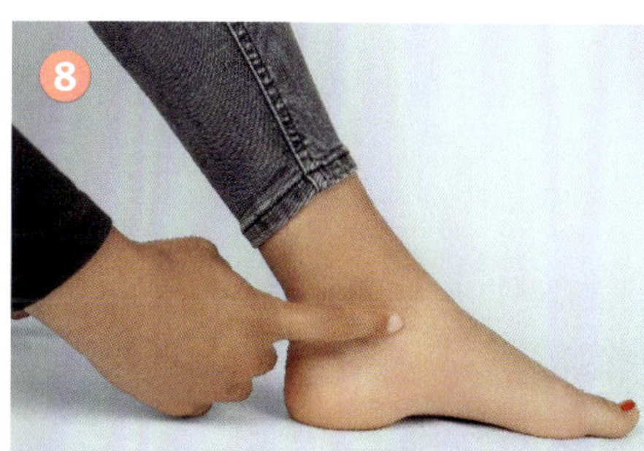

Niere 6

Mudras

Bei der **klassischen schlaffördernden Mudra** 1 umschließen Sie nacheinander die Finger der einen Hand, angefangen beim Daumen mit der gegenüberliegenden Hand, fest und halten sie etwa drei Minuten. Danach wechseln Sie zum nächsten Finger 2, dem Zeigefinger. Es folgt der Mittelfinger und so weiter. Anschließend nehmen Sie die andere Hand. Die Erfahrung zeigt, dass man meist gar nicht bewusst bis ans Ende der Fingerübung kommt – weil man zuvor bereits eingeschlafen ist …

Die folgende **Schlaf-Mudra** 3 können Sie bequem liegend in der Schlafposition halten. Mit der rechten Hand legen Sie den Daumen und den Zeigefinger an der Spitze zusammen, links berühren sich der Daumen und der Ringfinger. Alternativ können Sie auch den kleinen Finger halten.

Die Shakti-Mudra 4 (Shakti ist Göttin der Lebensenergie) hat eine stark beruhigende, **tiefenentspannende Wirkung** und begünstigt das **Einschlafen**. Strecken Sie dafür die beiden Ringfinger und kleinen Finger – und legen Sie sie mit den Fingerspitzen aneinander. Die anderen Finger beugen Sie locker über den nach innen gelegten Daumen. Wenn Sie in Seitenlage einschlafen, können Sie auch die gebeugten ersten drei Finger oberhalb und unterhalb des Kissens legen. Die restlichen Finger liegen zusammen.

Die Nidra-Mudra 5 (Tiefer Schlaf) wird nur mit einer Hand durchgeführt. Klemmen Sie das Endglied des Daumens zwischen Zeige- und Mittelfinger fest, die übrigen Finger sind geschlossen.

Die Atmanjali-Mudra 6 (Geste des Gebets) bringt innere **Harmonie, Ruhe und Gelassenheit**. Legen Sie beide Hände vor dem Brustkorb mit den Handflächen aneinander wie zum Gebet und lassen Sie einen kleinen Hohlraum dazwischen frei. Durch diese Mudra werden beide Hirnhälften koordiniert. In Indien dient sie als Geste des Grußes „Namaste" und der Ehrerbietung. Vor dem Schlafengehen im Liegen ausgeführt, stoppt sie das **Gedankenkarussell,** erzeugt Müdigkeit und fördert das Einschlafen, insbesondere, wenn Sie sie mit der 4–7–8 Atmung nach Dr. Andrew Weil kombinieren (siehe Seite 166).

Jin Shin Jyutsu

Legen Sie die Fingerspitzen der einen Hand in die Handflächenmitte der anderen Hand am Daumenballen, den Energiepunkt 18 7. Dort verweilen Sie einige Minuten und wechseln danach die Seiten.

Alternativ legen Sie die Fingerspitzen der rechten Hand auf die höchste Stelle des Kopfes, den Akupressur Punkt Du Mai 20 8. Die Fingerspitzen der linken Hand befinden sich auf dem Oberbauch in der Mitte zwischen dem Nabel und dem unteren Ende des Brustbeins.

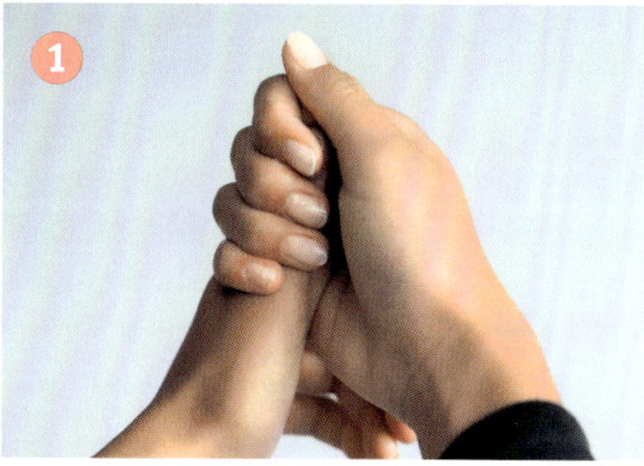

Schlaffördernde Mudra 1

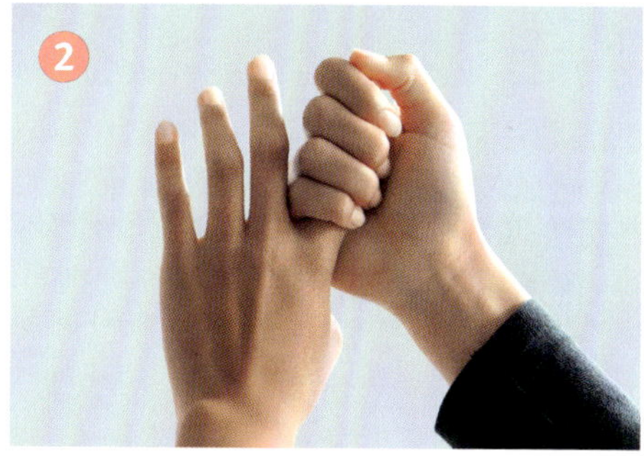

Schlaffördernde Mudra 2

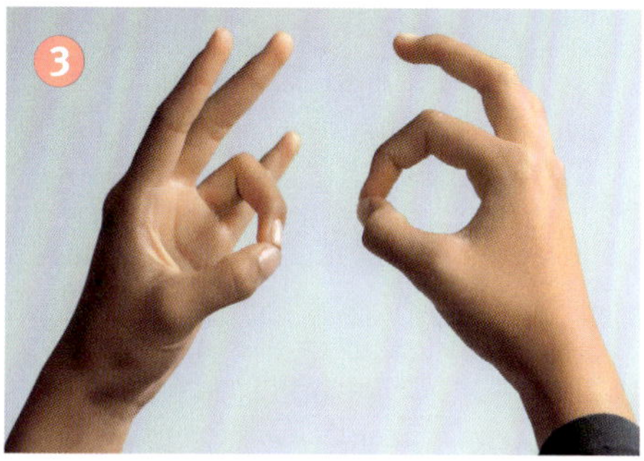

Schlaf-Mudra

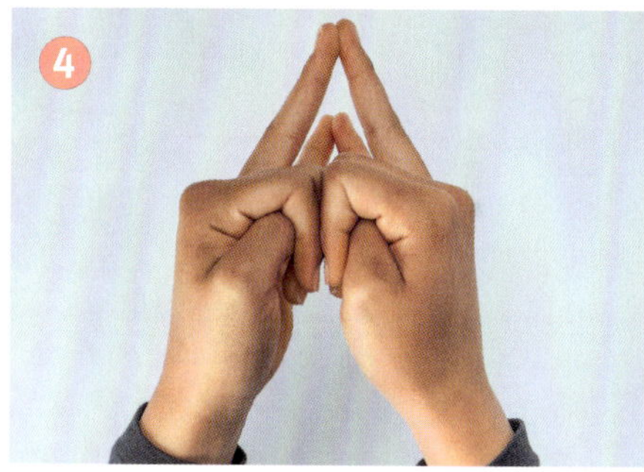

Shakti-Mudra

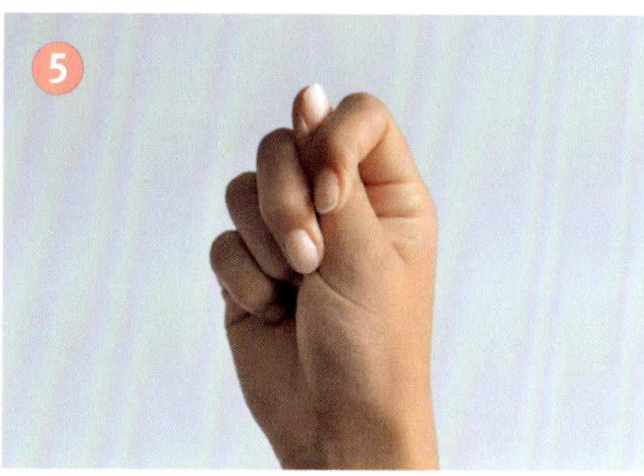

Nidra-Mudra

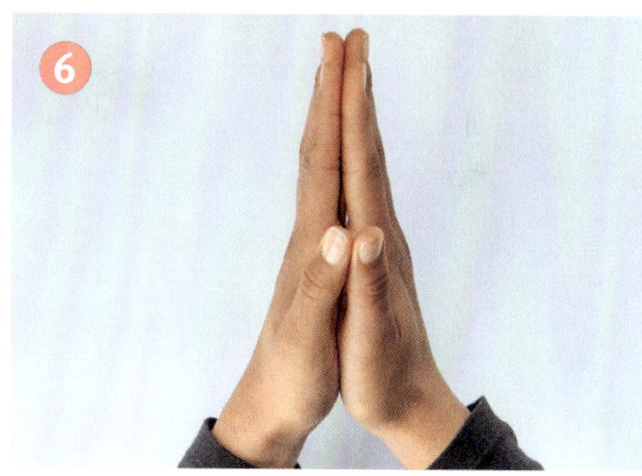

Atmanjali-Mudra

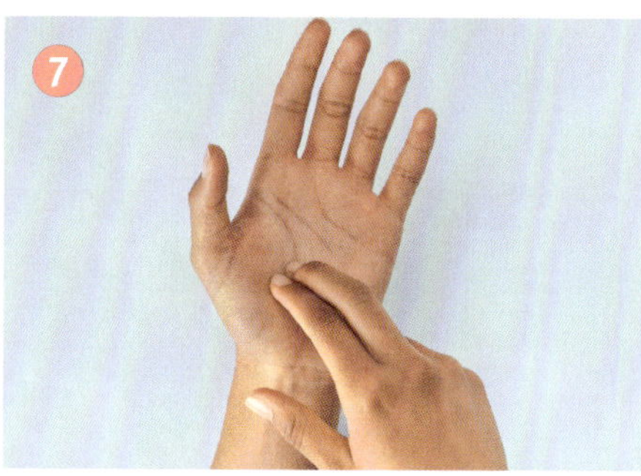

Energiepunkt 18

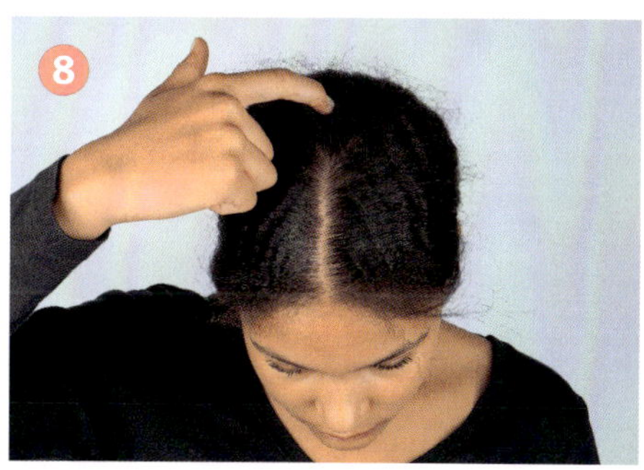

Du Mai 20

Strömen Sie bei **Einschlafstörungen** den Energiepunkt 25 ❶, der sich am unteren Ende des rechten Sitzbeinknochens befindet, mit der rechten Hand. Den Energiepunkt 11 ❷, auf der linken Schulter neben dem hervorspringenden siebten Halswirbel, strömen Sie mit der linken Hand. Danach wechseln Sie die Seiten.
Bei **Durchschlafstörungen** strömen Sie den rechten Energiepunkt 16 ❸, zwischen Außenknöchel und Ferse gelegen, mit der rechten Hand – und den Energiepunkt 8 ❹ an der äußeren Rückseite des rechten Knies mit der linken Hand.
Der Mittelstrom oder Zentralstrom besteht aus acht aufeinanderfolgenden Griffen und dauert je drei Minuten pro Griff, also etwa 25 Minuten. Er führt, in Rückenlage abends ausgeführt, zur **Tiefenentspannung** und fördert das **Einschlafen** (siehe Seite 144 bei Angsterkrankungen).

Atemübung 4–7–8

Die folgende Atemübung wurde durch den Arzt Dr. Andrew Weil bekannt und ist mittlerweile weltweit als 4–7–8-Atmung bekannt (ohne Abbildung). Mit ihrer Hilfe versetzen Sie Ihren Körper in einen **tiefen Entspannungszustand**, der das **Einschlafen** fördert.
Sie können sie auch mit der Atmanjali-Mudra (siehe Seite 164) kombinieren. Dann wirkt sie wesentlich intensiver.
Atmen Sie langsam bei geschlossenem Mund tief durch die Nase ein und zählen dabei bis vier. Halten Sie nun die Luft an, legen Sie dabei die Zungenspitze an den Gaumen hinter die obere Zahnreihe und zählen dabei bis sieben. Atmen Sie nun langsam mit leicht aufeinandergepressten Lippen mit einem Pustelaut aus und zählen dabei bis acht. Diese Übung führen Sie viermal hintereinander durch.

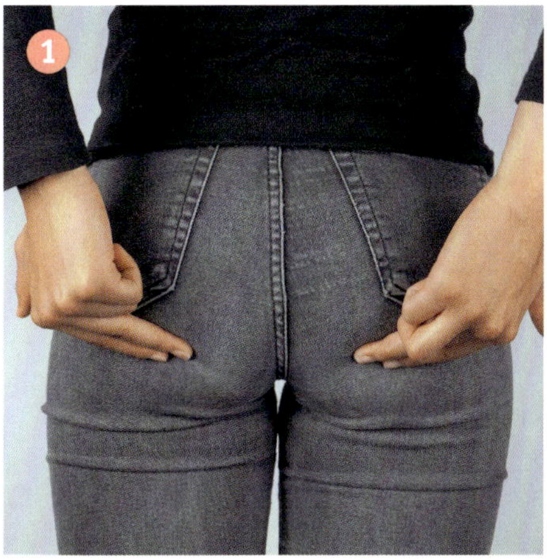

Energiepunkt 25

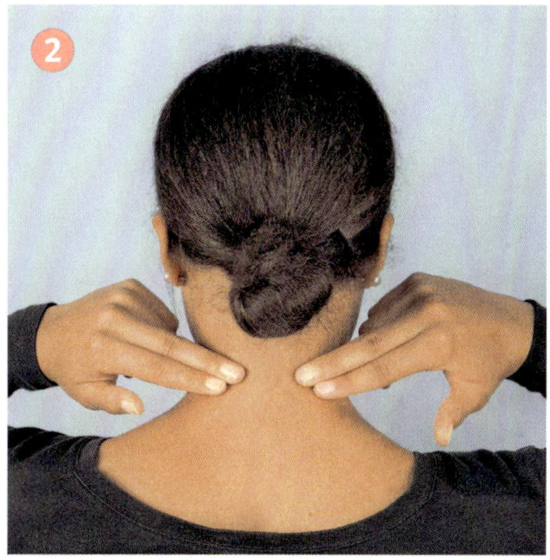

Energiepunkt 11

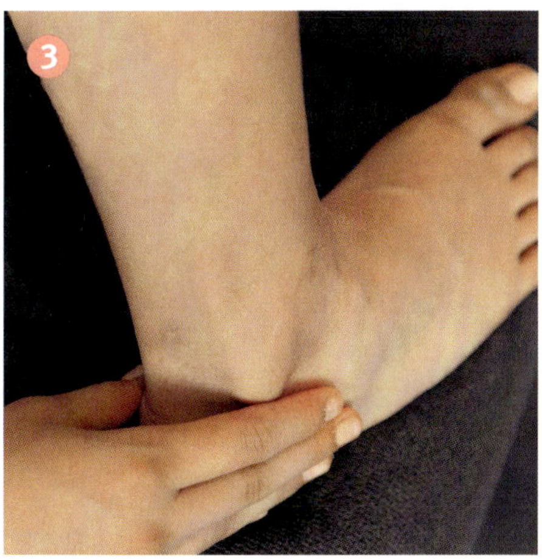

Energiepunkt 16

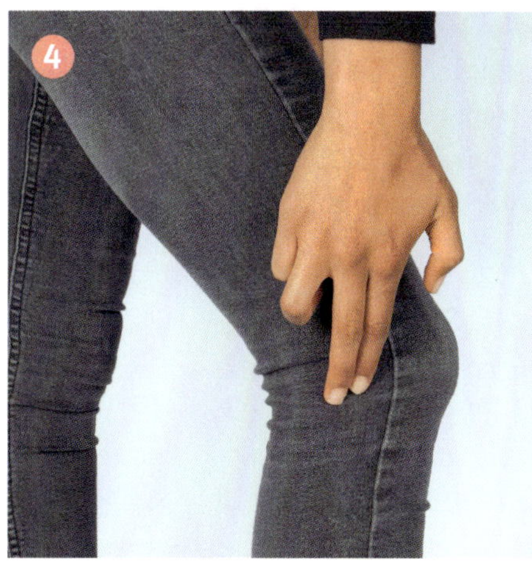

Energiepunkt 8

Unruhezustände, Stresserscheinungen, Nervosität und Aggressionen

Durch die folgenden Maßnahmen wird das vegetative Nervensystem beruhigt. Infolgedessen treten Entspannung, innere Ruhe und Gelassenheit ein.

Akupressur

Der Punkt Herz 7 ❶ (Shen Men, Tor des Geistes) liegt am kleinfingerseitigen Ende der Beugefalte des Handgelenks seitlich neben einer tastbaren Sehne. Er hilft schnell und beruhigend **bei Unruhe- und Erregungszuständen**.
Der Punkt Perikard 6 ❷ (Nei Guan, Innerer Pass) befindet sich auf der Mitte der Innenseite des Unterarms, etwa drei Querfinger oberhalb der Handgelenksfalte. Er wirkt **psychisch ausgleichend und harmonisierend**.
Der Punkt Du Mai 20 ❸ (Bai Hui, Punkt der 100 Zusammenkünfte) ist ein wichtiger Punkt zum **psychischen Ausgleich** und zur Schlafförderung. Er liegt am höchsten Punkt des Kopfes in der Mittellinie auf der Verbindungslinie zwischen den Ohrspitzen. Massieren Sie ihn abwechselnd mit dem Punkt Extra 1 ❹ (Yin Tang, Siegelhalle), auch Punkt des Dritten Auges genannt, mehrere Minuten lang mit der Fingerspitze. Extra 1 liegt oberhalb der Nasenwurzel in der Mittellinie auf der Verbindungslinie zwischen den Augenbrauen.
Allgemein **beruhigend, psychisch ausgleichend und schlaffördernd** wirkt der Punkt Magen 36 ❺ (Zu San Li, Drei Längen am Fuß, Göttlicher Gleichmut oder Großer Heiler), den Sie vier Querfinger unterhalb der äußeren Kniegelenksgrube in einer Vertiefung finden – einen Querfinger seitlich der Schienbeinkante.
Der Punkt Blase 62 ❻ (Shen Mai, Puls anzeigen) befindet sich am Fuß, eine Fingerbreite unter dem Außenknöchel. Er besitzt eine **beruhigende und schlaffördernde Wirkung**.

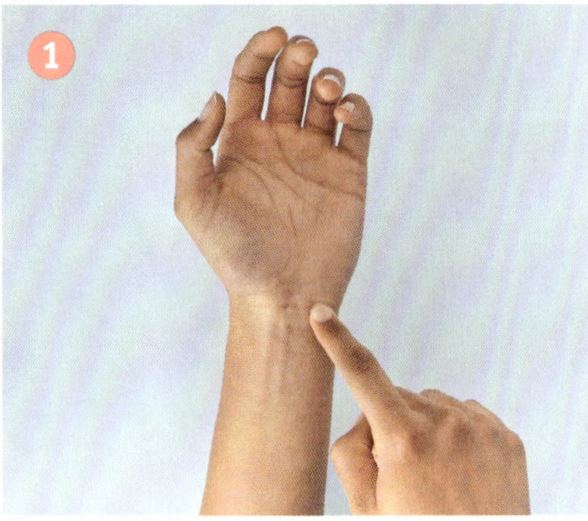

Herz 7

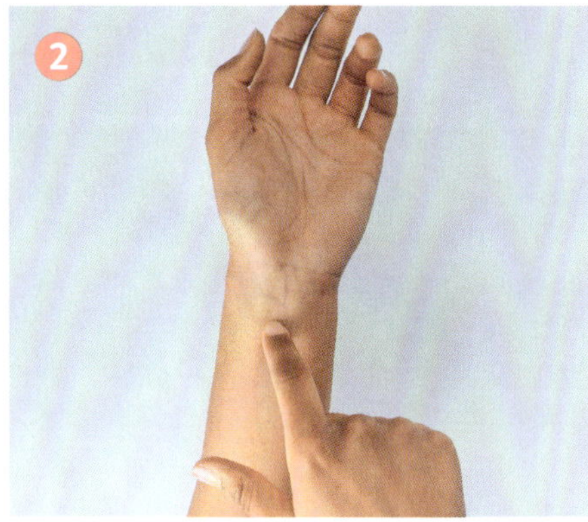

Perikard 6

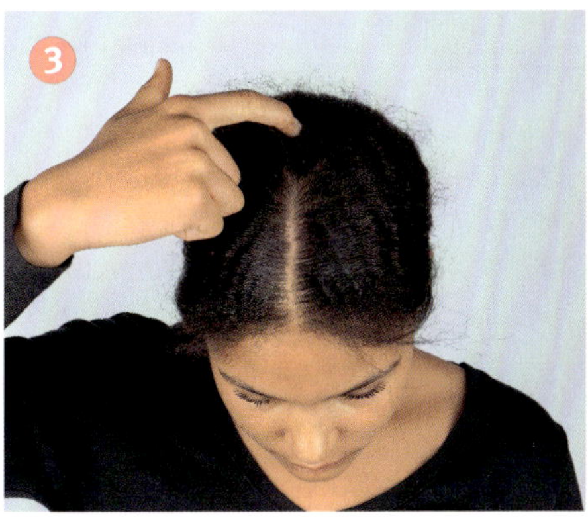

Du Mai 20

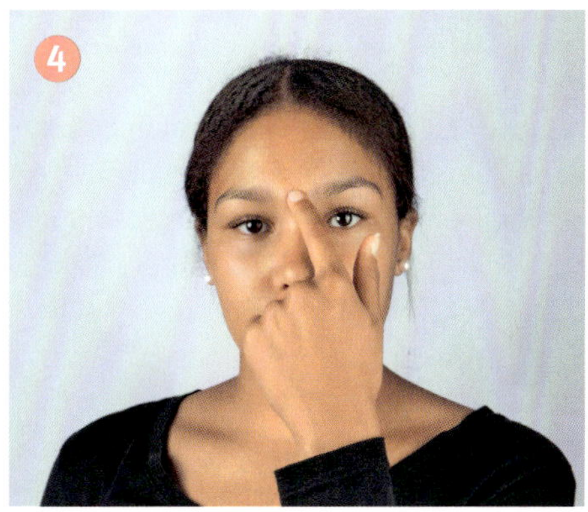

Extra 1

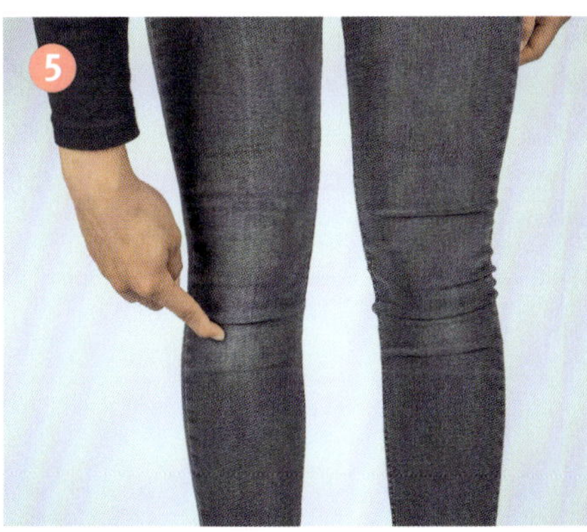

Magen 36

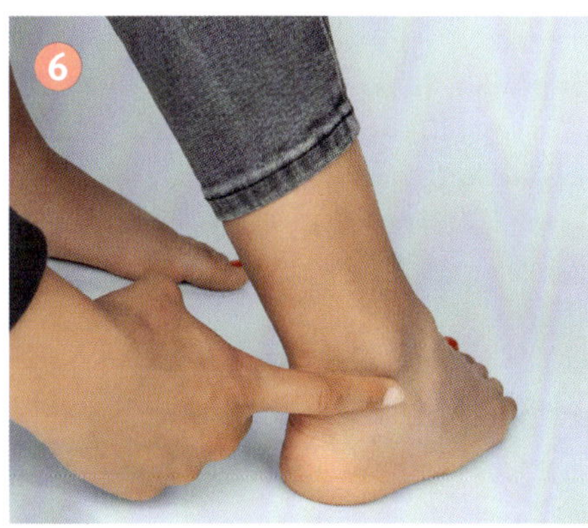

Blase 62

Mudras

Bei der **stressabbauenden Mudra** ❶ führen Sie mit der rechten Hand den Daumen, Mittel- und Kleinfinger an der Spitze zusammen. Links liegt das Daumenendglied auf dem Kleinfingernagel.

Die Jnana-Mudra ❷ (Geste des Bewusstseins und Wissens), die beidseitig ausgeführt wird, klärt den Geist, führt zu **mentaler Entspannung** und bessert das **Konzentrationsvermögen**. Drücken Sie die Spitze des Daumens mit sanftem Druck auf die Spitze des Zeigefingers, so dass ein kleiner Kreis entsteht. Die anderen Finger werden gestreckt. Die Handfläche zeigt nach oben. Dauer: drei bis 15 Minuten. Sie können diese Mudra auch modifizieren: Der Daumen und der Zeigefinger berühren sich an der Spitze und bilden wie oben einen Kreis. Die Fingerspitzen der restlichen Finger berühren jetzt auch die Spitzen der gegenüberliegenden Finger. Das Halten dieser Mudra der **Tiefenentspannung** ❸ bis zu 20 Minuten und ein verlangsamter und in der Ausatemphase verlängerter Atem erzeugen eine Tiefenentspannung.

Die Mudra zur **Stressreduktion** ❹ beruhigt das gesamte vegetative Nervensystem. Hierbei legen Sie die Daumenspitzen mit der Innenseite aneinander und die übrigen Finger an den Daumenballen. Die Grundgelenke der Finger berühren sich dabei. Tief und langsam mit Betonung der Ausatmung atmen. Mehrere Minuten verweilen.

Die Atmanjali-Mudra ❺ (Geste des Gebets) bringt **innere Ruhe, Ausgeglichenheit und Klarheit des Geistes**. Legen Sie die Hände vor dem Brustkorb mit den Handflächen (Gebetshaltung) aneinander, so dass noch ein kleiner Hohlraum dazwischen bleibt.

Die Shakti-Mudra ❻ (Shakti ist die Göttin der Lebensenergie) besitzt eine **stark beruhigende, tiefenentspannende Wirkung**. Strecken Sie die beiden Ringfinger und die kleinen Finger und legen Sie sie mit den Fingerspitzen aneinander. Die anderen Finger sind locker über den nach innen gelegten Daumen gebeugt. Wenn Sie in Seitenlage einschlafen, können Sie auch die gebeugten ersten drei Finger oberhalb und unterhalb des Kissens legen. Die restlichen Finger liegen zusammen.

Die Kalesvara-Mudra ❼ (die Gottheit Kalesvara herrscht über die Zeit) beruhigt **aufgewühlte Gedanken und Gefühle** und führt zu innerer Ruhe. Die Fingerkuppen der Mittelfinger, die ersten zwei Glieder der Zeigefinger und die Daumenspitzen berühren sich, die anderen Finger sind nach innen gebogen. Die Daumen sind zur Brust gerichtet und die Ellenbogen abgespreizt. Atmen Sie dabei mehrere Male langsam tief ein und aus und verlängern Sie langsam die Ausatemphase.

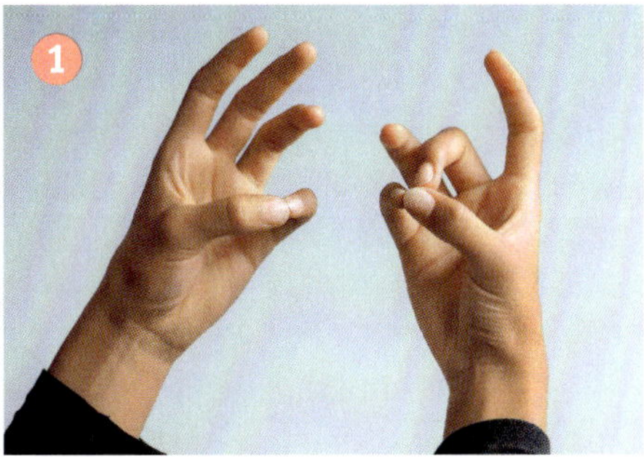

Stressabbauende Mudra

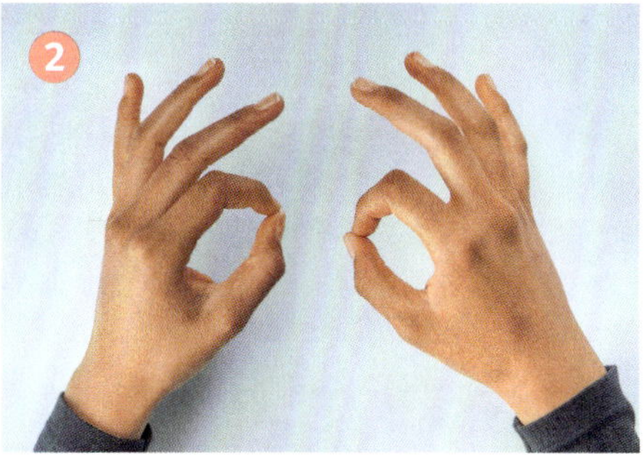

Jnana-Mudra

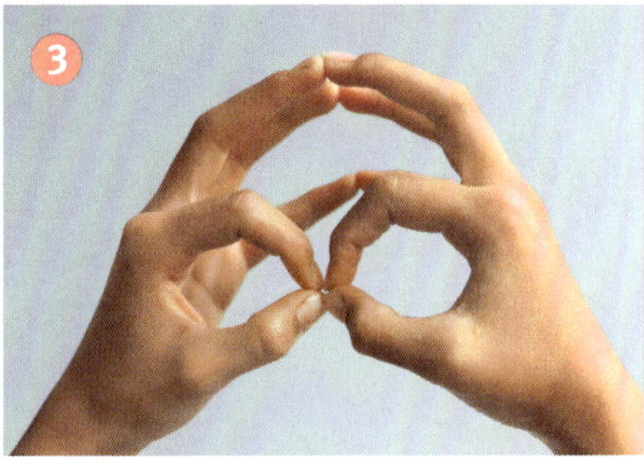

Mudra der Tiefenentspannung

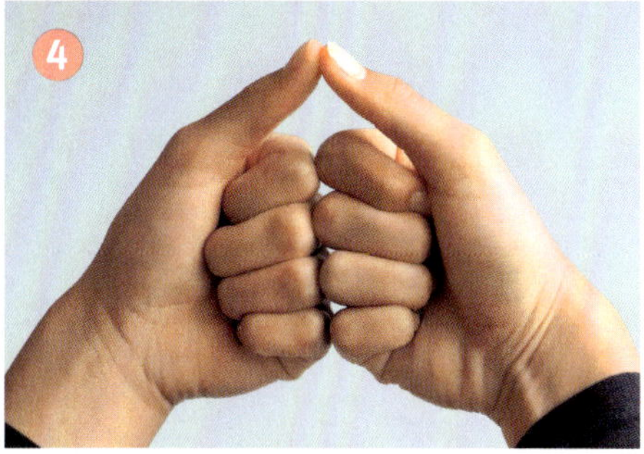

Mudra zur Stressreduktion

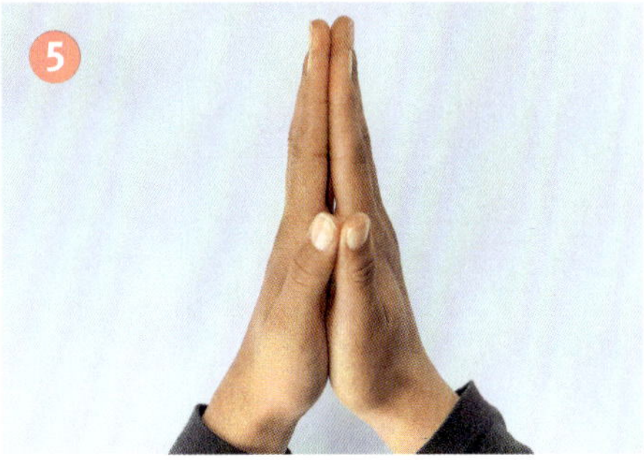

Atmanjali-Mudra

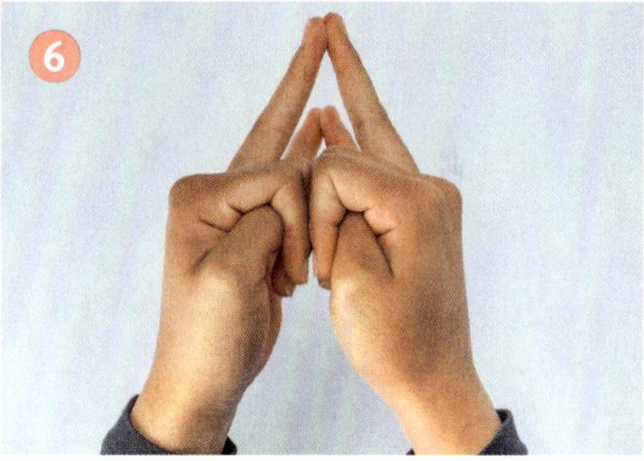

Shakti-Mudra

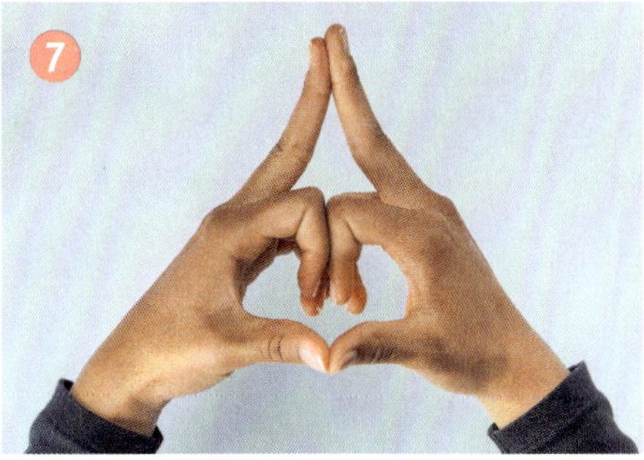

Kalesvara-Mudra

Die Uttarabodhi-Mudra ❶ wirkt gut bei **Lampenfieber, Prüfungsstress oder akuten Angst- und Panikzuständen**. Halten Sie Ihre Hände etwas oberhalb des Bauchnabels vor den Solarplexus und legen Sie die gestreckten Zeigefinger möglichst in der ganzen Länge aneinander, wobei sich die gestreckten Daumen an den Endgliedern berühren und die übrigen Finger ineinander verschränkt sind. Die Zeigefinger weisen weg vom Körper, während das Daumenpaar zur Brust zeigt und sich an den Brustkorb lehnt.
Bei **Wutanfällen oder Aggressionen** führt das Ballen beider Hände zu Fäusten, wobei der Daumen über dem Ringfinger liegt, nach etwa 15 Minuten zur Entspannung. Diese Mudra heißt Mushti-Mudra ❷ (Faust-Mudra).

Jin Shin Jyutsu

Durch Massage der Mittelfinger beider Hände ❸ und das Strömen des linken Mittelfingers mit der rechten Hand ❹ legt sich rasch aufgestauter Ärger oder **Wut**. Atmen Sie dabei langsam tief ein und aus. Der Mittelfinger ist nach der TCM dem Funktionskreis Leber zugeordnet und damit der Emotion Wut.
Der Stirn-Entspannungsgriff ❺ führt sehr schnell zu **tiefer innerer Ruhe**. Legen Sie den Daumen der rechten Hand auf den rechten Stirnhöcker (etwa zwei Fingerbreit unterhalb der „Geheimratsecken") und die abgespreizten Mittel- und Zeigefinger auf den linken Stirnhöcker. Schließen Sie die Augen und verweilen Sie einige Minuten. Nach diesem „ruhevollen Wachsein" ist es unbedingt nötig, durch kurzes Strecken der Arme oder Räkeln und Strecken wieder in das volle Bewusstsein zurückzukommen.
Das wechselseitige Halten der Energiepunkte 17 ❻ bringt den Geist zur Ruhe und fördert die **Entspannung**. Umfassen Sie dazu mit der einen Hand die Außenseite des gegenüberliegenden Handgelenks.
Bei **Nervosität** hilft das Halten der Unterseite des linken kleinen Fingers und Ringfingers mit dem rechten Daumen ❼ und der Rückseite dieser beiden Finger mit den übrigen Fingern der rechten Hand. Danach wechseln Sie die Seiten.
Das Strömen des Sonnengeflechts ❽ – eines Nervengeflechts, das hinter dem Magen liegt – bringt Sie bei **Nervosität und Reizbarkeit** rasch wieder in die Mitte: Legen Sie die rechte Hand auf die höchste Stelle des Kopfes (Akupressur-Punkt Du Mai 20, siehe oben) und die Finger der linken Hand auf die Mitte zwischen Nabel und den Brustbein-Fortsatz. Sie können auch eine Handfläche oberhalb und die andere Handfläche unterhalb des Nabels auf den Bauch legen. Oder Sie setzen beide Fingerreihen nebeneinander auf die Region oberhalb des Nabels (ohne Abbildung).

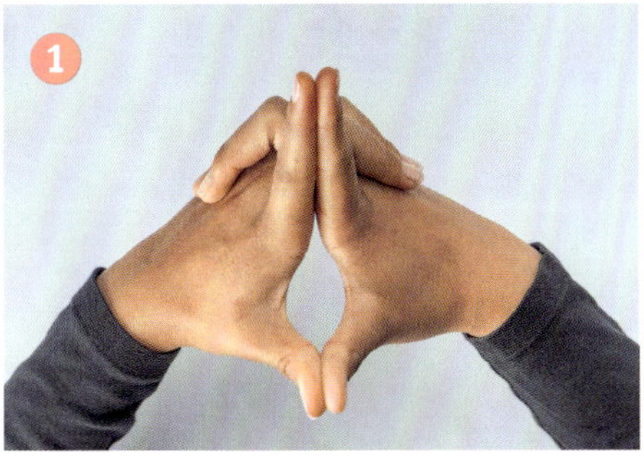

Uttarabodhi-Mudra

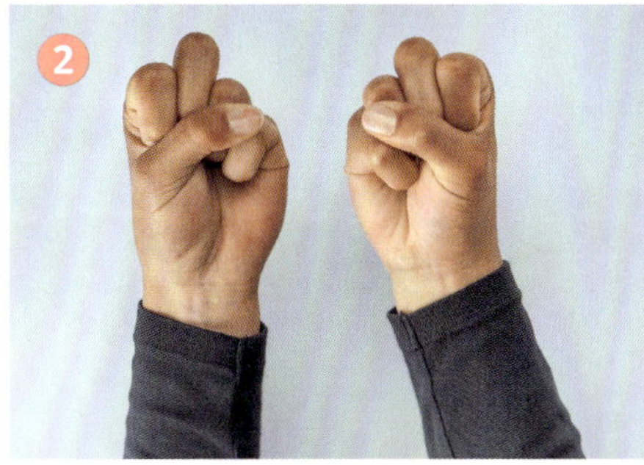

Mushti-Mudra

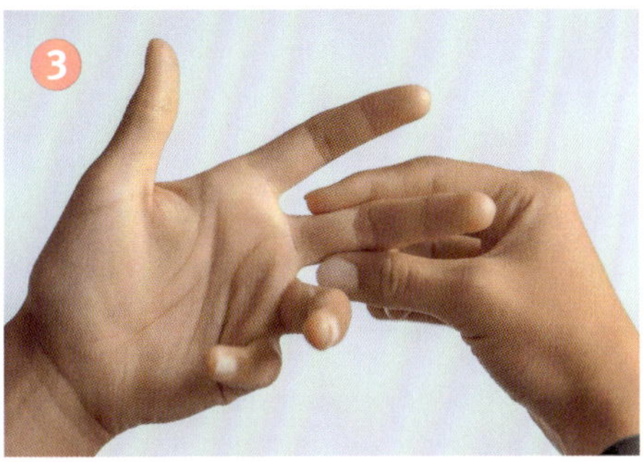

Mittelfinger-Massage

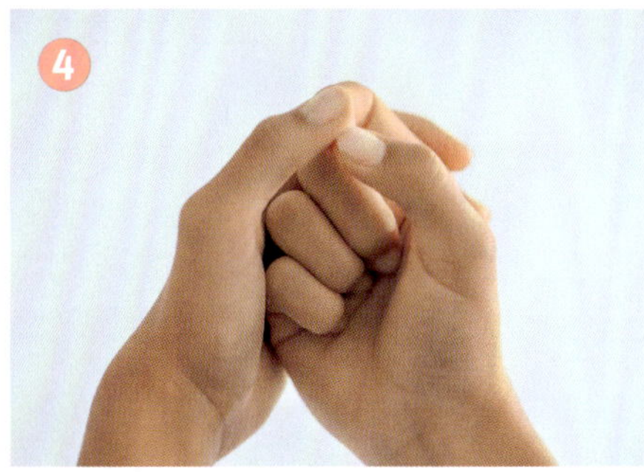

Mittelfinger strömen

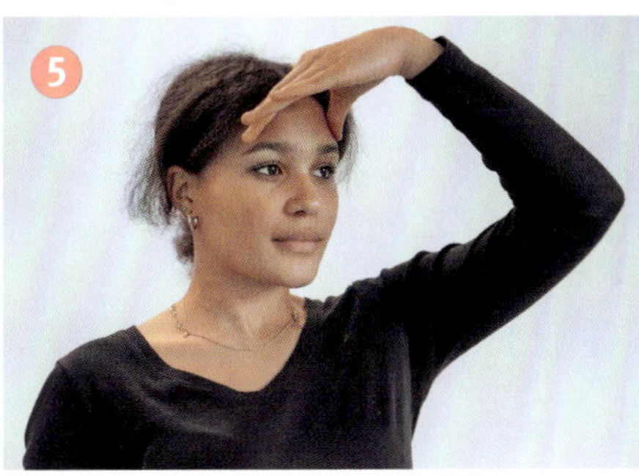

Stirnentspannungs-Griff

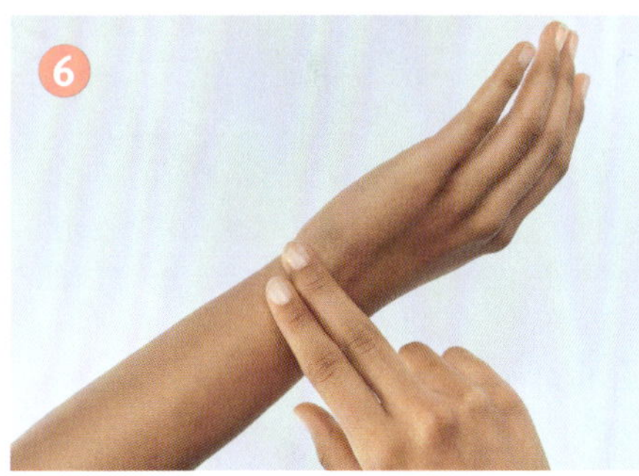

Energiepunkt 17

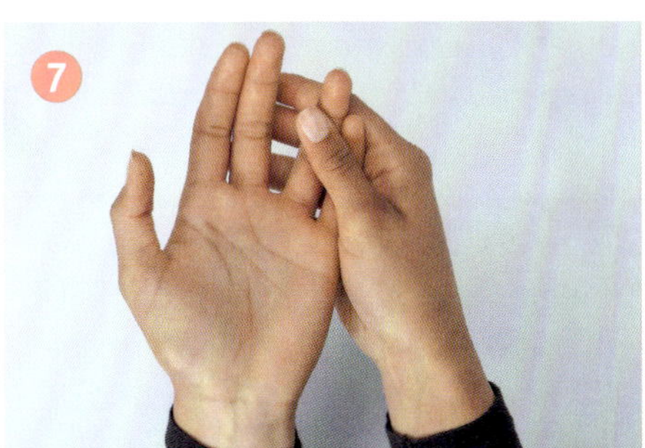

Finger strömen

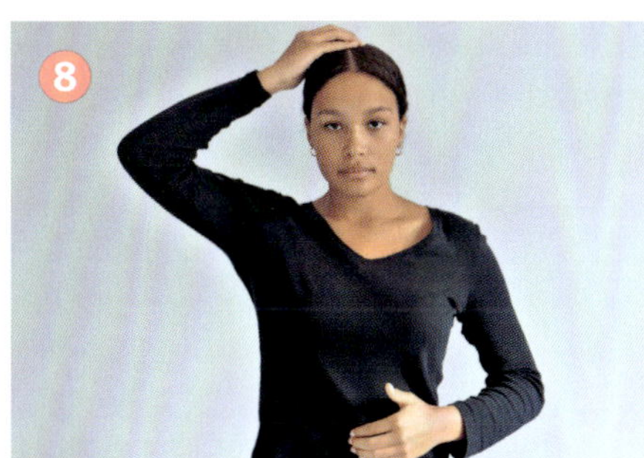

Sonnengeflecht strömen

Gelenkschmerzen und rheumatische Beschwerden

Gelenkschmerzen können auf Grund degenerativer Gelenkerkrankungen auftreten. Ursache sind chronische Abnutzungserscheinungen (Arthrose), entzündliche Veränderungen (Arthritis) oder rheumatische Systemerkrankungen. Des Weiteren können akute und chronische funktionelle Störungen der Gelenke und Sehnen mit Schmerzen durch die Einwirkung äußerer Faktoren wie Wind, Kälte, Zugluft und Nässe eintreten. Verletzungen von Gelenken oder postoperative Zustände nach Gelenkoperationen oder Gelenkersatz können ebenfalls langwierige Schmerzen zur Folge haben. Zur Selbstbehandlung mit den eigenen Händen stehen Ihnen die folgenden Anwendungen zur Verfügung.

Akupressur

Finden Sie Schmerzpunkte an den betroffenen Gelenken, die Sie punktgenau lokalisieren können, so verhilft die Punktmassage an diesen sogenannten Ah-Shi-Punkten (persönlichen Punkten) zur **schnellen Linderung der Schmerzen**. Massieren Sie mit dem Zeigefinger mehrere Minuten lang den maximalen Schmerzpunkt.

Der Punkt Dickdarm 4 ❶ (He Gu, Geschlossenes Tal), an der höchsten Stelle des Muskelwulstes zwischen Zeigefinger und angelegtem Daumen gelegen, kann grundsätzlich bei allen **akuten und chronischen Schmerzzuständen** der Gelenke und des Körpers eingesetzt werden. Besonders bei der oberen Extremität und beim Kopf.

Der Punkt Dreifacher Erwärmer 5 ❷ (Wai Guan, Äußerer Pass) liegt am Unterarm in der Mitte drei Fingerbreit oberhalb der äußeren Handgelenksbeugefalte. Er wird als der **Meisterpunkt der rheumatischen Beschwerden** bezeichnet.

Der wichtige Punkt Magen 36 ❸ (Zu San Li, Drei Längen am Fuß), trägt den Namen „Großer Heiler" nicht ohne Grund. Sie finden ihn vier Fingerbreit unter dem seitlichen Unterrand der Kniescheibe eine Fingerbreite neben der Schienbeinkante. Er wirkt allgemein **schmerzlindernd**, energetisch aufbauend und stabilisierend bei **allen Schwäche- und Erschöpfungszuständen** sowie bei vielen Magen- und Darmbeschwerden.

Der Punkt Blase 60 ❹ (Kunlun, Kunlun-Gebirge) in der Mitte der Verbindungslinie zwischen dem Außenknöchel und der Achillessehne wirkt besonders bei **Schmerzen der unteren Extremität** und **Schmerzen der Lenden-Becken- sowie Hüft-Region**.

Der Punkt Magen 44 ❺ (Nei Ting, Innere Halle), am oberen Ende der Schwimmhautfalte zwischen zweiter und dritter Zehe gelegen, wirkt **stark schmerzlindernd**, besonders bei akuten und chronischen Gelenkschmerzen.

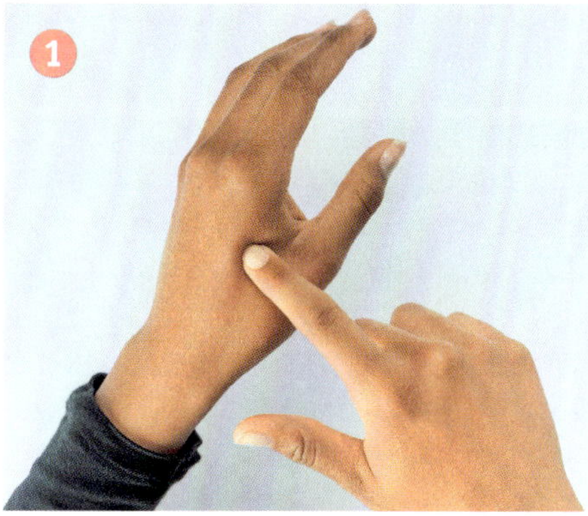

Dickdarm 4

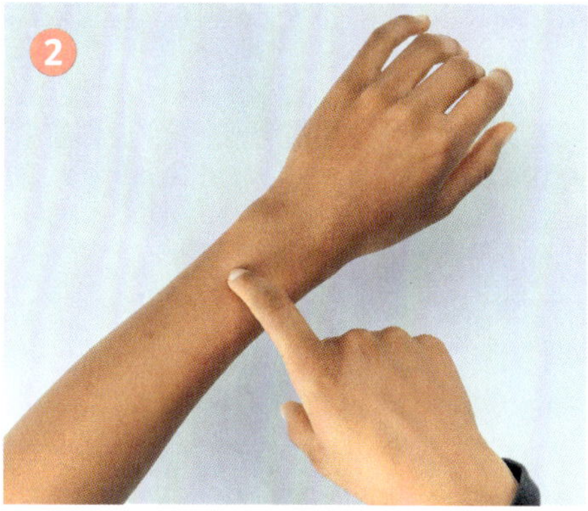

Dreifacher Erwärmer 5

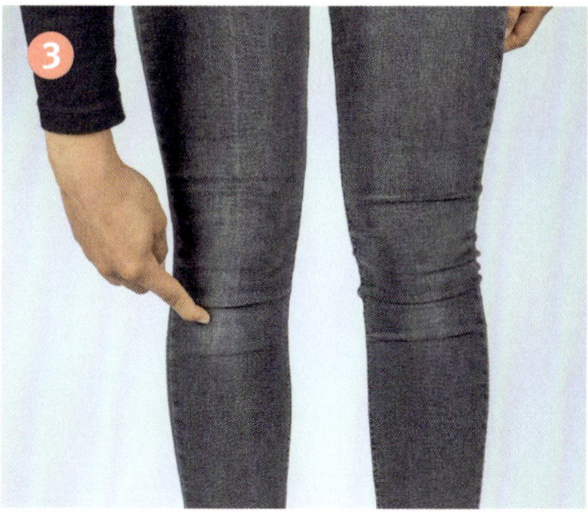

Magen 36

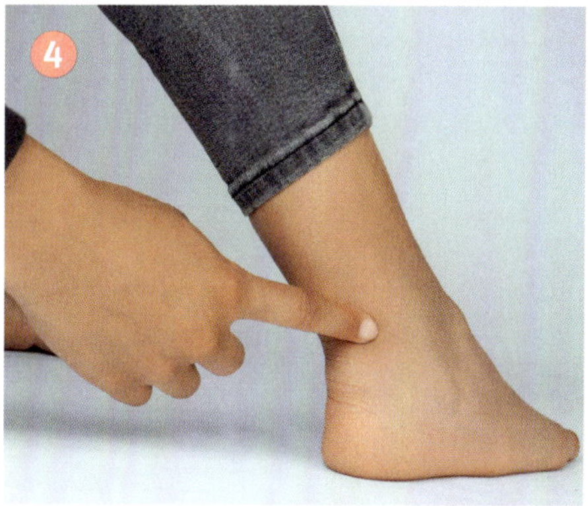

Blase 60

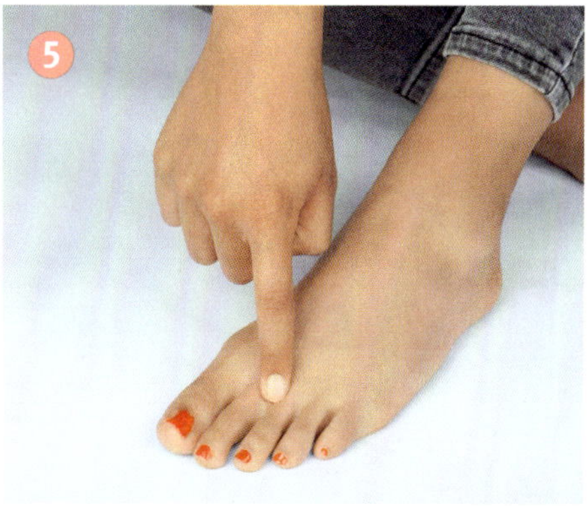

Magen 44

Mudras

Die Sandhi-Mudra ❶ (Gelenk-Mudra) wirkt **schmerzlindernd** bei **Schmerzen aller Gelenke**. Mit der rechten Hand führen Sie Daumen und Ringfinger an der Spitze ringförmig zusammen. Bei der linken Hand berühren sich der Daumen und der Mittelfinger an der Spitze. Die Verweilzeit beträgt hier länger als bei anderen Mudras etwa 15 Minuten. Diese Mudra können Sie täglich bis zu viermal durchführen.
Die Surabhi-Mudra ❷ (Kuh-Mudra) ist sehr wirksam bei **Arthrose oder rheumatischen Gelenkbeschwerden**. Sie erfordert etwas fingerakrobatische Geschicklichkeit: Der kleine Finger der linken Hand berührt den Ringfinger der rechten und der kleine Finger der rechten Hand den Ringfinger der linken Hand. Gleichzeitig berühren die Mittelfinger beider Hände die Zeigefinger der anderen. Die Daumen bleiben gestreckt.
Die Mukula-Mudra ❸ (Schnabelhand) ist eine **universelle Schmerz-Mudra**, die Sie auch bei **lokalisierten Gelenkschmerzen** einsetzen können. Die Fingerspitzen einer Hand – inklusive Daumen – werden schnabelförmig an der Spitze zusammengeführt, so dass sich die Fingerspitzen seitlich berühren und der Daumen in der Mitte liegt. Setzen Sie nun die Fingerspitzen genau auf die schmerzhafte Stelle und verweilen Sie dort etwa fünf Minuten. Stellen Sie sich vor, dass ein Strom heilender Energie auf die schmerzende Stelle fließt.

Praxis-Tipp

★ Schmerzlindernd und entzündungshemmend bei allen **Gelenkschmerzen** sind ein Tee aus Brennnessel sowie Pflanzenextrakte aus Curcuma, Teufelskralle und Weidenrinde.

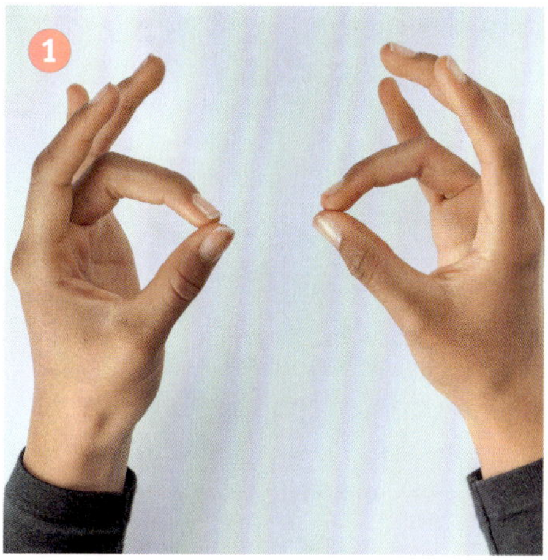

Sandhi-Gelenk-Mudra

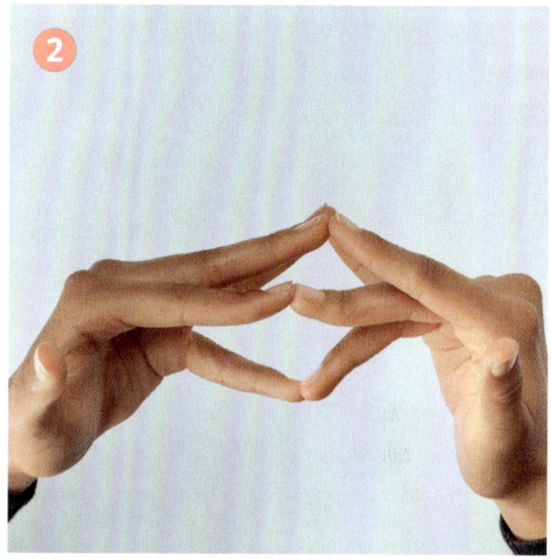

Surabhi-Mudra

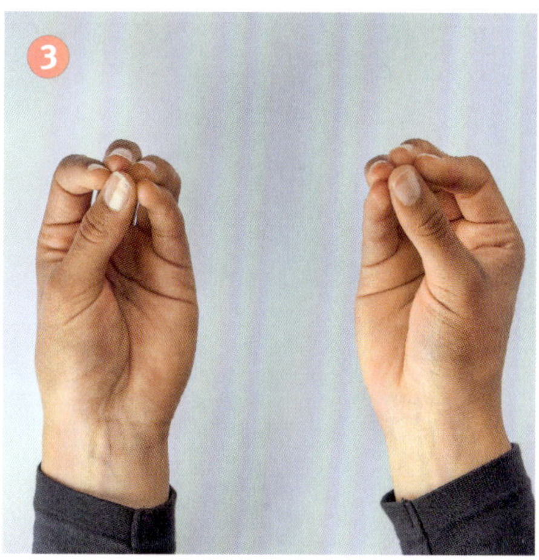

Mukula-Mudra

Jin Shin Jyutsu

Bei einer **Gelenkentzündung mit Schwellung und Überwärmung (Arthritis)** legen Sie eine Hand auf den Energiepunkt 12 ❶ in der Mitte des Nackens und die andere Hand auf den Energiepunkt 14 ❷ derselben Körperseite am unteren Ende des Rippenbogens.

Alternativ strömen sie den Energiepunkt 23 ❸ in der Nierenregion mit der gegenüberliegenden Hand und den Punkt 25 ❹ unter dem linken Sitzbein mit der anderen Hand auf derselben Körperseite.

Zur **Schmerzlinderung** und **Entzündungshemmung** bei einer akuten Gelenkentzündung halten Sie mit einer Hand den Energiepunkt 5 etwas unterhalb des Innenknöchels mit dem Daumen – und den gegenüberliegenden Punkt 16 ❺, der etwas unterhalb des Außenknöchels liegt, mit den anderen Fingern. Legen Sie die andere Hand auf den Punkt 3 ❻ am inneren oberen Ende des Schulterblattes, egal welcher Körperseite.

Bei einer **Gelenkabnutzung (Arthrose)** strömen Sie den Energiepunkt 13 ❼ am Brustkorb, eine Handbreit unter der Schlüsselbeingrube mit der gleichseitigen Hand. Sie legen dabei die Finger der anderen Hand auf den Punkt 17 ❽ an der äußeren Seite des Handgelenks.

Eine deutlich bessere Beweglichkeit der betroffenen Gelenke bringt das beidseitige Halten der Energiepunkte 1 ❾ an der Innenseite beider Kniegelenke. Alternativ halten Sie den einen Energiepunkt 1 mit der gegenüberliegenden Hand und legen die andere Hand auf den Energiepunkt 19 ❿, oberhalb der Ellenbogenbeugefalte.

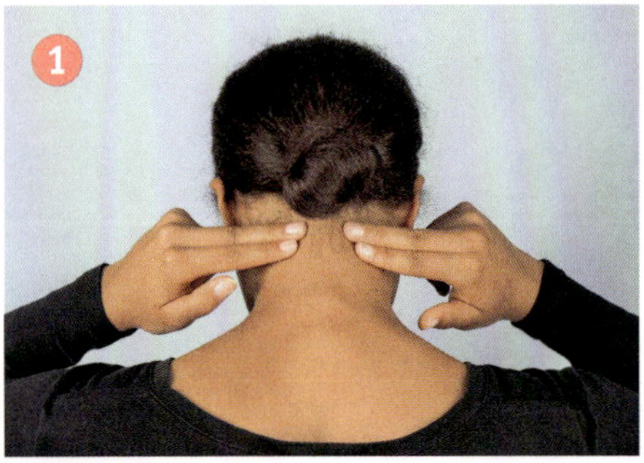

Energiepunkt 12

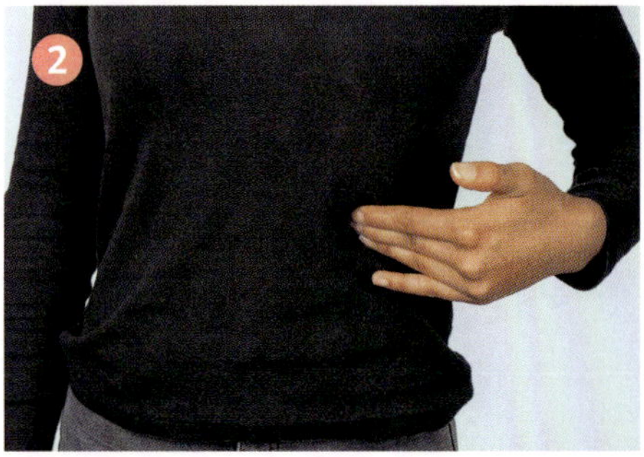

Energiepunkt 14

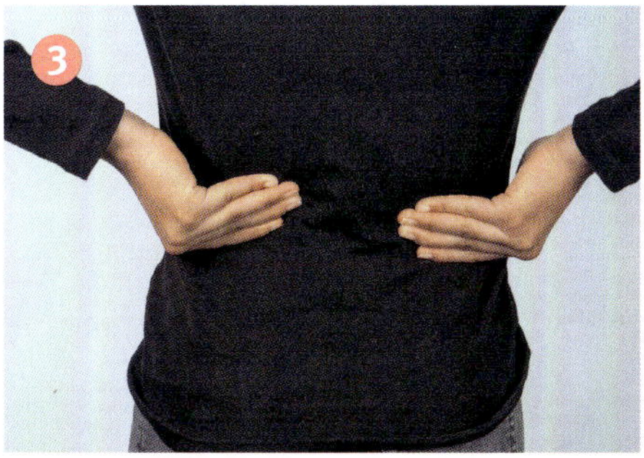

Energiepunkt 23

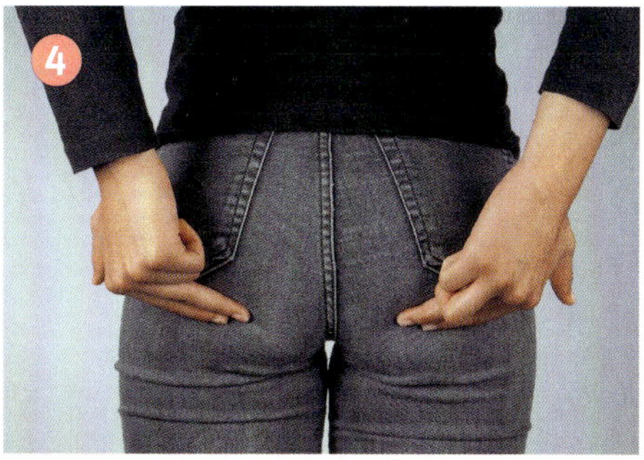

Energiepunkt 25

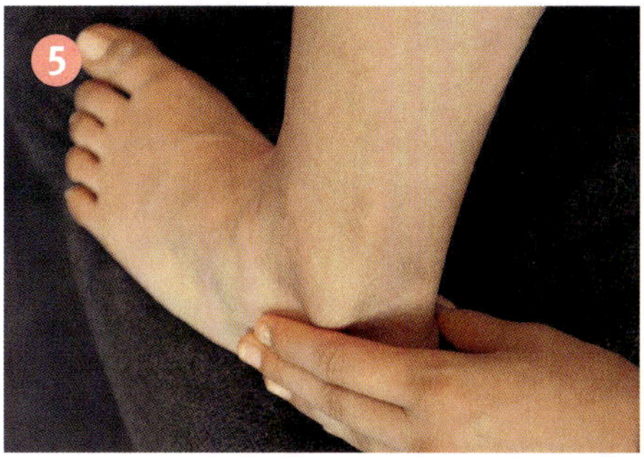

Energiepunkte 5 und 16

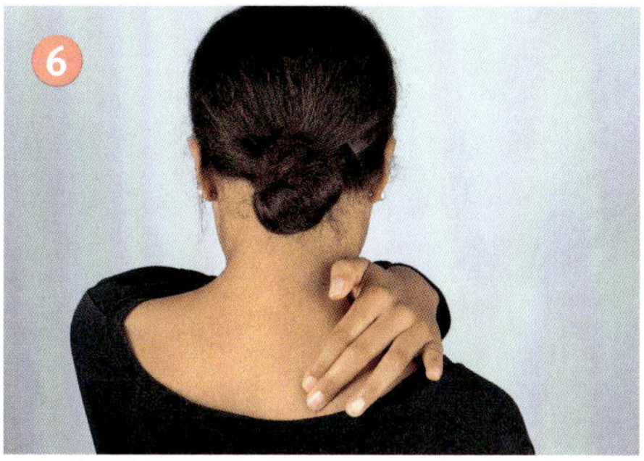

Energiepunkt 3

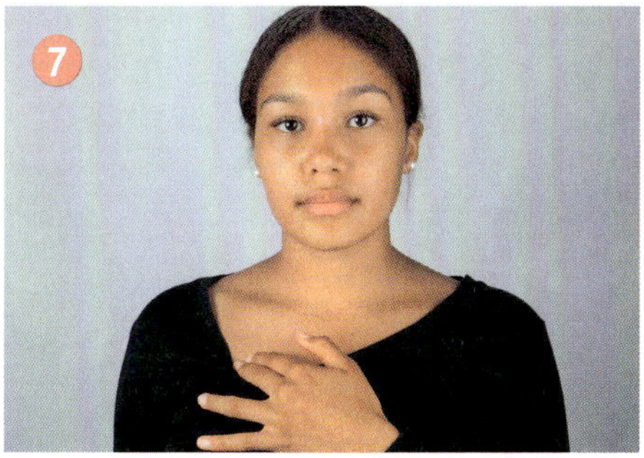

Energiepunkt 13

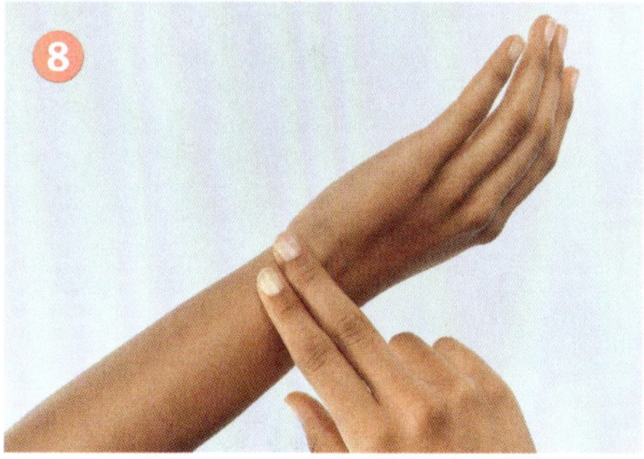

Energiepunkt 17

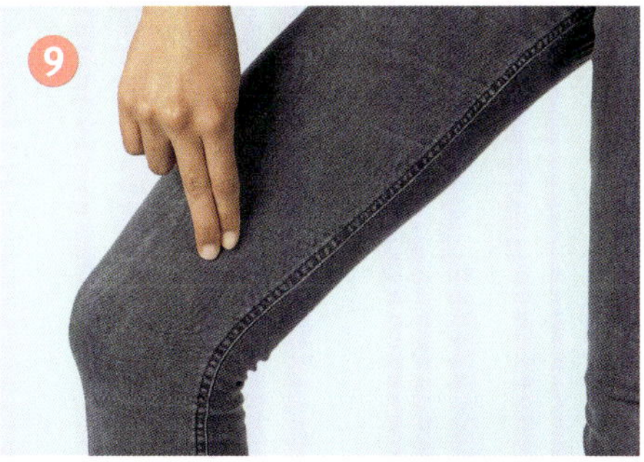

Energiepunkt 1

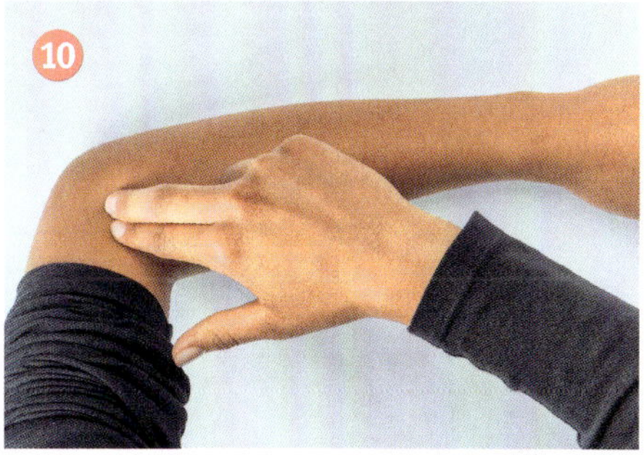

Energiepunkt 19

Schmerzen im Schulter-Nacken-Bereich

Neben Verletzungen sind beim Schultergelenk die häufigsten Schmerzursachen das Impingement-Syndrom (Sehnen-Einengung) und Entzündungen der Schleimbeutel.

Akupressur

Die lokalen Punkte bei **Schulterschmerzen** liegen auf dem Schulterkappenmuskel, dem Deltamuskel. Es handelt sich um die Punkte Dickdarm 15 ❶ (Jian Yu, Vorderer Schulterknochen), den Sie in einer kleinen Grube im vorderen Drittel finden, und den Punkt Dreifacher Erwärmer 14 ❷ (Jian Liao, Schulter-Knochenloch). Dieser liegt in einer kleinen Grube im hinteren Drittel auf derselben Höhe – und hilft zusätzlich noch bei Oberarmschmerzen.
Der Punkt Dünndarm 9 ❸ (Jian Zhen, Mitte der Schulter) befindet sich eine Daumenbreite oberhalb des Endes der hinteren Achselfalte.
Der Punkt Gallenblase 21 ❹ (Jian Jing, Schulterbrunnen) liegt auf der höchsten Stelle der Schulter, in der Mitte zwischen Schultergelenk und Wirbelsäule.
Der Punkt Dreifacher Erwärmer 15 (Tian Liao, Himmels-Knochenloch; ohne Abbildung), der schnell **Schmerzen im Schultergürtel**, bessert, liegt eine Daumenbreite darunter.
Der Extrapunkt 17 ❺ (Ding Chuan, Besänftigung der Atemnot) befindet sich beidseits neben dem hervorstehenden siebten Halswirbel, der bei leichter Kopfbeugung deutlich tastbar ist. Er bessert **Schmerzen im Schulter-Nacken-Bereich** und ist außerdem imstande, Asthmaanfälle zu lindern.
Zu den Fernpunkten gehören der oben genannte Punkt Dickdarm 4 ❻ und der sehr wirksame Punkt Magen 38 ❼ (Tiao Kou, Lange Öffnung). Er liegt am Unterschenkel eine Fingerbreite seitlich der Schienbeinkante, zweieinhalb Handbreiten unterhalb der Kniescheibe. Bei kräftiger Massage über ein bis zwei Minuten und möglichst gleichzeitiger Bewegung des Schultergelenks wird meist eine **sofortige schmerzlindernde Wirkung** erzeugt.
Der Punkt Dreifacher Erwärmer 5 ❽ (Wai Guan, Äußerer Pass) liegt am Unterarm in der Mitte drei Fingerbreit oberhalb der äußeren Handgelenksbeugefalte. Er ist bei allen **Schmerzen im Schulter-Arm-Bereich** hilfreich.
Der Handakupressur-Punkt 5 (siehe Seite 183 ❶) lindert **Schulterschmerzen**. Er befindet sich am daumenseitigen Ende der Zeigefingerbeugefalte.

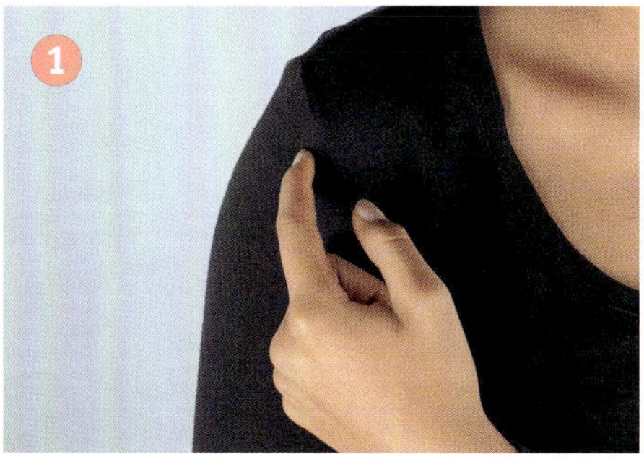

Dickdarm 15

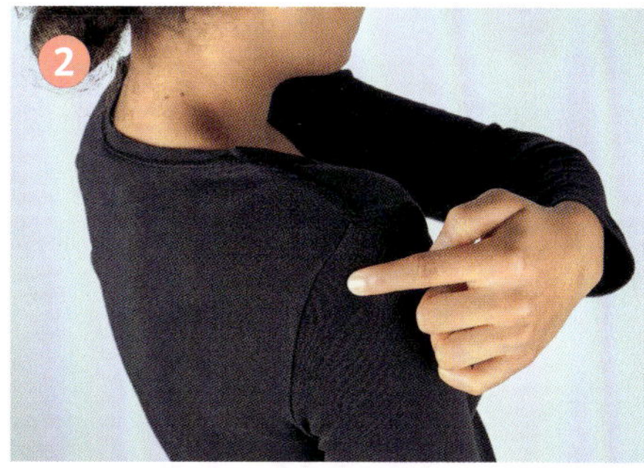

Dreifacher Erwärmer 14

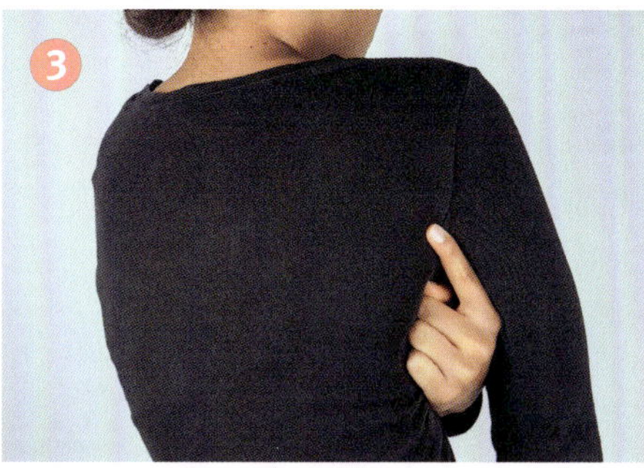

Dünndarm 9

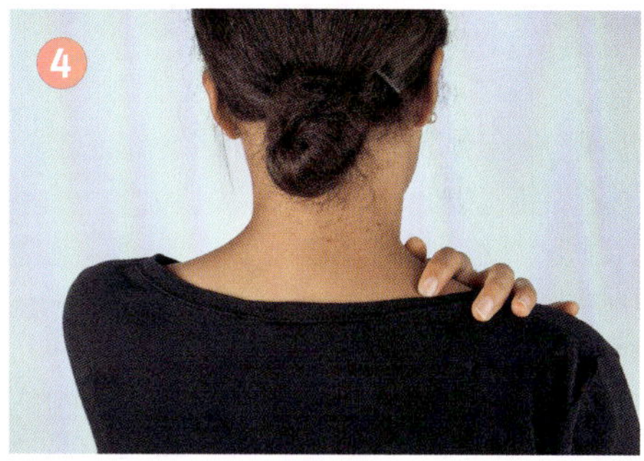

Gallenblase 21

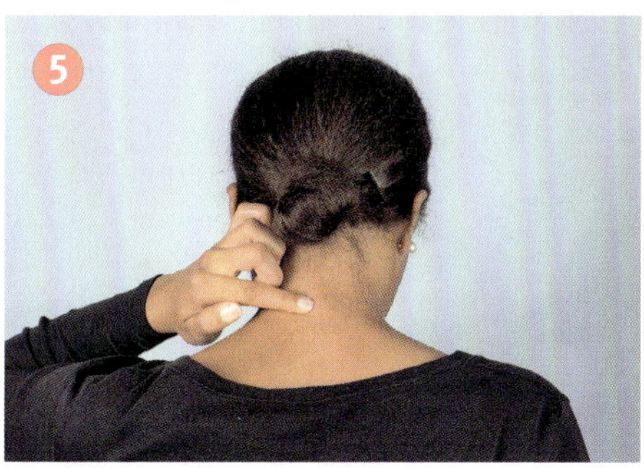

Extra 17

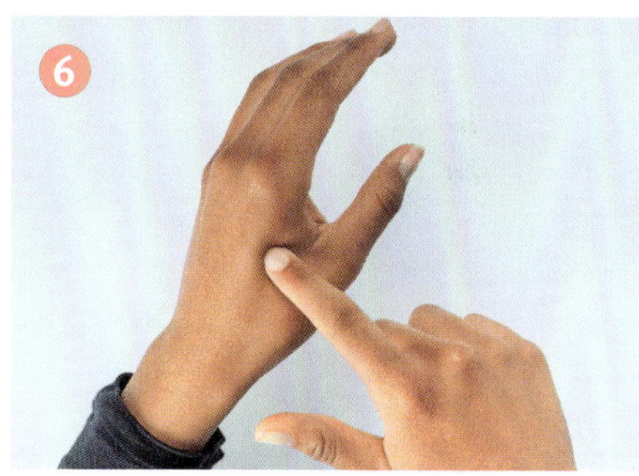

Dickdarm 4

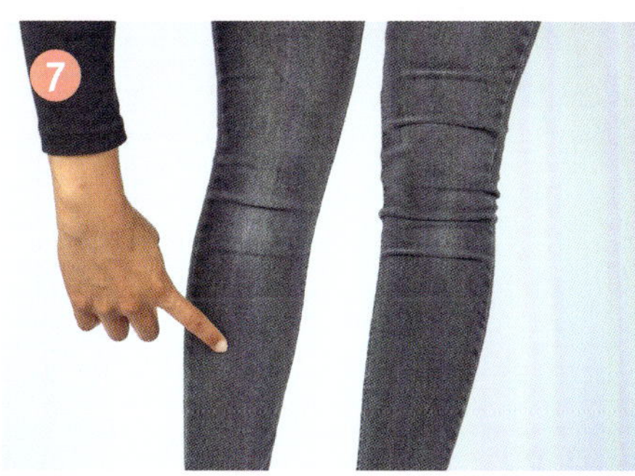

Magen 38

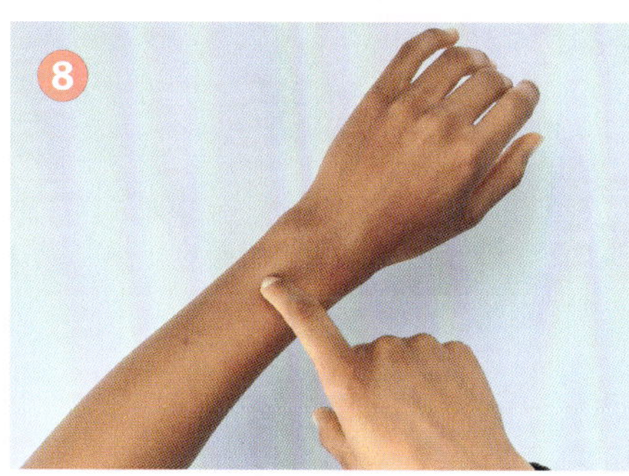

Dreifacher Erwärmer 5

Mudras

Die auf der Seite 176 vorgestellten Sandhi-, Gelenk-❷, Surabhi-❸ und Mukula-❹ Mudras gehören zur Basisbehandlung. Bei der Schulterschmerzen-Mudra ❺ führen Sie mit der rechten Hand den Daumen, Zeige- und Ringfinger an der Spitze zusammen. Links legen Sie das Daumenendglied auf den Mittelfingernagel. Die übrigen Finger sind leicht gestreckt.

Jin Shin Jyutsu

Zur **Linderung von Schulterschmerzen** dient das beidseitige Strömen der Energiepunkte 11 ❻, die auf der Schulter am seitlichen Halsansatz liegen. Da dieses Strömen eher unbequem sein kann, ist es alternativ möglich, den linken Punkt 11 mit der rechten Hand zu strömen und die linke Hand in die linke Leistenbeuge zu legen, auf den Energiepunkt 15 ❼.

Auch das beidseitige Strömen der Punkte 15 in den Leistenbeugen ist bei Schulterschmerzen hilfreich.

Die Energiepunkte 12 ❽ liegen in der Nackenmitte beidseits der Mittellinie. Sie können beidhändig zur Linderung von Schmerzen oder **Verspannungen im Schulterbereich** geströmt werden.

Praxis-Tipp

★ Die schnellste Schmerzlinderung bei **Schulterschmerzen** erreichen Sie durch das intensive Drücken des Akupressurpunktes Magen 38 am Unterschenkel der betroffenen Seite (siehe Seite180 ❼). Bewegen Sie dabei gleichzeitig die Schulter intensiv.

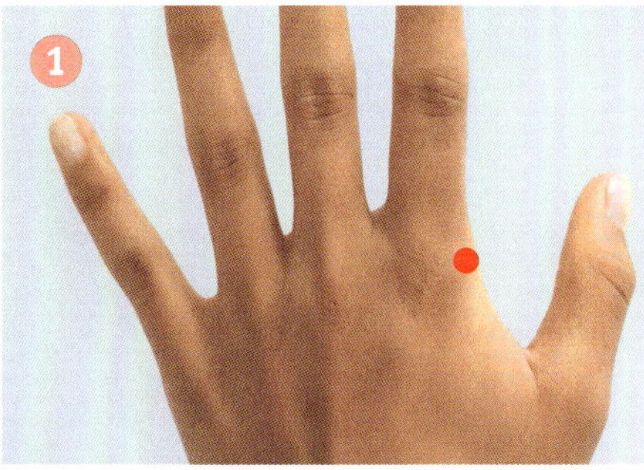

Handpunkt 5 (siehe Seite 180 unten)

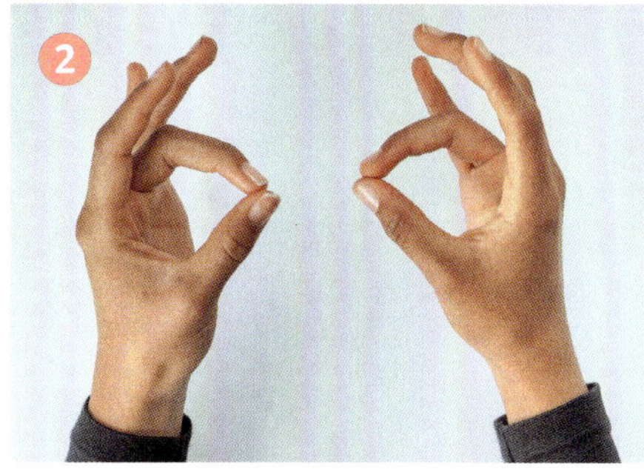

Gelenk-Mudra

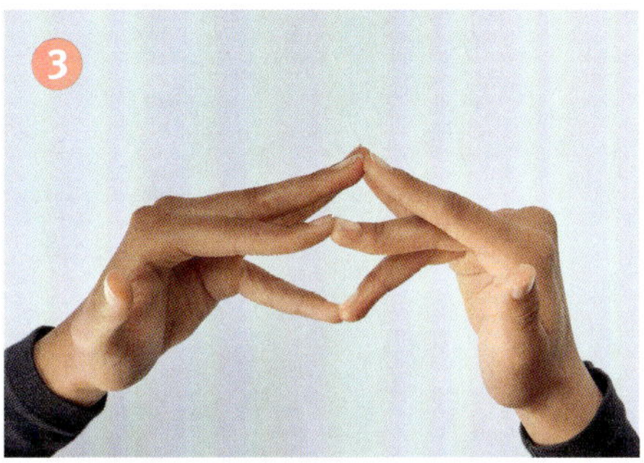

Surabhi-Mudra

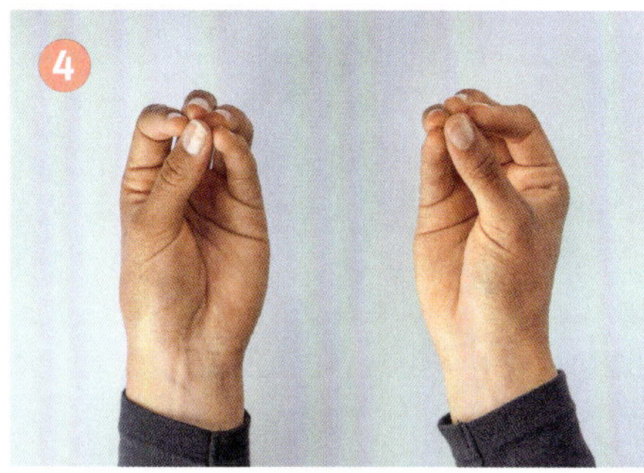

Mukula-Mudra

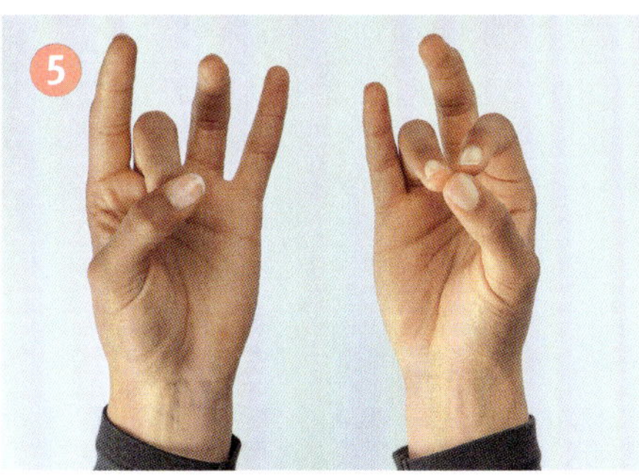

Schulter-Mudra

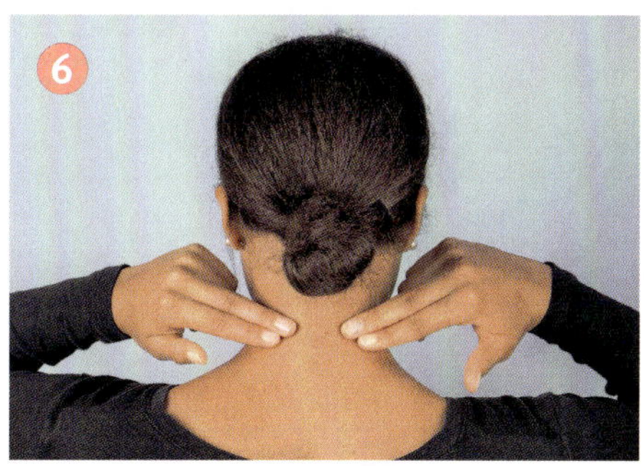

Energiepunkt 11

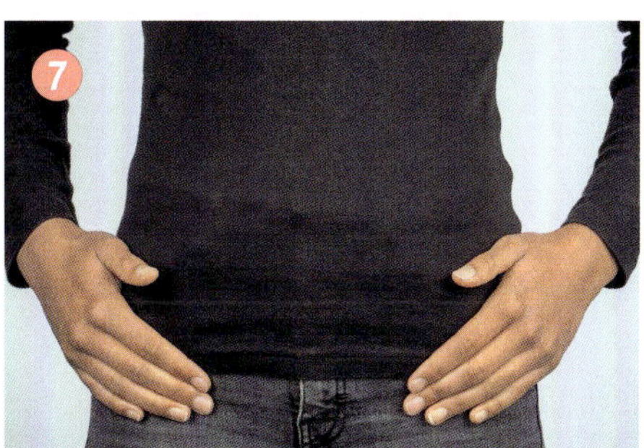

Energiepunkt 15

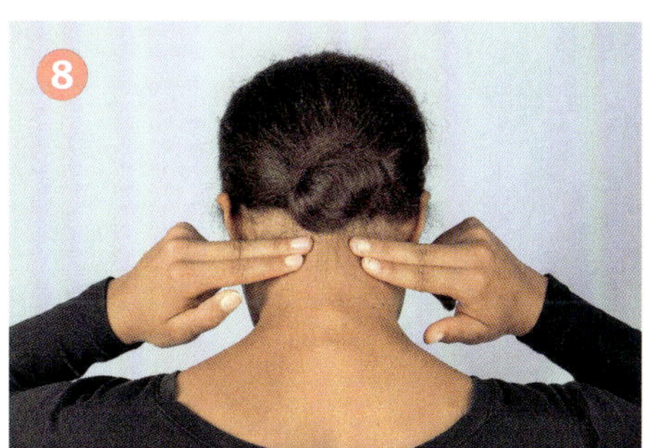

Energiepunkt 12

Ellenbogengelenk

Neben Verletzungen sind die Epicondylitis (Tennisellenbogen) und die Entzündung der Schleimbeutel die häufigsten Ursachen für Schmerzen.

Akupressur

Neben den Fernpunkten Dickdarm 4 ❶ und Magen 36 ❷ (siehe Seite 174) kommen lokale sogenannte **persönliche Schmerzpunkte** (Ah-Shi-Punkte) in Frage. Aufgrund punktuell lokalisierbarer Schmerzen können Sie diese meist exakt finden. Drücken Sie diese etwa eine Minute lang intensiv.
Der Punkt Dickdarm 11 ❸ (Qu Chi, Gekrümmter Teich) liegt auf der Vorderseite des Arms am äußeren Ende der Beugefalte des gebeugten Ellenbogens. Er lindert vor allem **Schmerzen im äußeren Bereich des Gelenks**. Massieren Sie etwa drei Minuten lang fest.
Schmerzen der Unterarme bessern sich durch Akupressur des Punktes Dickdarm 10 ❹ (Shou San Li, Drei Längen zur Hand). Er liegt drei Querfinger unterhalb von Dickdarm 11.
Der Punkt Lunge 5 ❺ (Chi Ze, Ellenbogenteich) befindet sich an der Innenseite des Armes in der Ellenbogenbeugefalte, seitlich außen neben der Bizepssehne, die bei Faustschluss tastbar wird. Auch er wirkt vor allem bei **Epikondylitis** des äußeren Gelenkteils.
Der Punkt Dünndarm 8 ❻ (Xiao Hai, Meer der Dünndarm-Leitbahn) liegt bei gebeugtem Ellenbogen zwischen der Ellenbogenspitze und dem inneren Knochenvorsprung des Oberarmknochens. Er hilft vor allem bei **schmerzhaften Funktionsstörungen des inneren Anteils des Ellenbogengelenks**.

Mudra

Die Ellenbogen-Mudra ❼ wird mit beiden Händen ausgeführt. Legen Sie dafür den rechten Daumen leicht auf die Innenseite des linken Mittelfingers und die übrigen Finger der rechten Hand auf den Mittelfingerrücken.

Jin Shin Jyutsu

Der Energiepunkt 19 ❽ liegt in einer kleinen Mulde vor dem äußeren Gelenkknochen des Ellenbogens und wird mit den Fingerspitzen der gegenüberliegenden Hand geströmt.
Der Energiepunkt 11 ❾ befindet sich im Nacken, eine Handbreit neben dem hervorspringenden siebten Halswirbel. Er hilft nicht nur bei **Ellenbogenschmerzen**, sondern auch bei **Problemen mit der Halswirbelsäule**. Sie können ihn einseitig oder beidseitig strömen.

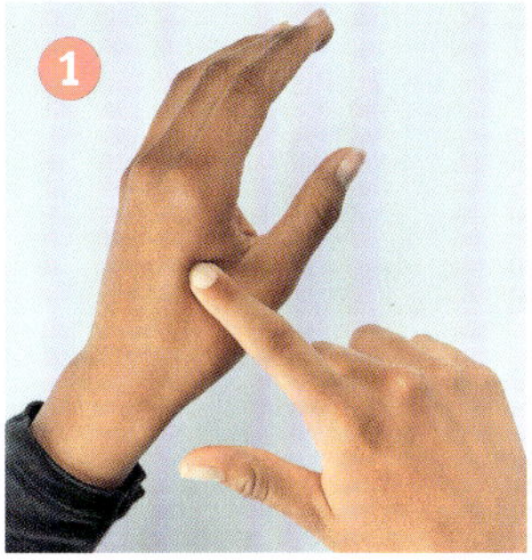

Dickdarm 4

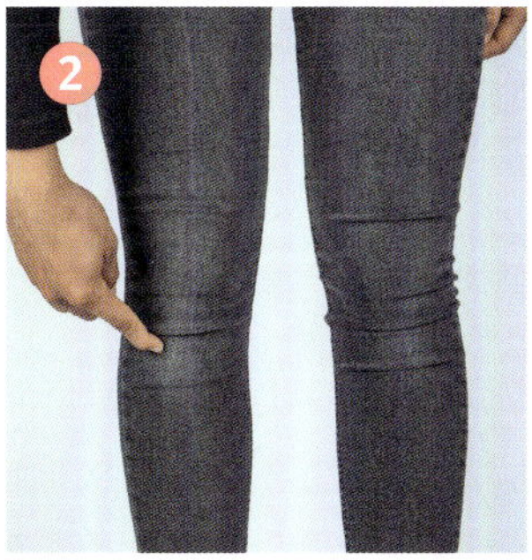

Magen 36

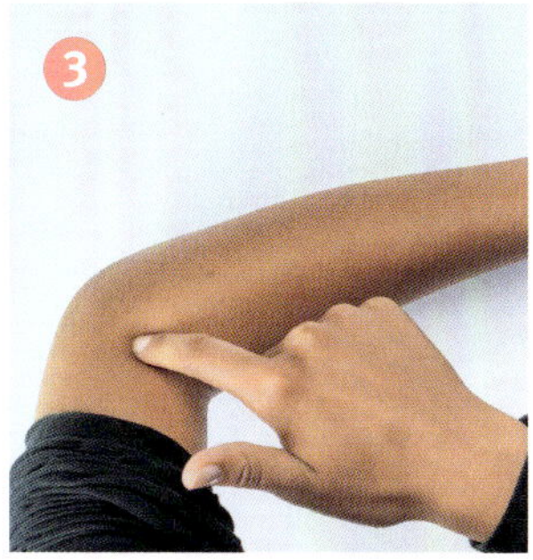

Dickdarm 11

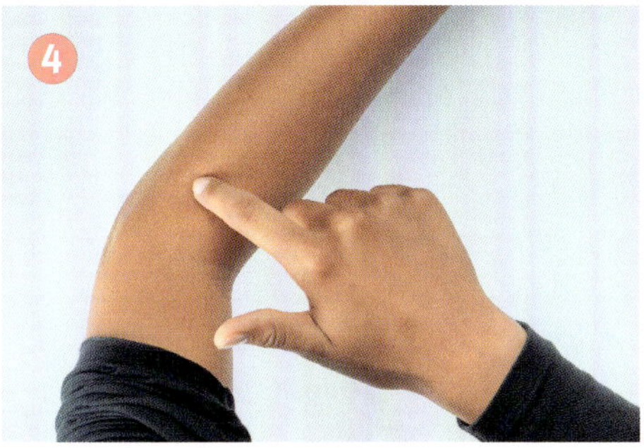

Dickdarm 10

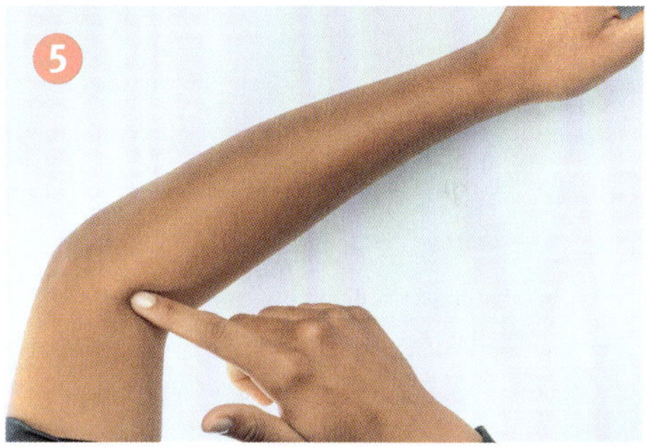

Lunge 5

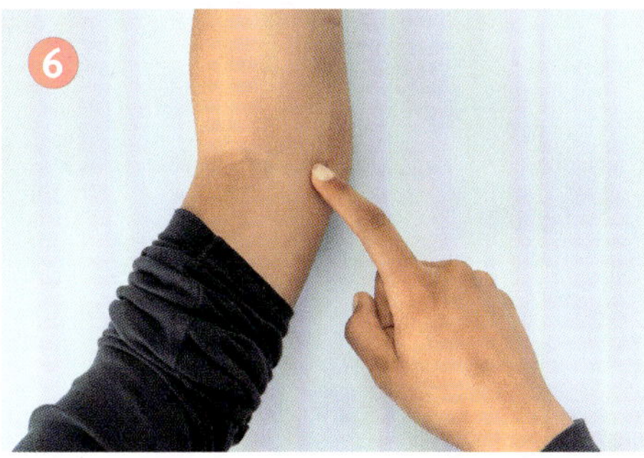

Dünndarm 8

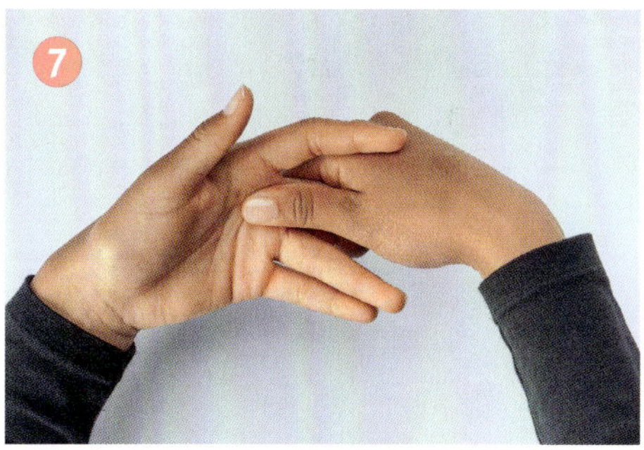

Ellenbogen-Mudra

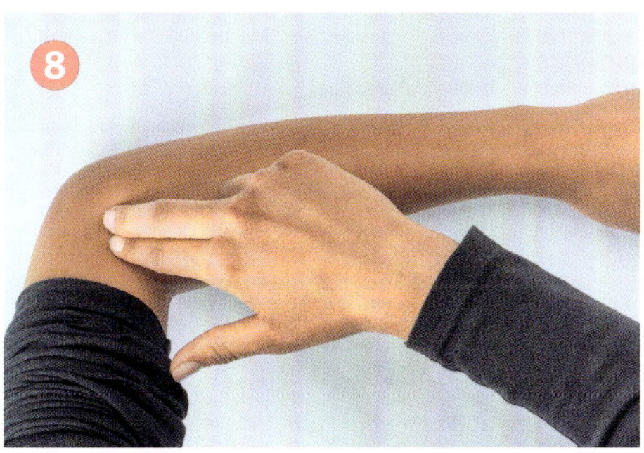

Energiepunkt 19

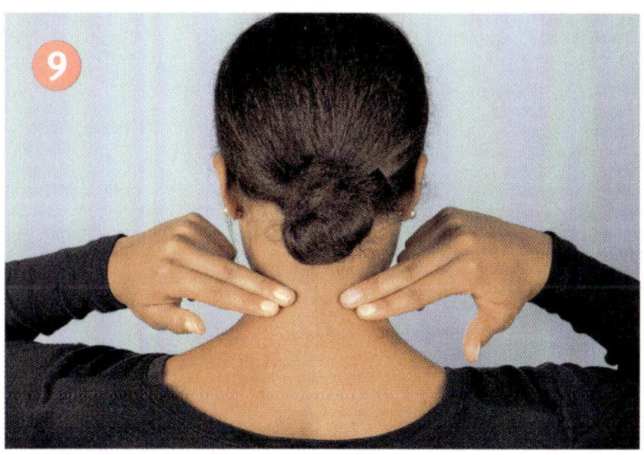

Energiepunkt 11

Gelenke der Hand und der Finger

Schmerzhafte Zustände können neben Verletzungen, Entzündungen und arthrotischen Veränderungen auch durch eine Entzündung der Sehnenscheiden oder ein Karpaltunnelsyndrom hervorgerufen werden.

Akupressur

Die Extrapunkte 28 ❶ (Ba Xie, Acht Schrägen) helfen bei **Schmerzen und Funktionsstörungen** von Handgelenk und Fingern. Sie liegen am oberen Ende der Schwimmhautfalten zwischen den Fingern. Der Punkt Dreifacher Erwärmer 4 ❷ (Yang Chi, Yang-Teich) befindet sich in der Mitte der äußeren Handgelenksfalte. Er bessert **Schmerzen** des Handgelenks wie auch im Schulter-Nacken-Bereich – ebenso wie der Punkt Dreifacher Erwärmer 5 ❸ (Wai Guan, Äußeres Passtor). Dieser befindet sich drei Querfinger oberhalb. Er ist hilfreich bei allen **Schmerzen des Handgelenks und Unterarms** sowie bei **Tennisellenbogen** (Epicondylitis) und wird nach Bischko als **„Meisterpunkt rheumatischer Beschwerden"** bezeichnet.
Der Punkt Perikard 8 ❹ (Lao Gong, Palast der Mühen) befindet sich in der Handflächenmitte. Dort, wo der gekrümmte Mittelfinger beim Faustschluss anstößt.
Bei **Sehnenscheidenentzündung** und beim **Karpaltunnelsyndrom** lindert der Punkt Perikard 6 ❺ (Nei Guan, Innerer Pass) die Schmerzen. Er ist auch gegen Übelkeit und **unregelmäßigen Herzschlag** wirksam und liegt drei Fingerbreit oberhalb der Handgelenksbeugefalte, genau in der Handmitte zwischen zwei tastbaren Sehnen.
Der Punkt Dünndarm 3 ❻ (Hou Xi, Hinterer Schluchtenbach) befindet sich genau am Ende der Handbeugefalte, die bei leichtem Faustschluss entsteht. Er wirkt schmerzlindernd bei allen **Schmerzen der Hand und des Handgelenks** und bei **steifem Nacken**.
Schmerzen im Handgelenk können durch Akupressur des Handakupunkturpunktes 18 ❼ erleichtert werden. Dieser liegt am Handrücken auf der Handgelenksfalte, etwa eine Daumenbreite kleinfingerseitig von der Mitte entfernt.

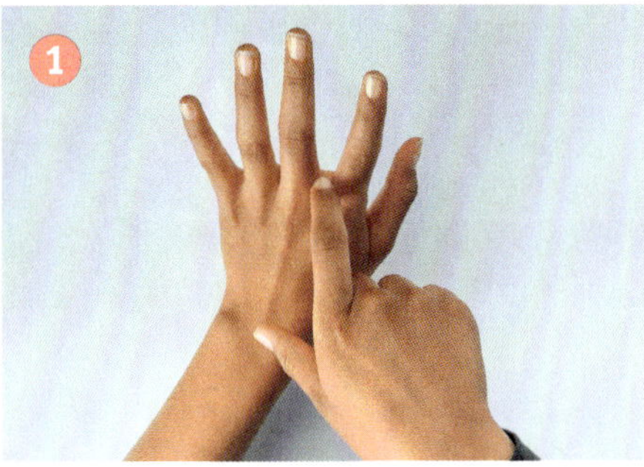

Extra 28

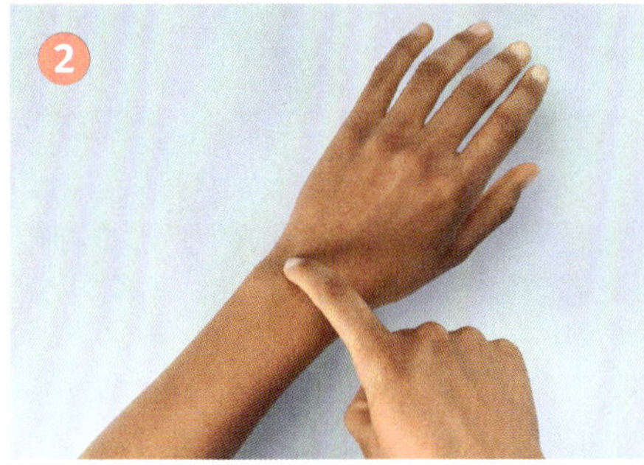

Dreifacher Erwärmer 4

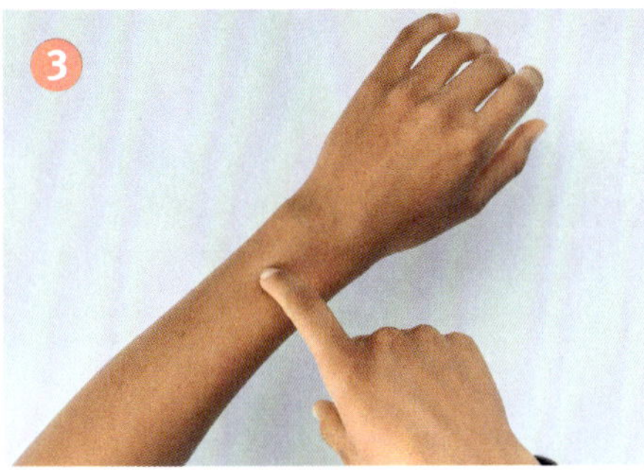

Dreifacher Erwärmer 5

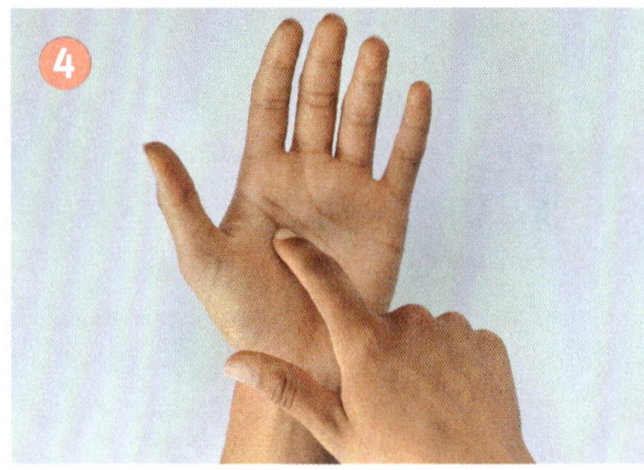

Perikard 8

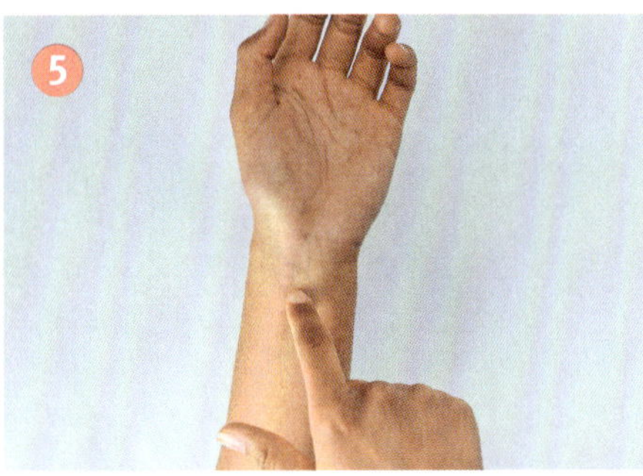

Perikard 6

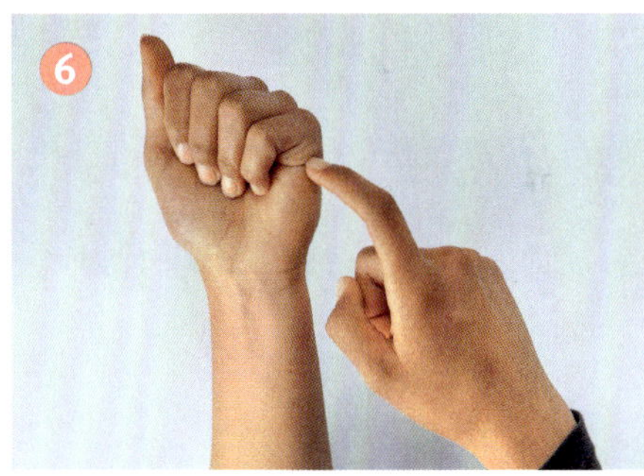

Dünndarm 3

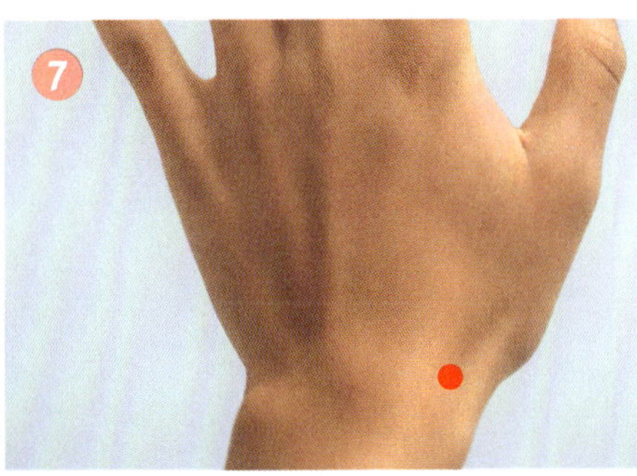

Handpunkt 18

Mudras

Bei der Fingergelenks-Mudra ❶ legen Sie beidhändig das Daumenendglied auf den Ringfingernagel. Verweilen Sie mehrmals mehrere Minuten lang.
Das Umfassen und Strömen der betroffenen Finger mit der gegenüberliegenden Hand ist hilfreich bei **Schmerzen der Fingergelenke**.

Jin Shin Jyutsu

Der Energiepunkt 23 ❷ liegt eine Handbreit neben der Wirbelsäule in Höhe der Nieren. Sie können ihn einseitig oder beidseitig mit den Handflächen strömen. Das hilft bei **Schmerzen im Handgelenk** und anderen **rheumatischen Gelenkerkrankungen**.
Der Energiepunkt 11 ❸, der oberhalb des Schulterblattes eine Handbreit neben dem tastbaren siebten Halswirbel liegt und meist mit der gegenüberliegenden Hand geströmt wird, hilft bei **allen rheumatischen Schmerzen**: vom Ellenbogen über das Handgelenk bis zu den Sehnen und Fingern.

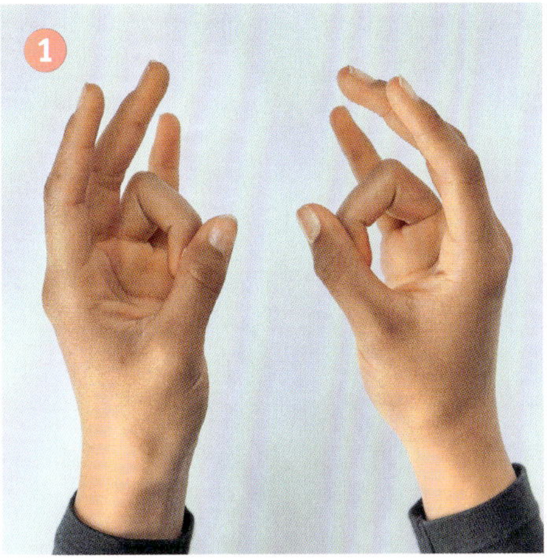

Fingergelenks-Mudra

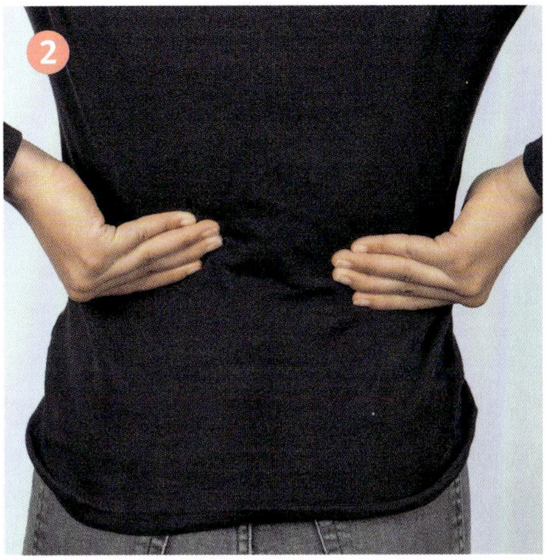

Energiepunkt 23

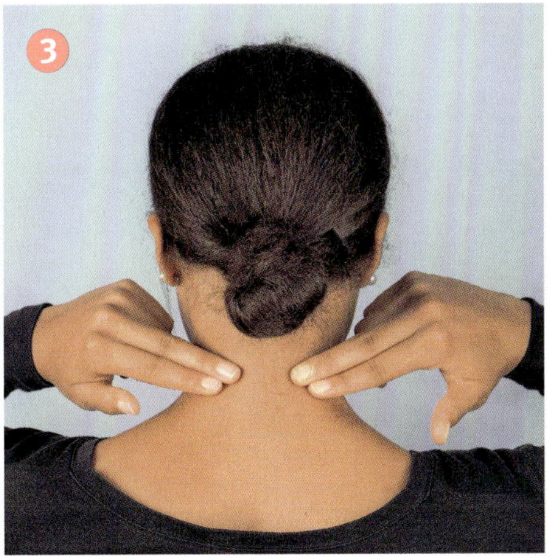

Energiepunkt 11

Hüftgelenk

Am häufigsten tritt die schmerzhafte Hüftgelenksarthrose (Coxarthrose) als Folge einer fortgeschrittenen Gelenkabnutzung auf. Seltener gibt es eine Entzündung des Hüftgelenks (Coxitis) oder der Schleimbeutel. Die folgenden Anwendungen sind auch bei postoperativen Zuständen – z. B. nach einem Ersatz des Hüftgelenks – hilfreich.

Akupressur

Neben den oben beschriebenen allgemeinen Schmerzpunkten kommt der meist druckschmerzhafte Punkt Gallenblase 30 ❶ (Huan Tiao, Sich biegen und springen) zur Anwendung. Er liegt auf der Verbindungslinie vom oberen Beginn der Gesäßfalte zum tastbaren großen Rollhügel, der genau seitlich vom Hüftgelenk liegt – ein Drittel der Strecke vom Rollhügel entfernt. Er ist hilfreich bei **allen schmerzhaften Funktionsstörungen der Lenden-, Becken- und Hüftregion**. Auch die höchste Stelle des Großen Rollhügels selbst ist meist sehr druckschmerzhaft. Beziehen Sie diese am besten als persönlichen Schmerzpunkt (Ah-Shi-Punkt) in die Behandlung mit ein.

Der Punkt Blase 36 ❷ (Cheng Fu, Aufnehmen und Unterstützen) befindet sich über dem Sitzbeinknochen und damit genau über der Mitte der unteren Gesäßfalte. Er wirkt gegen **Hüftschmerzen** und **Ischialgien** gleichermaßen.

Bei **Schmerzen der gesamten Region von Lenden, Becken und Hüfte** empfiehlt sich auch der Punkt Gallenblase 31 ❸ (Feng Shi, Marktplatz des Windes). Wenn Sie aufrecht stehen, finden Sie ihn mit gestreckt anliegendem Arm auf dem Oberschenkel: an der Hosennaht, dort, wo der Mittelfinger endet.

Der Punkt Magen 31 ❹ (Bi Guan, Schenkel-Angelpunkt) lindert **schmerzhafte Funktionsstörungen des Oberschenkels**, auch Neuralgien. Er befindet sich bei Hüftbeugung in der Beugefalte, eine Handbreit unterhalb des vorderen knöchernen Beckenvorsprungs.

Der Punkt Gallenblase 34 ❺ (Yang Ling Quan, Quelle am Yang-Hügel) liegt eine Handbreit unter der äußeren Kniekuhle am vorderen und unteren Ende des tastbaren Wadenbeinköpfchens. Er ist ein wichtiger Meisterpunkt für Sehnen und Muskeln und hilft bei **Beinschmerzen und Schmerzen der Becken- und Hüftregion**.

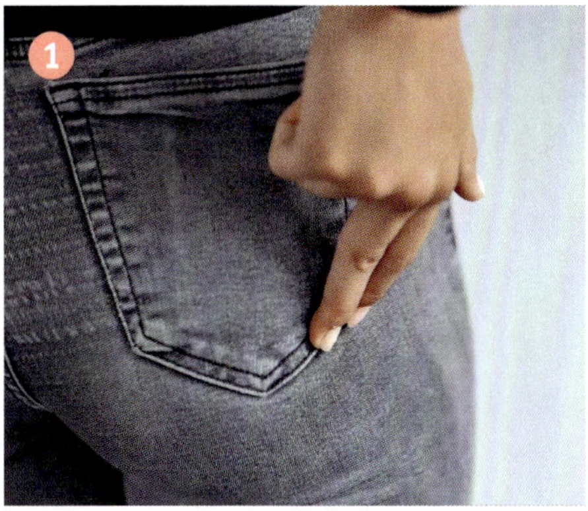

Gallenblase 30

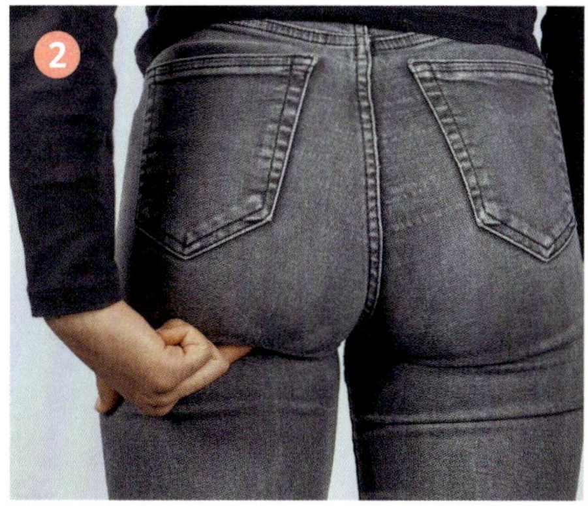

Blase 36

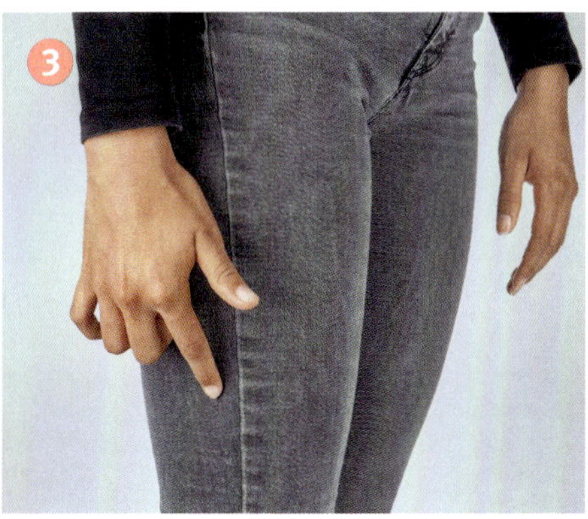

Gallenblase 31

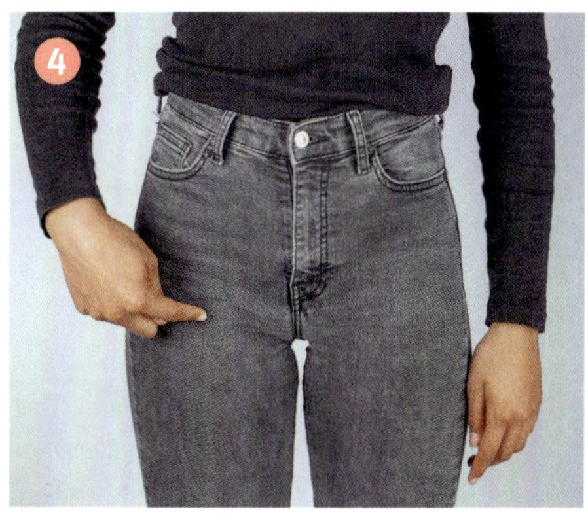

Magen 31

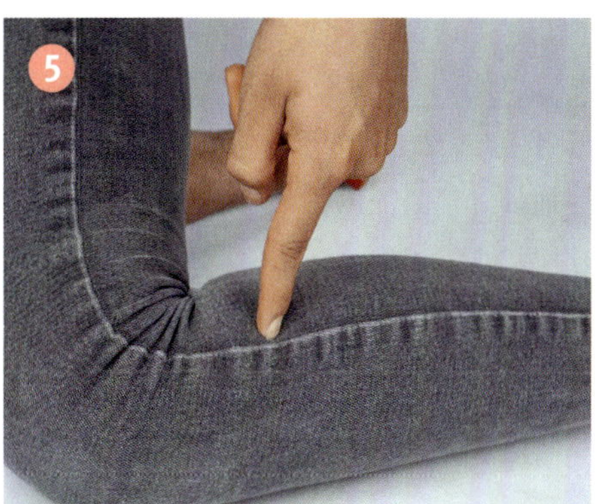

Gallenblase 34

Ein peripher gelegener schmerzlindernder Punkt ist Blase 60 ❶ (Kunlun, Kunlun-Gebirge), der in der Mitte zwischen der Erhebung des Außenknöchels und der Achillessehne liegt. Er lindert **Schmerzen der Lenden-, Becken- und Hüftregion sowie des Sprunggelenks**.
Auch der Punkt Leber 8 ❷ (Qu Quan, Gekrümmte Quelle) empfiehlt sich. Sie finden ihn bei leicht gebeugtem Knie eine Daumenbreite oberhalb des inneren Endes der Kniegelenksbeugefalte – genau zwischen zwei tastbaren Sehnen. Er lindert **Schmerzen der Leiste und der Hüfte**.

Mudras

Die Basisbehandlung ist die auf der Seite 176 beschriebene Sandhi-Gelenk-Mudra ❸. Die Hüftgelenks-Mudra ❹ führen Sie mit beiden Händen durch. Bei der rechten Hand legen Sie den Daumennagel auf das Grundglied des Mittelfingers, links führen Sie den Daumen und den Ringfinger an der Spitze zusammen und halten etwa zehn Minuten lang.

Jin Shin Jyutsu

Das gleichzeitige Strömen des Energiepunktes 15 ❺ in der Leiste und des schmerzhaften Bereichs der Hüfte auf derselben Körperseite wirkt **schmerzlindernd**. Legen Sie bei linksseitigen Hüftschmerzen die linke Hand auf die schmerzhafte Stelle und die rechte Hand in die linke Leistenbeuge oder umgekehrt.
Auch das gleichzeitige und gleichseitige Strömen der Punkte 15 in den Leisten und des Punktes 25 ❻, der unter dem Sitzbeinknochen liegt, ist empfehlenswert. Setzen Sie sich bei linksseitigen Hüftschmerzen auf die linke Hand und legen Sie dann die rechte Hand in die linke Leistenbeuge, rechtsseitig andersherum.
Das Strömen der Energiepunkte 12, die sich im Nacken in Höhe des vierten Halswirbels neben der Wirbelsäule befinden, zusammen mit den Energiepunkten 20 – die in der Stirnmitte oberhalb der Augenbrauen liegen – wirkt **schmerzlindernd auf Hüftschmerzen**. Und das, obwohl sie sich weit vom Ort des Geschehens befinden. Bei Schmerzen der linken Hüfte legen Sie demnach die linke Hand auf den linken Punkt 12 ❼ und die rechte Hand auf den rechten Punkt 20 ❽. Für die rechte Hüfte gilt das Umgekehrte.

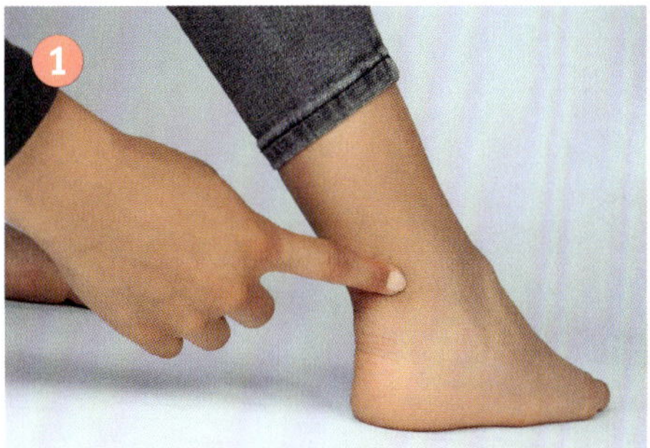

Blase 60

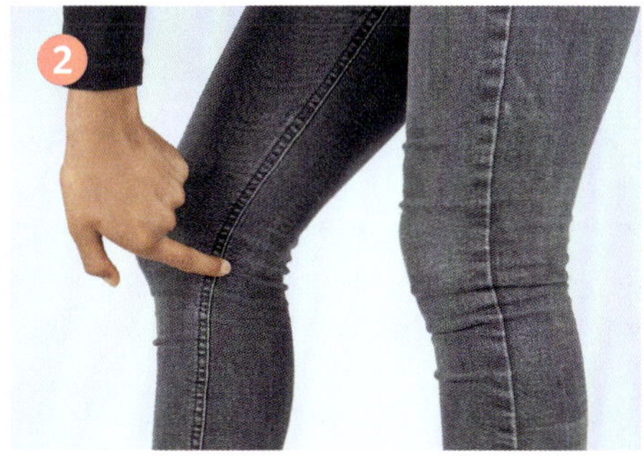

Leber 8

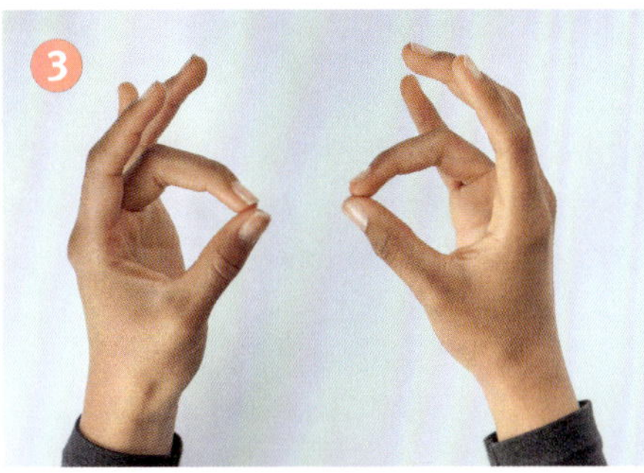

Gelenk-Mudra

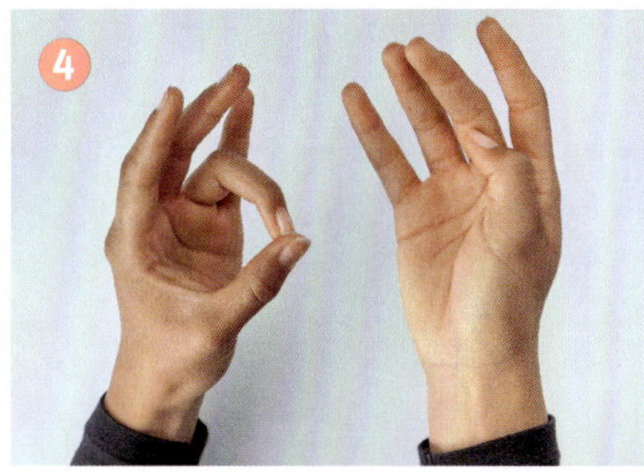

Hüftgelenks-Mudra

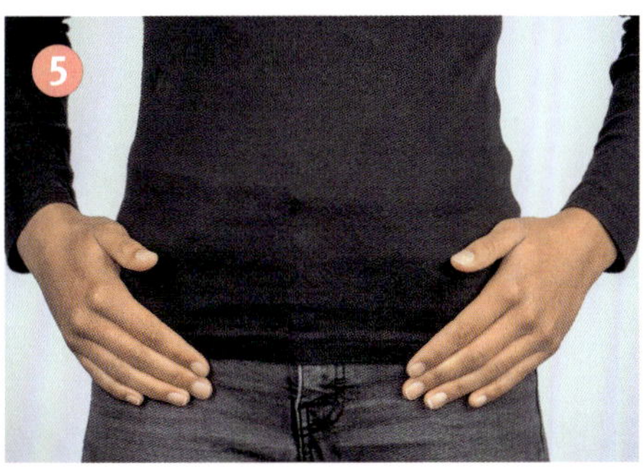

Energiepunkt 15

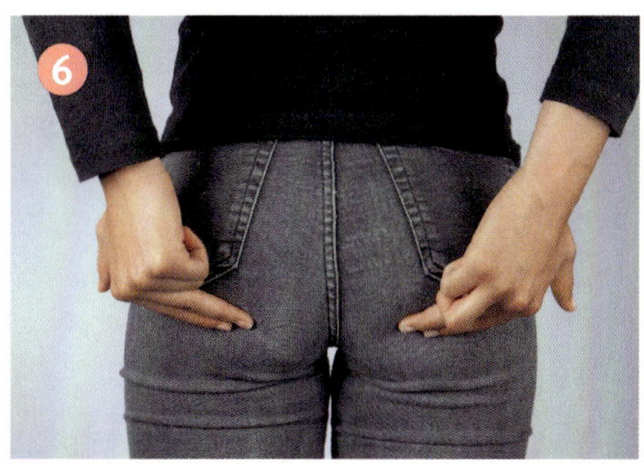

Energiepunkt 25

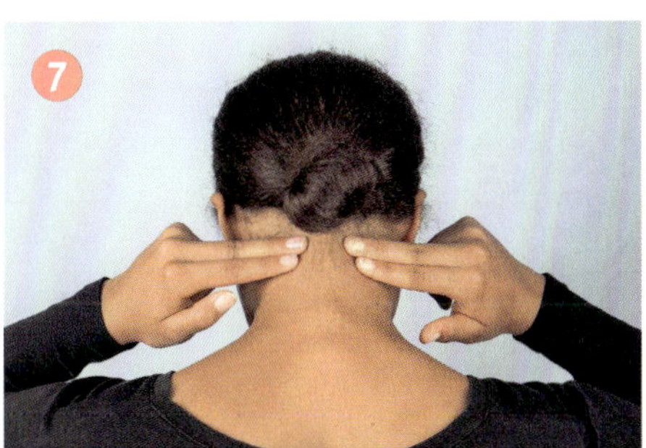

Energiepunkt 12

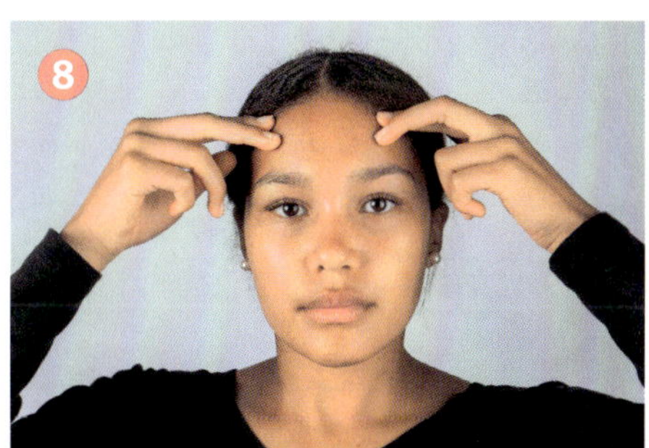

Energiepunkt 20

Kniegelenk

Schmerzen im Kniegelenk sind am häufigsten durch arthrotische oder entzündliche Veränderungen bedingt – als Folge der Abnutzung der Gelenkknorpel. Neben entzündlichen Veränderungen des Kniegelenks treten auch Schwellungen, Ergüsse und Schmerzen auf. Auch Verletzungen am Meniskus führen häufig zu Schmerzen.

Akupressur

Neben den auf der Seite 174 beschriebenen Basisschmerzpunkten Dickdarm 4 ❶, Magen 36 ❷ und Magen 44 ❸ sollten Sie stets lokale (persönliche) druckschmerzhafte Punkte (Ah-Shi-Punkte) miteinbeziehen. Diese müssen nicht unbedingt auf Meridianen liegen.

Der wichtige lokale Punkt Blase 40 ❹ (Wei Zhong, Mitten in der Beuge) befindet sich genau in der Mitte der Beugefalte der Kniekehle. Er lindert vor allen **Knieschmerzen im hinteren Bereich des Kniegelenks**.

Der Punkt Gallenblase 34 ❺ (Yang Ling Quan, Quelle am Yang-Hügel) befindet sich eine Handbreit unter der äußeren Kniekuhle am vorderen und unteren Ende des tastbaren Wadenbeinköpfchens. Er ist ein wichtiger Meisterpunkt für Sehnen und Muskeln – und hilft bei **Beinschmerzen** und **Schmerzen der Becken- und Hüftregion**.

Der Punkt Milz-Pankreas 9 ❻ (Yin Ling Quan, Quelle am Yin-Hügel) liegt eine Handbreit unterhalb des inneren Kniehöckers, am oberen Rand einer Mulde direkt neben der Schienbeinkante. Dieser Punkt wird auch „Feuchtigkeitspunkt" genannt, da er stark abschwellend und entwässernd wirkt: besonders bei **schmerzhaften und geschwollenen Kniegelenken**.

Der Akupressurpunkt Leber 8 ❼ (Qu Quan, Gekrümmte Quelle) liegt ein Fingerbreit oberhalb des inneren Endes der Falte bei gebeugtem Knie zwischen zwei gut tastbaren Sehnen. Er ist hilfreich bei allen Knieschmerzen.

Ein peripher gelegener schmerzlindernder Punkt ist Blase 60 ❽ (Kunlun, Kunlun-Gebirge). Er befindet sich in der Mitte zwischen der Erhebung des Außenknöchels und der Achillessehne und lindert Schmerzen nicht nur im Bereich des **Kniegelenks**, sondern auch der **Lenden-, Becken- und Hüftregion** sowie des **Sprunggelenks**.

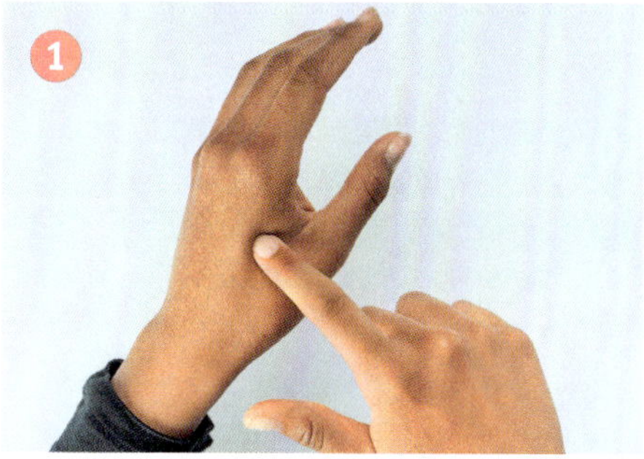

Dickdarm 4

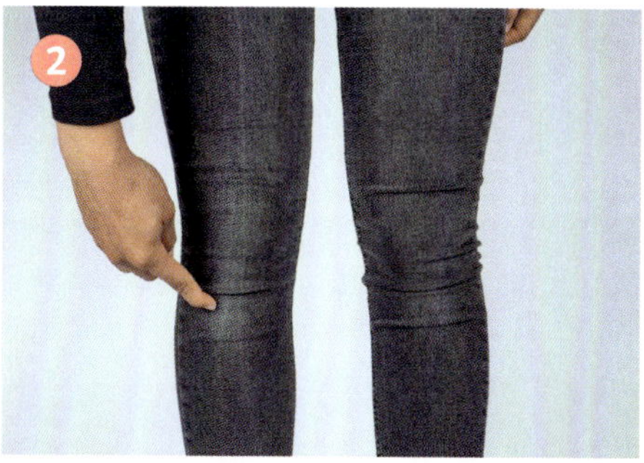

Magen 36

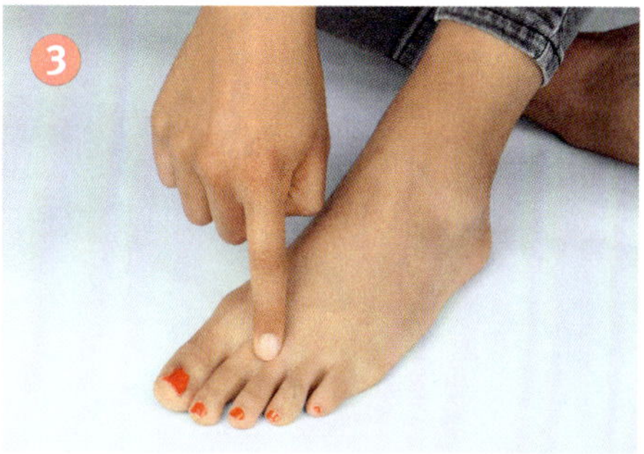

Magen 44

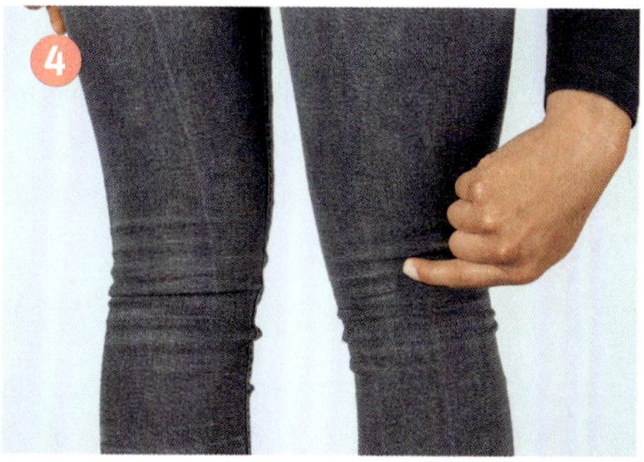

Blase 40

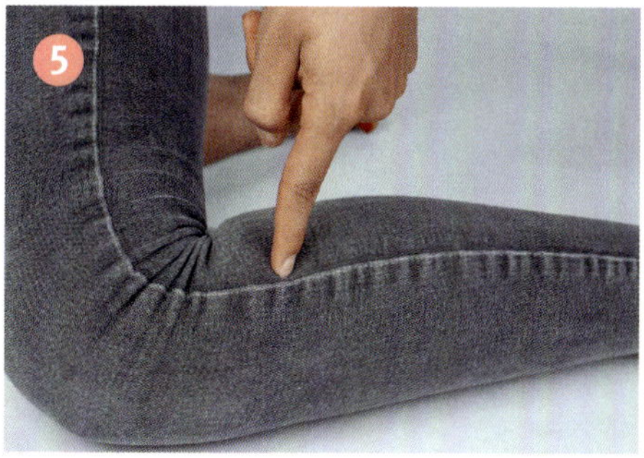

Gallenblase 34

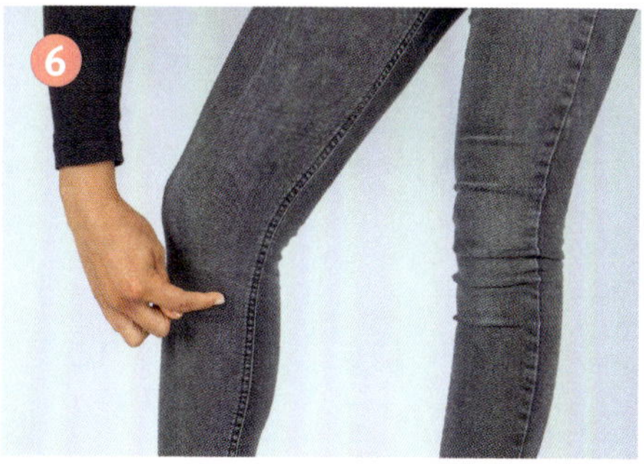

Milz-Pankreas 9

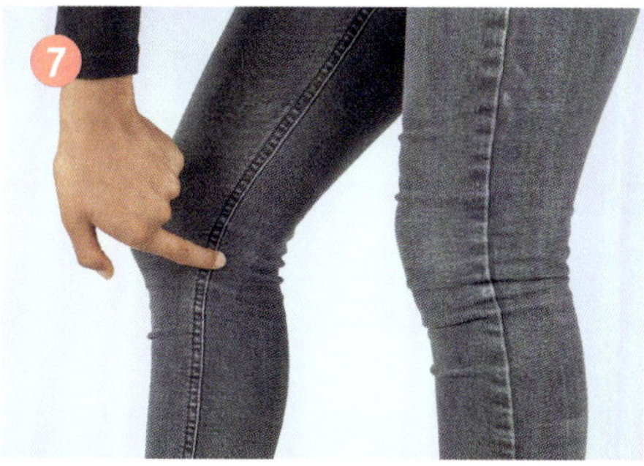

Leber 8

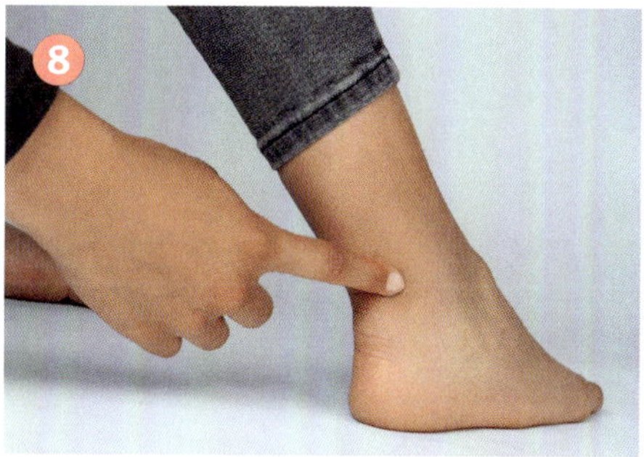

Blase 60

Bei Schmerzen im Unterschenkelbereich helfen die folgenden Punkte: Der Punkt Blase 57 ❶ (Cheng Shan, Unterstützung der Berge) liegt in der Wadenmitte, auf halber Strecke zwischen den Knöcheln und der Kniekehle in einer Vertiefung der beiden Hälften des großen Wadenmuskels. Er hilft gut bei allen **akuten Wadenkrämpfen**, die auch beim Sport auftreten können, und bei **Schmerzen im Unterschenkelbereich**.

Der Punkt Milz-Pankreas 6 ❷ (San Yin Yao, Treffpunkt der drei Yin-Meridiane) liegt an der Innenseite der Schienbeinkante, eine Handbreit oberhalb des Innenknöchels. Er wirkt ebenso gegen **Schmerzen im Unterschenkel.**

Auch die Schädelakupressur ist wirksam: Die Zone G1–G3 ❸ liegt direkt unter dem unteren Ende des Felsenbeinknochens hinter dem Ohr. G1 entspricht dem vorderen, G2 dem hinteren und G3 dem seitlichen Knieabschnitt. Massieren Sie die schmerzhafte Zone mehrere Minuten lang, beim rechten Knie rechts und beim linken Knie links.

Mudras

Neben den auf der Seite 176 beschriebenen Mudras für die Gelenke ❹ – Mukula ❺ und Surabhi ❻ – empfiehlt sich die Kniegelenk-Mudra ❼: Legen Sie bei beiden Händen den Ringfinger auf den Daumenballen und anschließend den Kleinfinger auf den Daumennagel und den Mittelfinger auf das obere Daumengelenk. Schließlich rollen Sie den Zeigefinger in die Daumengrube.

Praxis-Tipp

★ Bei allen **Schmerzen des Kniegelenks** wirkt das **Kniependeln** deutlich schmerzlindernd, abschwellend und entzündungshemmend, wenn Sie es optimalerweise täglich mindestens zweimal durchführen: Setzen Sie sich am besten auf eine Tischkante, die durch ein Kissen gepolstert ist, und lassen Sie beide Unterschenkel locker herabhängen. Dann pendeln Sie mit den Knien wechselseitig, das heißt also, ein Knie pendelt nach vorne und gleichzeitig das andere nach hinten, sodass kein Schaukeleffekt entsteht.

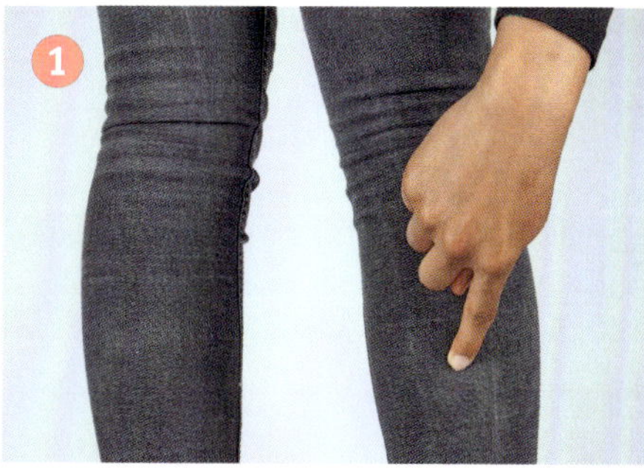

Blase 57

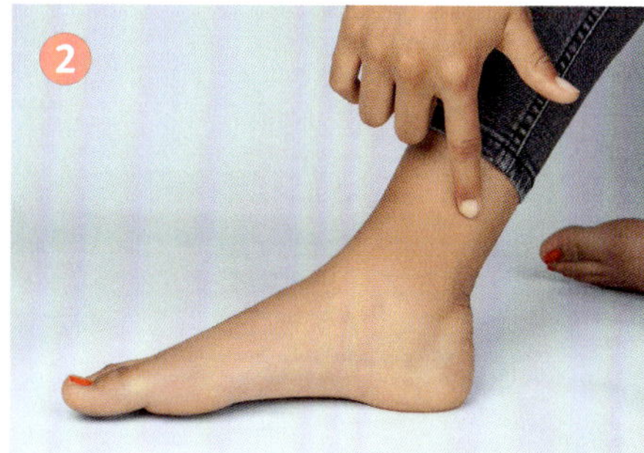

Milz-Pankreas 6

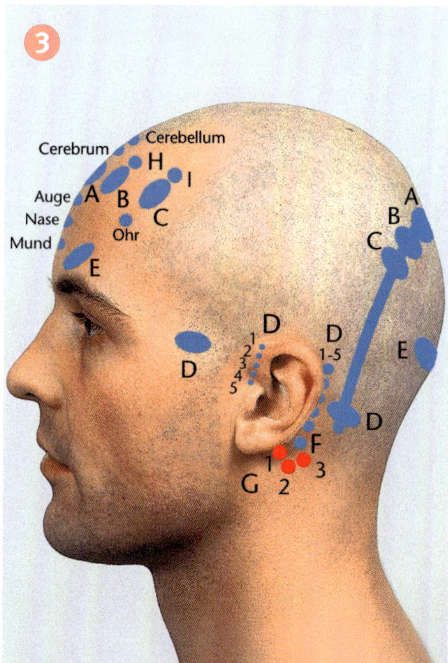

Schädel-Zone G1–G3

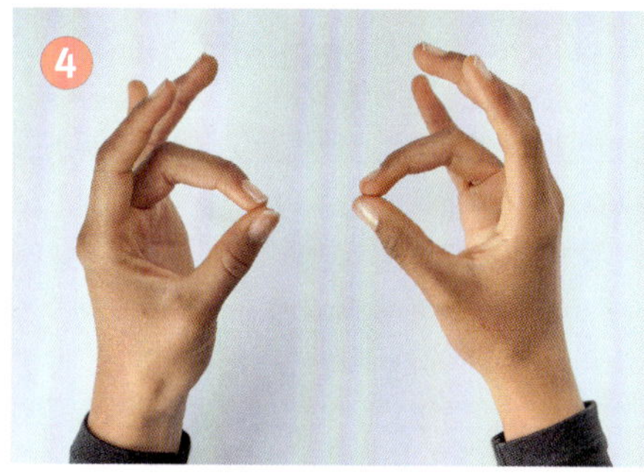

Gelenkschmerz-Mudra

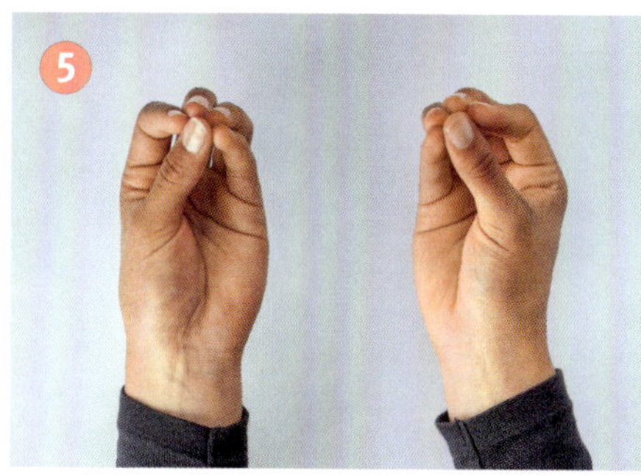

Mukula-Mudra

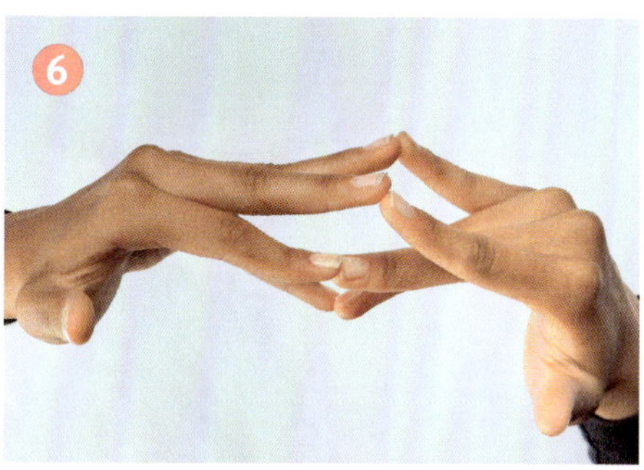

Surabhi-Mudra

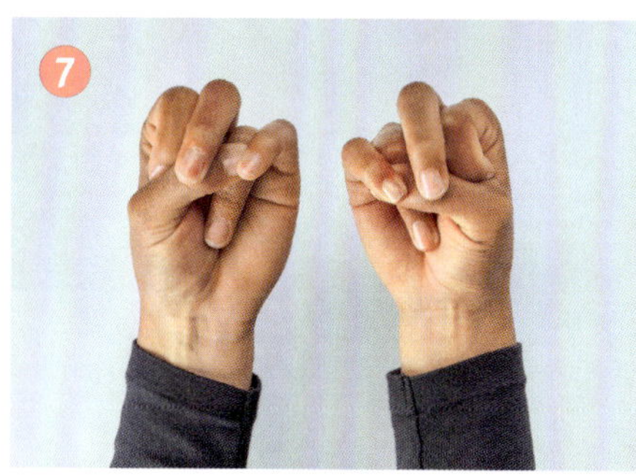

Kniegelenk-Mudra

Jin Shin Jyutsu

Empfehlenswert ist das Basisströmen mit den Energiepunkten 13 ❶ und 17 ❷, die beim Thema Arthrose auf der Seite 178 beschrieben sind.
Eine deutlich bessere **Beweglichkeit des Kniegelenks** bringt das beidseitige Halten der Energiepunkte 1 ❸ an der Innenseite der Kniegelenke.
Alternativ können Sie auch den Energiepunkt 1 mit der gegenüberliegenden Hand halten und dabei die andere Hand auf den Energiepunkt 19 ❹ oberhalb der Ellenbogenbeugefalte auf der Gegenseite legen.
Chronische Knieschmerzen bessern sich bei regelmäßiger Anwendung des Heilströmens der Energiepunkte 1 an der Innenseite des Kniegelenks mit der gegenüberliegenden Hand, bei gleichzeitigem Strömen der Energiepunkte 10 ❺, die in der Mitte des Schulterblattes liegen, mit der gegenüberliegenden Hand.
Bei **Meniskusbeschwerden** wirkt das gleichzeitige Heilströmen des Energiepunktes 8 ❻, der an der Außenseite des Kniegelenks am Ansatz der Unterschenkelmuskulatur liegt, und des Punktes 1 schmerzlindernd. Dieser liegt gegenüber an der Innenseite des Kniegelenks. Beim linken Knie liegen dann die Finger der linken Hand auf dem linken Punkt 8 an der Außenseite des Kniegelenks und gleichzeitig die Finger der rechten Hand auf dem linken Punkt 1 an der Innenseite des Knies oder umgekehrt.
Bei **Bänderproblemen** hilft das Halten der Energiepunkte 4 ❼ und 22 ❽ über Kreuz. Die Finger der linken Hand liegen auf dem linken Energiepunkt 4, der an der Schädelbasis am Halsansatz neben der Wirbelsäule liegt. Die Finger der rechten Hand befinden sich auf dem rechten Energiepunkt 22 unter dem Schlüsselbein, neben dem Brustbein.

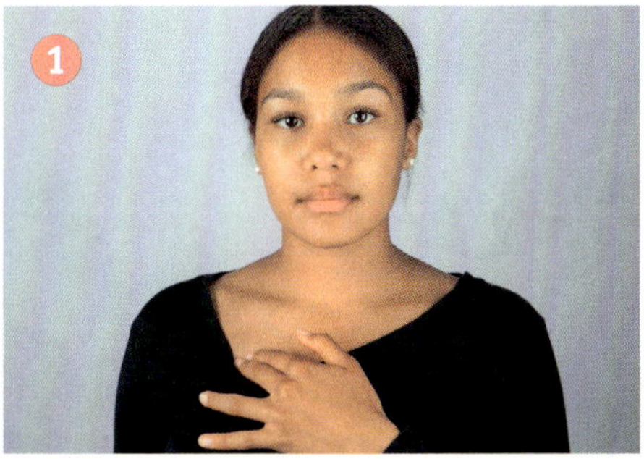

Energiepunkt 13

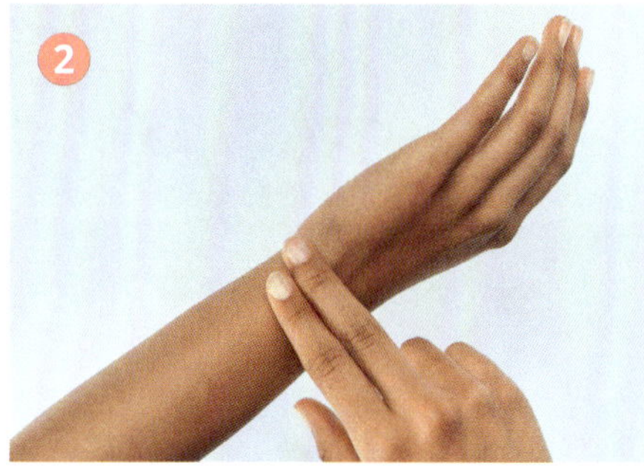

Energiepunkt 17

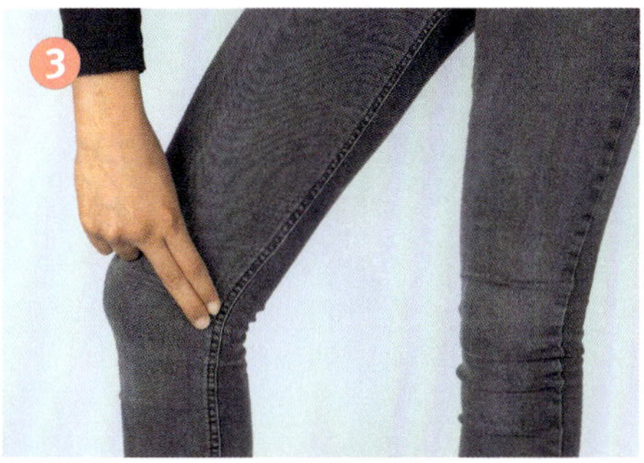

Energiepunkt 1

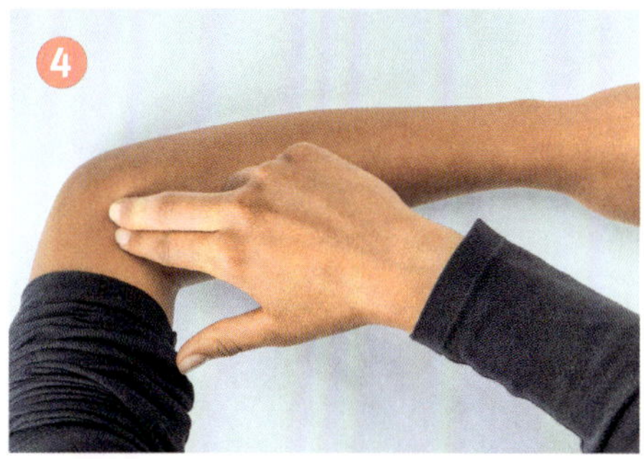

Energiepunkt 19

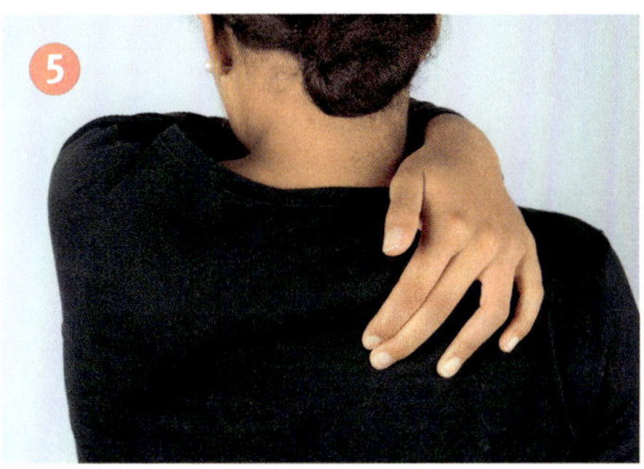

Energiepunkt 10

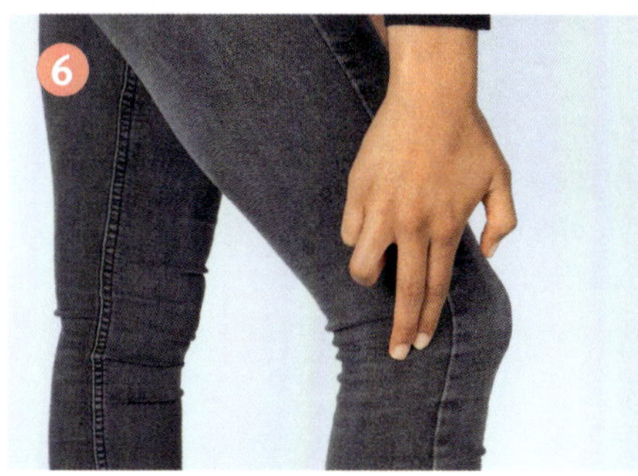

Energiepunkt 8

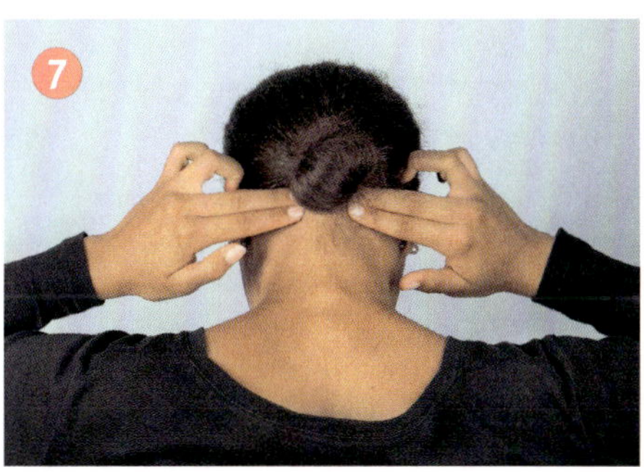

Energiepunkt 4

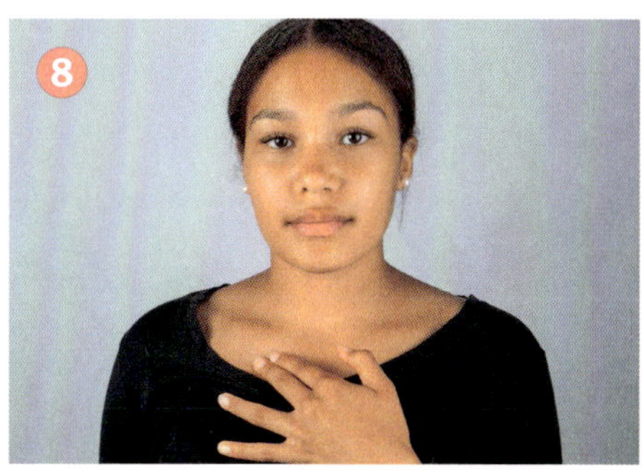

Energiepunkt 22

Sprunggelenk und Zehen

Verstauchungen der Knöchel, Schmerzen der Achillessehne, Hallux valgus (eine Fehlstellung des Großzehengrundgelenks) und Zehenschmerzen durch Verletzungen oder Arthrose sind die häufigsten Gründe für eine Behandlung.

Akupressur

Neben den allgemeinen Schmerzpunkten für Bein- und Fußschmerzen, wie Dickdarm 4, Magen 36, Blase 60 und Magen 44 und den persönlichen Schmerzpunkten (siehe dazu die Seiten 174 und 194), kommen folgende regionale Schmerzpunkte zum Einsatz.

Der Punkt Magen 41 ❶ (Jie Xi, Schluchtenbach) liegt in der Mitte der Falte, die bei fest angezogenem Fuß entsteht, auf der Linie zwischen dem Innen- und Außenknöchel. Etwa da, wo man sich die Schnürsenkel bindet. Er wirkt vor allem gegen **Schmerzen im Sprunggelenk**.

Der Punkt Magen 43 ❷ (Xian Gu, Eingesunkenes Tal) befindet sich am oberen Ende der tastbaren Mulde zwischen dem zweiten und dritten Mittelfußknochen. Seine Wirkung erstreckt sich auf **Schmerzen der Mittelfußknochen**.

Der Punkt Niere 3 ❸ (Tai Xi, Großer Schluchtenbach) liegt in der Mitte zwischen dem Vorsprung des Innenknöchels und der Achillessehne. Er lindert **Schmerzen des Sprunggelenks und des Innenknöchels**. Sie können ihn als Klammergriff auch gleichzeitig mit dem Punkt Blase 60 ❹ (Kunlun, Kunlun-Gebirge) halten. Dieser liegt in der Mitte zwischen der Erhebung des Außenknöchels und der Achillessehne. Er lindert **Schmerzen des Sprunggelenks sowie der Lenden-, Becken- und Hüftregion**.

Der Punkt Blase 61 ❺ (Pu Shen, Aufwartung des Lakaien) liegt zwei Fingerbreit unter dem Punkt Blase 60. Sein Wirkungsspektrum sind **Fußschmerzen** speziell der Ferse bei **Fersensporn**.

Der Punkt Blase 62 ❻ (Shen Mai, Ausgestrecktes Gefäß) befindet sich direkt unter der unteren Spitze des Außenknöchels. Sein Zielgebiet sind Schmerzen und **Funktionsstörungen im Bereich des Sprunggelenks**. Aber auch bei Wirbelsäulenschmerzen oder zur Schlafförderung zeigt er eine Wirkung.

Speziell bei **Zehenschmerzen**, aber auch bei **Fußschmerzen**, helfen die Punkte Extra 36 ❼ (Ba Feng, Acht Winde), die jeweils am oberen Ende der „Schwimmhäute" zwischen den Zehen liegen.

Bei **Schmerzen der Knöchel und der Fußgelenke** hilft die Akupressur der Handpunkte 2 ❽ (Knöchel) und 20 ❾ (Fußgelenk). Sie liegen über dem Daumengrundgelenk am Ende der Beugefalte und in der Handinnenfläche: eine Daumenbreite oberhalb der Handgelenksbeugefalte.

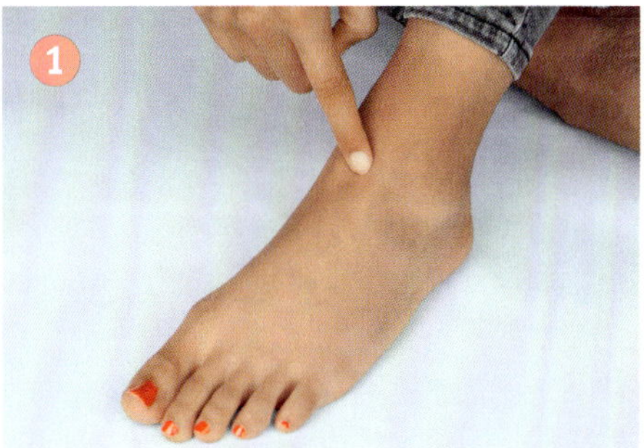

Magen 41

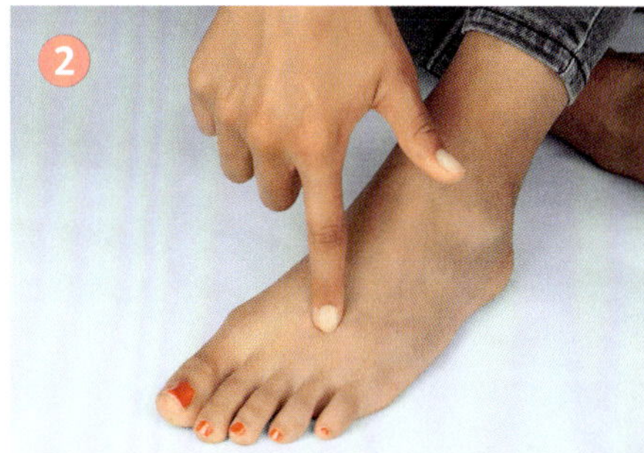

Magen 43

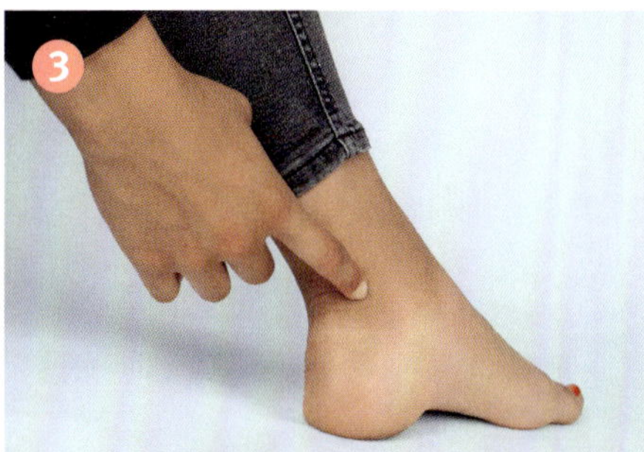

Niere 3

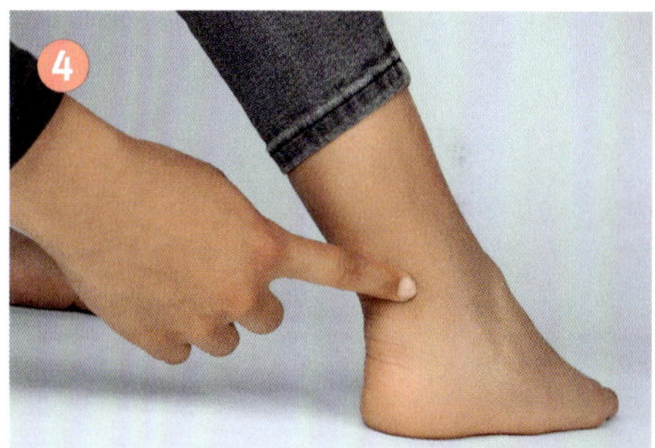

Blase 60

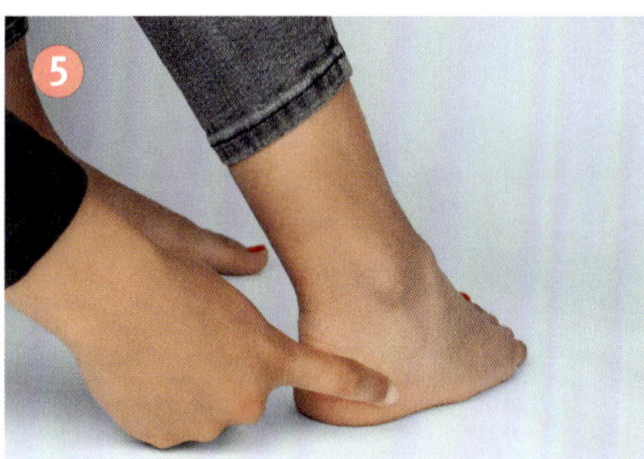

Blase 61

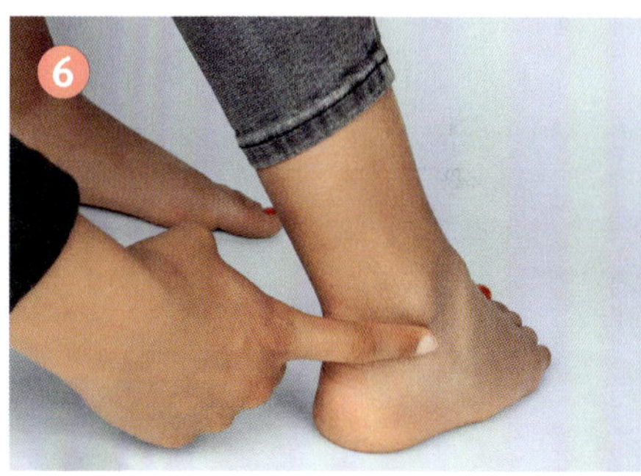

Blase 62

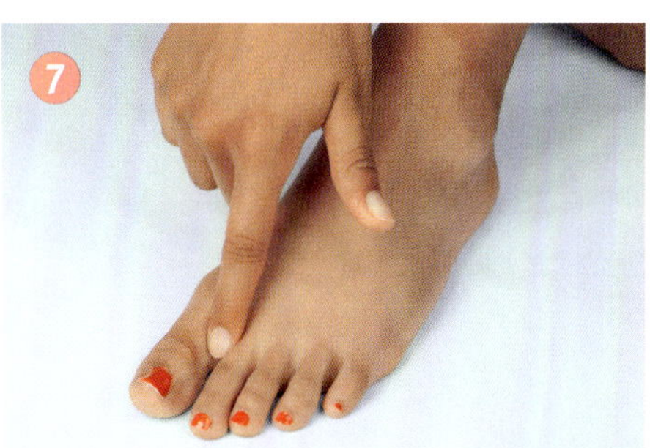

Extra 36

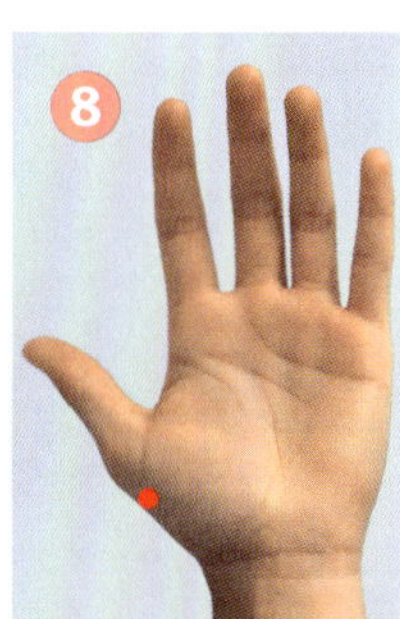

Handpunkt 2

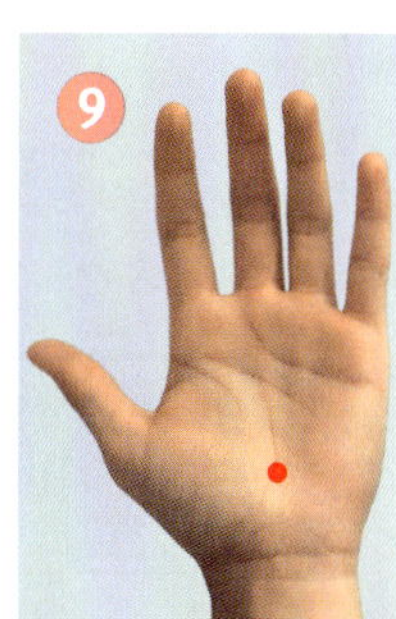

Handpunkt 20

Mudras

Die Mudras Gelenk-, Surabhi- und Mukula-Mudra sind beim Thema Kniegelenk auf der Seite 196 beschrieben. Sie sind als Basistherapie bei allen **Schmerzen der Füße** angezeigt.
Bei der speziellen **Fußgelenks-Mudra** ❶ legen Sie mit der rechten Hand die Daumenspitze auf den inneren Ringfingernagelfalz. Links berühren sich Daumen und Zeigefingerspitzen und bilden auf diese Weise einen Kreis.

Jin Shin Jyutsu

Alle **Fußschmerzen** – auch durch Hallux valgus bedingt – erfahren Linderung durch das Strömen des gegenüberliegenden Energiepunktes 9 ❷, der am unteren inneren Rand des Schulterblattes liegt. Dies gelingt bei gelenkigen Menschen mit dem gegenüberliegenden Arm. Da diese Übung jedoch nicht jeder ohne Verkrampfungen schafft, kann stattdessen der Energiepunkt 19 ❸ gehalten werden. Dieser befindet sich am äußeren Ende der Ellenbogengelenksfalte. Bei linksseitigen Fußschmerzen strömen Sie demnach das rechte Schulterblatt oder den rechten Ellenbogen – bei rechtsseitigen Schmerzen umgekehrt.
Auch das gleichzeitige Strömen des Energiepunktes 9 – alternativ Energiepunkt 19 – mit dem Energiepunkt 8 ❹ ist wirksam. Dieser liegt am äußeren Ende der Beugefalte des Kniegelenks. Auch hier strömen Sie die dem Gelenkschmerz gegenüberliegende Seite.
Mit einer Hand können Sie bei **Fußschmerzen** auch zwei Energiepunkte gleichzeitig strömen. Berühren Sie mit dem Daumen einer Hand den Daumenballen der anderen Hand und damit den Energiepunkt 18 ❺ und legen Sie die übrigen Finger um das Handgelenk herum auf den Energiepunkt 17 ❻. Dieser befindet sich auf der Außenseite des Handgelenks neben dem vorspringenden Knöchel in einer kleinen Kuhle.
Das gleichzeitige Strömen beider Energiepunkte 16, die zwischen dem Außenknöchel und der Ferse liegen, ist auch wirksam: Die rechte Hand strömt den rechten Punkt 16 ❼ und die linke Hand den linken Punkt 16 ❽. Am besten setzen Sie sich bei der Übung auf den Boden mit angezogenen Beinen.

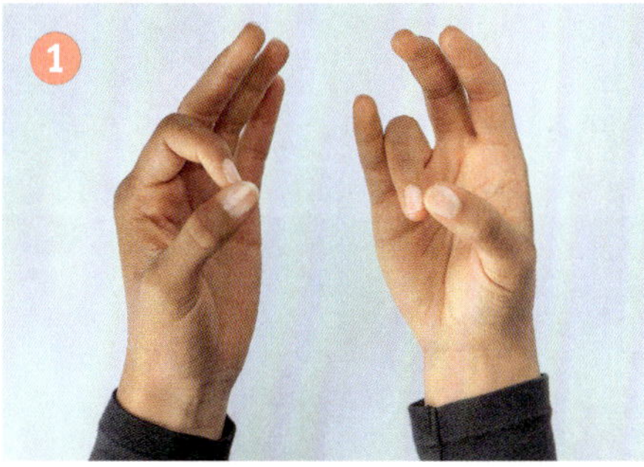

Fußgelenks-Mudra

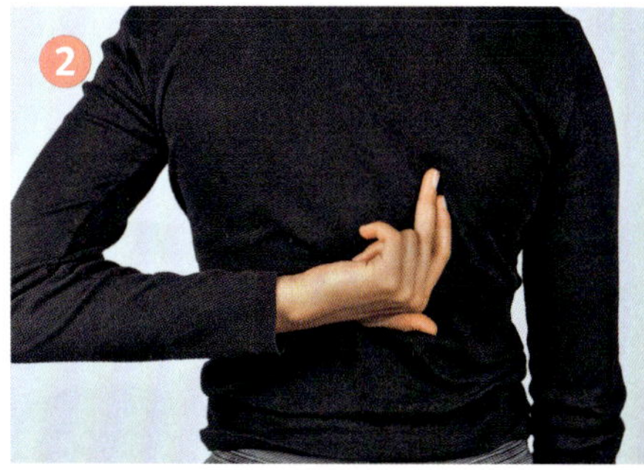

Energiepunkt 9

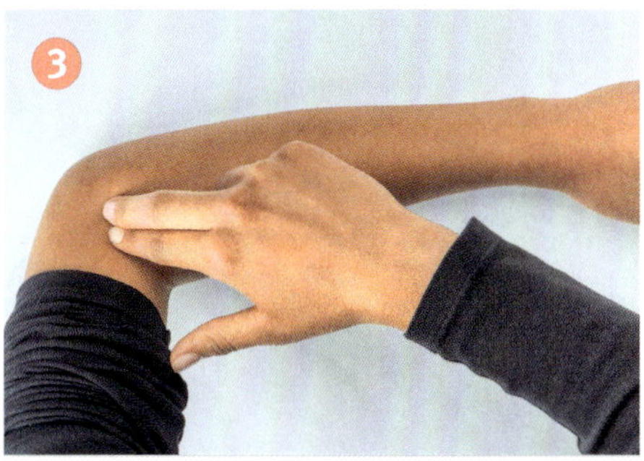

Energiepunkt 19

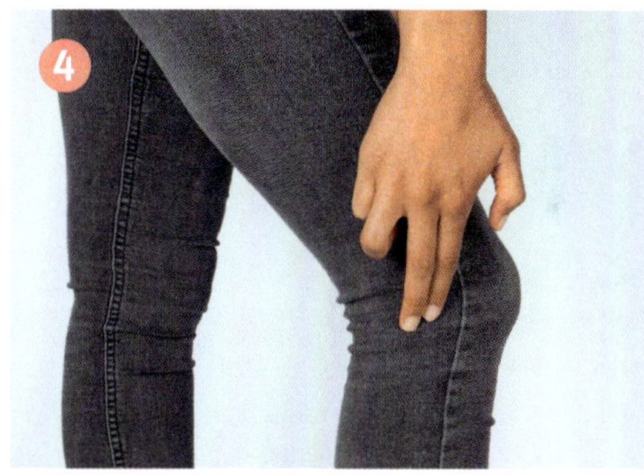

Energiepunkt 8

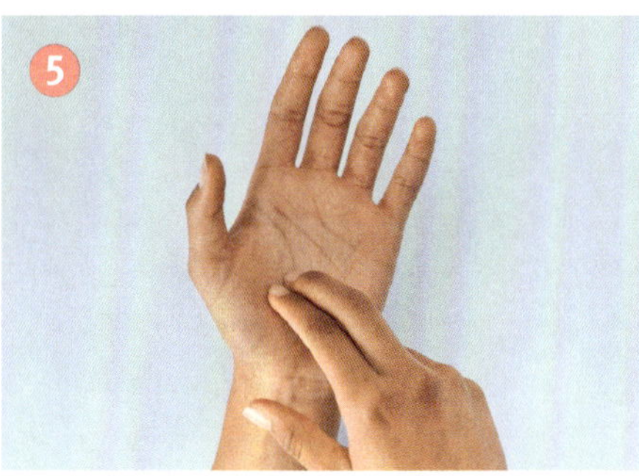

Energiepunkt 18

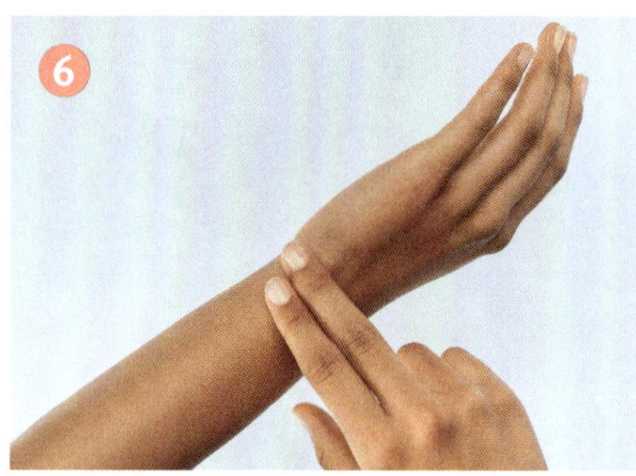

Energiepunkt 17

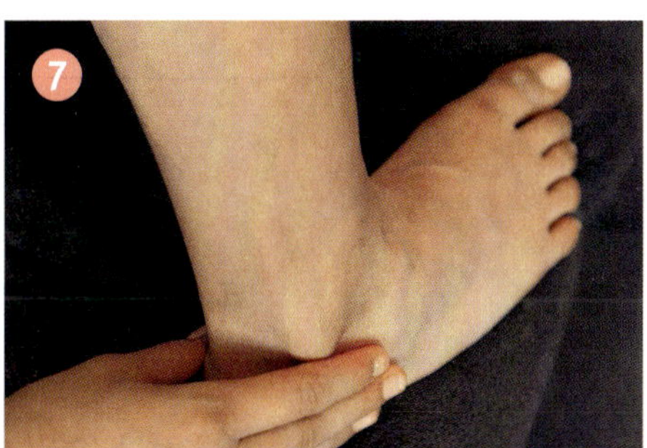

Energiepunkt 16 rechts

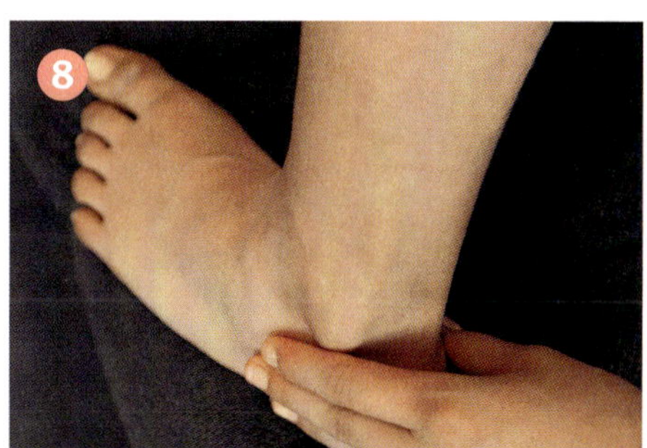

Energiepunkt 16 links

Wirbelsäulenschmerzen, Rückenschmerzen und Erkrankungen der Bandscheiben

Schmerzen im Bereich des Hinterhaupts, des Nackens oder der Rücken- und Lendenmuskulatur mit Verspannungen der Rückenstreckmuskulatur sind häufig durch die Einwirkung von Kälte, Wind oder Zugluft bedingt. Aber auch Abnutzungserscheinungen (arthrotische Veränderungen) der Wirbelkörper und Verschiebungen der Hals-, Brust oder Lendenwirbelkörper können die Ursachen von anhaltenden Schmerzen sein – ebenso Verschiebungen der Bandscheiben wie Vorwölbungen oder Vorfälle sowie eine Einengung des Wirbelkanals (Spinalkanalsenge). Die folgenden Übungen sind als Basisbehandlung für Beschwerden aller Abschnitte der Wirbelsäule hilfreich.

Akupressur

Findet man Schmerzpunkte am Rücken, die man punktgenau lokalisieren kann, so verhilft die Punktmassage an diesen sogenannten Ah-Shi-Punkten (persönlichen Punkten) zur schnellen Schmerzlinderung. Am besten massieren Sie diese Stellen mehrere Minuten lang in kleinen Kreisen.

Der Punkt Dünndarm 3 ❶ (Hou Xi, Hinterer Schluchtenbach) befindet sich genau am Ende der Handbeugefalte, die bei leichtem Faustschluss entsteht. Er ist ein übergeordneter Punkt, der universell eingesetzt werden kann – bei **allen Funktionsschmerzen** der Nacken-, Brust- und Lendenregion der Wirbelsäule, insbesondere bei **akuten Muskelverspannungen infolge Zugluft** (steifer Hals) oder einer Wirbelverrenkung.

Den Punkt Dickdarm 4 ❷ (He Gu, Geschlossenes Tal), an der höchsten Stelle des Muskelwulstes zwischen Zeigefinger und angelegtem Daumen gelegen, können Sie grundsätzlich bei allen **akuten und chronischen Schmerzzuständen des Rückens** einsetzen.

Der Punkt Blase 60 ❸ (Kunlun, Kunlun-Gebirge) in der Mitte der Verbindungslinie zwischen dem Außenknöchel und der Achillessehne ist ebenso ein **allgemeiner Schmerzpunkt bei allen Rückenschmerzen**.

Die beidseitige feste Akupressur des Punktes Leber 3 ❹ (Tai Chong, Großer Impuls) hilft meist sehr schnell bei **Muskelkrämpfen** und **muskulären Verspannungen**. Der Punkt liegt zwei Querfinger oberhalb der Schwimmhautfalte zwischen erster und zweiter Zehe am oberen Ende einer Mulde.

Bei **Schmerzen der Wirbelsäule im Hals-, Brust- oder Lendenwirbelbereich** ist auch die Akupressur des Handakupunkturpunktes 11 ❺ hilfreich. Er befindet sich am äußeren Ende der unteren Beugefalte des Kleinfingers.

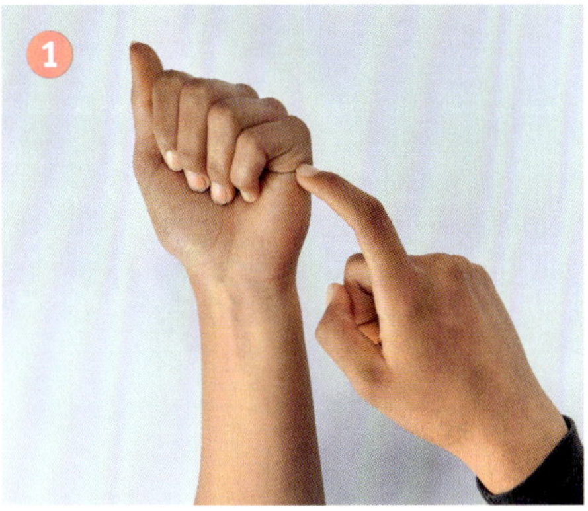

Dünndarm 3

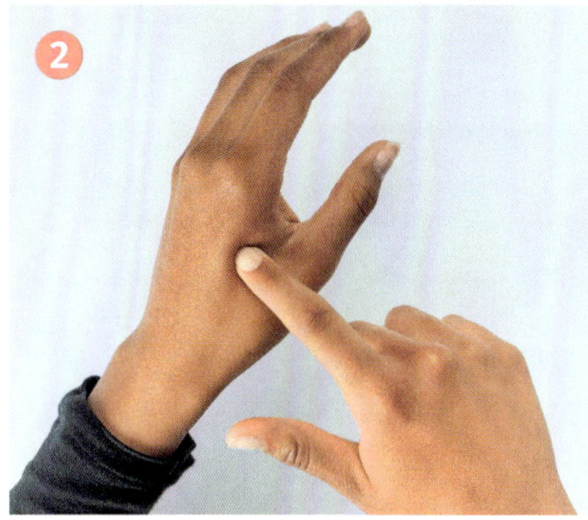

Dickdarm 4

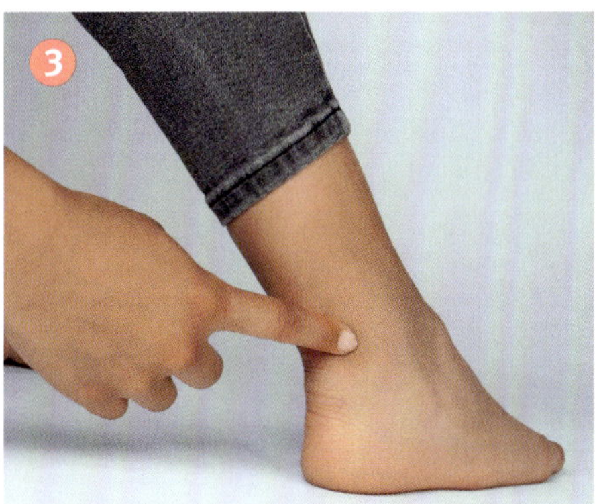

Blase 60

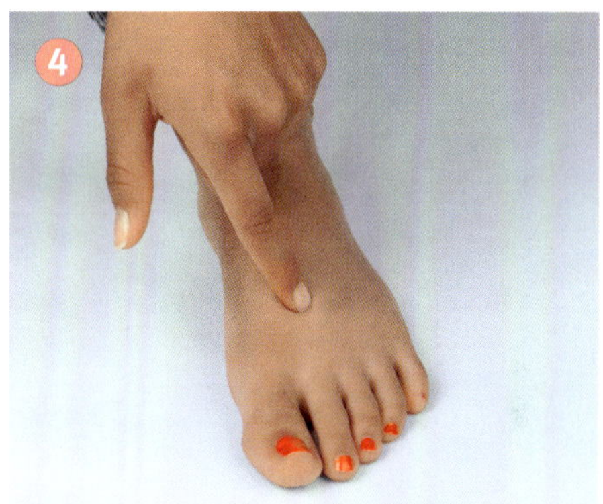

Leber 3

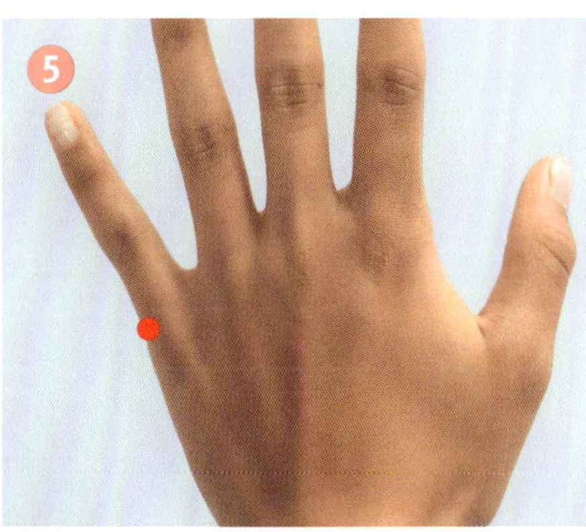

Handpunkt 11

Mudras

Die Rücken-Mudra ❶ wirkt unabhängig von der Lokalisation der Beschwerden an der Hals-, Brust- oder Lendenwirbelsäule. Führen Sie mit der rechten Hand den Daumen, Mittel- und kleinen Finger an der Spitze zusammen. Zeige- und Ringfinger sind gestreckt. Bei der linken Hand legen Sie den Daumen auf den Zeigefingernagel, die übrigen Finger sind gestreckt. Diese Mudra hilft besonders bei **schmerzhaften Verspannungen der Rückenmuskulatur**.
Bei einer Variation der Rücken-Mudra ❷ legen Sie die Spitzen des Daumens, Zeige- und des Ringfingers der linken Hand aufeinander. Den Daumen der rechten Hand legen Sie auf die Handkante der linken Hand. Die übrigen Finger umfassen die linke Hand und werden auf den Daumenballen gelegt. Dauer: etwa fünf Minuten, mehrmals täglich.
Die Mukula-Mudra ❸ (Schnabelhand) ist eine **universelle Schmerz-Mudra**, die Sie bei genau lokalisierbaren Schmerzen einsetzen können. Führen Sie die Fingerspitzen einer Hand, inklusive Daumen, schnabelförmig an der Spitze zusammen, so dass sich die Fingerspitzen seitlich berühren und der Daumen in der Mitte liegt. Setzen Sie nun die Fingerspitzen genau auf die schmerzhafte Stelle und verweilen Sie dort etwa fünf Minuten. Stellen Sie sich vor, dass ein Strom heilender Energie auf die schmerzende Stelle fließt.

Praxis-Tipp

★ Pflanzliche Mittel aus dem Extrakt von Weidenrinde oder Teufelskralle wirken bei allen **Wirbelsäulen- und Gelenkleiden** deutlich schmerzlindernd und antientzündlich.

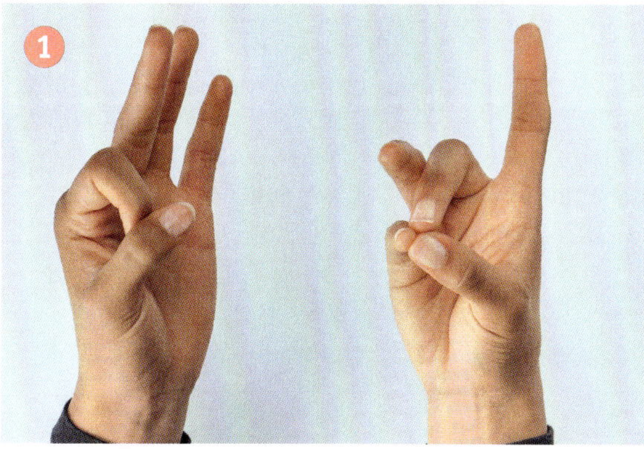

Rücken-Mudra

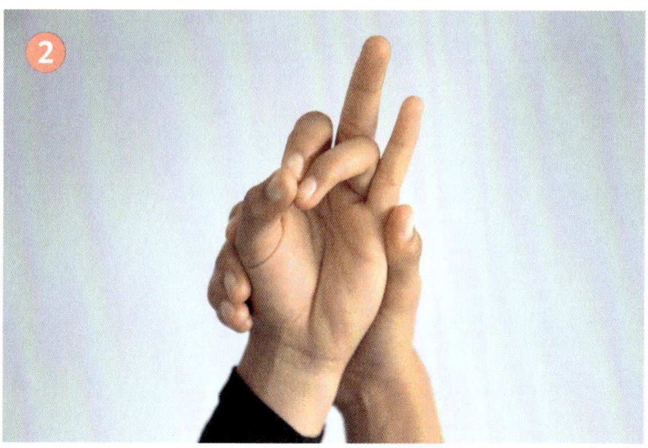

Variation Rücken-Mudra

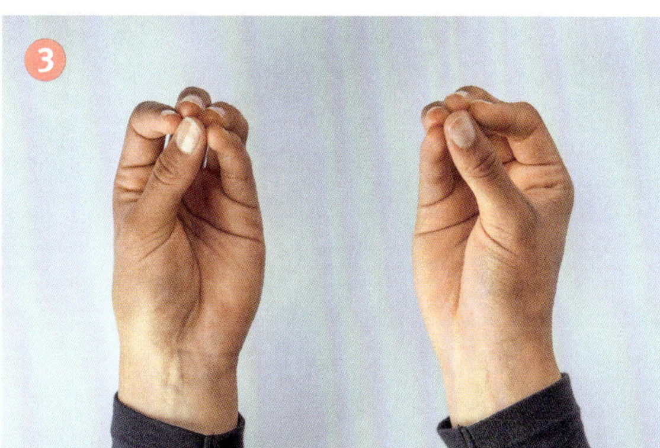

Mukula-Mudra

Jin Shin Jyutsu

Der Finger-Zehen-Strom wird auch „Krankenhausstrom" genannt. Er ist stark wirksam bei allen **akuten und chronischen Rückenschmerzen** der Hals-, Brust- und Lendenwirbelsäule, die durch **Bandscheibenerkrankungen** hervorgerufen werden.
Bei diesem Strom halten Sie mit den Fingern einer Hand die Zehen des gegenüberliegenden Fußes ❶ ❷ ❸. Am besten lassen Sie das eine Hilfsperson vornehmen, da Sie sich sonst sehr „verbiegen" müssen, was bei Bandscheibenschmerzen meist ohnehin kaum möglich ist. Lassen Sie sich also am besten folgende Stellungen gleichzeitig halten:

- ★ Linker Daumen – rechte Kleinzehe
- ★ Linker Zeigefinger – rechte Ringzehe
- ★ Linker Mittelfinger – rechte Mittelzehe
- ★ Linker Ringfinger – rechte zweite Zehe
- ★ Linker Kleinfinger – rechte Großzehe

Anschließend wechseln Sie die Seiten. Dauer pro Griff: drei bis fünf Minuten, insgesamt also etwa 20 bis 30 Minuten je Seite.
Als **universelle „Chiropraktiker"** werden die Energiepunkte 2 ❹ am hinteren Knochenvorsprung des Beckenkamms und die Punkte 6 ❺– die in der Mitte der Fußsohle am inneren Rand liegen – bezeichnet. Beide Punkte können Sie jeweils gleichzeitig mit beiden Händen strömen. Sie können aber auch mit der linken Hand den linken Punkt 2 und mit der rechten Hand den rechten Punkt 6 ❻ strömen – und umgekehrt.

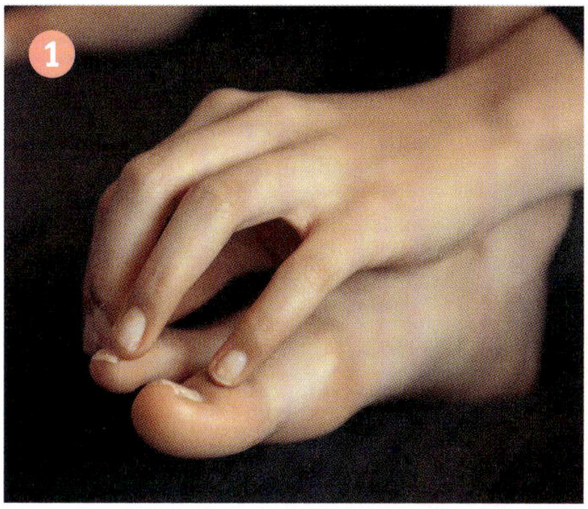

Finger-Zehen-Strom 1

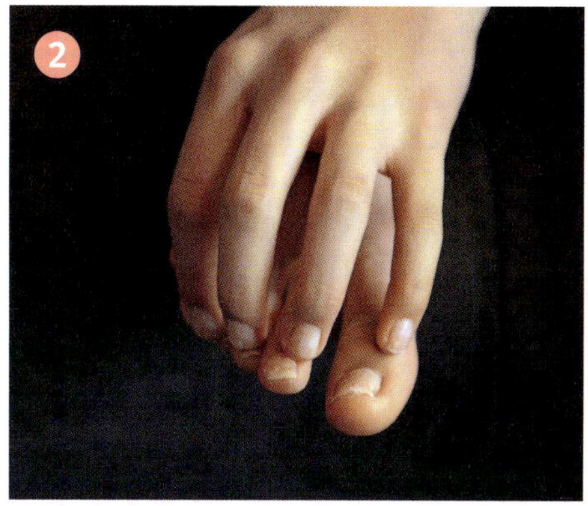

Finger-Zehenstrom 2

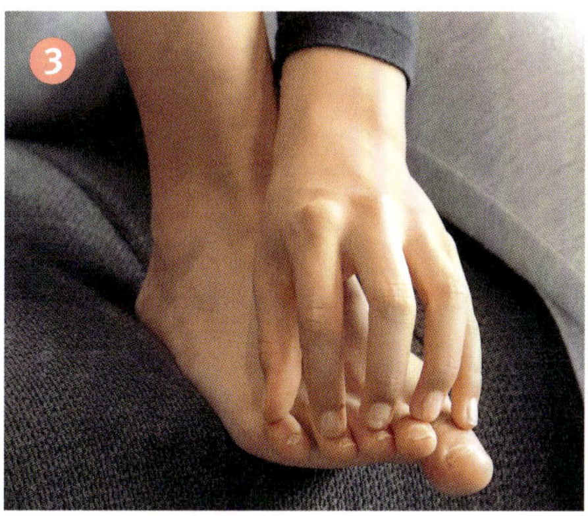

Finger-Zehenstrom 3

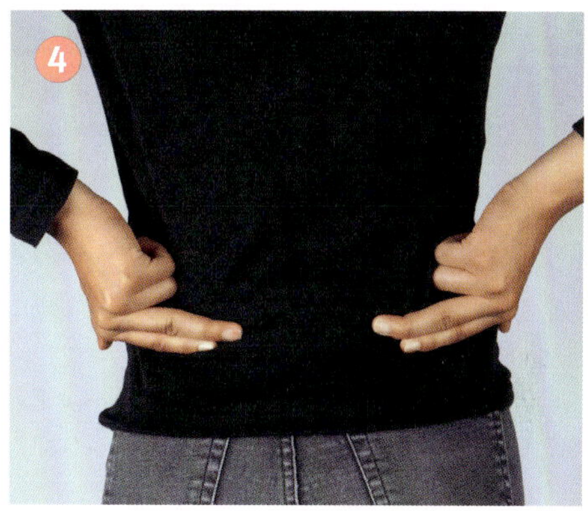

Energiepunkt 2

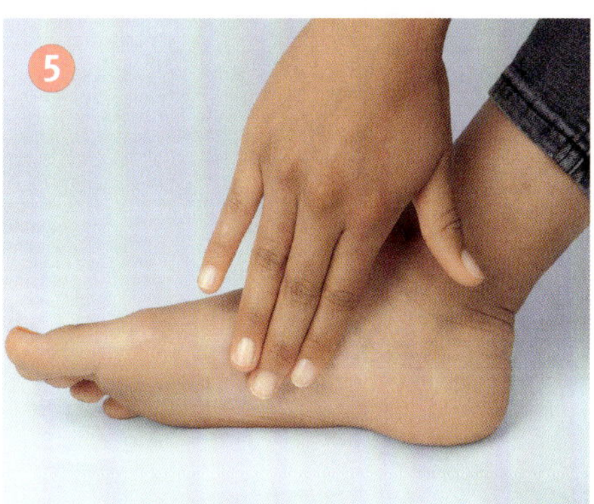

Energiepunkt 6 rechts

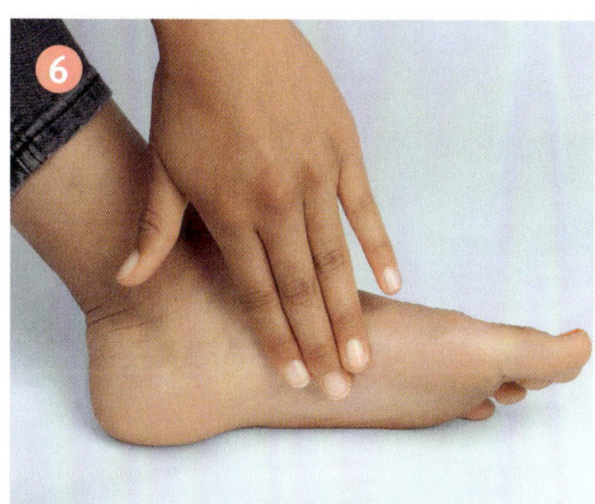

Energiepunkt 6 links

Halswirbelsäule

Meist sind arthrotische Veränderungen der Halswirbelkörper oder Bandscheibenerkrankungen die Ursache für chronische Schmerzen der Halswirbelsäule mit schmerzhafter Bewegungseinschränkung. Diese können Sie durch die folgenden Basisgriffe und die folgenden Handgriffe bessern. Bei akut steifem Hals infolge kalter Zugluft durch den Einfluss eine Klimaanlage oder bei einer Verrenkung der Halswirbelsäule sind die Anwendungen ebenfalls hilfreich.

Akupunktur

Zu den wichtigsten **schmerzlindernden Punkten** gehört der Punkt Dünndarm 3 ❶ (Hou Xi, Hinterer Schluchtenbach), der am Ende der Handquerfalte bei geschlossener Faust liegt. Er ist bei **akut steifem Hals** durch äußere Einwirkungen wie kaltem Wind und Zugluft gut und schnell wirksam – ebenso wie der Punkt Dünndarm 6 ❷ (Yang Lao, Pflege im Alter). Diesen finden Sie bei nach oben gerichteter Handfläche in einer Mulde daumenseitig des unteren Endes der Speiche. Beide Punkte müssen Sie kräftig über mehrere Minuten stimulieren.

Die Massage des Akupressurpunktes Gallenblase 20 ❸ (Feng Chi, Windteich) hinter dem Ohrläppchen – in einer Mulde hinter dem Felsenbeinvorsprung und dem Ansatz der Nackenmuskulatur gelegen – bringt bei Schmerzen oder Verspannungen durch **Windeinfluss** meist schnelle Hilfe.

Der Punkt Gallenblase 21 ❹ (Jian Jing, Schulter-Brunnen) liegt auf der höchsten Stelle der Schulter, auf der Mitte zwischen dem Schultergelenk und dem deutlich hervorspringenden siebten Halswirbel. Er ist meist druckschmerzhaft – und wirksam bei allen **Verspannungen in der Schulter-Nacken-Region**, ebenso wie der Punkt Dreifacher Erwärmer 15 ❺ (Tian Liao, Himmel-Knochenloch). Dieser befindet sich eine Daumenbreite unter dem genannten Punkt Gallenblase 21.

Der Punkt Blase 10 ❻ (Tian Zhu, Himmelssäule) liegt am Ansatz des Nackenstreckmuskels, etwa zwei Querfinger von der Mittellinie an der Schädelbasis gelegen. Er ist gut wirksam bei allen **schmerzhaften Funktionsstörungen der Kopf-Nacken-Schulter-Region**.

Bei **Nackenschmerzen** oder **hinteren Kopfschmerzen** hilft der Punkt Du Mai 14 ❼ (Da Zhui, Großer Wirbel), der unter dem gut tastbaren, vorspringenden siebten Halswirbel in der Mittellinie liegt.

Der Punkt Dünndarm 8 ❽ (Xiao Hai, Meer der Dünndarm-Leitbahn) liegt bei gebeugtem Ellenbogen zwischen der Ellenbogenspitze und dem inneren Knochenvorsprung des Oberarmknochens. Er hilft bei **schmerzhaften Funktionsstörungen des Nackens**.

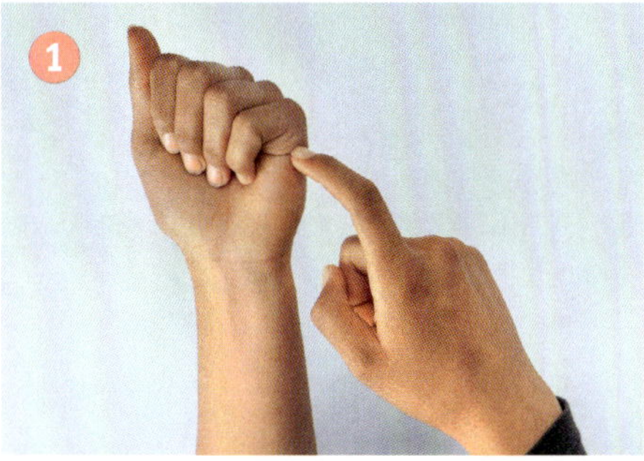

Dünndarm 3

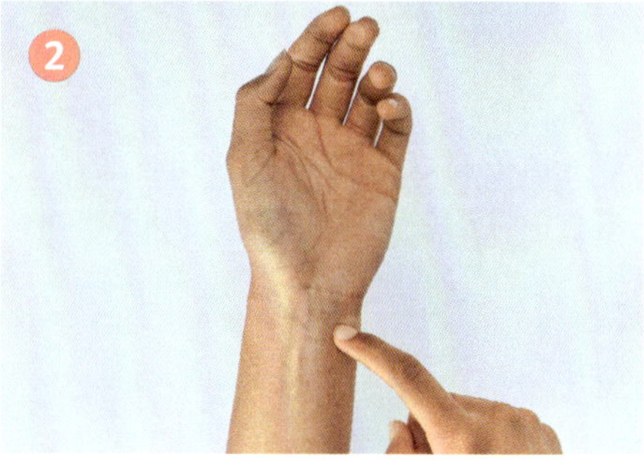

Dünndarm 6

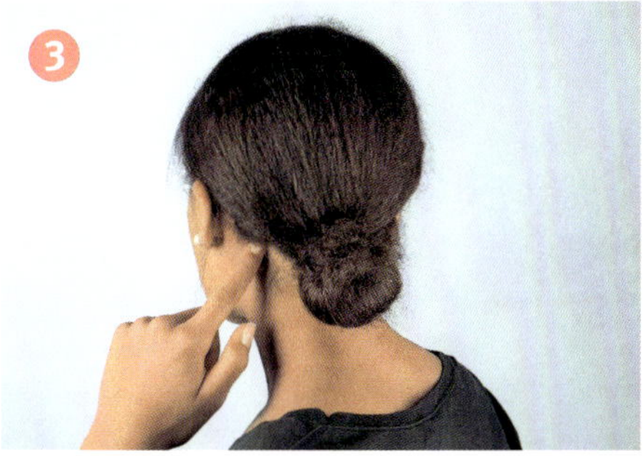

Gallenblase 20

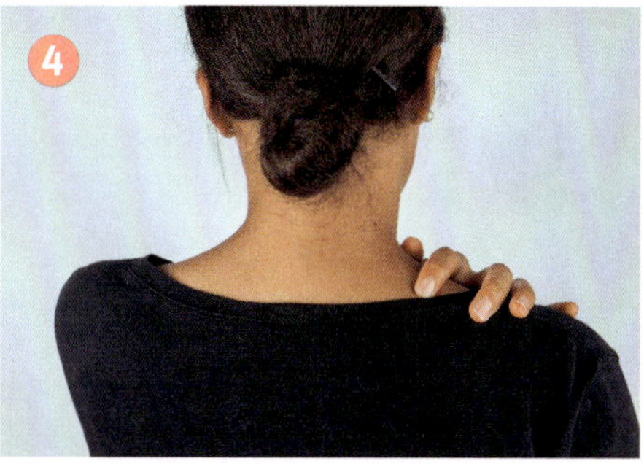

Gallenblase 21

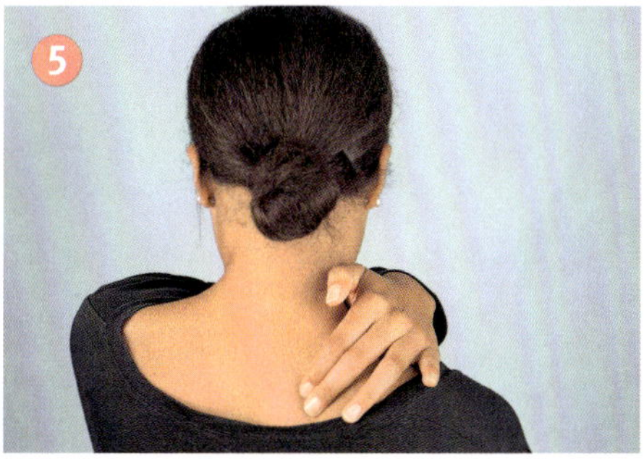

Dreifacher Erwärmer 15

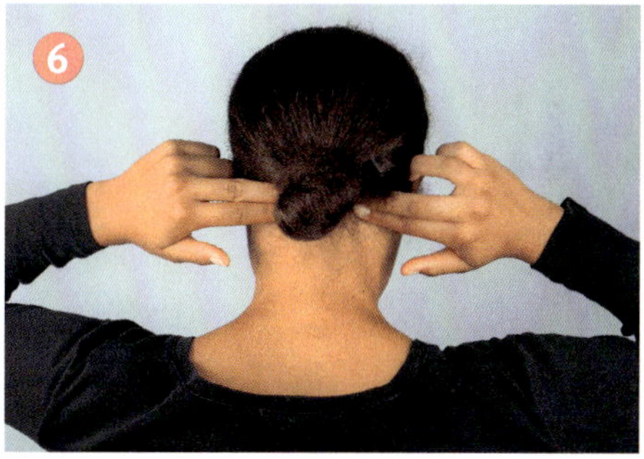

Blase 10

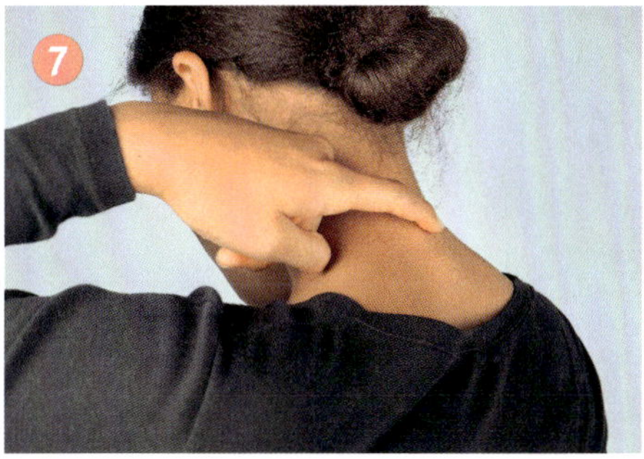

Du Mai 14

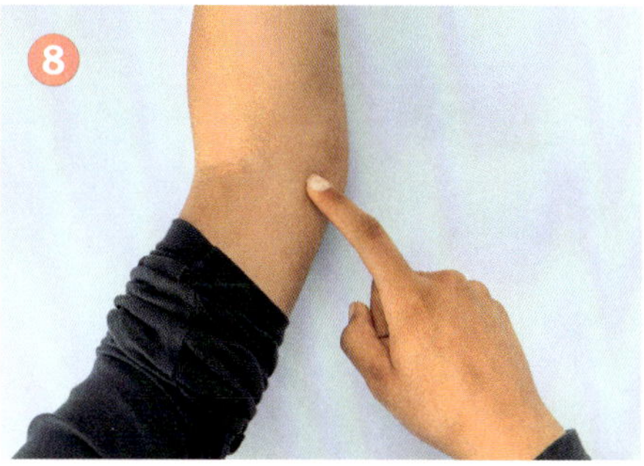

Dünndarm 8

Der Handpunkt 14 ❶ dient zur Linderung von **Beschwerden der Halswirbelsäule**. Er liegt kleinfingerseitig neben dem Zeigefingergrundgelenk und wirkt besonders bei **steifem Nacken infolge Zugluft** oder bei einer **Verrenkung der Halswirbelsäule**.
Die Zonen A ❷ und B ❸ der Schädelakupressur befinden sich 0,5 cm bzw. 1 cm seitlich der Mittellinie an der Stirn-Haar-Grenze. Sie haben eine Länge von etwa 2 cm sowie eine Breite von etwa 1 cm. Hier suchen Sie durch mäßigen Druck eine schmerzhafte Stelle auf und drücken dort einige Minuten lang.

Mudras

Bei der Halswirbelsäulen-Mudra ❹ legen Sie den Ringfinger der linken Hand auf das Daumengrundgelenk, den Kleinfinger auf den Daumennagel, den Mittelfinger auf das obere Daumengelenk und den Zeigefinger angewinkelt in die Daumengrube. Wenden Sie diese Übung mehrmals täglich vier Minuten lang an.
Bei der Rücken-Mudra ❺ führen Sie mit der rechten Hand den Daumen, Mittel- und kleinen Finger an der Spitze zusammen. Zeige- und Ringfinger sind gestreckt. Bei der linken Hand wird der Daumen auf den Zeigefingernagel gelegt, die übrigen Finger sind gestreckt. Diese Mudra hilft besonders bei **schmerzhaften Verspannungen der Rückenmuskulatur**.

Jin Shin Jyutsu

Das Heilströmen der Energiepunkte 4 ❻ bessert **Beschwerden der Halswirbelsäule**. Die Punkte liegen am Hinterkopf beidseits der Wirbelsäule an der Schädelbasis und werden gleichzeitig geströmt: die Fingerspitzen der rechten Hand rechts, die der linken Hand links.
Die Energiepunkte 11 ❼ liegen eine Handbreit tiefer im Nacken am Schulterübergang. Auch diese werden beidseits geströmt.

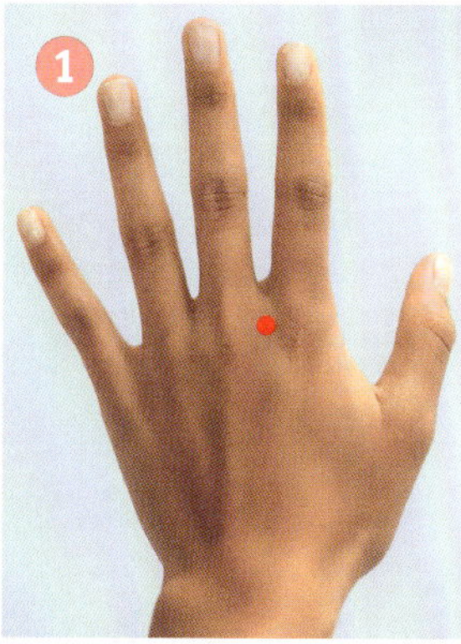

Handpunkt 14

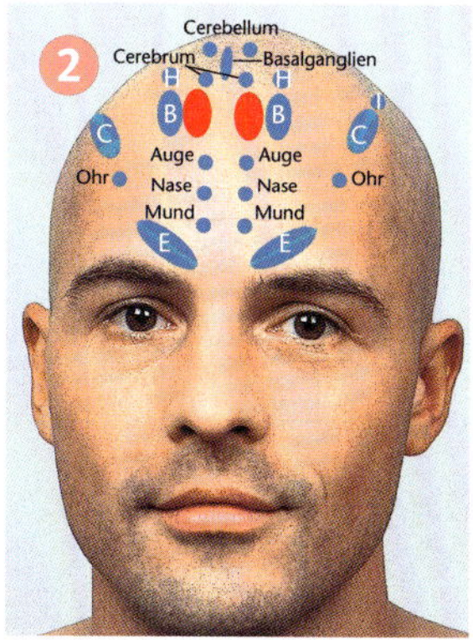

Schädel-Zone A

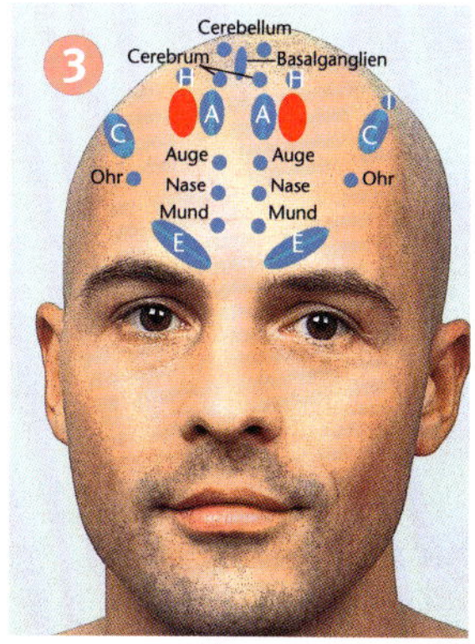

Schädel-Zone B

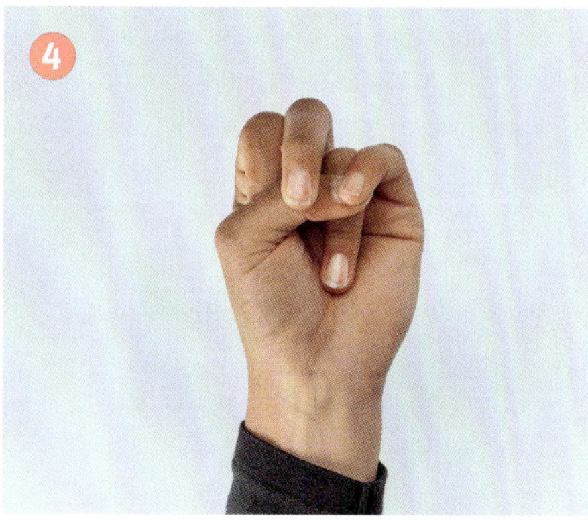

Halswirbelsäulen-Mudra

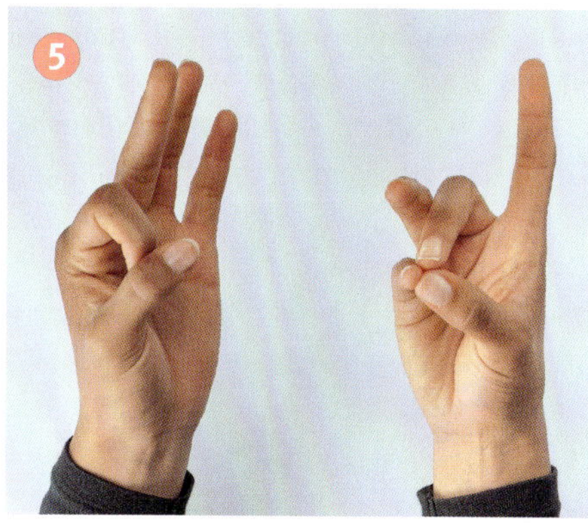

Rücken-Mudra

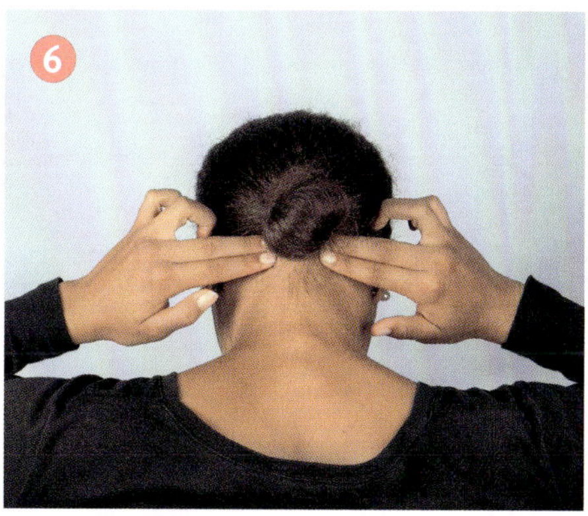

Energiepunkt 4

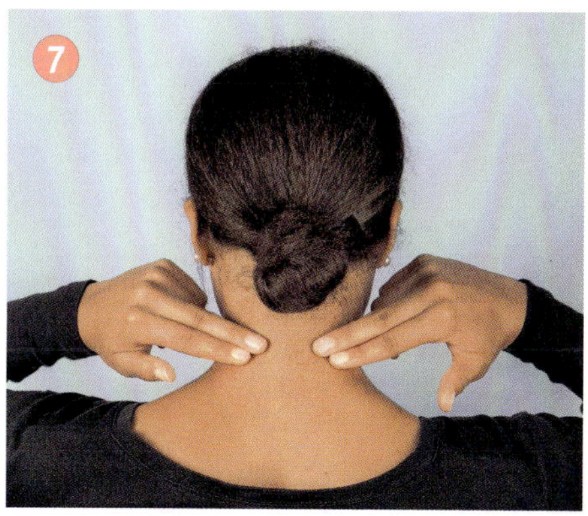

Energiepunkt 11

Brustwirbelsäule

Meist sind akute Verschiebungen der Brustwirbel oder chronische Abnutzungserscheinungen der Wirbelkörper sowie Bandscheibenerkrankungen die Ursache für Schmerzen im Brustkorb. Atemabhängige stechende, meist einseitige Brustkorbschmerzen können auch durch Einklemmung eine Zwischenrippennervs hervorgerufen werden. Natürlich sollten dann immer Herzerkrankungen ärztlicherseits ausgeschlossen werden. Hilfreich und schmerzlindernd können neben der Basisbehandlung auf der Seite 204 in jedem Fall die folgenden Handgriffe sein.

Akupressur

Neben den auf der Seite 204 genannten Fernpunkten Dünndarm 3 ❶, Dickdarm 4 ❷ und Blase 60 ❸ kommen die Extrapunkte 21 ❹ (Hua Tuo Jia Ji, Die Wirbelsäule einzwängend) in Frage. Diese liegen jeweils etwa 1 cm seitlich der Dornfortsätze der ganzen Wirbelsäule. Am besten ist, sie im schmerzhaften Segment von einem Partner möglichst genau an der schmerzhaften Stelle massieren zu lassen.
Den Handakupressurpunkt 3 ❺ finden Sie am äußeren Ende der oberen Beugefalte des Daumenmittelgelenks. Er hilft bei **Schmerzen der Brustwirbelsäule, des Brustkorbs** und bei **Nervenschmerzen im Brustkorbbereich**.
Die Zone E ❻ der Schädelakupunktur ist dem Brustkorb und der Brustwirbelsäule zugeordnet und misst etwa 2 x 1 cm. Sie befindet sich auf der Stirn auf einer Linie vom Anfang der Augenbraue in Richtung der Geheimratsecken, etwa einen Daumenbreit oberhalb der Augenbrauen. Hier suchen Sie eine druckschmerzhafte Stelle auf und massieren diese.

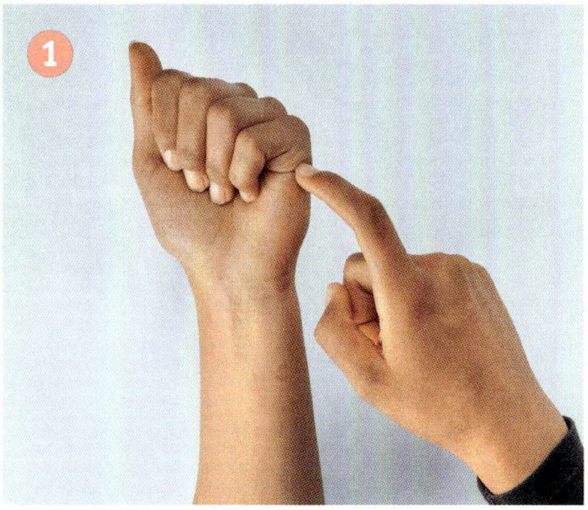

Dünndarm 3

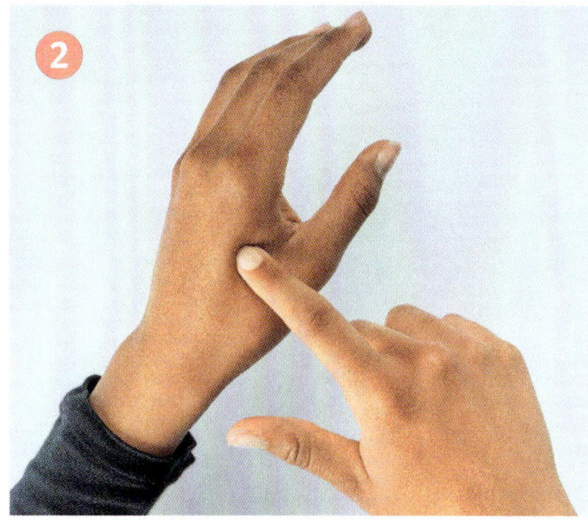

Dickdarm 4

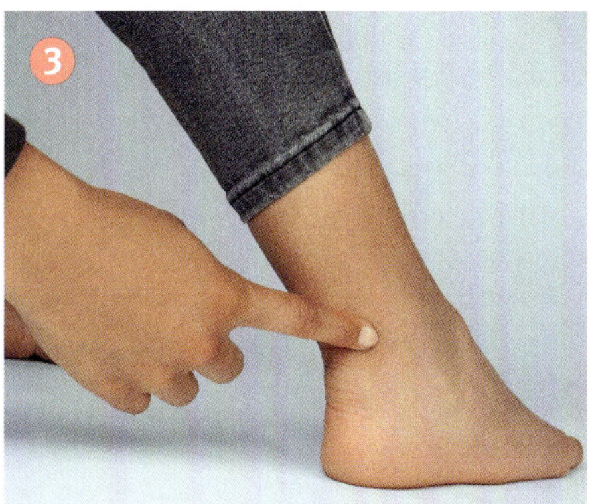

Blase 60

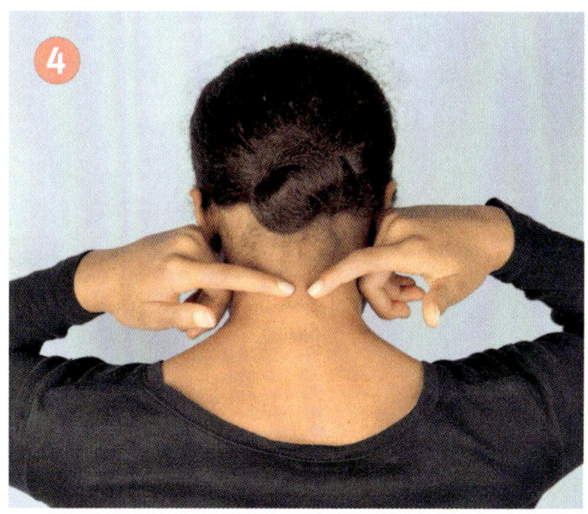

Extra 21

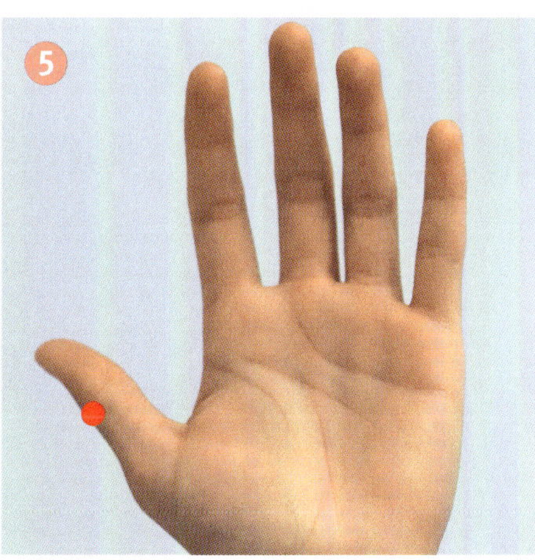

Handpunkt 3

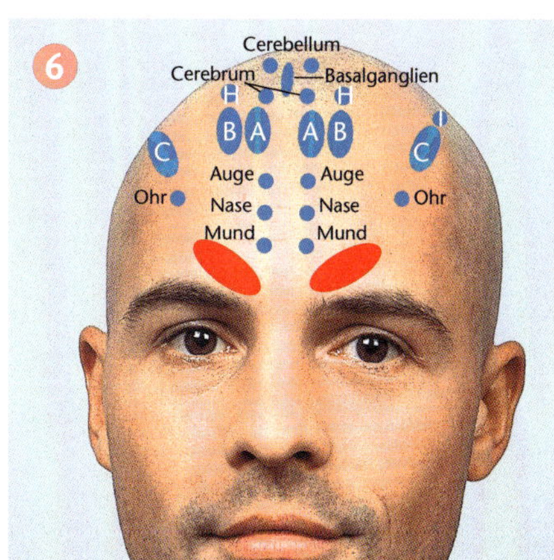

Schädel-Zone E

Mudras

Bei der Brustwirbelsäulen-Mudra ❶ legen Sie beidseits Daumen, Zeigefinger und Mittelfinger an der Spitze zusammen. Ringfinger und kleiner Finger bleiben gestreckt.
Sie können diese Mudra zusammen mit der Rücken-Mudra ❷ anwenden. Hier führen Sie mit der rechten Hand Daumen, Mittel- und kleinen Finger an der Spitze zusammen. Zeige- und Ringfinger sind gestreckt. Bei der linken Hand legen Sie den Daumen auf den Zeigefingernagel, die übrigen Finger sind gestreckt. Diese Mudra hilft besonders bei **schmerzhaften Verspannungen der Rückenmuskulatur**

Jin Shin Jyutsu

Das Strömen des Energiepunktes 2 ❸ am hinteren oberen Knochenvorsprungs des Beckens zusammen mit dem Punkt 15 ❹ in der Leistenbeuge bessert **Rückenbeschwerden**. Legen Sie eine Hand in die gleichseitige Leistenbeuge, die andere Hand auf den Punkt 2 derselben Seite. Auch das Legen beider Hände in die jeweiligen Leistenbeugen auf die Punkte 15 wirkt bei Rückenschmerzen schmerzlindernd.

Praxis-Tipp

★ Bei **eingeklemmten Nerven im Bereich der Brustwirbelsäule** kann eine chirotherapeutische Maßnahme oder die Dorn-Therapie hilfreich sein.

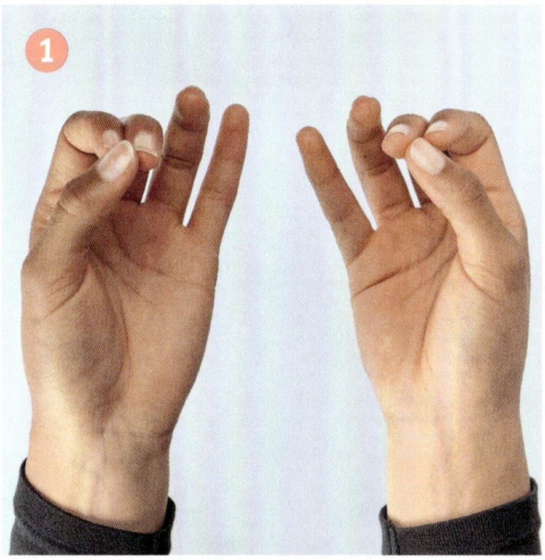

Brustwirbelsäulen-Mudra

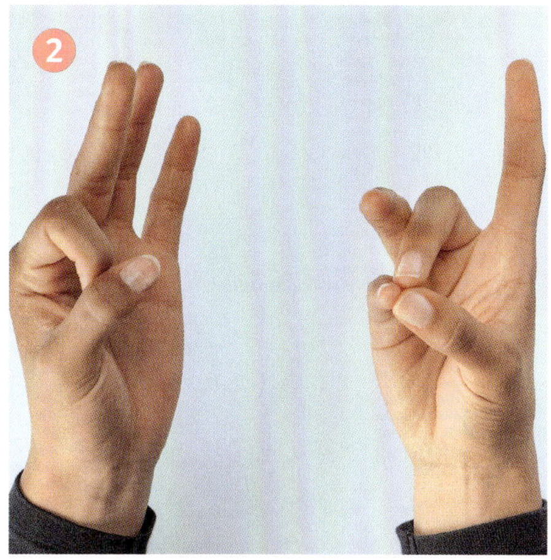

Rücken-Mudra

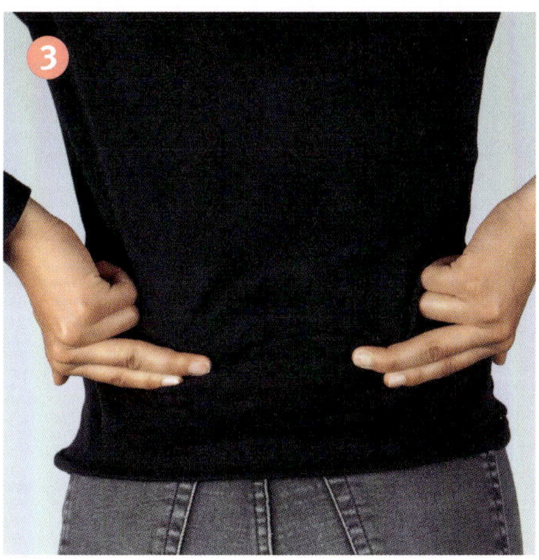

Energiepunkt 2

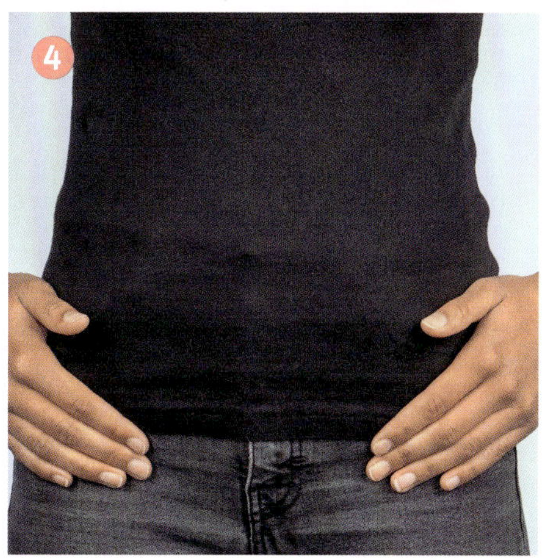

Energiepunkt 15

Lendenwirbelsäule, Lumbago und Ischias

Chronische Wirbelsäulenschmerzen im Bereich der Lendenwirbel treten mit Abstand am häufigsten auf. Sie sind meist auf Abnutzungserscheinungen der Wirbelkörper und Erkrankungen der Bandscheiben – wie Bandscheibenvorwölbung und -vorfall oder eine Einengung des Wirbelkanals – zurückzuführen. Plötzliche Einklemmungserscheinungen (Ischias, Hexenschuss) können stärkste Schmerzen auslösen und bedürfen orthopädischer Abklärung und Behandlung, um einen akuten Bandscheibenvorfall auszuschließen. Die auf Seite 204 beschriebenen Basisgriffe und die folgenden Handgriffe können Schmerzen lindern.

Akupressur

Bei akuten Kreuzschmerzen wie **Hexenschuss** hilft die Akupressur des auf der Seite 84 dargestellten Kreislaufpunktes Du Mai 26 ❶ (Shui Gou, Wasserrinne), wenn Sie sich dabei bewegen und laufen. Er liegt etwas über der Mitte zwischen dem Rand der Oberlippe und dem Nasenansatz.

Der Punkt Blase 23 ❷ (Shen-Shu, Transportpunkt zu den Nieren) liegt zwei Querfinger seitlich des Dornfortsatzes des zweiten Lendenwirbel-Dornfortsatzes, etwa eine Handbreit oberhalb des Beckenkamms. Er hilft bei allen **akuten und chronischen schmerzhaften Funktionsstörungen der Lumbalregion**.

Die Punkte Blase 22 bis Blase 27 ❸ liegen zwei Fingerbreit seitlich der Dornfortsätze der Wirbelsäule zwischen dem ersten und dem fünften Lendenwirbel. Massieren Sie den jeweils druckschmerzhaften Punkt.

Der Punkt Blase 31 ❹ (Shang Liao, Oberes Knochenloch) liegt im oberen Abschnitt des Kreuzbeins, eine Daumenbreite innerhalb und unterhalb der hinteren Darmbeinhöcker. Er hilft bei **akuten Schmerzen im Bereich des Kreuzbeins**, beispielsweise bei einer Blockade des Iliosakralgelenks. Daneben wirkt er auch bei **Beschwerden in den Wechseljahren**. Massieren Sie mehrere Minuten lang gegen den Uhrzeiger.

Der Punkt Gallenblase 30 ❺ (Huan Ti, Im Kreis springen) wird bei **Ischialgien** verwendet. Er liegt auf der Linie zwischen dem Vorsprung des Hüftknochens und dem unteren Ende des Kreuzbeines, ein Drittel vom Hüftknochen entfernt. Meist ist er druckschmerzhaft.

Der Punkt Blase 40 ❻ (Wei Zhong, Mitten in der Biegung) liegt genau in der Mitte der Kniekehle. Er wird vor allem bei **Lumbalgien** und **Ischialgien**, die bis zum Unterschenkel oder zum Fuß hinziehen, verwendet, aber auch bei Knieschmerzen.

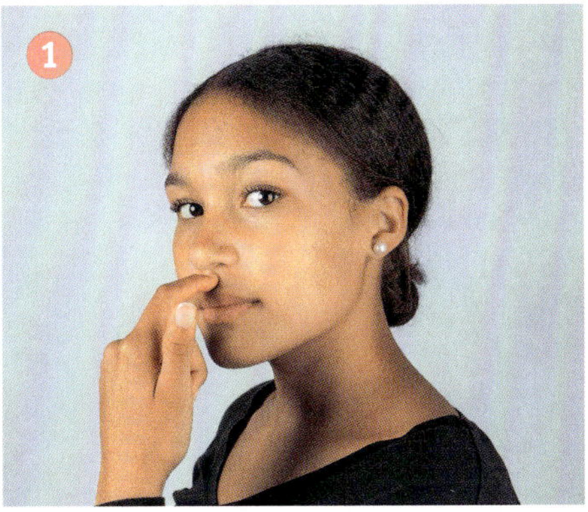

Du Mai 26

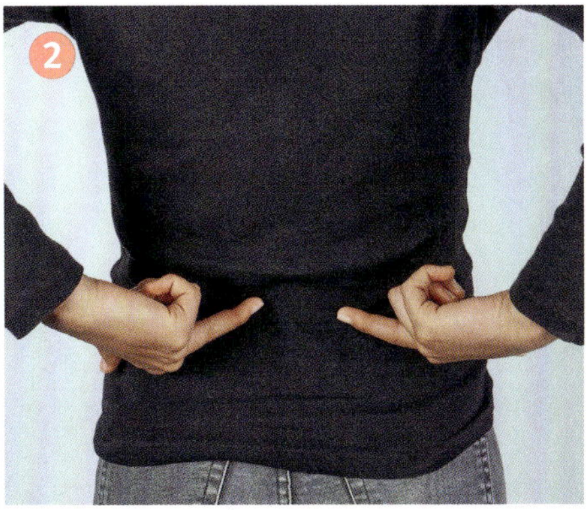

Blase 23

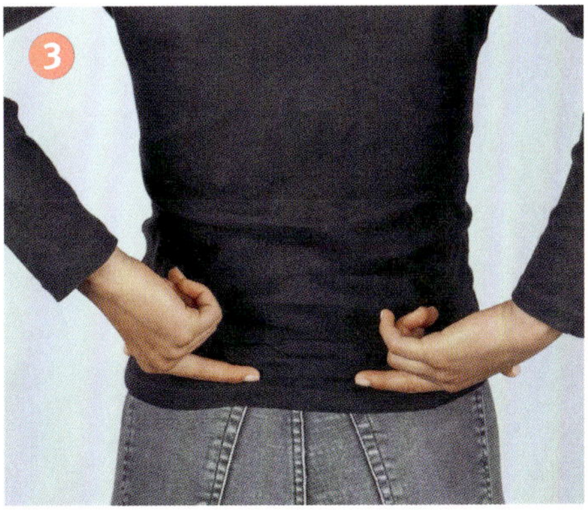

Blase 27

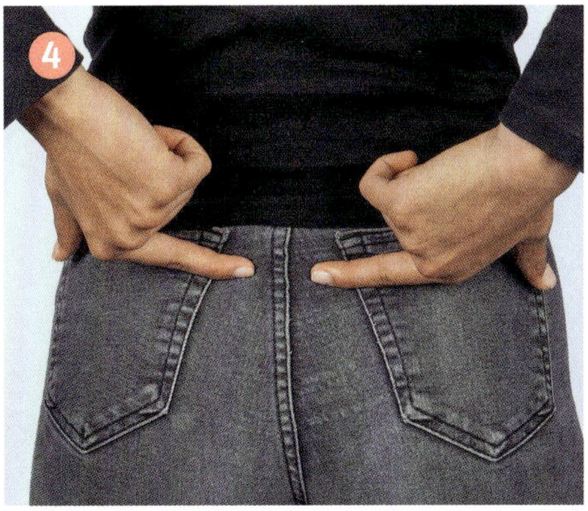

Blase 31

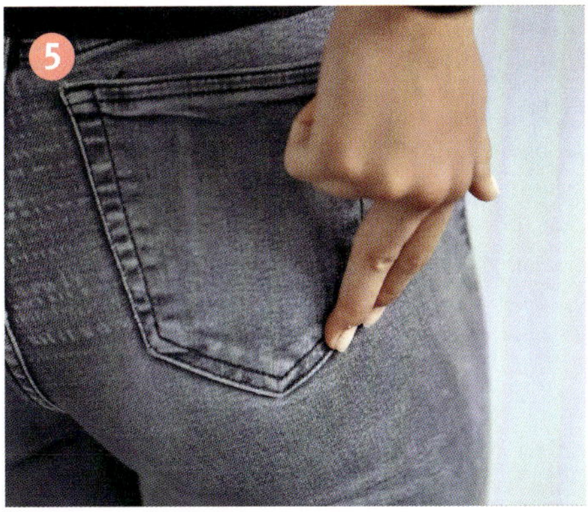

Gallenblase 30

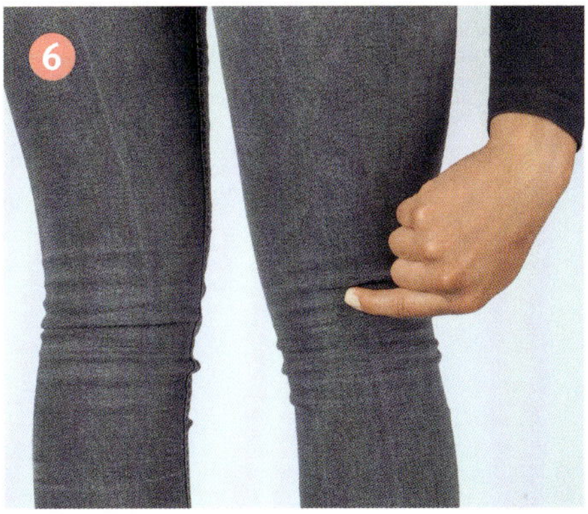

Blase 40

Besondere Wirksamkeit bei **Lumbalgien** hat der oben genannte Punkt Blase 60 ❶ (Kunlun, Kunlun-Gebirge) in der Mitte der Verbindungslinie zwischen dem Außenknöchel und der Achillessehne.

Es gibt außerdem zwei Handpunkte Nr. 1 ❷, die am körperseitigen Ende der Vertiefung zwischen den Mittelhandknochen des zweiten und dritten Fingers und des vierten und fünften Fingers auf dem Handrücken liegen. Sie sind meist druckschmerzhaft und helfen bei allen **akuten und chronischen Schmerzzuständen der Lendenwirbelsäule**.

Sie sind identisch mit den beiden Extra-Akupressurpunkten (Yao Tong Dian, Lumbago-Punkte).

Der Handpunkt 12 ❸ (Ischias-Punkt) liegt kleinfingerseitig neben dem Ringfingergrundgelenk. Er findet vor allem Verwendung bei **Ischialgien**.

Bei der Schädelakupressur liegt die Zone D ❹ 1,5 cm seitlich und oberhalb des Jochbeins horizontal in der Schläfenhaarregion. Sie hat eine Länge von etwa 2 cm bei 1 cm Höhe. Untersuchen Sie diese auf lokalisierte Druckschmerzhaftigkeit und massieren Sie sie einige Minuten lang, vorzugsweise auf der betroffenen Seite, wie auch die folgenden.

Vor dem Ohr befindet sich die Region D 1 bis D 5 ❺, die jeweils den Lendenwirbelkörpern eins bis fünf entspricht. Hier massieren Sie ebenso an einer druckschmerzhaften Stelle.

Die Zone F ❻ liegt an der höchsten Stelle des Knochenvorsprungs hinter dem Ohr und umfasst etwa 1 x 0,5 cm. Verwendet wird Sie bei **Ischialgie** und ist dabei meist druckschmerzhaft.

Praxis-Tipp

★ Bei **akuten Schmerzen der Lendenwirbelsäule** oder bei **Ischias-Beschwerden** führt die sogenannte Stufenbettlagerung meist augenblicklich zu Schmerzlinderung: Legen Sie sich mit dem Rücken auf den Boden, am besten auf einen Teppich, und ziehen Sie die Oberschenkel an. Legen Sie sodann die um 90 Grad gebogenen Unterschenkel auf einen bereitgestellten Stuhl oder die Bettkante, sodass Körper, Oberschenkel und Unterschenkel jeweils einen rechten Winkel bilden.

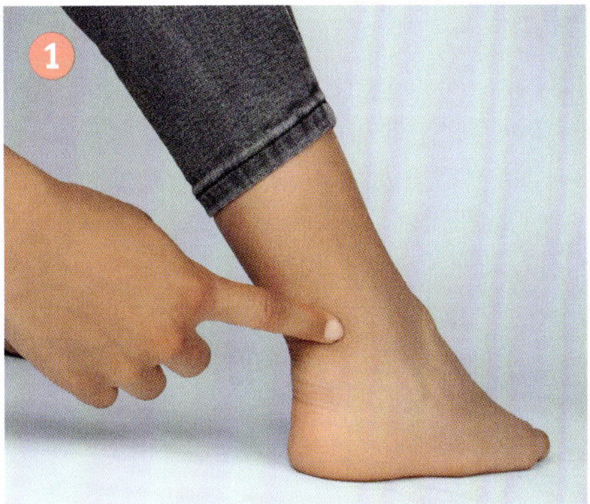

Blase 60

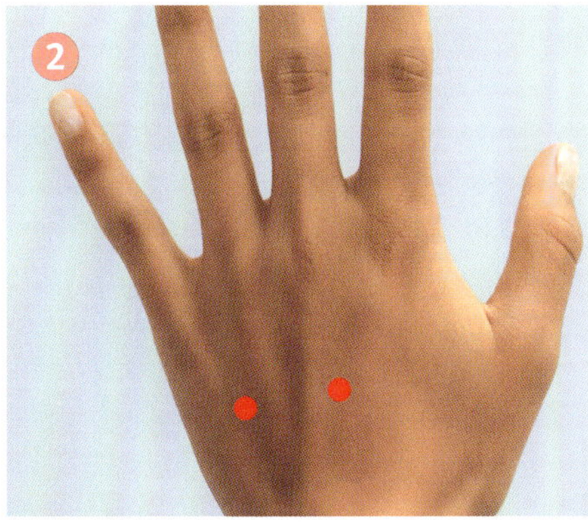

Handpunkte 1

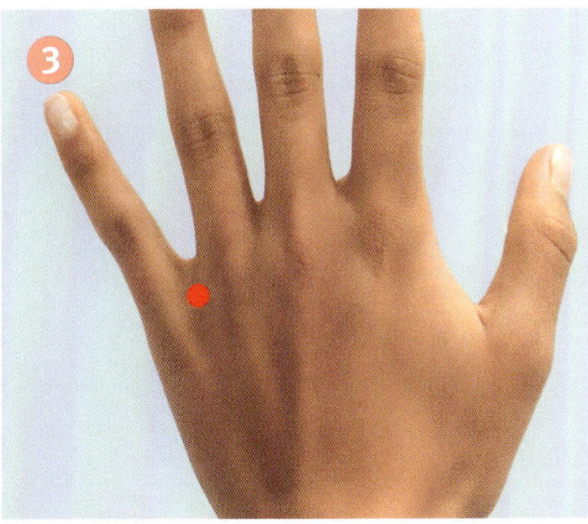

Handpunkt 12

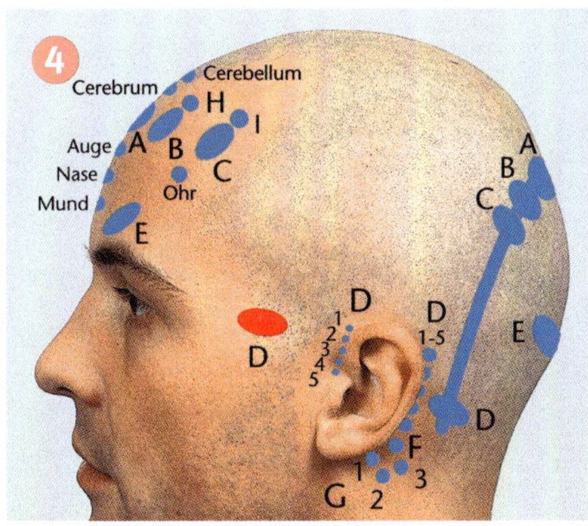

Schädel-Zone D

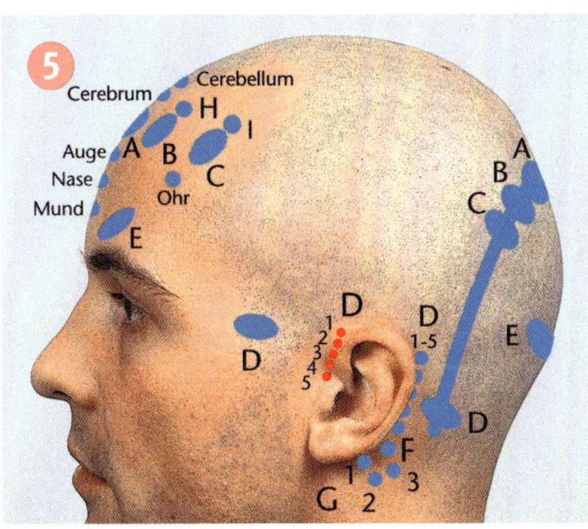

Schädel-Zone D1 bis D5

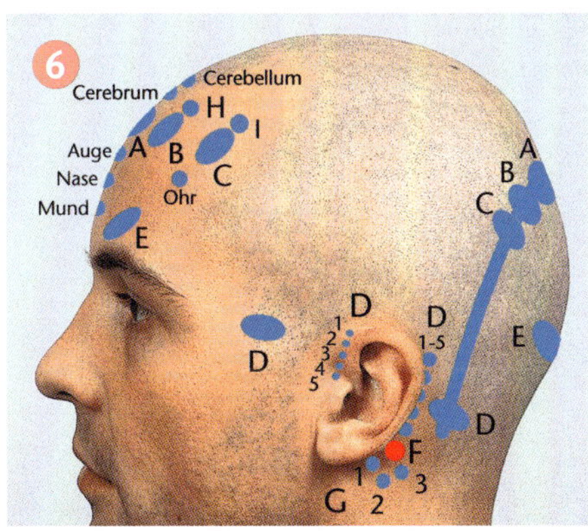

Schädel-Zone F

Mudras

Die Lendenwirbel-Mudra ❶ hilft speziell bei lokalisierten **Schmerzen der Lendenwirbelsäule**. Hier legen Sie mit der rechten Hand die Daumenspitze auf den inneren Ringfingernagelfalz. Bei der linken Hand führen Sie den Daumen und Ringfinger an der Spitze zusammen.
Diese Mudra können Sie zusammen mit der Rücken-Mudra ❷ (siehe Seite 216) anwenden: Führen Sie mit der rechten Hand den Daumen, Mittel- und kleinen Finger an der Spitze zusammen. Zeige- und Ringfinger sind gestreckt. Bei der linken Hand legen Sie den Daumen auf den Zeigefingernagel, die übrigen Finger sind gestreckt. Diese Mudra hilft besonders bei **schmerzhaften Verspannungen der Rückenmuskulatur**.

Jin Shin Jyutsu

Die Energiepunkte 2 ❸ lindern **Schmerzen im Bereich des Kreuzbeins**, beispielsweise bei einer Blockade des Iliosakralgelenks. Sie liegen am oberen hinteren Rand des Beckenkamms: Die rechte Hand liegt rechts, die linke Hand liegt links.
Die Energiepunkte 6 ❹ befinden sich an der höchsten Stelle des inneren Fußgewölbes, der Region, die auch bei der Fußreflexzonenmassage der Wirbelsäule entspricht. Sie werden auch als „persönliche Chiropraktiker" bezeichnet, da sie bei **schmerzhaften Erkrankungen der Bandscheiben** lindernd wirken. Hier strömen Sie mit leicht angezogenen Beinen mit der rechten Hand rechts und mit der linken Hand links.
Wenn Sie **schmerzbedingt die Füße nicht erreichen** können, legen Sie die linke Hand in die linke Leiste auf den Energiepunkt 15 ❺ und die rechte Hand an das linke innere Fußgewölbe, den Energiepunkt 6. Oder Sie machen das Ganze spiegelbildlich.

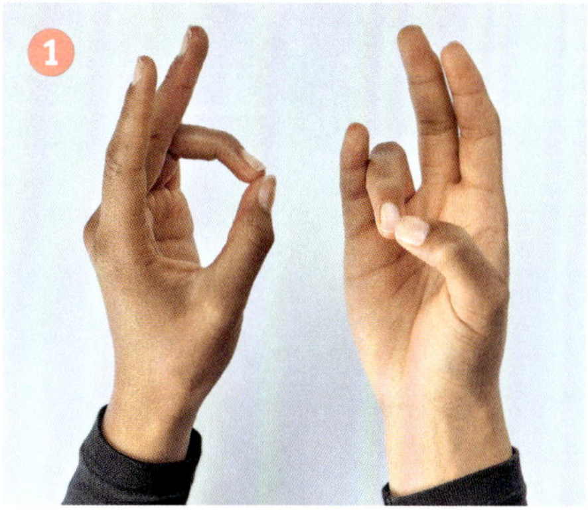

Lendenwirbel-Mudra

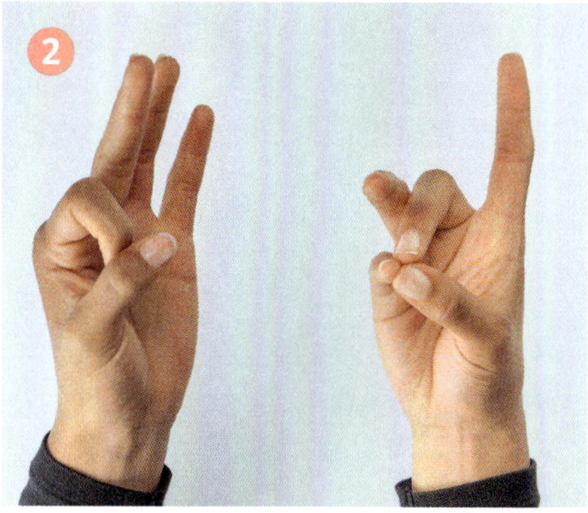

Rücken-Mudra

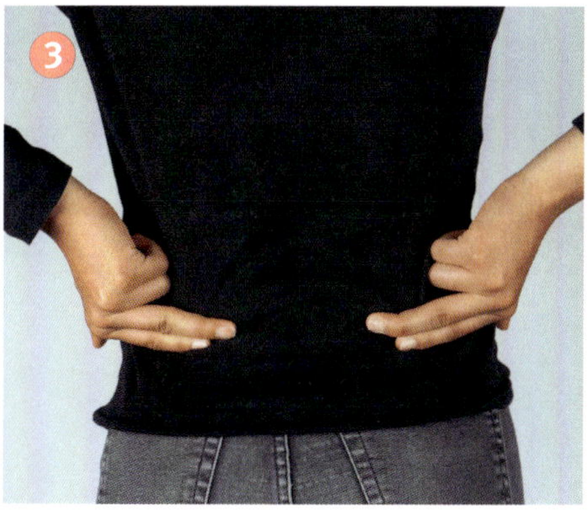

Energiepunkt 2

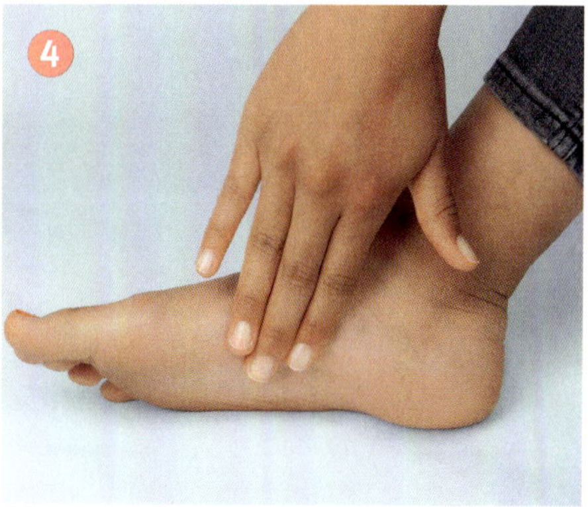

Energiepunkt 6

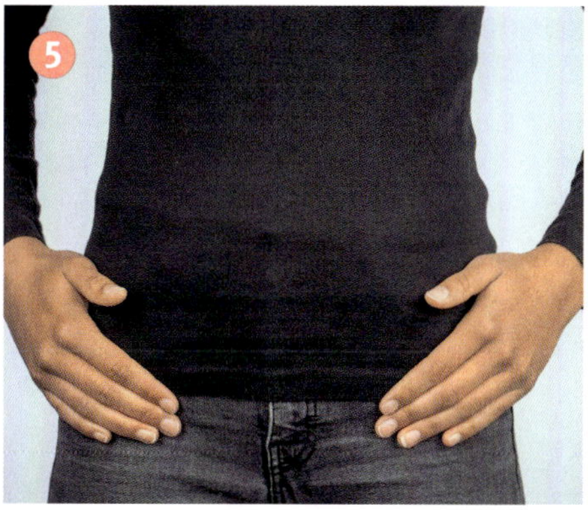

Energiepunkt 15

Allgemeine Schmerzbehandlung und Kopfschmerzen

Schmerzzustände, egal in welcher Region des Körpers sie auftreten, sind ein Alarmzeichen des Organismus. Sie deuten auf eine gestörte Funktion hin und sollten ärztlich abgeklärt werden. Die folgenden Maßnahmen zur Behandlung gelten prinzipiell für alle Schmerzzustände im Körper und sollten stets im Kontext einer ursächlichen ärztlichen Behandlung erfolgen.

Akupressur

Finden Sie Schmerzpunkte am Körper, die Sie punktgenau lokalisieren können, so verhilft die Punktmassage an diesen sogenannten Ah-Shi-Punkten (persönlichen Punkten) zur schnellen Linderung.
Den übergeordneten Schmerzpunkt Dickdarm 4 ❶ (He Gu, Geschlossenes Tal), an der höchsten Stelle des Muskelwulstes zwischen Zeigefinger und angelegtem Daumen gelegen, können Sie grundsätzlich bei allen **akuten und chronischen Schmerzzuständen des Körpers** einsetzen – im Besonderen bei Schmerzen der oberen Extremität und des Kopfes sowie bei Zahnschmerzen.
Der wichtige Punkt Magen 36 ❷ (Zu San Li, Drei Längen am Fuß), trägt auch den Namen „Großer Heiler“: Sie finden ihn vier Fingerbreit unter dem seitlichen Unterrand der Kniescheibe, eine Fingerbreite neben der Schienbeinkante. Er wirkt **allgemein schmerzlindernd, energetisch aufbauend und stabilisierend** bei allen Schwäche- und Erschöpfungszuständen sowie bei vielen Magen- und Darmbeschwerden.
Der Punkt Magen 44 ❸ (Nei Ting, Innere Halle), am oberen Ende der Schwimmhautfalte zwischen zweiter und dritter Zehe gelegen, wirkt **stark schmerzlindernd** – besonders bei **akuten und chronischen Gelenkschmerzen** und **Gesichtsschmerzen bei Neuralgie**.
Der Punkt Blase 60 ❹ (Kunlun, Kunlun-Gebirge) liegt in der Mitte der Verbindungslinie zwischen dem Außenknöchel und der Achillessehne. Er wirkt besonders bei **Schmerzen der Schulter-Nacken- und der Lenden-Hüft-Region** sowie der unteren Extremität.
Der Punkt Leber 3 ❺ (Tai Chong, Großes Heranstürmen) befindet sich am oberen Ende der Mulde zwischen dem ersten und zweiten Mittelfußknochen. Er hilft bei allen Schmerzen, insbesondere **Kopf-, Muskel- und Gliederschmerzen** sowie **krampfartigen Schmerzen des Verdauungstraktes**.

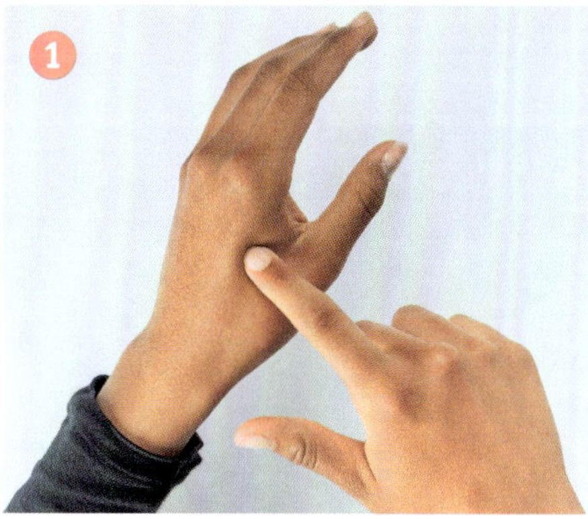

Dickdarm 4

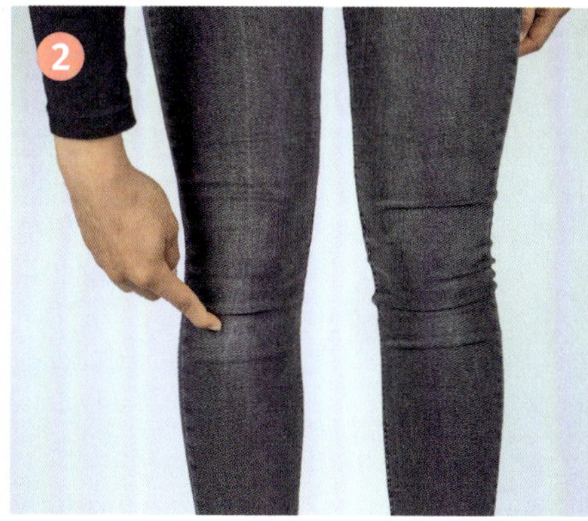

Magen 36

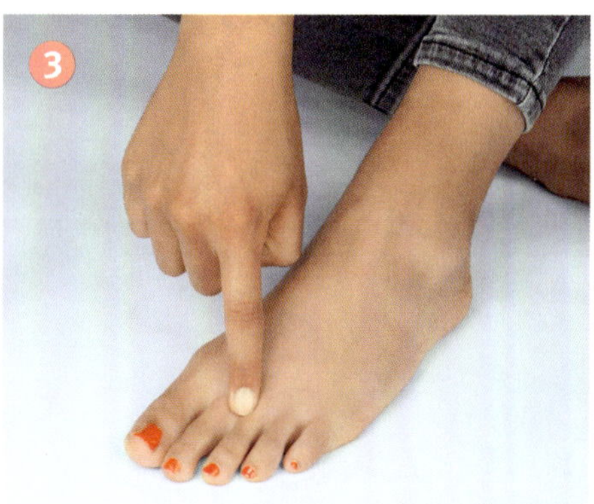

Magen 44

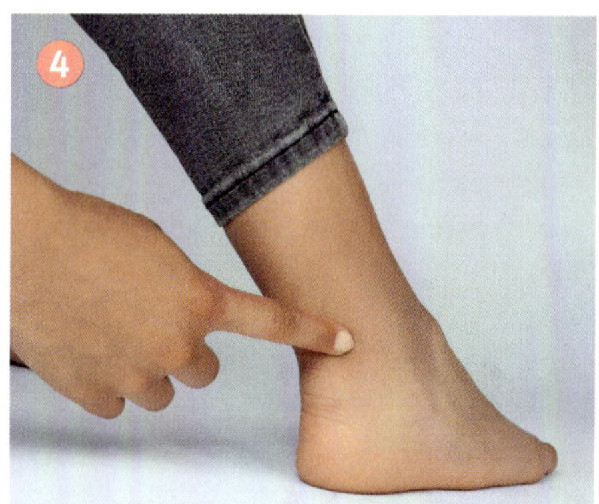

Blase 60

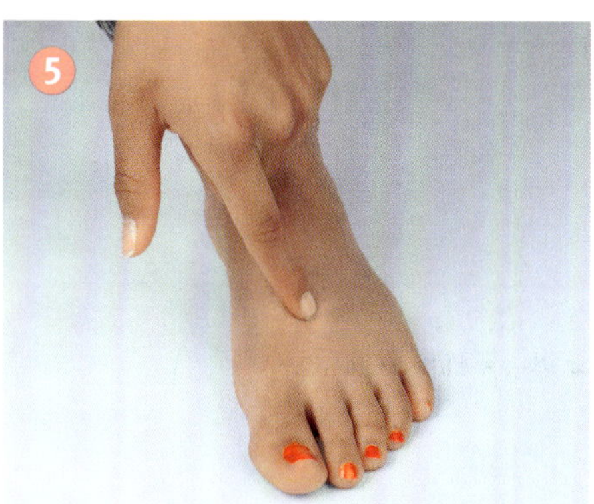

Leber 3

Mudras

Die Mukula-Mudra ❶ (Schnabelhand) ist eine **universelle Schmerz-Mudra**, die Sie bei **genau lokalisierbaren Schmerzen** einsetzen können. Führen Sie die Fingerspitzen einer Hand inklusive Daumen schnabelförmig an der Spitze zusammen, so dass sich die Fingerspitzen seitlich berühren und der Daumen in der Mitte liegt. Setzen Sie nun die Fingerspitzen genau auf die schmerzhafte Stelle und verweilen Sie dort etwa fünf Minuten lang. Stellen Sie sich vor, dass ein Strom heilender Energie auf die schmerzende Stelle fließt.

Bei der **Allgemeinen Schmerz-Mudra** ❷ legen Sie mit der rechten Hand den Daumen auf den Kleinfingernagel und den Zeigefinger auf das Daumenendglied. Links führen Sie die Spitzen des Zeige- und Ringfingers an die Daumenspitze. Die übrigen Finger bleiben leicht gestreckt.

Bei **Darm- und Unterleibskrämpfen sowie** Hämorrhoidalschmerzen bringt die Maha-Sakral-Mudra ❸ (Großes-Becken-Mudra) große Erleichterung. Dabei werden die Ringfingerkuppen beider Hände aneinander- und die der kleinen Finger an die Daumenspitze gelegt. Die restlichen Finger sind gestreckt. Halten Sie zehn Atemzüge lang diese Handstellung.

Danach gehen Sie auf den zweiten Teil der Mudra über, ebenso zehn Atemzüge lang: Hier legen Sie die Fingerkuppen der kleinen Finger aneinander und die der Ringfinger an die Daumenspitzen. Die übrigen Finger bleiben gestreckt.

Jin Shin Jyutsu

Allgemein **schmerzlindernd** wirkt das gleichzeitige Heilströmen der Energiepunkte 5 ❹, die in der Mitte zwischen dem Innenknöchel und der Ferse liegen, sowie der Punkte 16 ❺. Diese liegen am Fuß gegenüber, zwischen dem Außenknöchel und der Ferse. Sie können mit beiden Händen gleichzeitig beide außen gelegenen Punkte strömen: rechte Hand auf den rechten Punkt 16, linke Hand auf den linken Punkt 16.

Oder Sie strömen mit beiden Händen beide innen gelegenen Punkte 5. Ebenso ist es auch möglich, die sich gegenüberliegenden Punkte nur eines Fußes mit beiden Händen zu strömen: Sie legen dann beispielsweise die rechte Hand an den äußeren und die linke Hand an den inneren Knöchelpunkt des rechten Fußes – oder umgekehrt am linken Fuß, oder als Klammergriff den Daumen an den Innenknöchel und die restlichen Finger an den Außenknöchel.

Entspannender ist es allerdings, wenn ein Partner mit beiden Händen gleichzeitig die Energiepunkte 5 und 16 an beiden Füßen im Klammergriff strömt.

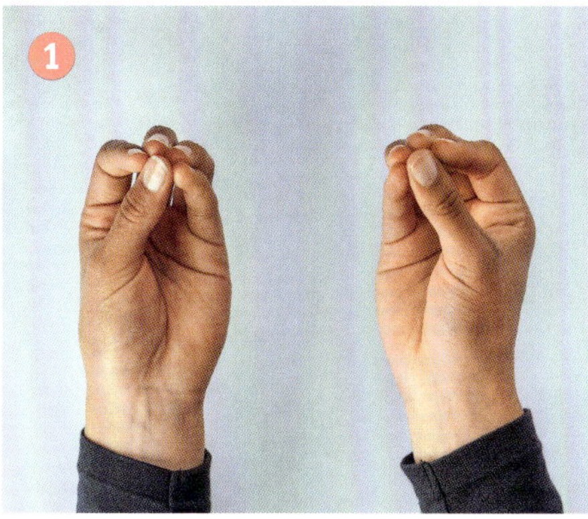

Mukula-Mudra

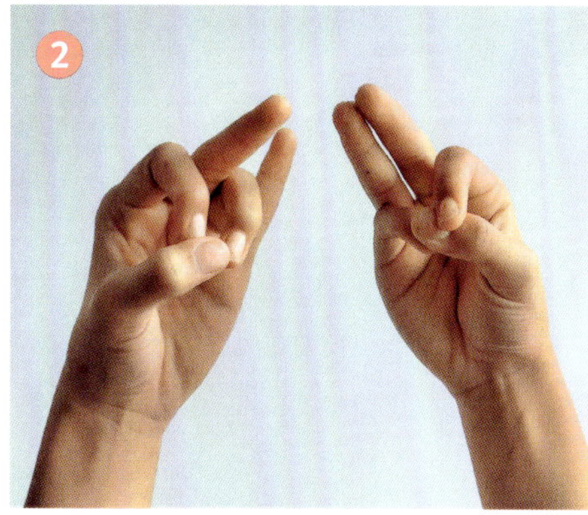

Allgemeine Schmerz-Mudra

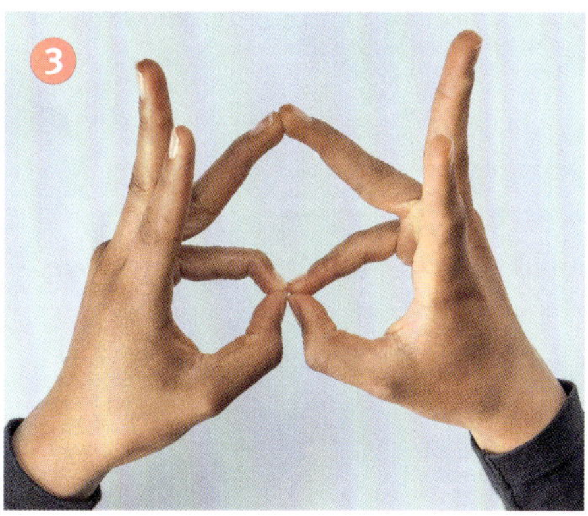

Maha-Sakral-Mudra

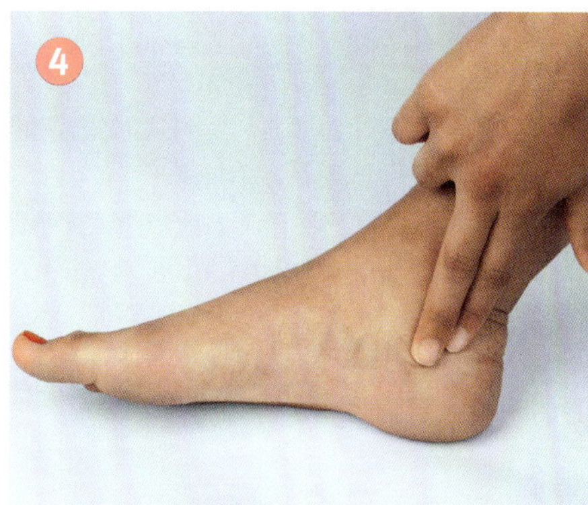

Energiepunkt 5

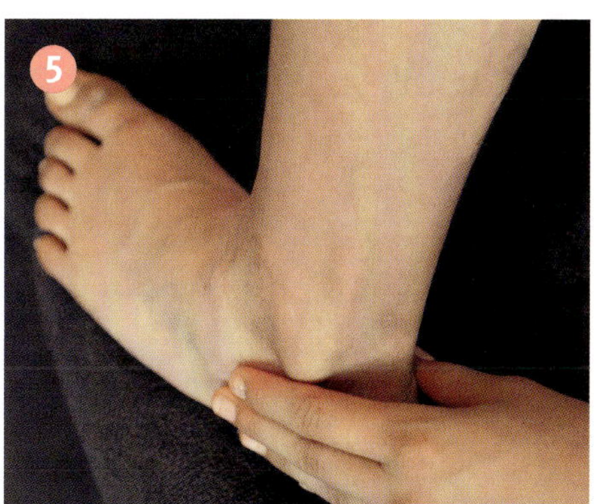

Energiepunkte 5 und 16

Nervenschmerzen, Neuralgien, Trigeminusneuralgie und Ischialgie

Durch Einflüsse von Kälte, Feuchtigkeit und Wind können schnell Nervenschmerzen entstehen, die meist im Kopf-, Nacken- und Schulterbereich spürbar sind. Neuralgien können auch durch Erkrankungen der Bandscheiben entstehen. Vor allem eine Trigeminusneuralgie kann langwierig und sehr schmerzhaft sein.

Akupressur

Wenn Sie Schmerzpunkte am Körper finden, die Sie punktgenau lokalisieren können, so verhilft die Punktmassage an diesen sogenannten Ah-Shi-Punkten (persönlichen Punkten) zur schnellen Schmerzlinderung. Akupressieren Sie mehrere Minuten lang diese Stellen unter mittelfestem Druck.

Den Punkt Dickdarm 4 ❶ (He Gu, Geschlossenes Tal), an der höchsten Stelle des Muskelwulstes zwischen Zeigefinger und angelegtem Daumen gelegen, können Sie grundsätzlich bei **allen akuten und chronischen Schmerzzuständen** des Körpers einsetzen, besonders solchen der **oberen Extremität** und des **Kopfes**.

Der Punkt Magen 44 ❷ (Nei Ting, Innere Halle) befindet sich am oberen Ende der Schwimmhautfalte zwischen zweiter und dritter Zehe. Er wirkt **allgemein stark schmerzlindernd**.

Den Punkt Blase 60 ❸ (Kunlun, Kunlun-Gebirge) finden Sie in der Mitte der Verbindungslinie zwischen dem Außenknöchel und der Achillessehne. Er wirkt besonders bei **Schmerzen der unteren Extremität**.

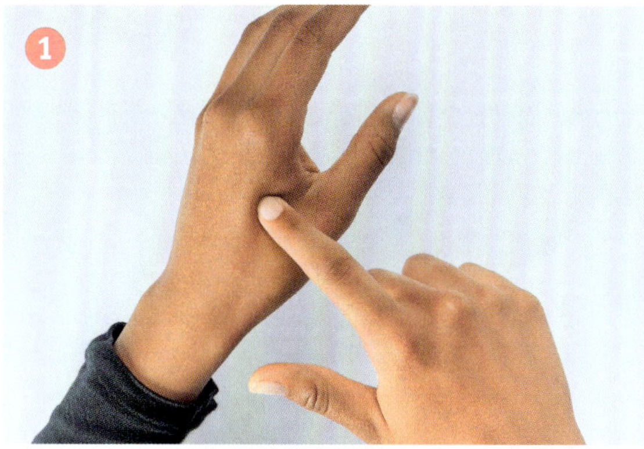

Dickdarm 4

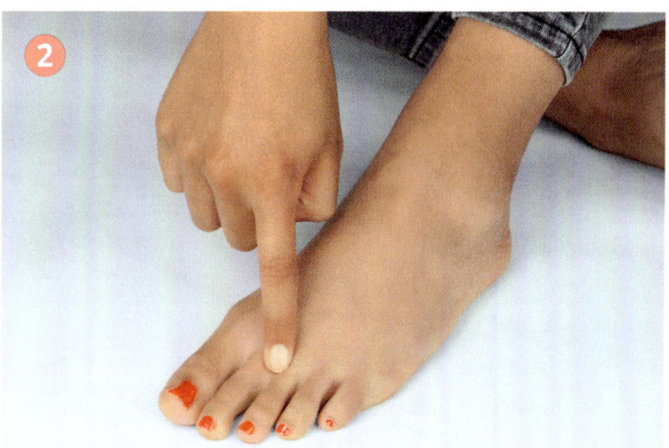

Magen 44

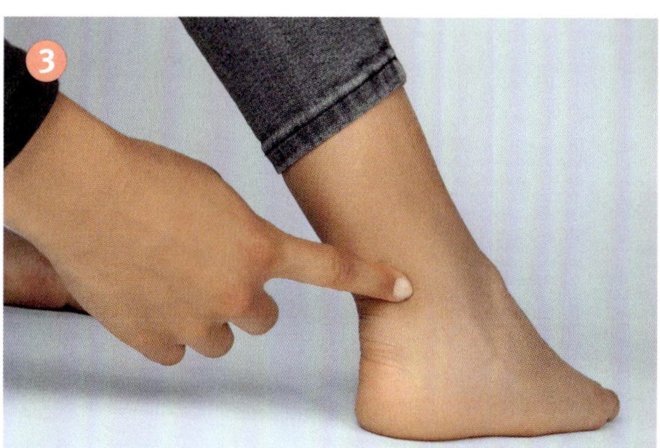

Blase 60

Mudras

Die Mukula-Mudra ❶ (Schnabelhand) ist eine **universelle Schmerz-Mudra**, die Sie bei genau lokalisierbaren Schmerzen einsetzen können. Fügen Sie die Fingerspitzen einer Hand, inklusive Daumen, schnabelförmig an der Spitze zusammen, so dass sich die Fingerspitzen seitlich berühren und der Daumen in der Mitte liegt. Setzen Sie nun die Fingerspitzen genau auf die schmerzhafte Stelle und verweilen Sie dort etwa fünf Minuten lang. Stellen Sie sich vor, dass ein Strom heilender Energie auf die schmerzende Stelle fließt.

Bei der **Nervenschmerz-Mudra** ❷ legen Sie das linke Daumenendglied mit der Nagelseite auf die Innenseite des rechten Daumenendglieds. Die rechte Mittelfingerkuppe legen Sie auf die Innenseite des rechten oberen Daumengelenks. Der rechte Mittelfingernagel berührt dabei die linke Daumenspitze. Die übrigen Finger sind leicht gestreckt. Diese Mudra wenden Sie mehrmals täglich an.

Jin Shin Jyutsu

Bei **Neuralgien insbesondere des Kopfes** – auch bei der **Trigeminusneuralgie** – hilft das Strömen der Energiepunkte 20 ❸, die Daumenbreit über den Augenbrauen liegen. Strömen Sie beidseits mit den Fingerspitzen.

Bei **Gesichtsneuralgien** – insbesondere der Trigeminusneuralgie – ist das Heilströmen der Energiepunkte 19 ❹ und 20 über Kreuz hilfreich. Die Fingerspitzen der rechten Hand liegen auf dem linken Punkt 20 (siehe oben) und gleichzeitig liegen die Finger der linken Hand auf dem rechten Punkt 19, den Sie am inneren Ende der Ellenbogenfalte finden. Anschließend wechseln Sie die Seiten.

Das gleichzeitige beidhändige Strömen der Energiepunkte 5 ❺, zwischen dem Innenknöchel und der Achillessehne gelegen, und der Punkte 16, die zwischen Außenknöchel und Achillessehne liegen, hilft ebenfalls bei **Neuralgien** (siehe auch S. 226).

Bei **Ischialgie und Nervenschmerzen** hilft das beidseitige Strömen der Energiepunkte 12 ❻ – am Nacken in der Mitte zwischen Schulteranfang und dem Haaransatz gelegen – und der Punkte 11 ❼, die sich am Nacken eine Handbreit tiefer befinden.

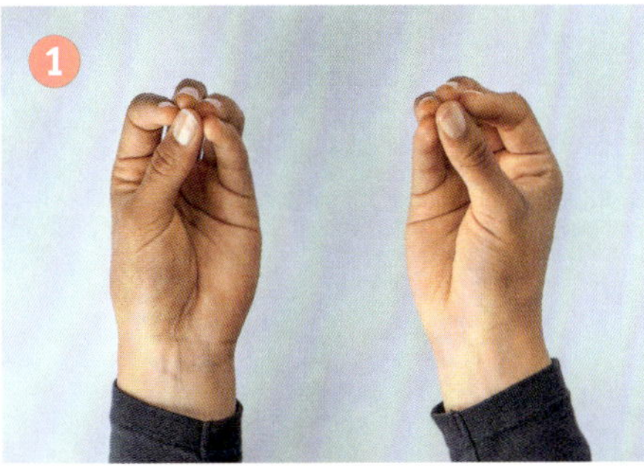

Mukula-Mudra

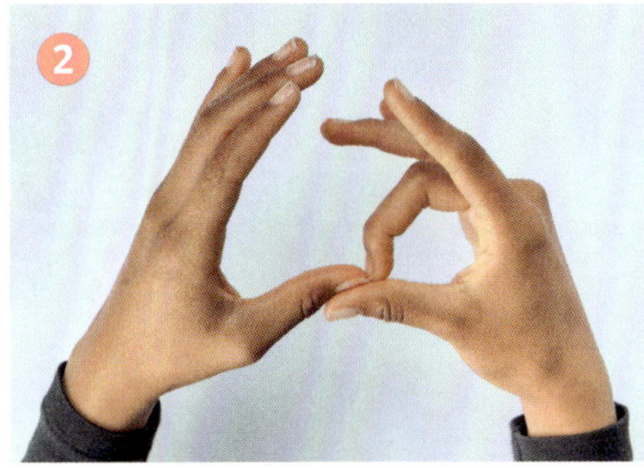

Nervenschmerz-Mudra

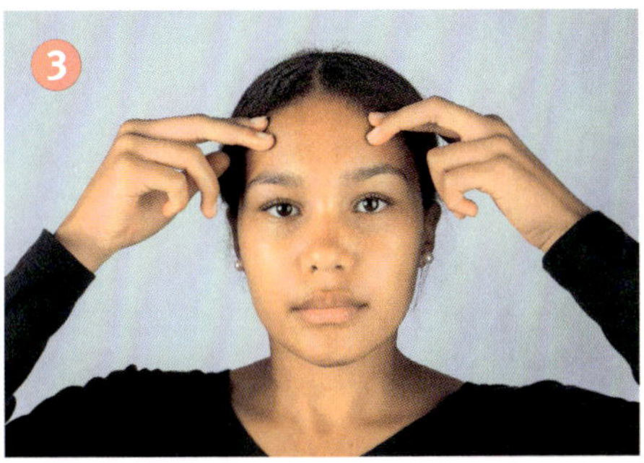

Energiepunkt 20

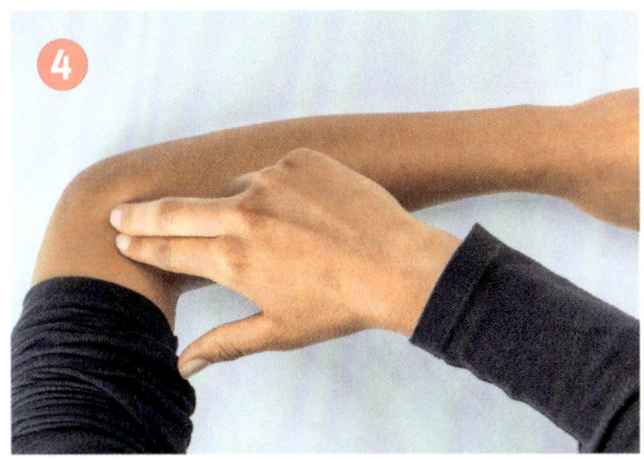

Energiepunkt 19

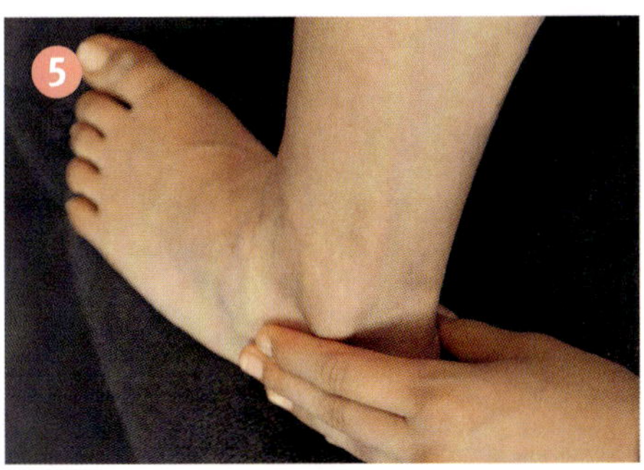

Energiepunkte 5 und 16

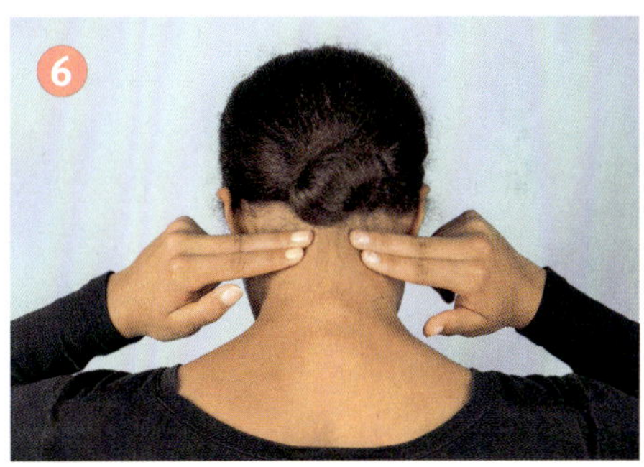

Energiepunkt 12

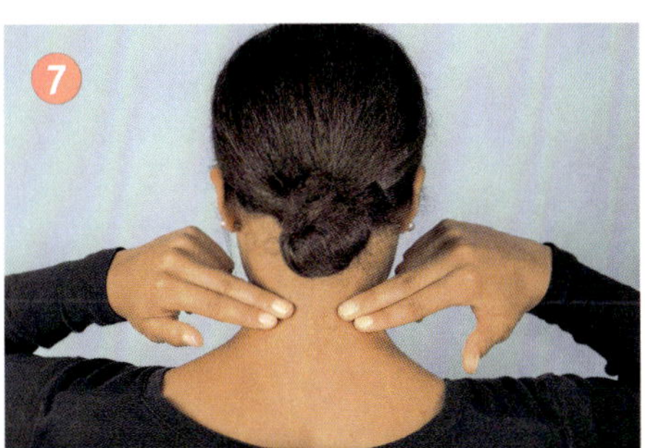

Energiepunkt 11

Wadenkrämpfe und Krampfadern

Die Ursache von Wadenschmerzen sind meist arterielle oder venöse Durchblutungsstörungen, insbesondere eine chronische Venenschwäche. Bei dieser erschlafft das Bindegewebe der Venen und diese erweitern sich stark. Das ruft die typischen Krampfaderschmerzen hervor. Auch Magnesiummangel kann zu Wadenschmerzen führen.

Akupressur

Der Punkt Blase 57 ❶ (Cheng Shan, Unterstützung der Berge) liegt in der Wadenmitte, auf halber Strecke zwischen den Knöcheln und der Kniekehle in einer Vertiefung der beiden Hälften des großen Wadenmuskels. Er ist der wichtigste Punkt und hilft sehr gut bei allen **akuten Muskelverkrampfungen**, die beispielsweise beim Sport auftreten können. Dort ist er als Erste-Hilfe-Punkt bekannt. Sie können ihn auch mit beiden Daumen gleichzeitig mindestens eine Minute lang drücken.
Die beidseitige feste Akupressur des Punktes Leber 3 ❷ (Tai Chong, Großer Impuls) hilft meist sehr schnell bei **Muskelkrämpfen und muskulären Verspannungen**. Dieser Punkt liegt zwei Querfinger oberhalb der Schwimmhautfalte zwischen erster und zweiter Zehe, am oberen Ende einer Mulde.
Die Akupressur des Punktes Magen 36 ❸ (Zu San Li, Drei Längen am Fuß), der auch „Großer Heiler" genannt wird, unterstützt die **schmerzlindernde Wirkung** der oben beschriebenen Punkte. Er liegt vier Querfinger unterhalb der Außen- und Unterkante der Kniescheibe, eine Daumenbreite neben der Schienbeinkante.
Zusätzlich **muskelentspannend und schmerzlindernd** wirkt der Punkt Gallenblase 34 ❹ (Yang Ling Quan, Quelle am Yang-Hügel), der Meisterpunkt der Muskeln und Sehnen. Sie finden ihn am vorderen und unteren Ende des Wadenbeinköpfchens, das gut tastbar etwa drei Querfinger seitlich hinter dem oberen Ende der Schienbeinkante liegt.

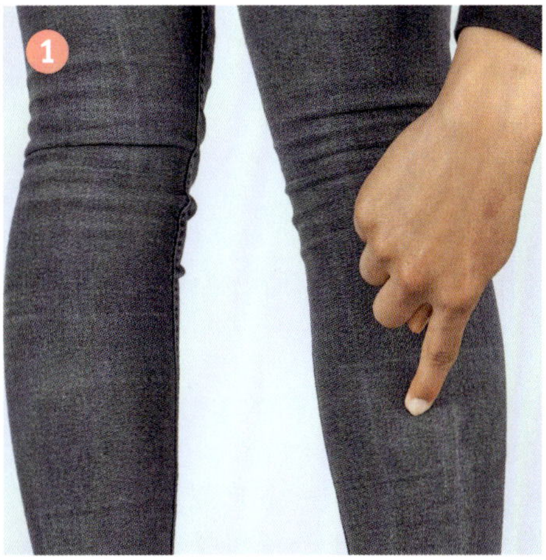

Blase 57

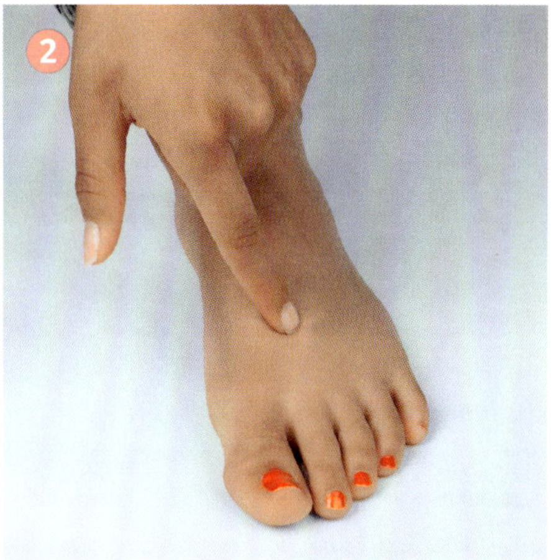

Leber 3

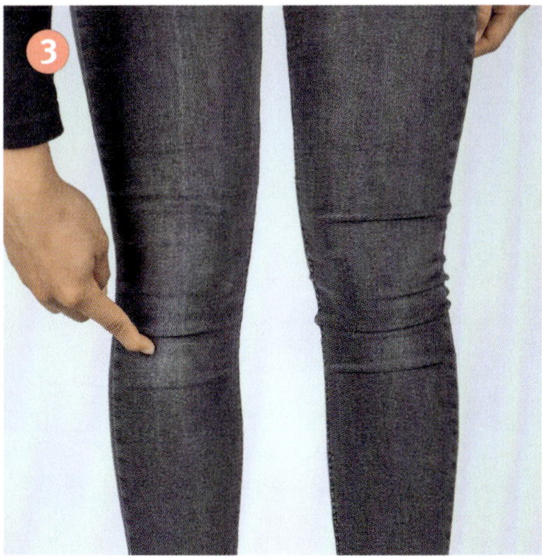

Magen 36

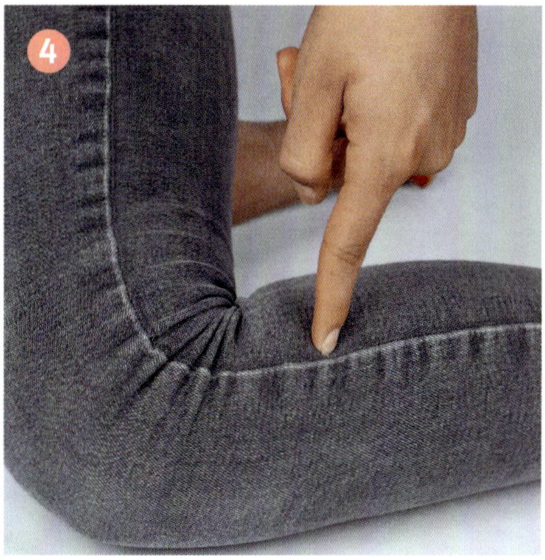

Gallenblase 34

Mudras

Bei der Mudra gegen **Wadenkrämpfe** 1 legen Sie mit der rechten Hand den Ringfinger auf die Daumenwurzel und den kleinen Finger auf den Daumennagel. Rollen Sie dann den Mittelfinger auf das Daumenendglied und den Zeigefinger in die Daumengrube.
Die Mukula-Mudra 2 (Schnabelhand) ist eine universelle Schmerz-Mudra, die Sie auch bei **lokalisierten Wadenschmerzen** einsetzen können: Führen Sie die Fingerspitzen einer Hand, inklusive Daumen, schnabelförmig an der Spitze zusammen, so dass sich die Fingerspitzen seitlich berühren und der Daumen in der Mitte liegt. Setzen Sie nun die Fingerspitzen genau auf die schmerzhafte Stelle und verweilen Sie dort etwa fünf Minuten lang. Stellen Sie sich vor, dass ein Strom heilender Energie auf die schmerzende Stelle fließt.
Zur **langfristigen Intervallbehandlung von Krampfadern**, die nicht akut schmerzhaft sind, eignet sich die folgende Mudra 3, die mit beiden Händen durchgeführt wird und etwas Fingerakrobatik erfordert. Hierbei legen Sie die rechte Zeigefingerspitze auf die linke Daumenspitze, den rechten Mittelfinger unter den linken Kleinfinger und die rechte Ringfingerspitze auf den linken Mittelfinger. Den rechten Kleinfinger setzen Sie auf den linken Ringfinger.
Eine weitere Mudra gegen **Schmerzen bei Krampfadern** 4 führen Sie mit beiden Händen durch. Es erfordert ebenso etwas Fingerakrobatik, wenn Sie den rechten Daumen und Ringfinger an der Spitze ringförmig zusammenführen und den linken Daumen von unten durch diesen Kreis stecken. Legen Sie danach die rechte Zeigefingerspitze auf die linke Daumenspitze. Schließlich umfasst die linke Zeigefingerkuppe von hinten das rechte Mittelfingergrundglied. Die übrigen Finger bleiben leicht gestreckt.

Jin Shin Jyutsu

Bei **Schmerzen in beiden Waden** strömen Sie beidhändig die Energiepunkte 8 5, die unterhalb und an der Außenseite des Knies an einem Knochenvorsprung liegen. Bei **Schmerzen der linken Wade** strömen Sie den linken Energiepunkt 8 mit der rechten Hand. Die linke Hand umfasst dabei klammerartig zwei Energiepunkte des linken Fußes gleichzeitig: einmal den Punkt 5 6, der hinter und unterhalb des Innenknöchels liegt, und dann den Punkt 16 hinter und unterhalb des Außenknöchels. Bei **rechtsseitigen Wadenschmerzen** führen Sie diesen Griff spiegelbildlich durch.
Alternativ ist das Strömen der Energiepunkte 8 (siehe oben) und der Energiepunkte 15, die in der Mitte der Leistenbeuge liegen, möglich. Bei **linksseitigen Wadenschmerzen** liegt die linke Hand auf dem linken Punkt 8 und die rechte Hand am Punkt 15 in der linken Leistenbeuge. Bei **rechtsseitigen Wadenschmerzen** erfolgt alles umgekehrt. Auch das beidseitige Heilströmen der Punkte 15 7 in den Leistenbeugen wirkt unterstützend bei **Wadenkrämpfen**.

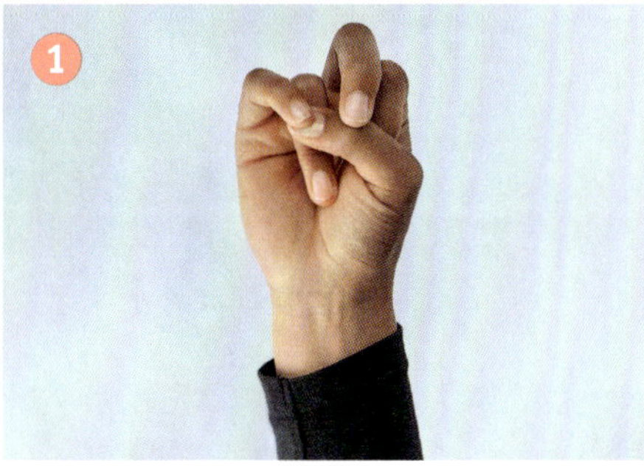

Wadenkrampf-Mudra

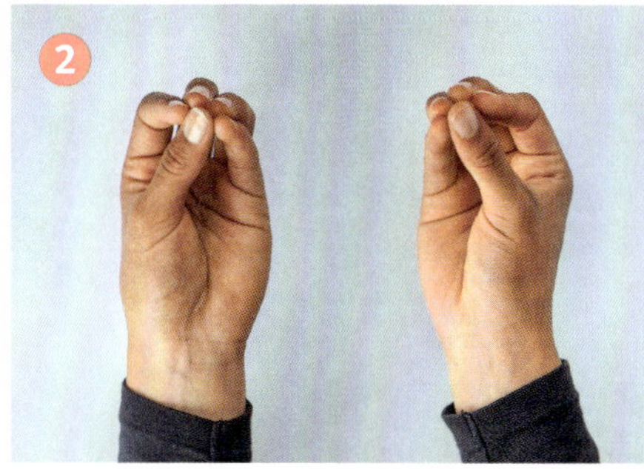

Mukula-Mudra

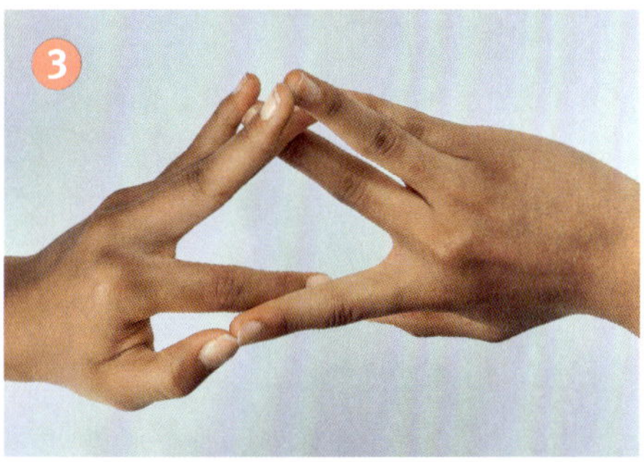

Krampfader-Mudra 1

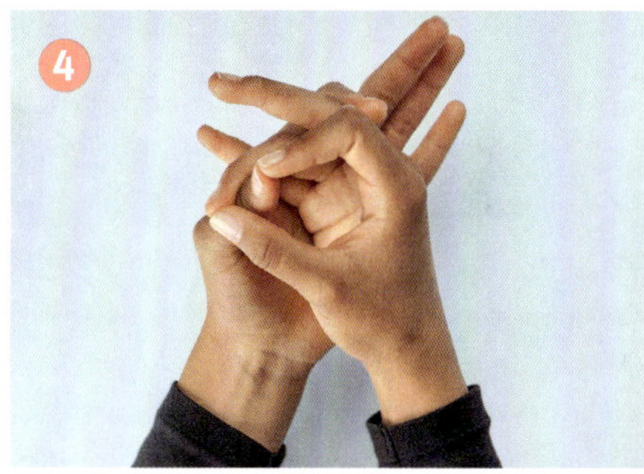

Krampfader-Mudra 2

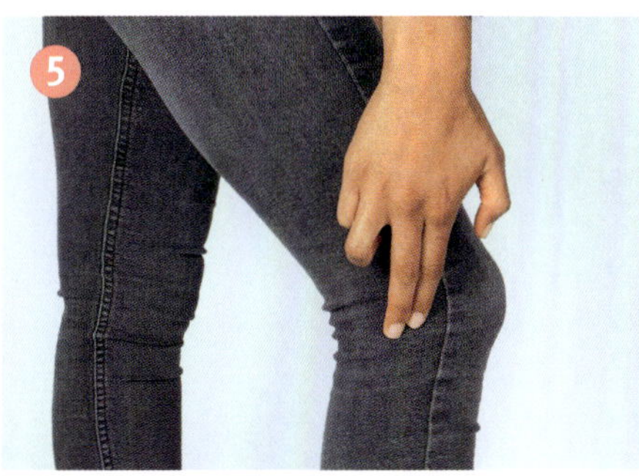

Energiepunkt 8

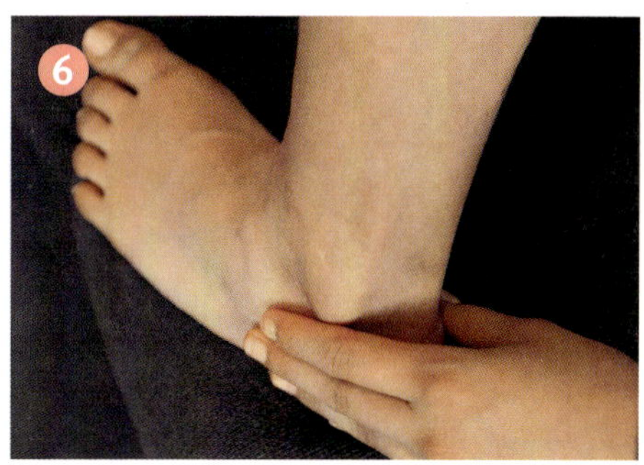

Energiepunkte 5 und 16

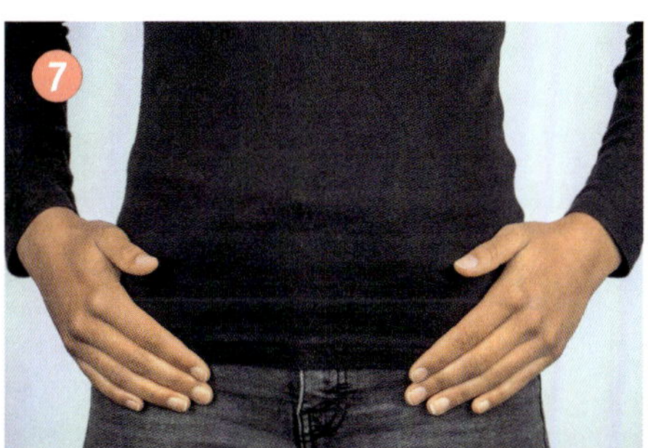

Energiepunkt 15

Zahn- und Kieferschmerzen

Selbstverständlich müssen alle Zahnschmerzen zahnärztlich abgeklärt und entsprechend behandelt werden. Bei Zahnschmerzen, die während und nach einem Zahneingriff auftreten, oder bei Schmerzen im Kiefer wirken die folgenden Handübungen deutlich schmerzlindernd.

Akupressur

Der Hauptpunkt bei **akuten Zahnschmerzen** ist der Punkt Dickdarm 4 ❶ (He Gu, Geschlossenes Tal), der auf der höchsten Stelle des Muskelwulstes liegt, wenn Sie den Daumen fest an den Zeigefinger legen. Bei **Schmerzen im Oberkiefer** akupressieren Sie den Punkt der Gegenseite: also bei Schmerzen im rechten Oberkiefer den linken Punkt Dickdarm 4. Bei **Schmerzen im Unterkiefer** nehmen Sie dieselbe Seite.

Einige persönliche Punkte, die außen am Oberarm ❷ liegen und bei Zahnschmerz druckschmerzhaft werden, können ebenfalls helfen. Befindet sich der betroffene Zahn auf der rechten Seite, drücken Sie am rechten Oberarm einige Minuten lang auf die druckschmerzhaften Zonen – bei linker Lokalisation auf den linken Oberarm.

Die „diskrete" Akupressur hat sich bewährt, da Sie diese sogar ganz unauffällig während eines zahnärztlichen Eingriffs anwenden können. Hier drücken Sie ein- oder beidseitig fest mit dem gegenüberliegenden Zeigefinger oder der seitlichen Daumennagelkante derselben Hand auf den Punkt Dickdarm 1 ❸ (Shang Yang, Yang des Dickdarms). Dieser befindet sich am daumenseitigen Nagelfalzwinkel des Zeigefingers.

Zusätzlich hilft der Punkt Dickdarm 5 ❹ (Yang Xi, Schluchtenbach des Yang), der in der kleinen Mulde hinter dem Grundgelenk des abgespreizten Daumens liegt, der sogenannte Tabatière.

Die kräftige Akupressur mit dem Zeigefingernagel auf das obere Drittel der Strecke zwischen Oberlippengrenze und Nasenansatz auf den Punkt Du Mai 26 ❺ (Shui Gou, Wasserrinne) wirkt sich – neben der allgemeinen Linderung von Schmerzen – speziell auf **Zahnschmerzen** aus. Sie bewirkt auch eine starke Stimulation des Kreislaufs.

Bei sehr **heftigen Schmerzen** nehmen Sie den Fernpunkt Magen 44 ❻ hinzu (Nei Ting, Innere Halle). Sie finden diesen direkt oberhalb der Schwimmhautfalte zwischen zweiter und dritter Zehe.

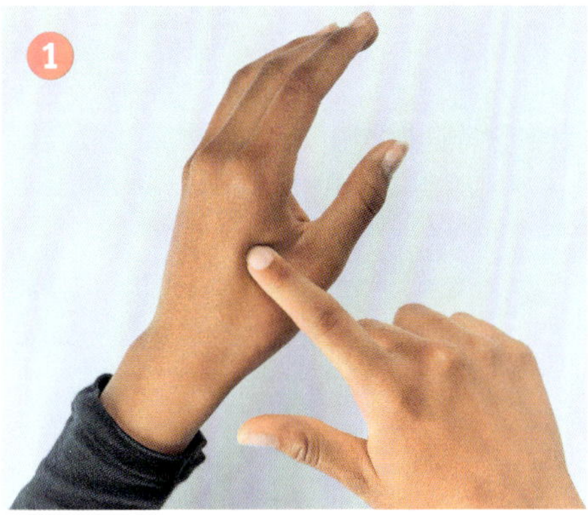

Dickdarm 4

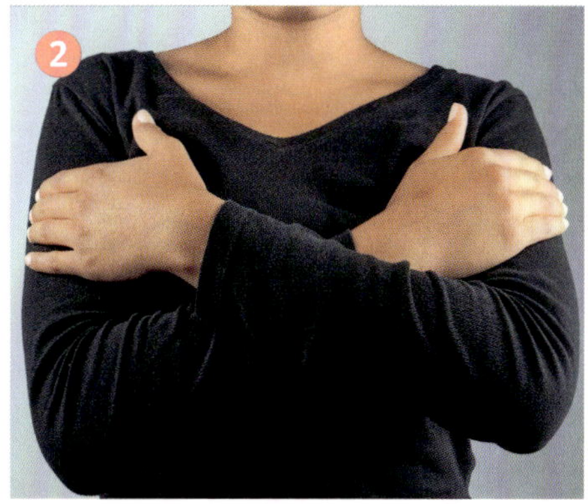

Schmerzpunkte am Oberarm

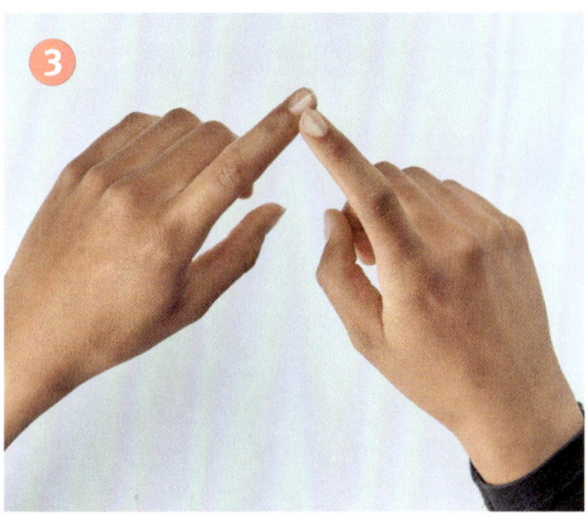

Dickdarm 1

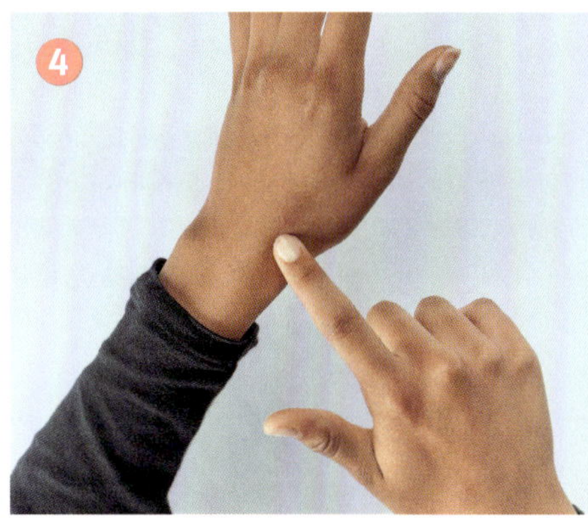

Dickdarm 5

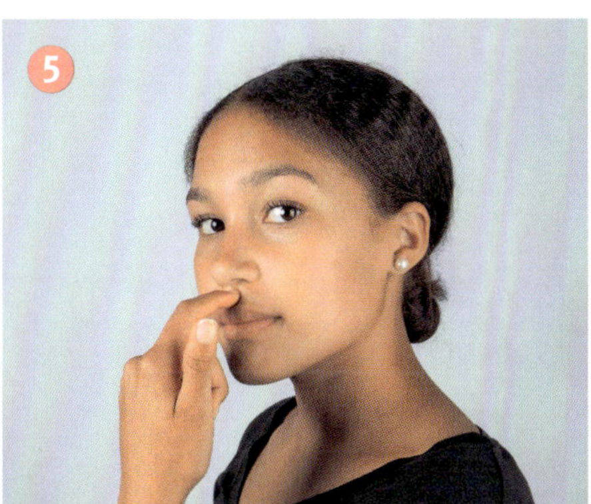

Du Mai 26

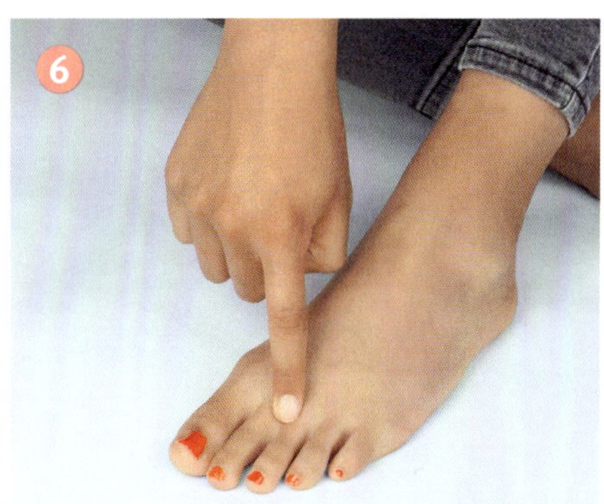

Magen 44

Mudras

Eine Linderung von Schmerzen erreichen Sie auch mit der **Zahnschmerz-Mudra** 1.
Hierbei legen Sie den rechten Daumen auf die Innenseite des linken Ring- und kleinen Fingers. Die übrigen Finger der rechten Hand legen Sie wie eine Klammer auf den linken Ring- und Kleinfingerrücken.
Kieferschmerzen 2 nehmen auch ab, indem Sie die Hände falten und dabei die gestreckten Mittelfinger aneinanderlegen.

Jin Shin Jyutsu

Das 20-minütige Strömen des Energiepunktes 8 a 3 vermindert ebenfalls **starke Zahnschmerzen**. Dieser Punkt liegt seitlich am Unterschenkelmuskel, eine Handbreit unter der Kniekehle. Bei Schmerzen im rechten **Ober- und Unterkiefer** benutzen Sie die rechte Hand, die Sie an den rechten Unterschenkel legen – bei Schmerzen links legen Sie die linke Hand an den linken Unterschenkel.
Eine Alternative bietet das gleichzeitige Strömen des Energiepunktes 5 4, der zwischen Innenknöchel und Ferse liegt, und des Energiepunktes 16 5. Dieser befindet sich zwischen Außenknöchel und Ferse. Strömen Sie beide Punkte klammerartig mit einer Hand: Legen Sie beispielsweise den Daumen an den Innenknöchel und die übrigen Finger an den Außenknöchel.
Sie können auch **gezielter den Zahnschmerz** bekämpfen, indem Sie die Fingerspitzen einer Hand auf die Wange genau über die schmerzende Stelle legen und mit der anderen Hand den Energiepunkt 16 strömen.

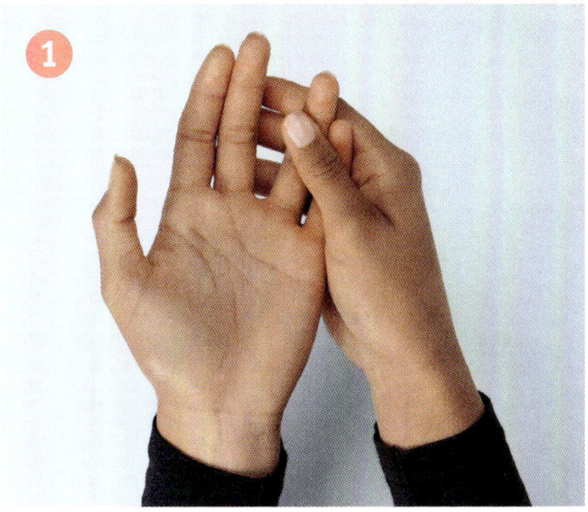

Zahnschmerz-Mudra

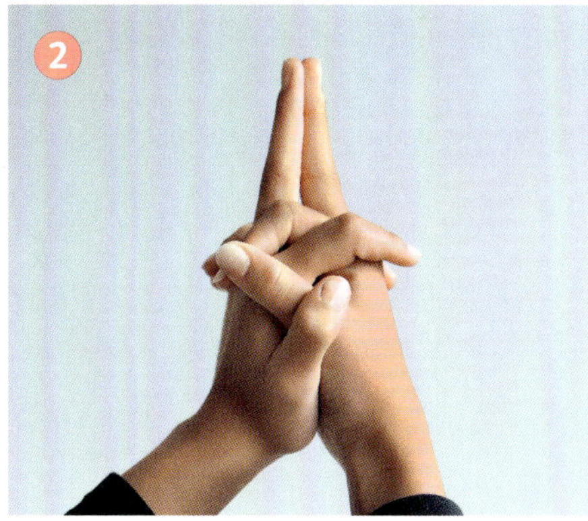

Kieferschmerz-Mudra

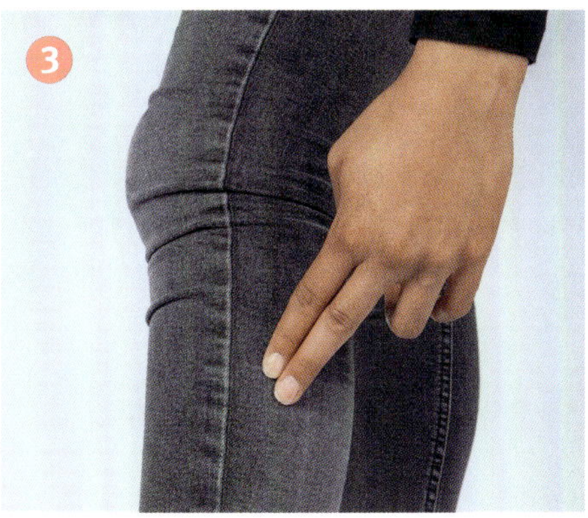

Energiepunkt 8 a

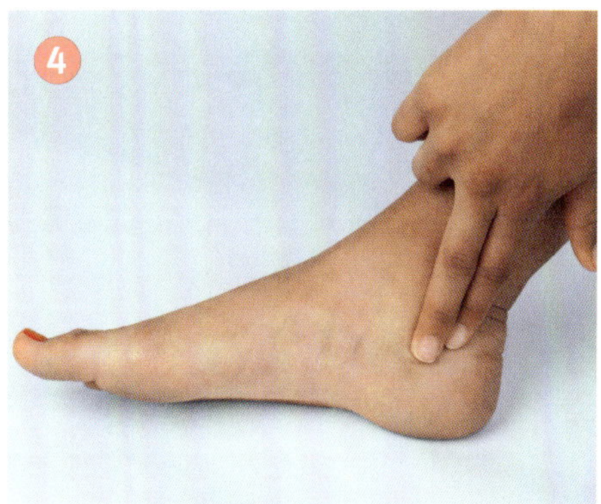

Energiepunkt 5

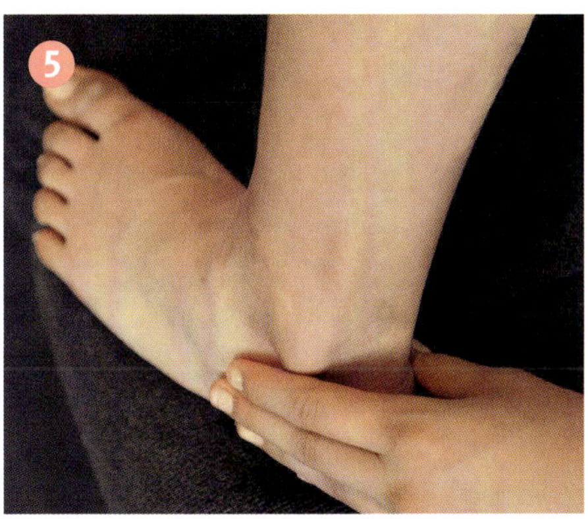

Energiepunkt 16 und 5

Migräne, Seitenkopfschmerz und Spannungskopfschmerz

Die Ursachen von Kopfschmerzen können vielfältig sein. Sie können neben Bluthochdruck und niedrigem Blutdruck auch durch Wetteränderungen, Einfluss von Wind, Zugluft und Kälte oder durch psychische Überlastung entstehen. Gerade chronische Verlaufsformen wie Spannungskopfschmerzen oder Migräne können die Lebensqualität nachhaltig negativ beeinflussen. In jedem Fall sollten Sie häufig auftretenden Kopfschmerz diagnostisch abklären lassen, um hirnorganische Prozesse auszuschließen. Neben naturheilkundlichen und klassisch-medizinischen Therapieverfahren kommt der energetischen Medizin in Form der Akupunktur und den folgenden Anwendungen eine besondere Bedeutung zu.

Akupressur

Ein wirksamer Nahpunkt am Kopf ist Magen 8 ❶ (Tou Wei, Geheimratsecke). Dieser liegt schräg oberhalb des äußeren Augenwinkels, eine Handbreit oberhalb der Augenbraue an der sogenannten Geheimratsecke, dem Winkel der Stirnhaargrenze. Er wirkt besonders bei **frontalen Kopfschmerzen** schmerzlindernd.

Der Punkt Gallenblase 8 ❷ (Shuai Gu, Dem Tal folgen) befindet sich eine Daumenbreite oberhalb des höchsten Punktes der Ohrmuschel. Bei **Halbseitenkopfschmerz und Migräne** ist er gut wirksam.

Den Punkt Gallenblase 20 ❸ (Feng Chi, Teich des Windes) finden Sie etwa vier Fingerbreiten hinter dem Ohr, in der Mitte einer Vertiefung zwischen den Ansätzen der seitlichen Halsmuskulatur unter dem Schädelrand. Er ist nach Bischko der „Meisterpunkt des Windes", was bedeutet, dass er besonders gut bei **Kopfschmerzen nach Windeinfluss** wirkt. Hier ist nach Aussagen der TCM die Eintrittspforte von krank machenden Windeinflüssen, weswegen Sie diese Stelle bei Wind oder Zugluft mit einem Schal oder einem hochgestellten Mantelkragen besonders schützen sollten.

Auch der Punkt Extra 2 ❹ in der Schläfengrube ist sehr gut wirksam bei **Seiten- und Schläfenkopfschmerz**.

Bei **Kopfschmerz** ist der Punkt Du Mai 20 ❺ (Bai Hui, 100 Zusammenkünfte) wichtig, weil er schmerzlindernd und psychisch beruhigend wirkt. Er befindet sich auf der Mittellinie des Kopfes in der Mitte der Verbindungslinie zwischen beiden Ohrspitzen.

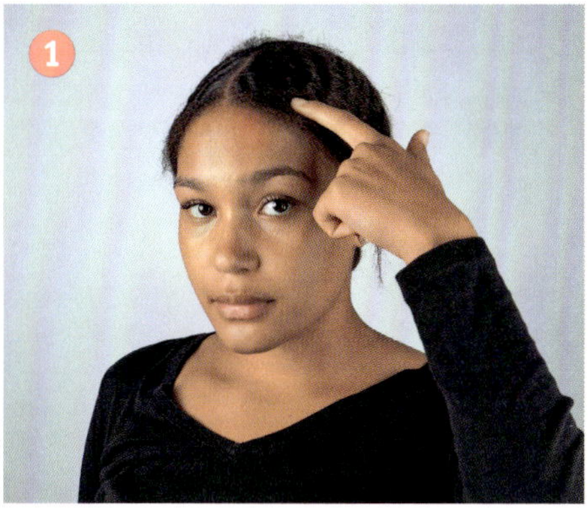

Magen 8

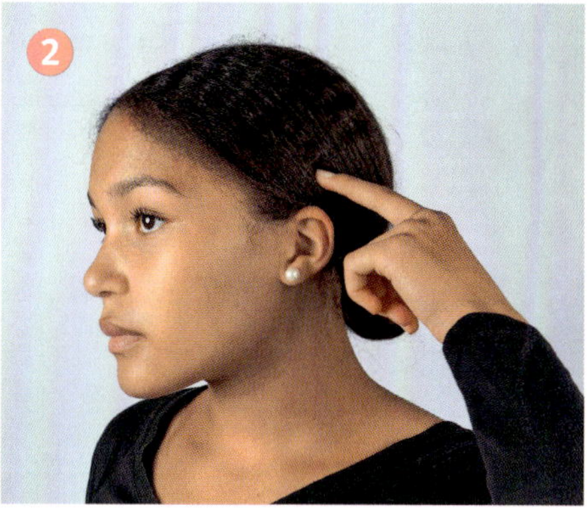

Gallenblase 8

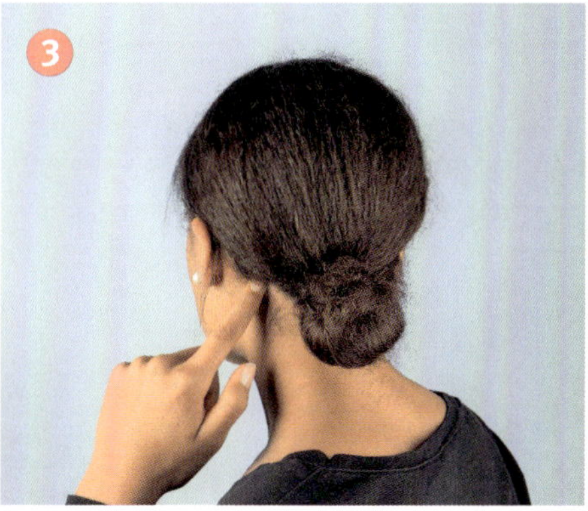

Gallenblase 20

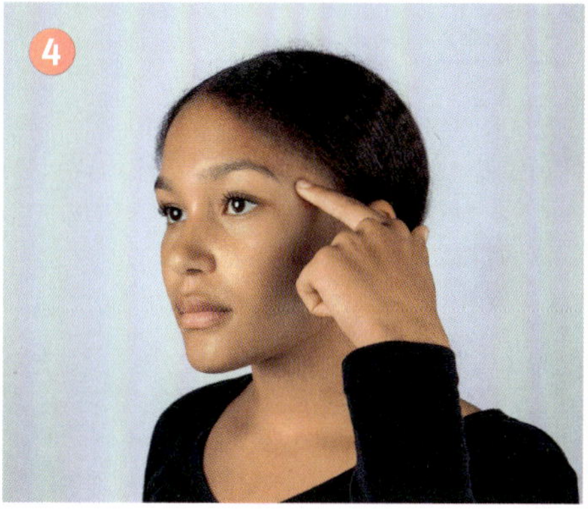

Extra 2

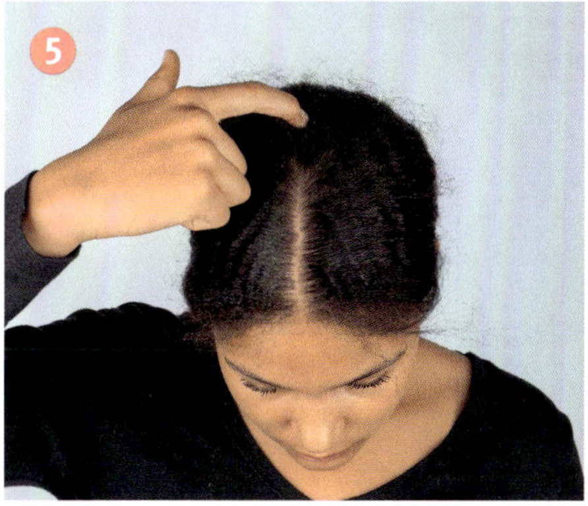

Du Mai 20

Die folgenden Akupressur-Fernpunkte spielen bei **Seitenkopfschmerz und Migräne** eine große Rolle.
Zunächst ist das der Punkt Dickdarm 4 ❶ (He Gu, Geschlossenes Tal), an der höchsten Stelle des Muskelwulstes zwischen Zeigefinger und angelegtem Daumen gelegen. Sie können ihn grundsätzlich bei allen **akuten und chronischen Kopfschmerzformen** einsetzen.
Der Punkt Magen 44 ❷ (Nei Ting, Innere Halle) befindet sich am oberen Ende der Schwimmhautfalte zwischen zweiter und dritter Zehe. Er wirkt ebenfalls stark schmerzlindernd.
Der Punkt Dreifacher Erwärmer 5 ❸ (Wai Guan, Äußerer Pass), der in der Unterarmmitte zwei Daumenbreiten oberhalb der äußeren Beugefalte des Handgelenks liegt, wirkt gut bei **Seiten- und auch Stirnkopfschmerz** – ebenso wie der Fernpunkt Leber 3 ❹ (Tai Chong, Großes Heranstürmen). Diesen finden Sie am oberen Ende der Mulde zwischen dem ersten und zweiten Mittelfußknochen.
Der Handpunkt 7 ❺ kommt bei **Scheitelkopfschmerz** zum Einsatz. Er liegt am Ende der daumenseitigen Beugefalte des Mittelfingers.
Der spezielle **Migräne-Handpunkt** 8 ❻, der bei rechts- oder linksseitigem Kopfschmerz eingesetzt wird, befindet sich kleinfingerseitig am Mittelgelenk des Ringfingers, am Ende der Beugefalte.

Praxis-Tipp

- ★ Bei **akuten Kopfschmerzen** wirken neben der oben beschriebenen Massage der Augenbrauen (siehe auch Seite 46) auch folgende Maßnahmen erfahrungsgemäß sehr schnell schmerzlindernd: das Massieren oder Einreiben mit dem Öl der Pfefferminze der beiden Akupressurpunkte Extra 2 in der Schläfenkuhle (siehe Seite 240 ❹) sowie Gallenblase 20 hinter dem Hinterohr (siehe Seite 240 ❸).

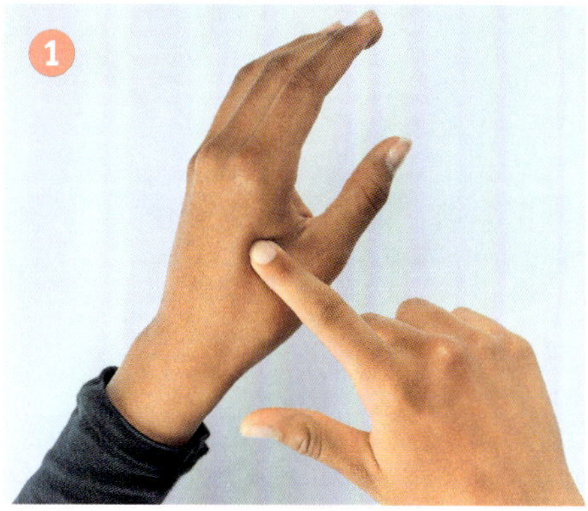

Dickdarm 4

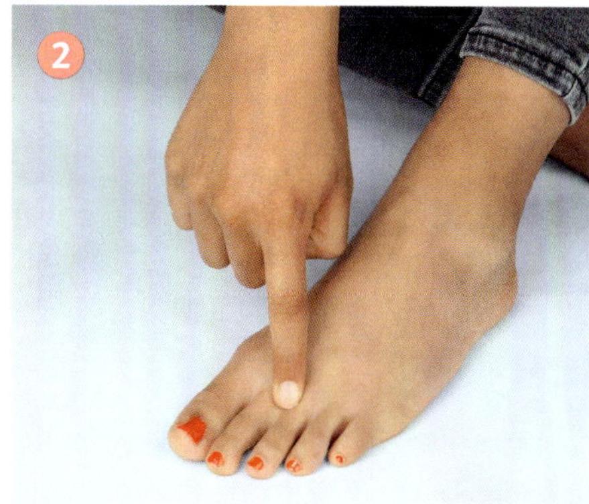

Magen 44

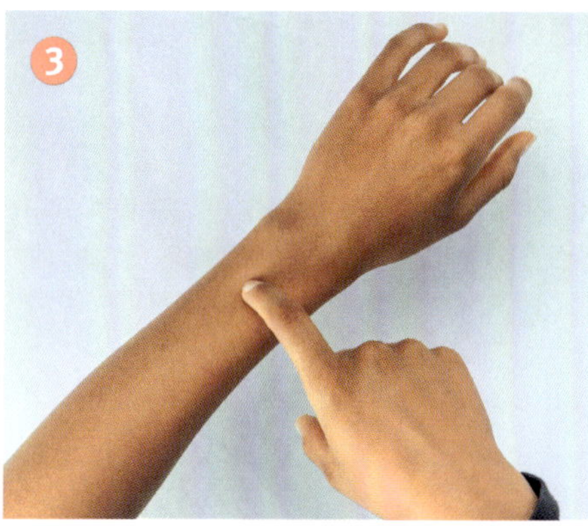

Dreifacher Erwärmer 5

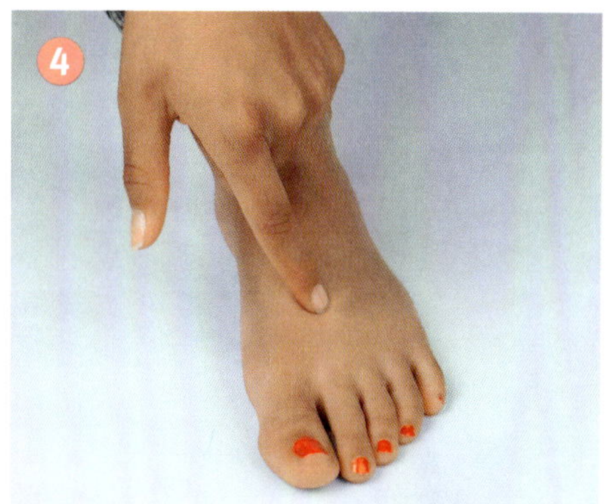

Leber 3

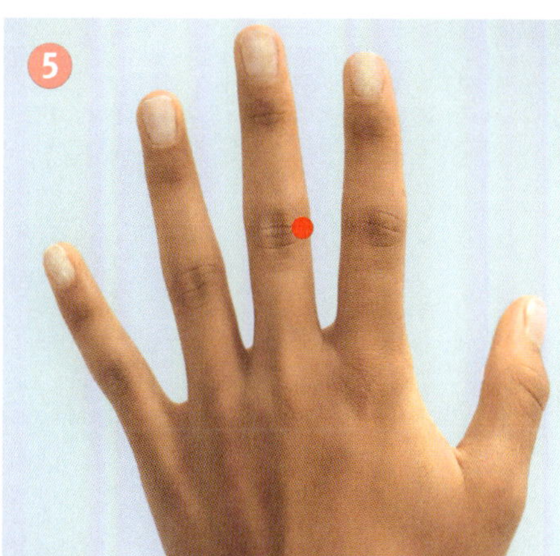

Handpunkt 7

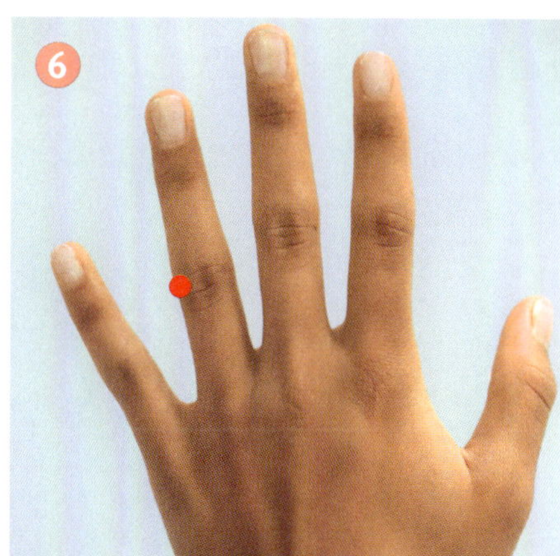

Handpunkt 8

Mudras

Wenn Sie den Daumen mit allen Fingern der gegenüberliegenden Hand umfassen und dabei mehrere Minuten verweilen, können Sie **Spannungskopfschmerzen** günstig beeinflussen (ohne Abbildung).
Bei der wichtigen **Migräne-Mudra** ❶ legen Sie beidseits die Zeigefingerspitzen auf das Endglied des Daumens am Nagelansatz – wiederum mehrere Minuten lang.
Die Mahasirs-Mudra ❷ (Große Kopf-Mudra) hilft bei **Migräne und Spannungskopfschmerzen**. Dafür legen Sie beidseits Daumen, Zeigefinger und Mittelfingerspitze aneinander und den Ringfinger an das Daumengrundgelenk. Halten Sie den kleinen Finger gestreckt.

Jin Shin Jyutsu

Strömen Sie die Energiepunkte 20 ❸ beidseits, indem Sie beide Fingerspitzen darauflegen. Sie finden sie auf der Stirn oberhalb der Augenbrauen. Alternativ legen Sie eine Handfläche waagerecht über beide Energiepunkte 20 und die andere Hand ebenfalls waagerecht in den oberen Nacken am Schädelansatz auf beide Energiepunkte 4 ❹ und ❻.
Seitliche Kopfschmerzen lassen sich auch durch das Strömen des rechten Energiepunktes 20 (siehe oben) mit der rechten Hand und das gleichzeitige Strömen des Punktes 12 ❺ auf der Gegenseite mit der linken Hand lindern. Letzterer liegt seitlich im mittleren Nacken ❻. Danach wechseln Sie die Seiten.
Strömen Sie die Energiepunkte 5 und 16 ❼, die zwischen dem Innenknöchel bzw. dem Außenknöchel und der Ferse liegen, gleichzeitig mit einer Hand. Dafür umgreifen Sie klammerförmig den Knöchel von hinten und legen den Daumen und die abgespreizten Zeige- und Mittelfinger auf die beiden Punkte.
Sie können auch den Punkt 7 ❽, der unter der Großzehe liegt, beidseits mit jeweils einer Hand strömen, indem Sie diese klammerförmig umgreifen. In der Abbildung wurde die Großzehe frei gelassen.

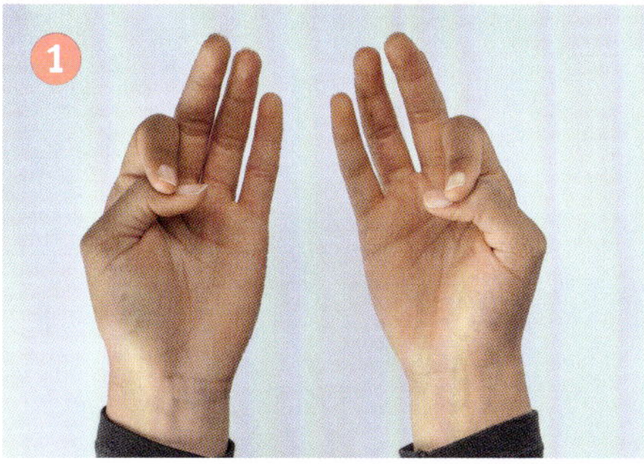

Migräne-Mudra

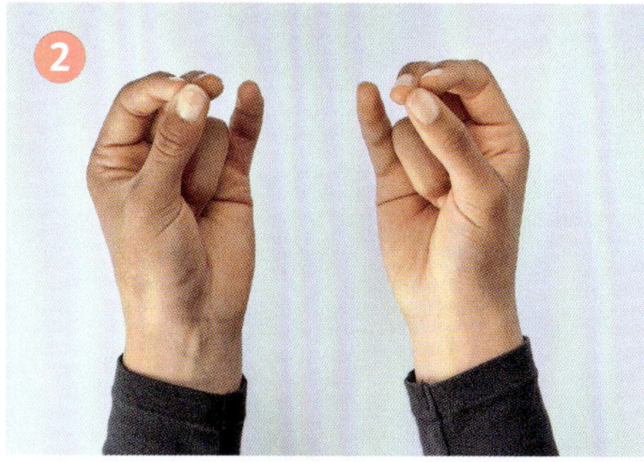

Mahasirs-Mudra

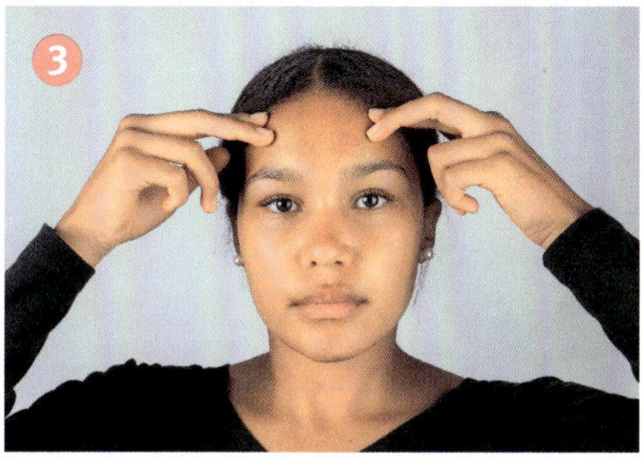

Energiepunkt 20

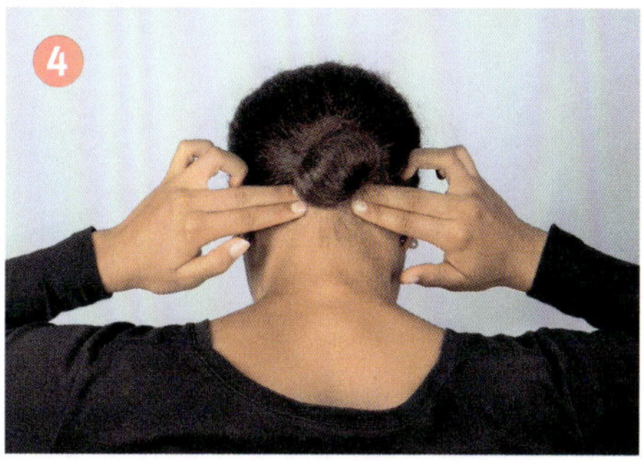

Energiepunkt 4

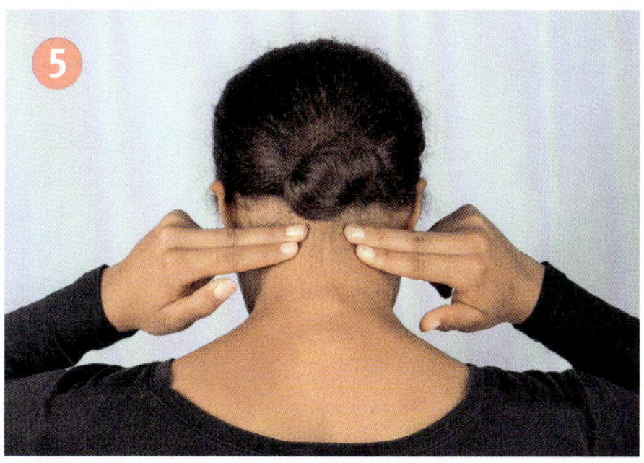

Energiepunkt 12

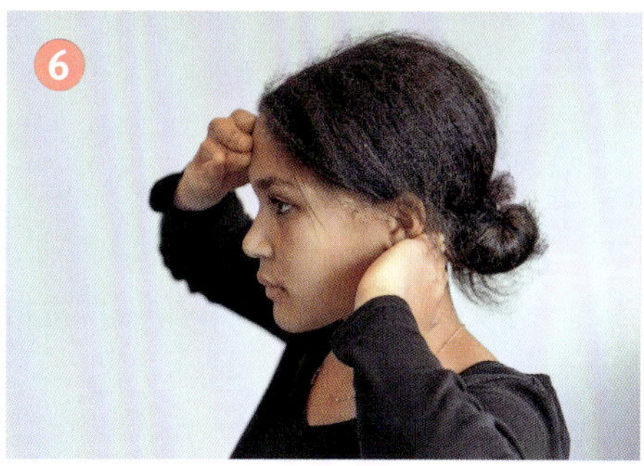

Energiepunkte 4, 12 und 20

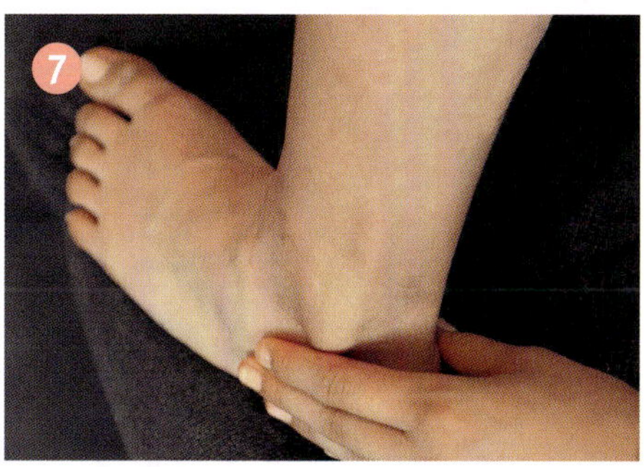

Energiepunkte 5 und 16

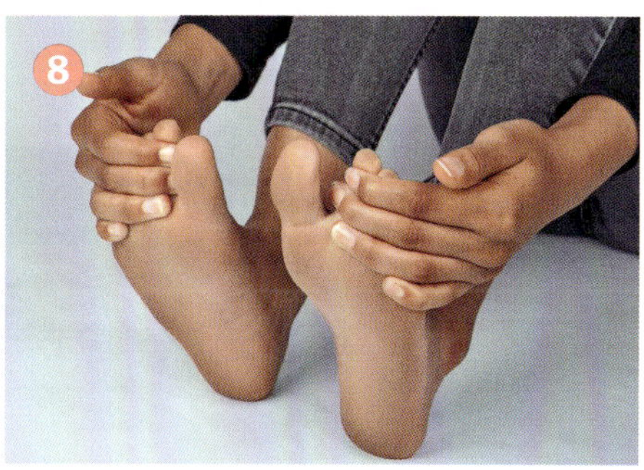

Energiepunkt 7

Kopfschmerzen an Stirn, Schläfe und am Hinterhaupt

Kopfschmerzen, die an der Stirn oder den Schläfen genau lokalisierbar sind, können meist durch die folgenden Anwendungen schnell gelindert werden.

Akupressur

Lokale Punkte, die bei **Kopfschmerzen im Stirnbereich** helfen, sind die folgenden:

- ★ Extrapunkt 1 ❶ (Yin Tang, Siegelhalle): zwischen den Augenbrauen in der Mittellinie an der Nasenwurzel,
- ★ Blase 2 ❷ (Zan Zhu, Mit Bambus bedeckt): am inneren Anfang der Augenbrauen
- ★ Extra 3 ❸ (Yu Yao, Fischrücken): in der Mitte der Augenbrauen
- ★ Gallenblase 14 ❹ (Yang-Bai, Yang-Weiße): ein Querfinger über der Mitte der Augenbrauen
- ★ Dreifacher Erwärmer 23 ❺ (Si Zhu Kong, Bambusstreifen-Loch): am seitlichen Ende der Augenbrauen
- ★ Extrapunkt 2 ❻ (Tai Yang, Großes Yang): in der Kuhle der seitlichen Verlängerung der Augenwinkellinie in der Schläfengrube

Sie können auch – ausgehend vom inneren Augenwinkel bis zur Schläfe hin – alle sechs Punkte als Strichmassage mehrmals täglich über einige Minuten massieren (siehe Seite 46).
Als Fernpunkt dient Dickdarm 4 ❼ (He Gu, Geschlossenes Tal). Er liegt an der höchsten Stelle des Muskelwulstes zwischen Zeigefinger und angelegtem Daumen und bessert vor allem **Stirnkopfschmerz**.
Wirksam ist hier auch der Punkt Blase 60 ❽ (Kunlun, Kunlun-Gebirge), den Sie in der Mitte der Verbindungslinie zwischen dem Außenknöchel und der Achillessehne finden, sowie der Punkt Magen 44 ❾ (Nei Ting, Innere Halle), der am oberen Ende der Schwimmhautfalte zwischen zweiter und dritter Zehe liegt (siehe Seite 228).

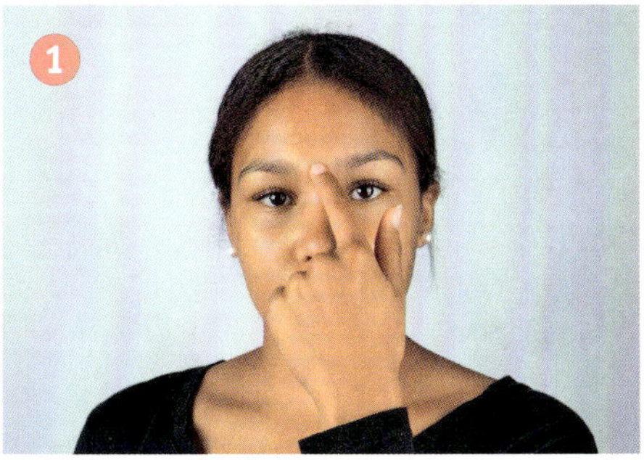

Extra 1

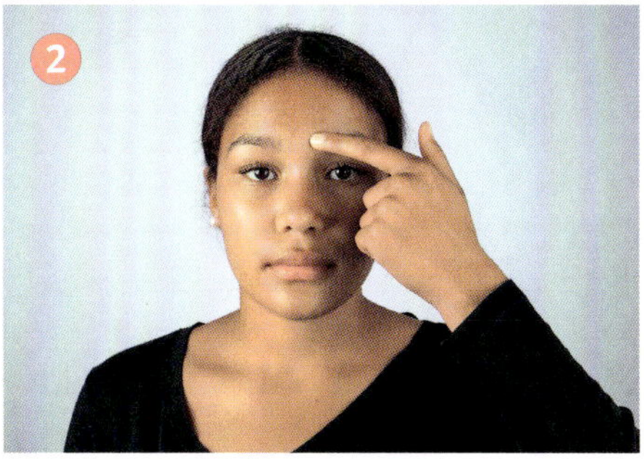

Blase 2

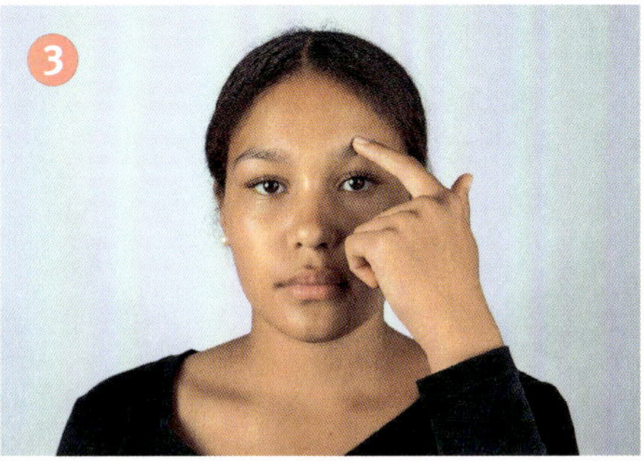

Extra 3

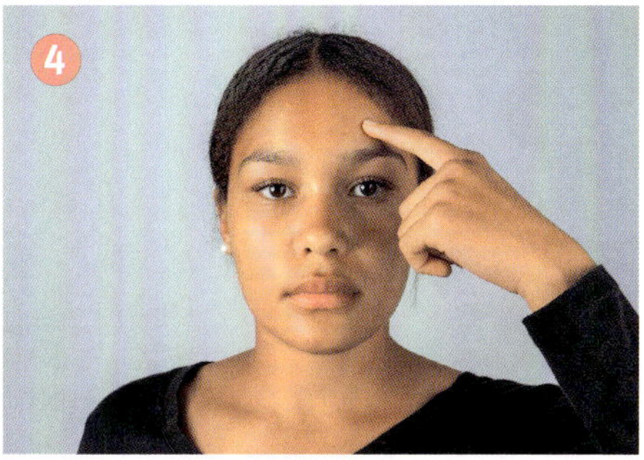

Gallenblase 14

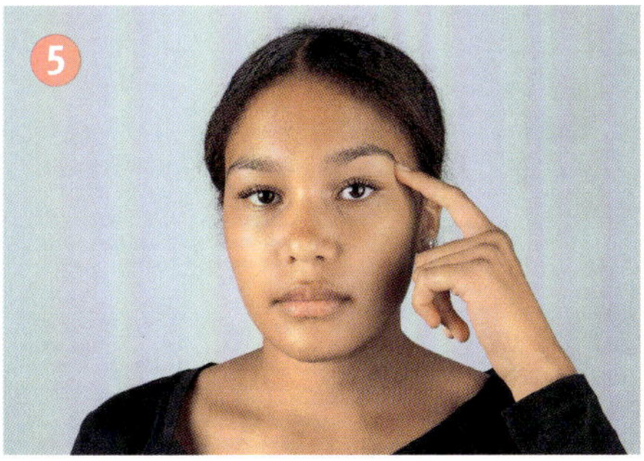

Dreifacher Erwärmer 23

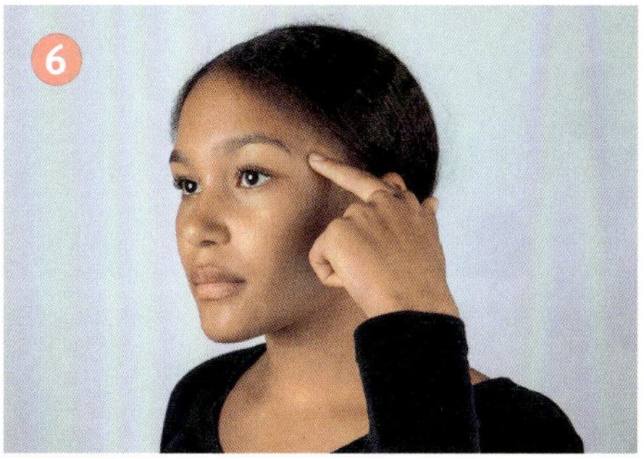

Extra 2

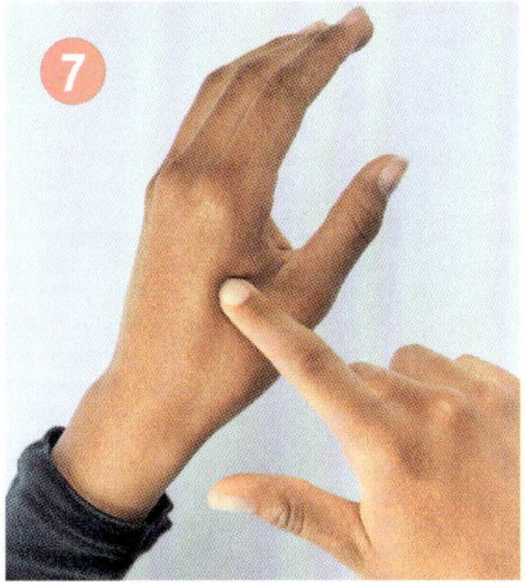

Dickdarm 4

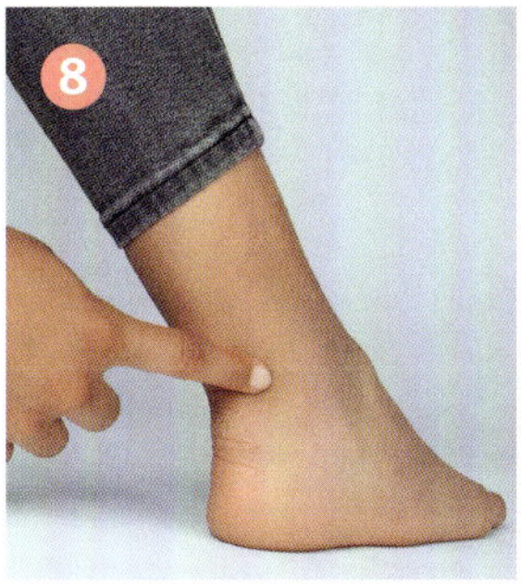

Blase 60

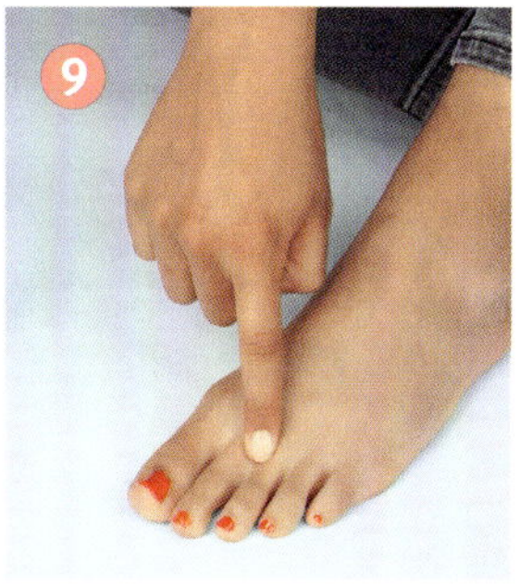

Magen 44

Der Handpunkt 6 ❶ liegt daumenseitig am Mittelgelenk des Zeigefingers am Ende der Beugefalte. Er wirkt bei **Stirnkopfschmerzen**.
Der Handpunkt 10 ❷ befindet sich an der Außenseite des Kleinfingermittelgelenks am Ende der Beugefalte. Wenden Sie ihn besonders bei **Hinterhauptkopfschmerz** an.
Der Handpunkt 16 ❸ ist ein **allgemeiner Kopfschmerzpunkt**. Er liegt kleinfingerseitig am Ende der Beugefalte des Daumengrundgelenks.

Mudras

Die Mahasirs-Mudra ❹ (Große Kopf-Mudra) hilft besonders bei **Spannungskopfschmerzen**. Legen Sie beidseits Daumen, Zeigefinger und die Mittelfingerspitze aneinander. Den Ringfinger legen Sie an das Daumengrundgelenk, den kleinen Finger halten Sie gestreckt.
Bei der **Kopfschmerz-Mudra** ❺ werden mit der rechten Hand der Daumen, Zeigefinger und Mittelfinger an den Fingerspitzen zusammengelegt. Bei der linken Hand legen Sie den Daumen auf das Grundglied des Mittelfingers und den Ringfinger seitlich auf die Daumenwurzel. Verweilen Sie mindestens sieben Minuten lang.

Jin Shin Jyutsu

Das gleichzeitige Strömen der großen Zehen und des Brustbeins lindert **Kopfschmerzen**: Halten Sie mit der linken Hand beide Großzehen zusammen und legen Sie die Fingerspitzen der anderen Hand auf das untere Ende des Brustbeins (ohne Abbildung).
Stirnkopfschmerzen lassen sich durch das Strömen der Energiepunkte 16 ❻ und des Mittelfingers günstig beeinflussen. Umschließen Sie dafür mit den Fingern der rechten Hand den linken Mittelfinger und halten Sie gleichzeitig mit dem Ringfinger und kleinem Finger den Energiepunkt 16 zwischen Außenknöchel und Ferse. Anschließend wechseln Sie die Seiten.
Das beidseitige Strömen des Energiepunktes 20 ❼ oberhalb der Mitte der Augenbrauen mit den Fingerspitzen der jeweiligen Hand lindert gezielt **Stirnkopfschmerz**.
Schmerzen am Hinterhaupt nehmen durch das Strömen der kleinen Zehe und des Schambeins ab: Halten Sie mit den Fingern der linken Hand den linken kleinen Zeh und legen Sie die Finger der rechten Hand auf das Schambein. Danach wechseln Sie die Seiten (ohne Abbildung).

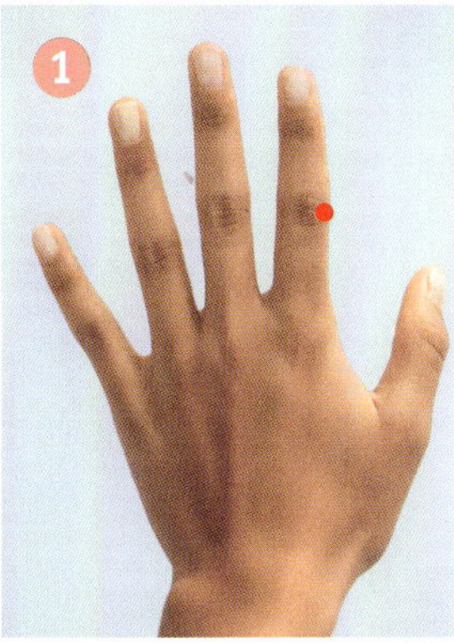

Handpunkt 6 Stirn

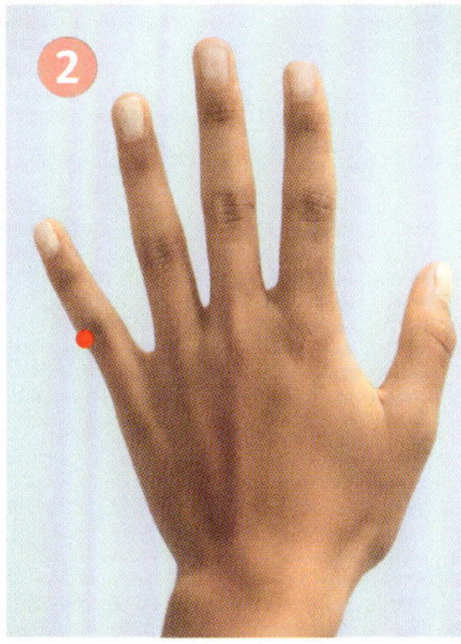

Handpunkt 10 Hinterkopf

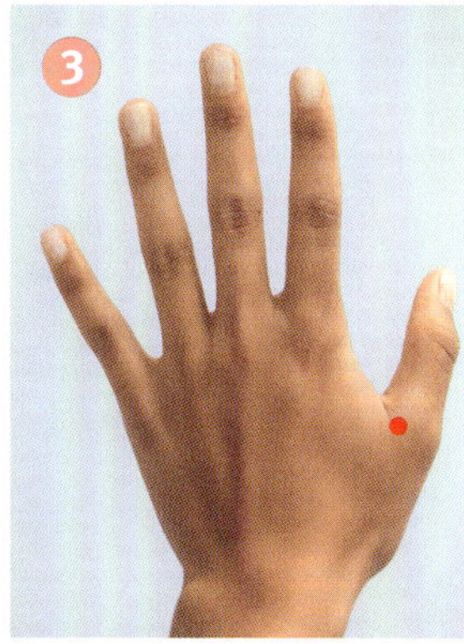

Handpunkt 16 Kopfschmerzen

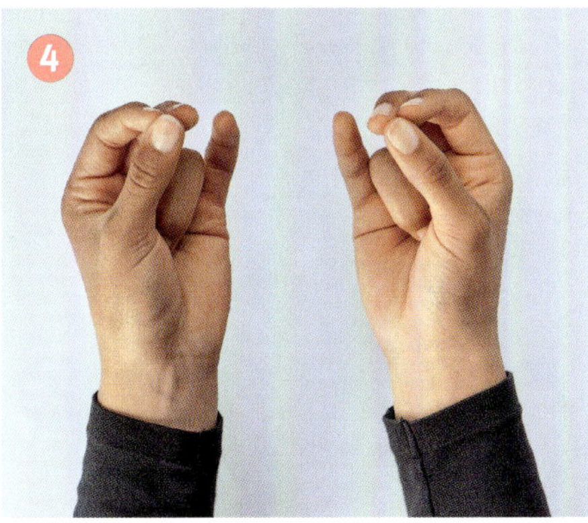

Mahasirs-Mudra

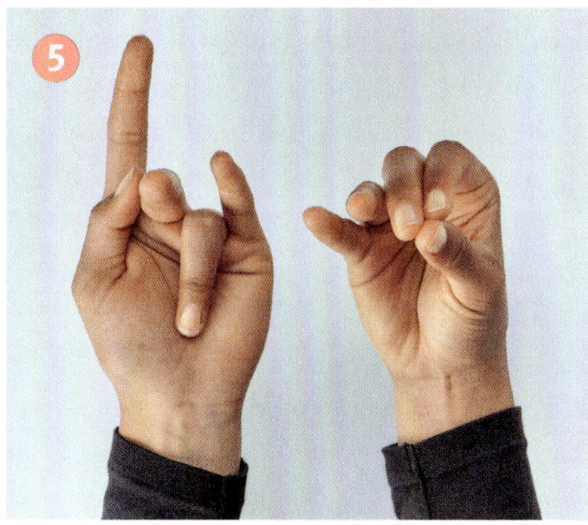

Kopfschmerz-Mudra

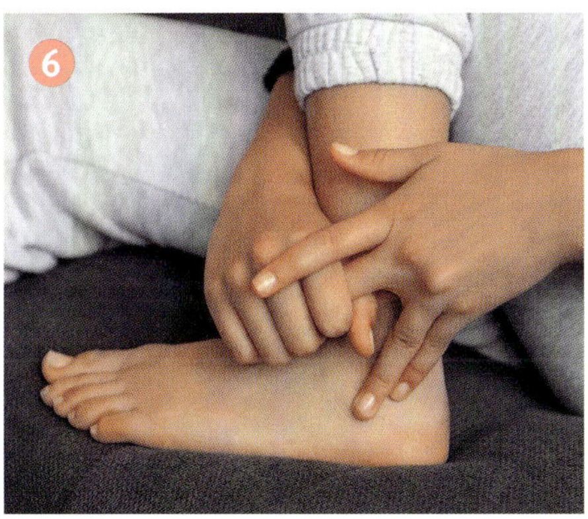

Energiepunkt 16

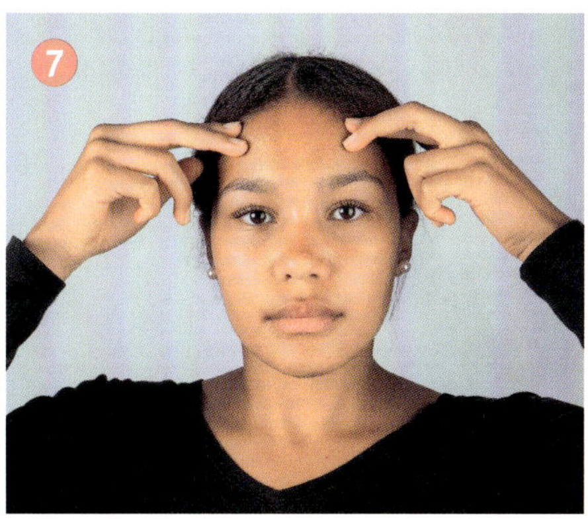

Energiepunkt 20

Urologische Erkrankungen: Bettnässen, Blasensenkung und Harninkontinenz

Bei Kindern und Jugendlichen kann es bei Entwicklungsstörungen körperlicher oder psychischer Ursache zu Bettnässen, Einnässen, seltener zu Einkoten führen, die neben ärztlicher Behandlung auch psychotherapeutische Behandlung erfordern. Bei Senkungsbeschwerden der Unterleibsorgane kommt es häufig zu Inkontinenz.

Akupressur

Es empfiehlt sich, das folgende Programm in der angegebenen Reihenfolge durchzuführen. Verweilen Sie jeweils einige Minuten pro Anwendung. Dabei stehen **stark psychisch regulierende Punkte** im Vordergrund.
Der wichtige Punkt Herz 7 (1 Shen Men, Tor des Geistes) liegt am kleinfingerseitigen Ende der Handgelenksbeugefalte neben einem kleinen tastbaren Knochen. Massieren Sie ihn, wie alle symmetrisch vorhandenen Punkte, beidseits.
An zweiter Stelle steht der Punkt Perikard 6 2 (Nei Guan, Innerer Pass), der sich drei Fingerbreit oberhalb der Handgelenksbeugefalte in der Mitte des Unterarms zwischen zwei tastbaren Sehnen befindet.
Anschließend folgt die Massage von Ren Mai 4 3 (Guan Yuan, Umschlossene Ursprungsenergie). Sie finden ihn in der Mittellinie drei Querfinger oberhalb des Schambeinknochens. Diesen Punkt können Sie auch abends im Bett mit einer Wärmelampe oder einer warmen Bettflasche erwärmen.
Danach folgt die Akupressur des „Großen Heilers" Magen 36 4 (Zu San Li, Drei Längen am Fuß): Er befindet sich vier Fingerbreit unterhalb der äußeren unteren Kante der Kniescheibe, eine Daumenbreite seitlich neben der Schienbeinkante.
Zum Abschluss massieren Sie den Punkt Leber 3 5 (Tai Chong, Großer Impuls), der etwa zwei Fingerbreit oberhalb der Schwimmhautfalte zwischen erster und zweiter Zehe am Ende einer tastbaren Mulde liegt.
Alternativ können Sie zusätzlich den wichtigen Punkt Milz-Pankreas 6 6 (San Yin Jiao, Kreuzung dreier Yin-Leitbahnen) akupressieren – dieser liegt eine Handbreit oberhalb des Innenknöchels an der Schienbeinkante.
Hilfreich ist bei **nächtlichem Einnässen** auch die Akupressur des Handpunktes 27 7, der in der Mitte der mittleren Falte des fünften Fingers auf der Beugefläche zu finden ist.

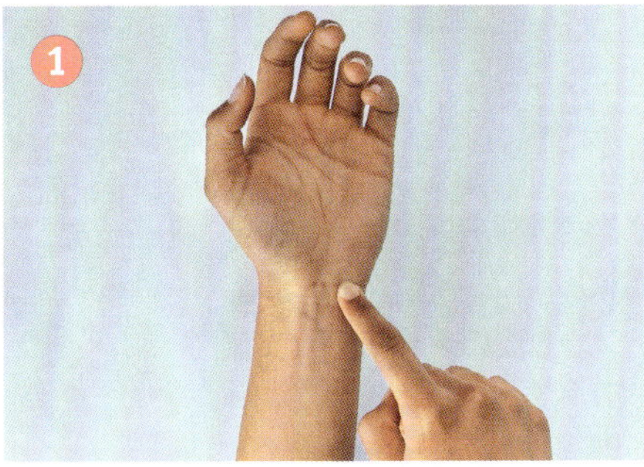

Herz 7

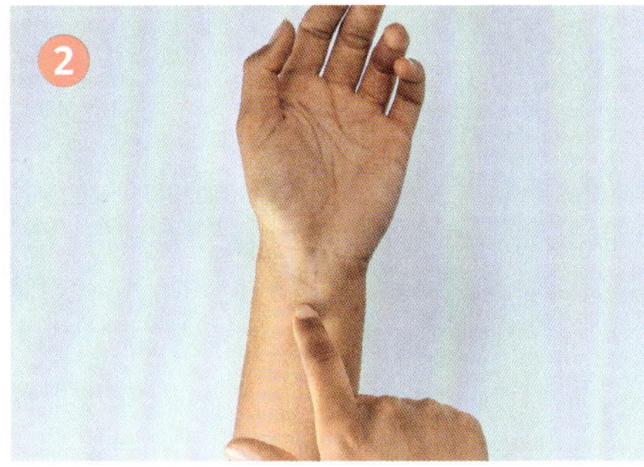

Perikard 6

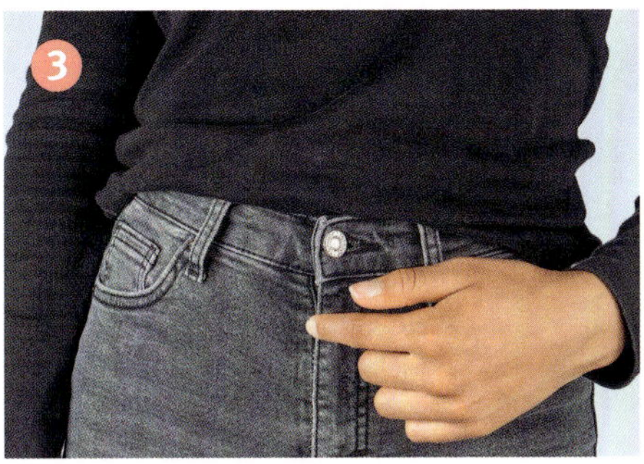

Ren Mai 4

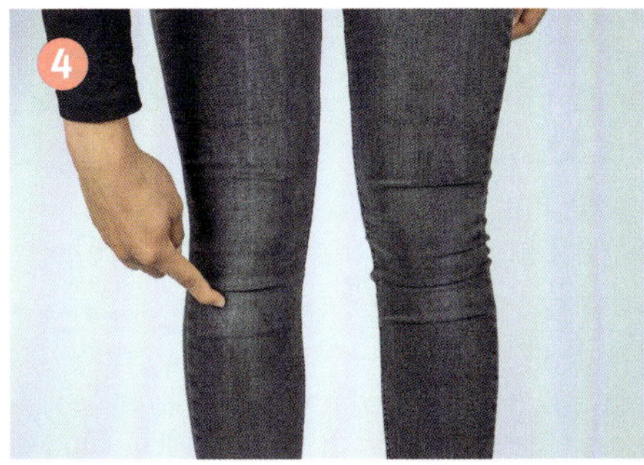

Magen 36

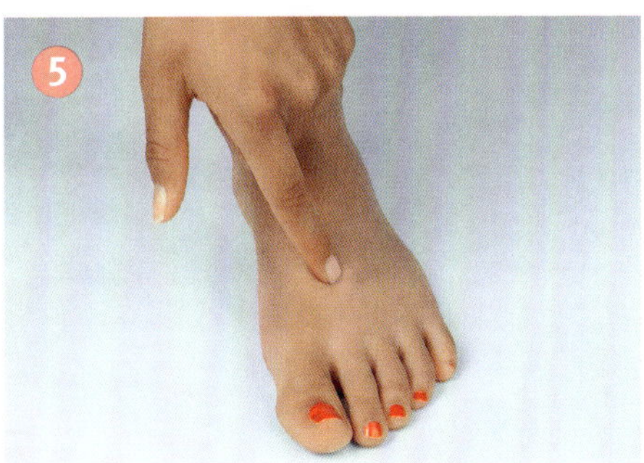

Leber 3

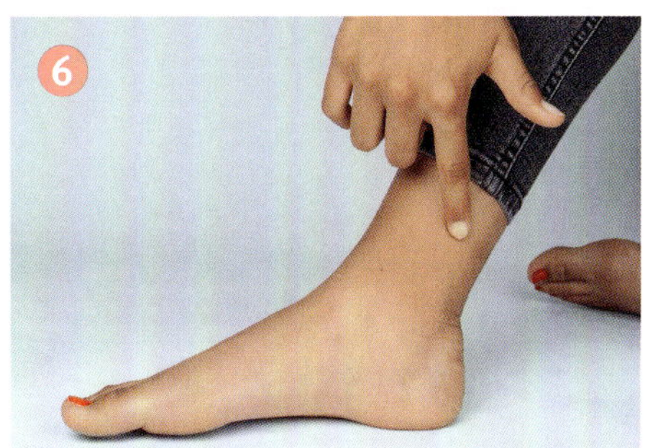

Milz-Pankreas 6

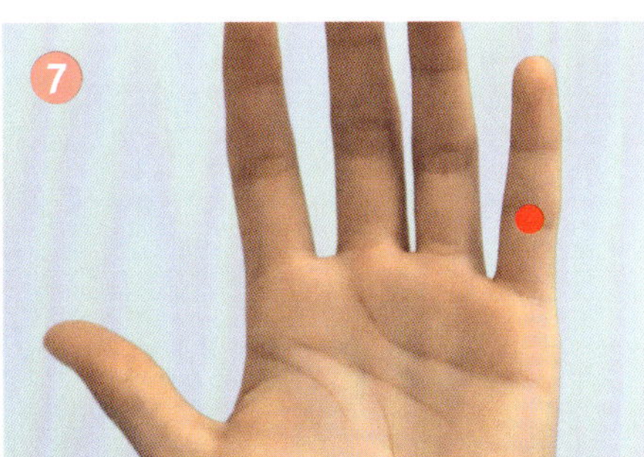

Handpunkt 27

Mudras

Die Maha-Sakral-Mudra ❶ (Großes-Becken-Mudra) **stärkt den Beckenboden und die Blase**: Legen Sie die Ringfingerkuppen aneinander, dann die Kleinfingerkuppen an die Daumenspitze, so dass sich die letztgenannten Finger alle an der Spitze berühren. Die übrigen Finger bleiben leicht gestreckt. Halten Sie diese Position etwa zehn langsame Atemzüge lang. Dann legen Sie die Fingerkuppen der gestreckten kleinen Finger aneinander und die Ringfingerkuppen an die Daumenkuppen. Die übrigen Finger bleiben gestreckt. Auch diese Stellung halten Sie zehn langsame Atemzüge lang.
Die Rudra-Mudra ❷ (Herrscher des Solarplexus-Chakras) stärkt ebenfalls die **Beckenbodenmuskulatur** und wirkt auf diese Weise gegen **Blasenschwäche**. Legen Sie dafür mit beiden Händen die Spitzen des Daumens, des Zeige- und des Ringfingers aneinander. Die übrigen Finger bleiben gestreckt.
Bei der **Blasen-Mudra** ❸ werden rechts die Fingerspitzen von Daumen, Mittel- und Ringfinger an der Spitze zusammengelegt, die übrigen Finger gestreckt. Links führen Sie den Daumen und den Mittelfinger an der Spitze zusammen und legen die innere Daumenseite auf das zweite Ringfingerglied. Verweilen Sie so mehrere Minuten lang.
Die Bhudi-Mudra ❹ (Flüssigkeits-Mudra) reguliert den gestörten **Wasserhaushalt** des Körpers und wirkt günstig bei **Blasenbeschwerden**. Legen Sie mit jeder Hand nur die Spitzen von Daumen und kleinem Finger aufeinander. Diese Mudra hilft auch bei Störungen der Nierenfunktion und bei zu trockenen Augen.
Die Mukula-Mudra ❺ (Schnabelhand) ist eine universelle Schmerz-Mudra, die Sie auch bei **lokalisierten Blasenschmerzen** einsetzen können. Dafür führen Sie die Fingerspitzen einer Hand, inklusive Daumen, schnabelförmig an der Spitze zusammen, so dass sich die Fingerspitzen seitlich berühren und der Daumen in der Mitte liegt. Setzen Sie nun die Fingerspitzen genau auf die schmerzhafte Stelle und verweilen Sie dort etwa fünf Minuten. Stellen Sie sich vor, dass ein Strom heilender Energie auf die schmerzende Stelle fließt.

Jin Shin Jyutsu

Bei **Blasenschwäche** wird der linke Energiepunkt 12 ❻, der in der Mitte des Nackens zwischen Haaransatz und Schulteranfang liegt, mit der rechten Hand geströmt. Mit der linken Hand strömen Sie den linken Energiepunkt 25 ❼, der unter dem Sitzbeinhöcker liegt. Am besten setzen Sie sich auf die linke Handfläche. Anschließend wechseln mit den Händen auf die andere Seite.
Als Kurzgriff hilft, besonders bei **Bettnässen von Kindern**, das mehrminütige Halten des Zeigefingers ❽, wobei dieser von der gegenüberliegenden Hand fest umschlossen wird.

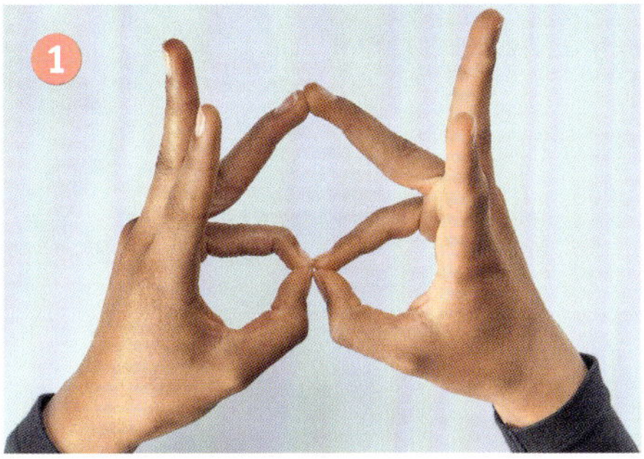

Maha-Sakral-Mudra

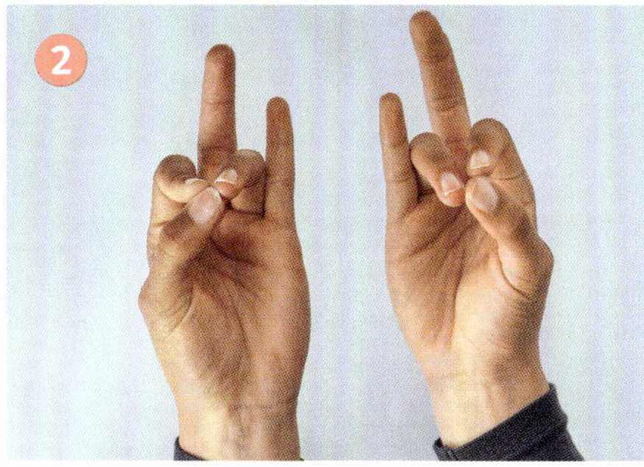

Rudra-Mudra

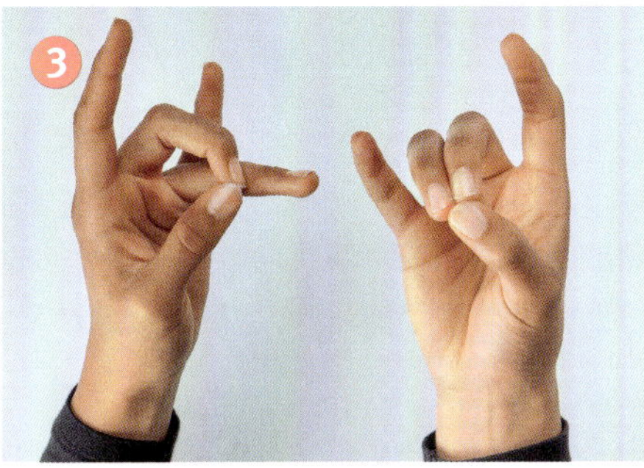

Blasen-Mudra

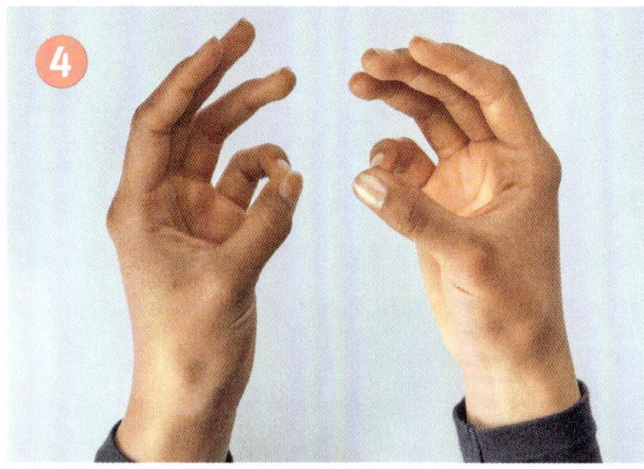

Bhudi-Mudra

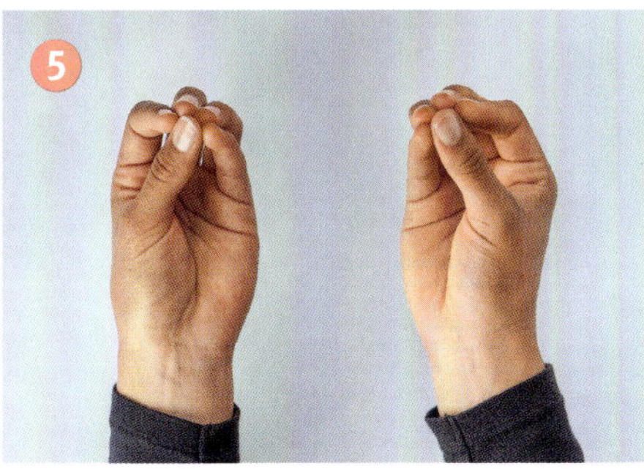

Mukula-Mudra

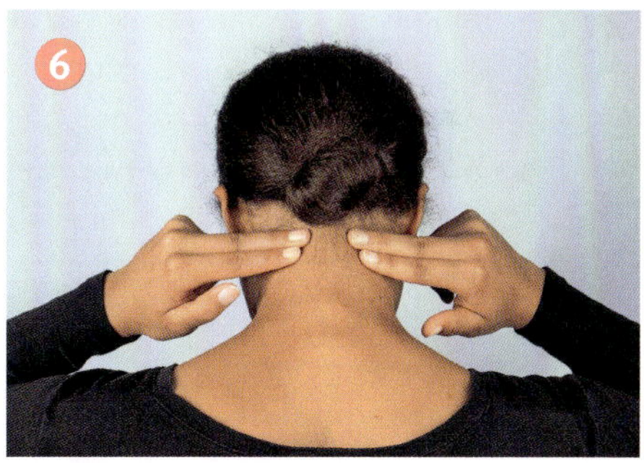

Energiepunkt 12

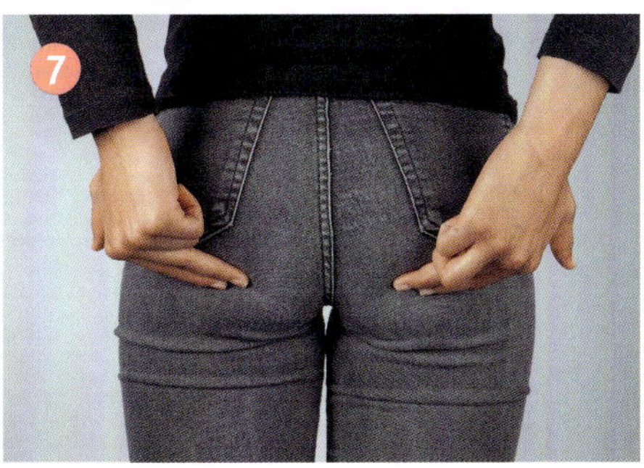

Energiepunkt 25

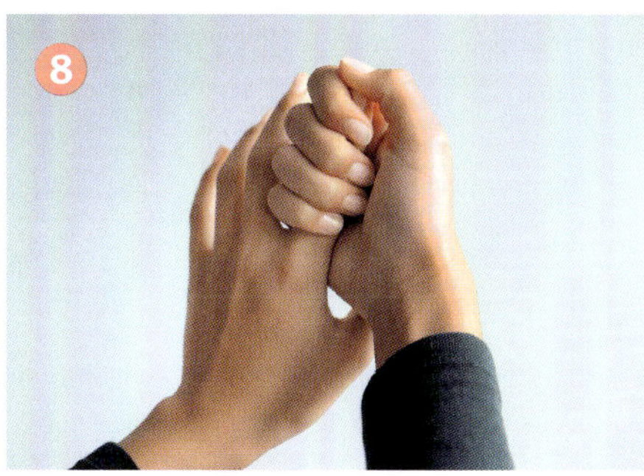

Zeigefinger halten

Nierenbecken-, Harnwegs- und Blasenentzündung sowie Leiden der Prostata

Nieren- und Blasenentzündungen sowie Prostataerkrankungen können neben den folgenden Methoden der Selbsthilfe zusätzlich durch Wärmeanwendungen in Form von warmen, temperaturansteigenden Fußbädern gelindert werden. Aus Sicht der TCM bestehen hier nämlich meist eine sogenannte Kälteerkrankung (ein Yang-Mangel) und eine Schwäche des Funktionskreises Niere.

Akupressur

Die Massage des Punktes Niere 3 ❶ (Tai Xi, Großer Schluchtenbach) im Uhrzeigersinn steigert das Nieren-Qi und damit die **Selbstheilungskräfte des Funktionskreises Niere** nachhaltig. Er liegt in der Mitte zwischen dem höchsten Punkt des Innenknöchels und der Achillessehne.
Als Tonisierungspunkt des Funktionskreises Niere und damit als **Hauptpunkt aller chronischen urologischen Erkrankungen** fungiert der Punkt Niere 7 ❷ (Fu Liu, Strömungsrückkehr). Er liegt zwei Fingerbreit über dem Punkt Niere 3 am Vorderrand der Achillessehne.
Der Punkt Blase 60 ❸ (Kunlun, Kunlun-Gebirge) liegt genau gegenüber dem Punkt Niere 3 in der Mitte zwischen dem höchsten Punkt des Außenknöchels und der Achillessehne. Er stärkt ebenfalls die **Nierenenergie** und wirkt schmerzlindernd.
Die Punkte Blase 63 ❹ (Jin Men, Metall-Pforte), Blase 64 ❺ (Jing Gu, Kapitaler Knochen) und Blase 65 ❻ (Shu Gu, Schürknochen) befinden sich am äußeren oberen Rand des Fersenbeinknochens in einer kleinen Vertiefung bzw. drei Querfinger oder vier Querfinger weiter zehenwärts an der äußeren Fußkante. Alle drei Punkte helfen bei **akuter, schmerzhafter Blasenentzündung**.
Den Punkt Blase 27 ❼ (Xiao Chang Shu, Transportpunkt des Dünndarms) finden Sie am unteren Rücken zwischen dem hinteren tastbaren Knochen des Beckenvorsprungs und der Mittellinie. Das Massieren gegen den Uhrzeiger hilft bei **schmerzhafter Blasenentleerung** und bei **Rückenschmerzen**.

Praxis-Tipp

★ Bei allen **Erkrankungen der ableitenden Harnwege** unterstützen warme bzw. temperaturansteigende **Fußbäder** die Heilung ebenso wie **Nierenwickel.**

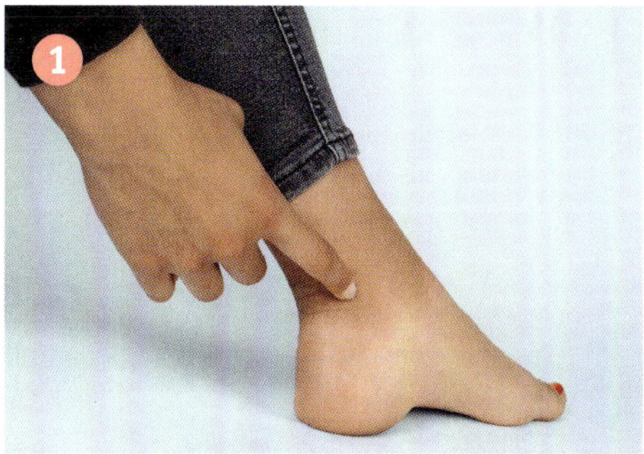

Niere 3

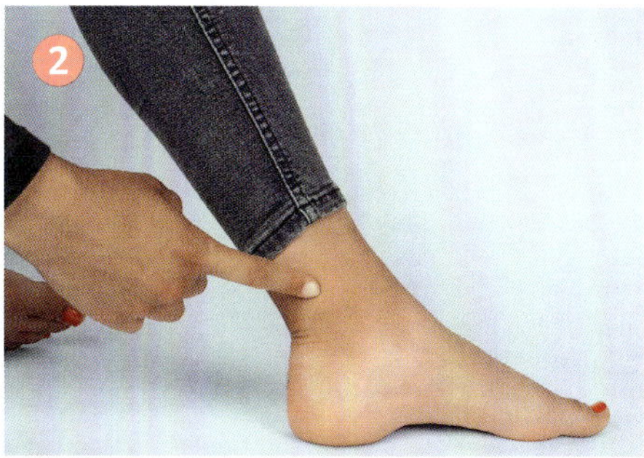

Niere 7

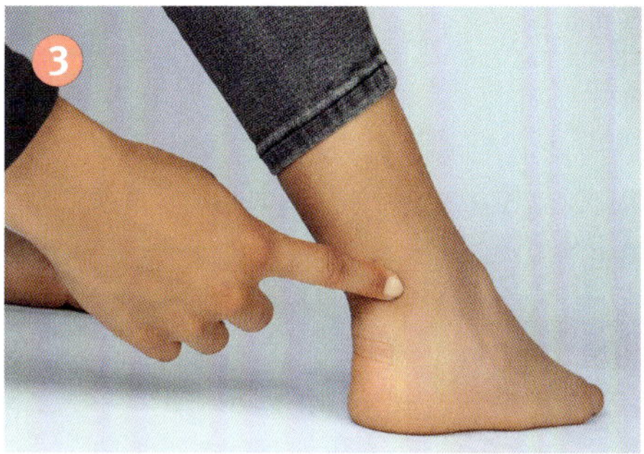

Blase 60

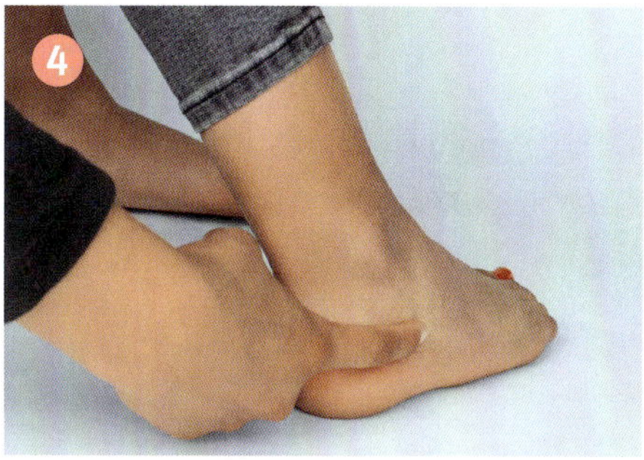

Blase 63

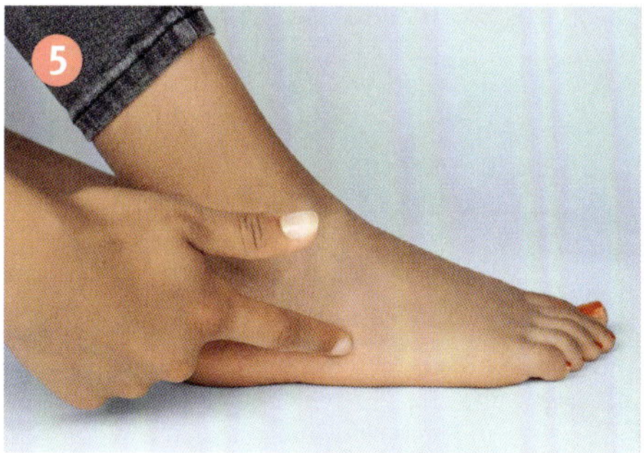

Blase 64

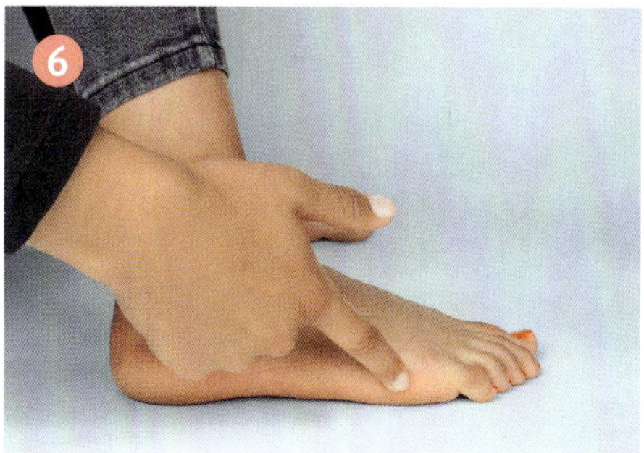

Blase 65

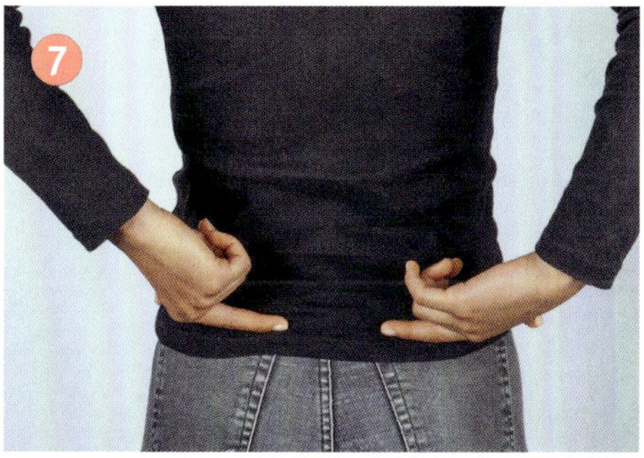

Blase 27

Bei **Blasen- und Prostataleiden** hilft die Massage des Punktes Ren Mai 3 ❶ (Zhong Ji, Mittlerer Pol) gegen den Uhrzeigersinn. Er liegt vier Fingerbreit unter dem Nabel oder knapp über dem Schambein in der Mittellinie.
Der Punkt Ren Mai 6 ❷ (Qi Hai, Meer des Qi) befindet sich etwas höher, zwei Fingerbreit unter dem Nabel in der Mittellinie. Er wirkt zusammen mit den Punkten Milz-Pankreas 6 ❸ (San Jin Jao, Kreuzung dreier Yin-Meridiane) – vier Fingerbreit oberhalb des Innenknöchels an der Schienbeinkante gelegen – und Magen 36 ❹ (Zu San Li, Drei Längen am Fuß) als allgemeiner Tonisierungspunkt zur Vermehrung der Körperenergie Qi.
Magen 36 liegt vier Fingerbreit unter dem seitlichen Unterrand der Kniescheibe und eine Fingerbreite neben der Schienbeinkante.
Ziel ist, die allgemeine Lebenskraft zu steigern, deren Ursprung nach der TCM in der Niere liegt und damit alle Schwächezustände des Organismus zu verbessern, etwa bei **Erschöpfungszuständen** oder **chronischen Krankheiten**.

Mudras

Die Makara-Mudra ❺ (Makara ist der Name eines Krokodils aus der indischen Mythologie) stärkt den **Funktionskreis Niere**. Eine Hand liegt in der anderen. Der Daumen der unteren Hand wird zwischen dem kleinen Finger und dem Ringfinger hindurchgesteckt und auf die Mitte der Handfläche der oberen Hand gelegt. Dabei übt er einen sanften Druck auf die Handfläche aus. Daumen und Ringfinger der oberen Hand berühren sich an der Spitze. Die übrigen Finger werden gestreckt. Die Mudra erinnert so entfernt an einen Krokodilsrachen. **Wenden Sie den Griff** mehrmals täglich für fünf bis zehn Minuten an.
Die Blasen-Mudra ❻ stärkt die **Blasenenergie**: Legen Sie dafür mit der rechten Hand die Spitzen vom Daumen sowie von Mittel- und Ringfinger aneinander und mit der linken Hand die Daumen- und Mittelfingerspitze. Die innere Daumenseite legen Sie hier auf das zweite Ringfingerglied. Die übrigen Finger bleiben leicht gestreckt.
Die Prostata-Mudra ❼ unterstützt die Heilung bei **Prostataleiden**. Auch hier ist etwas Fingerfertigkeit gefragt. Sie legen rechts die Daumenspitze auf den inneren Ringfingernagelfalz, den Zeigefinger auf das erste Daumengelenk und den Kleinfinger auf die Daumenwurzel. Links berühren sich die Spitzen von Daumen und Ringfinger.
Die Prostataschmerzen-Mudra ❽ können Sie bei einer **Entzündung der Prostata** einsetzen. Mit der rechten Hand legen Sie den Kleinfinger auf die obere, äußere Ecke des Daumenfalzes und den Ringfinger auf die obere innere Ecke des Daumenfalzes. Bei der linken Hand berührt der Daumennagel das Grundglied des Zeigefingers.

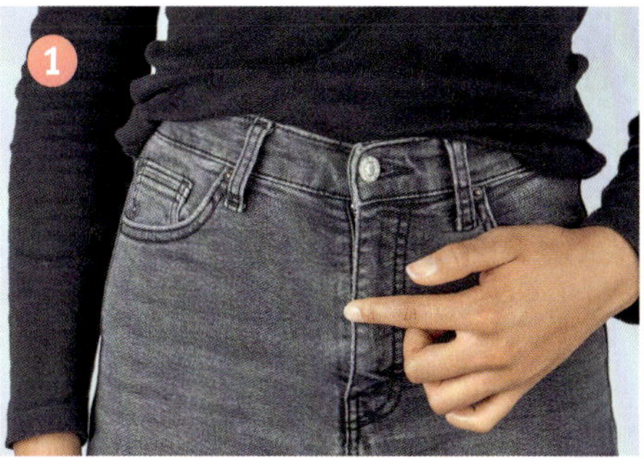

Ren Mai 3

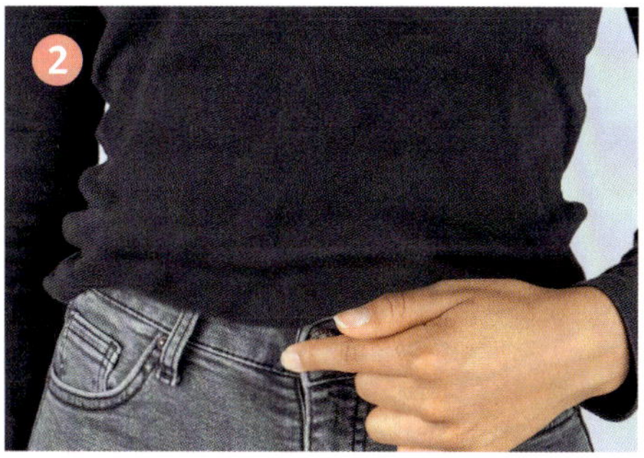

Ren Mai 6

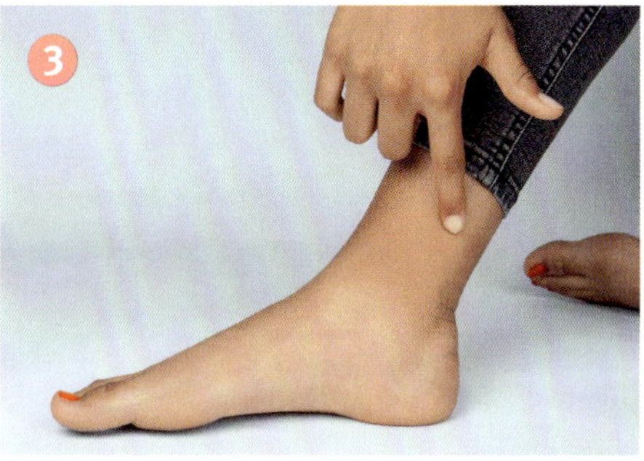

Milz-Pankreas 6

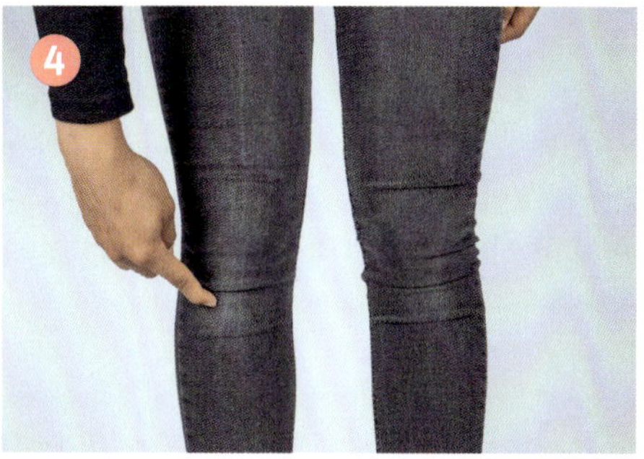

Magen 36

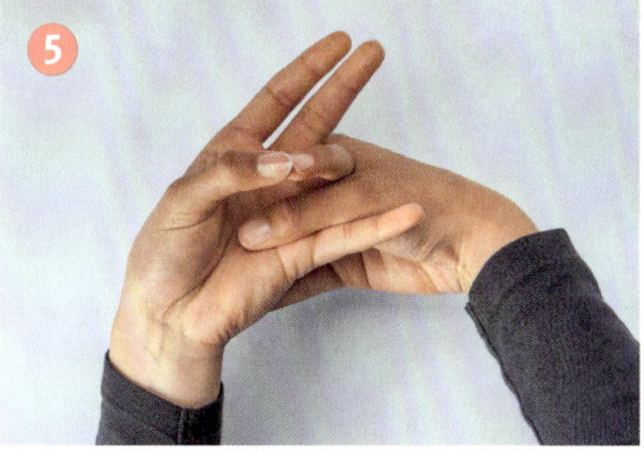

Makara-Mudra

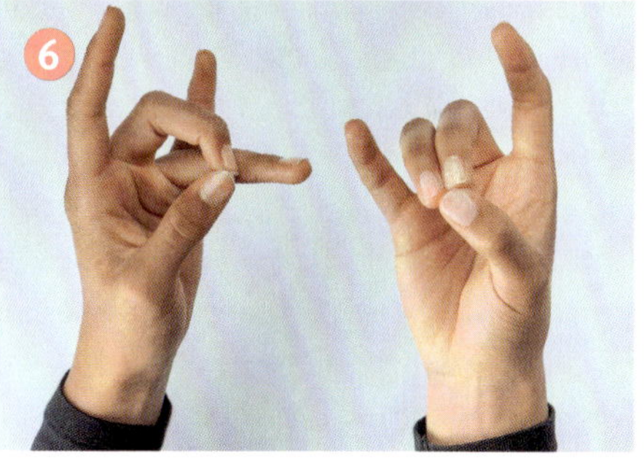

Blasen-Mudra

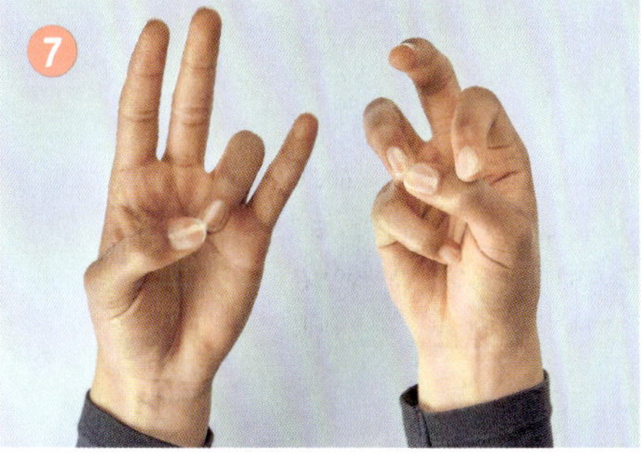

Prostata-Mudra

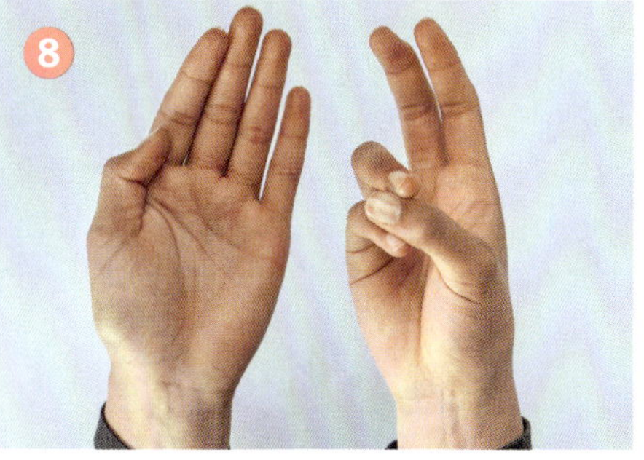

Prostataschmerz-Mudra

Bei der Mukula-Mudra ❶ (Schnabelhand) werden die Spitzen der Finger ringförmig um die Spitze des Daumens gelegt und mit beiden Händen links und rechts neben dem Schambein angesetzt. Wenden Sie diese zur gezielten Schmerzbehandlung bei **Blasenschmerzen** an.
Die Maha-Sakral-Mudra ❷ (großes-Becken-Mudra) hilft bei **schmerzhaften Erkrankungen des Unterleibs**, bei **Blasen- und Prostataerkrankungen**, aber auch bei **Darmkrämpfen** oder **Menstruationsschmerzen**: Sie legen die Ringfingerkuppen beider Hände aneinander und die Spitzen der kleinen Finger an die Daumenspitzen. Die übrigen Finger bleiben gestreckt. Halten Sie zehn Atemzüge lang diese Handstellung. Danach gehen Sie auf den zweiten Teil der Mudra über, ebenso für zehn Atemzüge lang – wobei Sie die Fingerkuppen der kleinen Finger aneinander und die Ringfinger an die Daumenspitzen legen. Die übrigen Finger bleiben gestreckt.
Die Bhudi-Mudra ❸ (Flüssigkeits-Mudra) empfiehlt sich bei **Erkrankungen des Nieren- und Blasen-Bereichs**: Legen Sie beidhändig die Spitzen von Daumen und kleinem Finger aneinander, die anderen Finger sind dabei locker gestreckt. Alternativ können Sie auch den Daumen auf das Grundglied des Kleinfingers legen.
Eine Mudra zur Entwässerung bei **Wassereinlagerungen**, bei **Störungen der Harnentleerung** und zur Förderung der **Entgiftung** sowie zur therapeutischen Unterstützung bei **Erkrankungen des Harntraktes** ist die Girivari-Mudra ❹ (Mudra des Berges). Sie beugen den Zeige-, Mittel-, und Ringfinger zur Handmitte hin und drücken den Daumen auf die Mitte dieser Finger. Der kleine Finger wird gestreckt.

Jin Shin Jyutsu

Als schnelle Hilfe bei **Leiden der Blase und Prostata** können Sie den Zeigefinger mit den Fingern der gegenüberliegenden Hand umfassen ❺ und mehrere Minuten lang strömen. Der Zeigefinger ist dem Element Wasser zugeordnet.
Das beidseitige gleichzeitige Heilströmen der Kniekehlen ❻ – rechte Hand rechts, linke Hand links – hilft bei **allen Blasenleiden**.
Das Strömen des Energiepunktes 23 ❼– auf dem Rücken über der letzten Rippe gelegen – mit der linken Hand und des Punktes 25 ❽ unter dem Sitzbeinhöcker mit der rechten Hand hilft bei **allen Leiden der Blase und Prostata**. Am besten setzen Sie sich auf die rechte Handfläche. Anschließend wechseln Sie die Seiten. Alternativ können Sie beidseitig gleichzeitig die Punkte 23 – linke Hand links, rechte Hand rechts – sowie die Punkte 25 strömen. Bei Letzterem setzen Sie sich auf beide Handflächen.

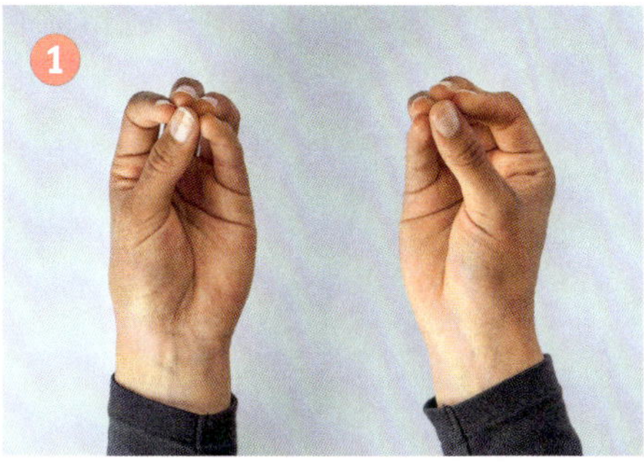

Mukula-Mudra

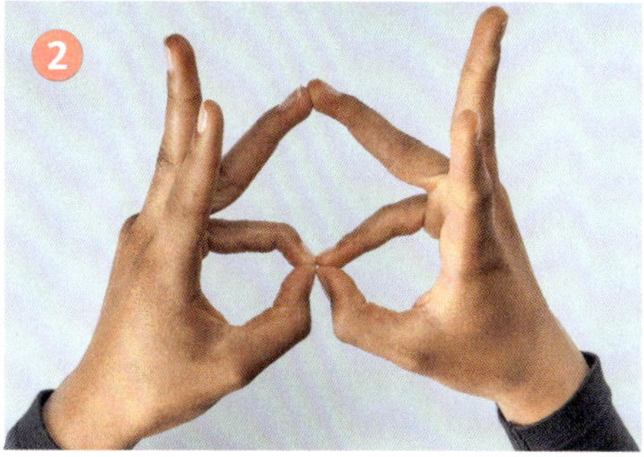

Maha-Sakral-Mudra

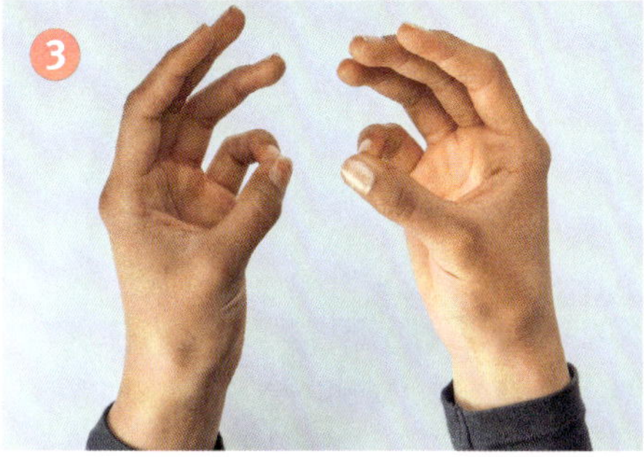

Bhudi-Mudra

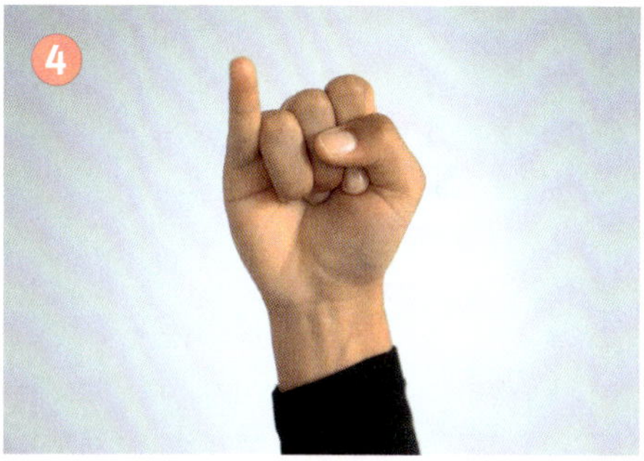

Girivari-Mudra

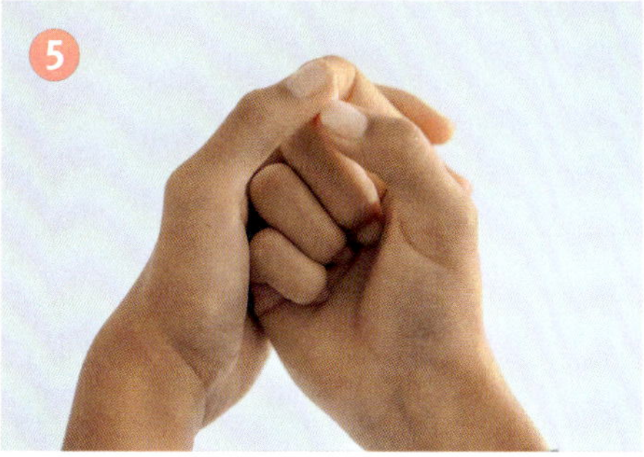

Zeigefinger halten

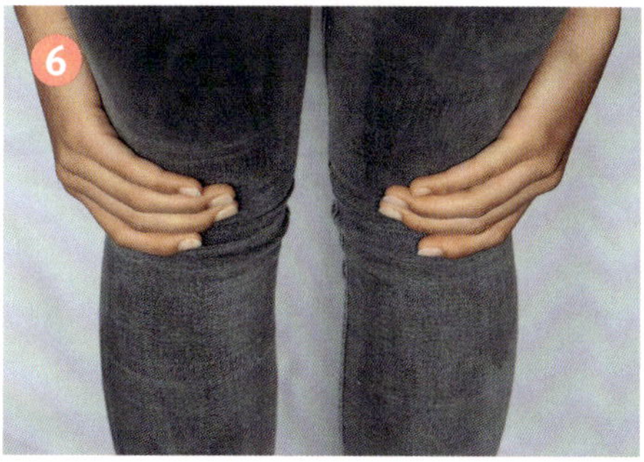

Kniekehlen-Mudra

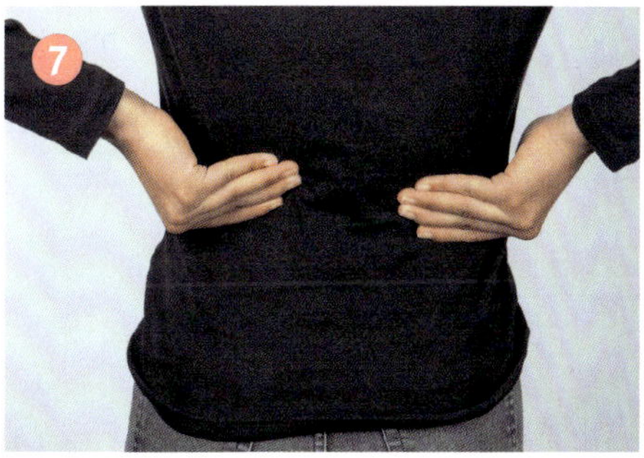

Energiepunkt 23

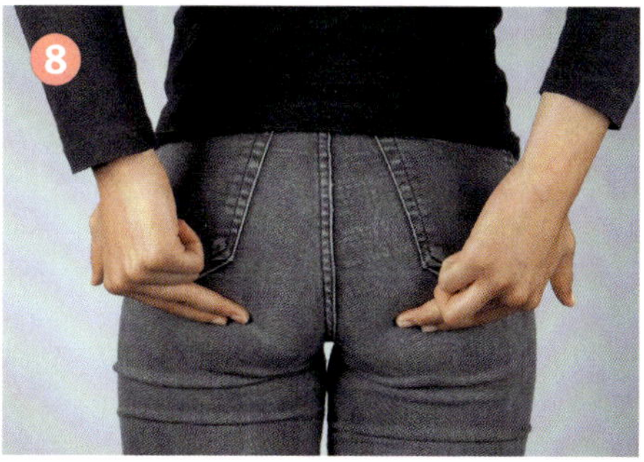

Energiepunkt 25

Es ist auch empfehlenswert, eine Handfläche in den Nacken an die Schädelbasis über beide Energiepunkte 4 ❶ zu legen und sich dabei auf die andere Hand zu setzen.
Bei **Erkrankungen der Prostata** hilft es, eine Hand auf das Brustbein und die andere Hand auf das Steißbein zu legen und mehrere Minuten zu verweilen (ohne Abbildung). Anschließend wechseln Sie die Seiten.
Erschwertes Wasserlassen infolge eines Prostataleidens wird durch das beidseitige Heilströmen der Energiepunkte 8 ❷ gebessert. Diese liegen an der Außenseite des Knies unterhalb des Gelenks an einem Knochenvorsprung. Die rechte Hand strömt rechts, die linke Hand strömt links.

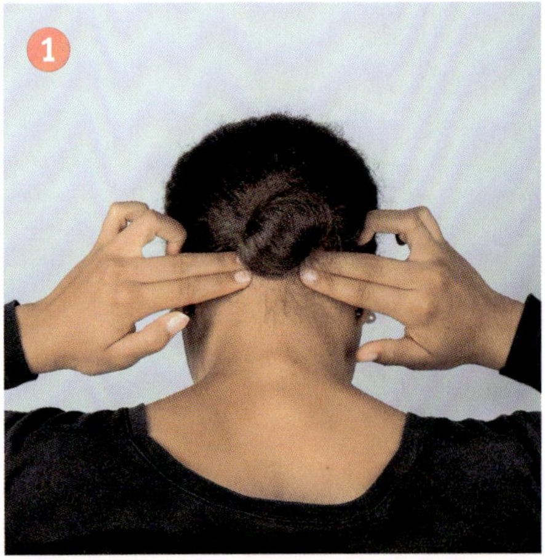

Energiepunkt 4

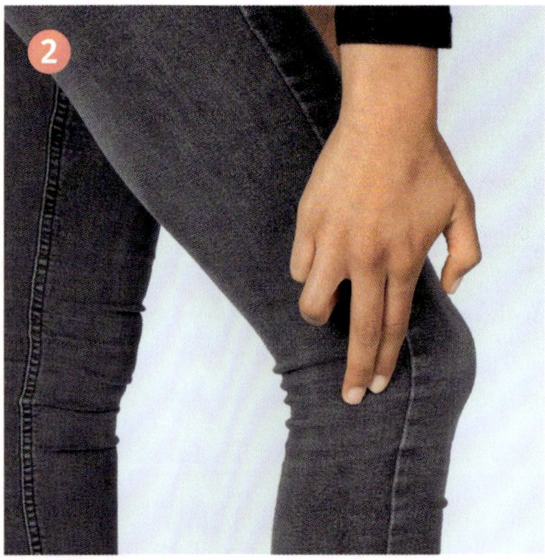

Energiepunkt 8

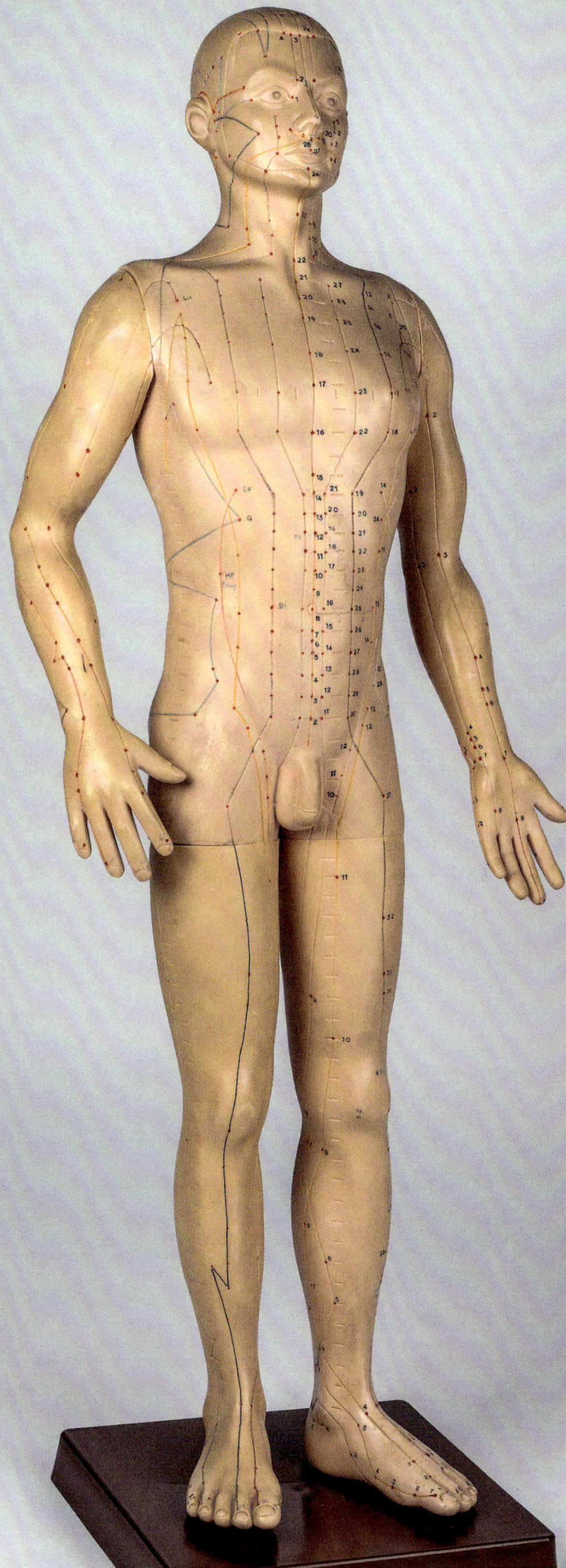

ZU GUTER LETZT

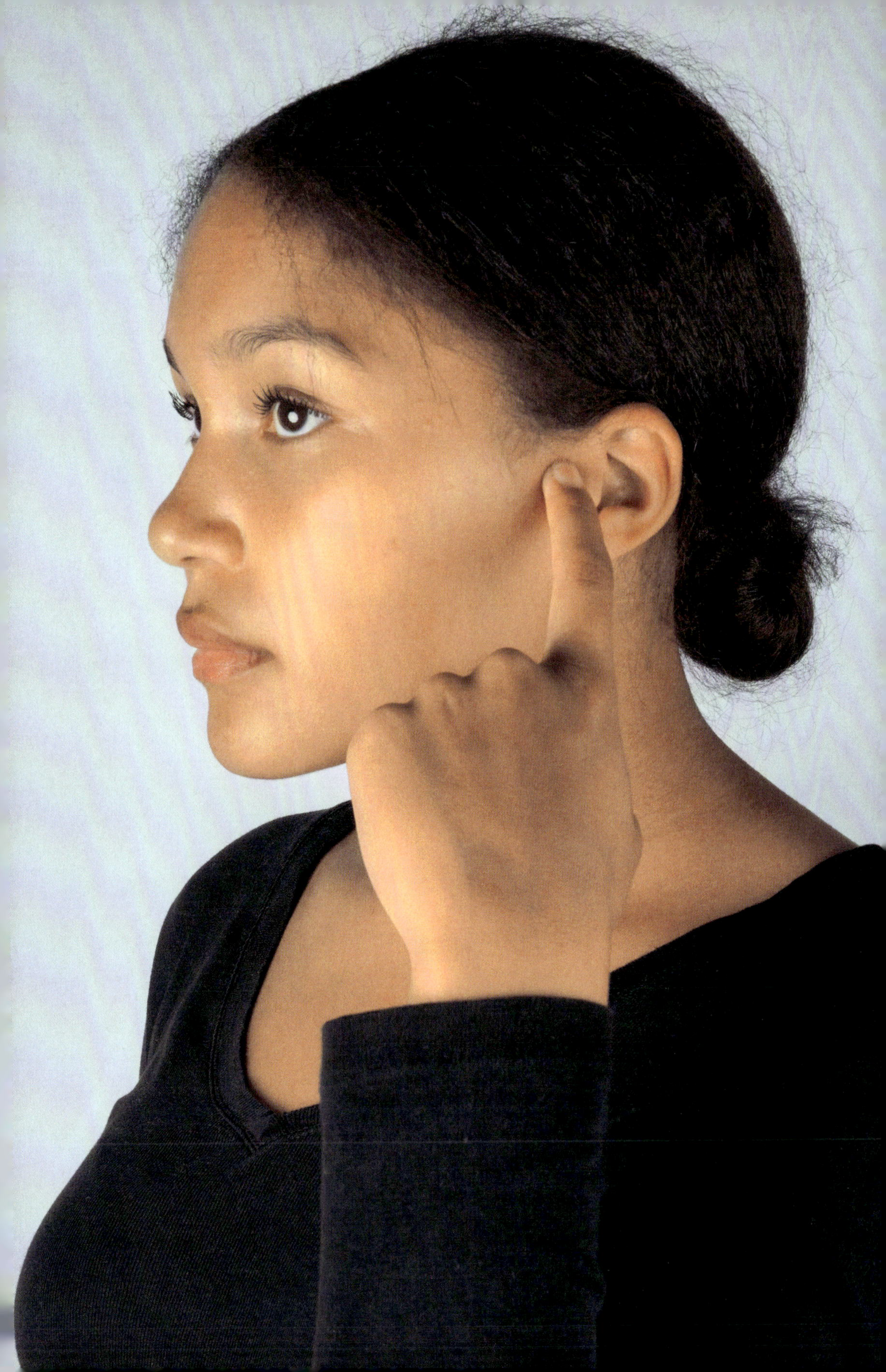

Zum Weiterlesen

Anu, S. et al.: Indian Journal of Clinical Anatomy and Physiology 2019; 6 (3): 353–358

Arora, Indu: Das große Buch der Mudras, Silberschnur 2017

Bergmann, Matthias: Jin Shin Jyutsu: Die Kraft der heilenden Hände, Nymphenburger 2022

Christiansen, Andrea: Mudras, Irisiana 2012

Da Silva, Kim: Gesundheit in unseren Händen, Knaur MensSana 2020

Gleditsch, J. M.: Lehrbuch und Atlas der Mikro-Aku-Punkt-Systeme (MAPS), KVM 2007

Hammes, Michael et al.: Akupunktur kompakt, KVM 2001

Hecker H.-U. et al.: Lehrbuch und Repetitorium Akupunktur mit TCM-Modulen, Hippokrates 2002

Hecker H.-U. et al.: Lehrbuch und Repetitorium Ohr-, Schädel-, Mund-, Hand-Akupunktur, Hippokrates 2002

Hirschi, Gertrud: Mudras, Arkana 2003

Jin, Wenchu und Waibel, Katharina: Tinnitus Heilbuch, Nymphenburger 2021

Kalashatra, Govinda: Das große Buch der Energieheilung, Irisiana 2018

Keber, Heidi: Erfolgreich entspannen, E-Book 2013

Kessler, Nicola: Jin Shin Jyutsu – Beschwerdefrei durch die sanfte Kunst des Heilströmens, GU 2015

Nestor, James: Breath – Atem, Piper 2021

Ogal Hans P.: Akupunktur kompakt: Körperakupunktur – Ohrakupunktur – Neue Schädelakupunktur nach Yamamoto (YNSA) – Therapiekonzepte, Lehmanns Media 2020

Ogal, Hans P.: Kompendium Neue Schädelakupunktur nach Yamamoto (YNSA), Elsevier 2009

Reed Gach, Michael: Heilende Punkte, Knaur 2020

Riegger-Krause, Waltraud: Jin Shin Jyutsu – Die Kunst der Selbstheilung durch Auflegen der Hände, Irisiana 2012

Rubin, Franziska: Die besten Hausmittel, Becker Joest Volk 2020

Schlieske, Ingrid: Japanisches Heilströmen, Rororo 2000

Schmidt-Altringer, Stefanie: Die Mudrabox, GU 2015

Skuban, Ralph: Die Buteyko Methode, Amerang 2024

Skuban, Ralph: Der Energiekörper, Grafing 2024

Stümpfig-Rüdisser, Tina: Die Jin Shin Jyutsu-Hausapotheke, Schirmer 2024

Stümpfig-Rüdisser, Tina: Jin Shin Jyutsu – Die Kunst des Heilströmens erlernen, Via nova 2013

Stux, Gabriel: Akupressur und Moxibustion, J. F. Bergmann 2012

Stux, Gabriel: Akupunktur Lehrbuch und Atlas, Springer 2008

Tenk, Hermine: Soforthilfe mit Akupressur, Maudrich 2007

Wagner, Franz: Akupressur – Heilung auf den Punkt gebracht, GU 2017

Waldeck, Felicitas: Jin Shin Jyutsu – Schnelle Hilfe und Heilung von A–Z, Nymphenburger 2014

Porträt des Autors

Dr. med. Dieter Awender studierte in Erlangen, Kiel und Heidelberg Medizin. Während des Studiums führten ihn verschiedene Praktika nach England, die Schweiz und das südliche Afrika. Auf zahlreichen Studien- und Ausbildungsreisen nach Südamerika, Westafrika, Sri Lanka und Japan sowie bei einer Akupunktur-Hospitation in China lernte er weitere Medizinsysteme kennen. Besonders die traditionelle Medizin in Entwicklungsländern faszinierte ihn, was schließlich zu seiner Promotion 1977 am *Tropeninstitut Heidelberg* über die traditionelle und westliche Medizin in Swaziland

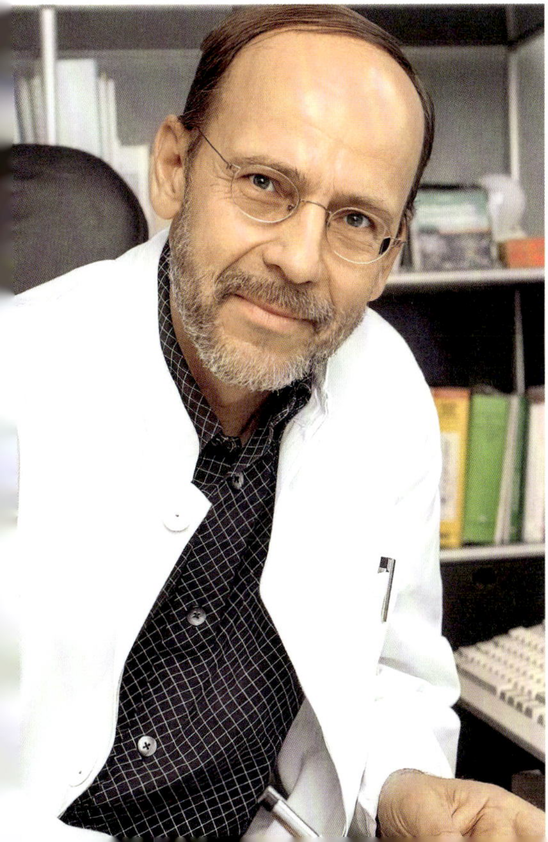

(jetzt Eswatini) im südlichen Afrika führte. Nach der Ausbildung zum Internisten beschäftigte er sich als Ergänzung und Erweiterung der schulmedizinisch-internistischen Aspekte der Medizin mit zahlreichen alternativmedizinisch-naturheilkundlichen Behandlungsmethoden.
Er erwarb die Zusatzbezeichnungen *Naturheilverfahren*, *Akupunktur*, *Homöopathie* und *Kurmedizin*. Dreißig Jahre war er in seiner hausärztlich-internistischen Praxis in Trier tätig. Auch gründete er den *Rheinland-pfälzischen Ärzteverband für Naturheilverfahren* und führte zehn Jahre Fortbildungen für Ärzte durch. Mehrere Jahre lang war er als Prüfarzt für Akupunktur der Ärztekammer Trier tätig.
Die Beschäftigung mit der energetischen Medizin und mit Qi-Gong brachte ihn schließlich zu Methoden, seinen Patienten mit den eigenen Händen Hilfe zur Selbsthilfe bei vielen akuten und chronischen Erkrankungen zu ermöglichen.
In den vergangenen Jahren beschäftigte er sich intensiv mit der praktischen Anwendung der Akupunktur, der Akupressur, den aus dem indischen Ayurveda stammenden Mudras (therapeutische Handstellungen) und dem in Japan entwickelten Jin Shin Jyutsu (Heilströmen). Nach der Beendigung seiner hausärztlichen Tätigkeit ist er weiterhin in der TCM-Akupunktur tätig.

Zum Dank

Ganz herzlich möchte ich mich bei Herrn Dr. Stefan Raps von Nymphenburger-Verlag bedanken, der die Botschaft dieses Buches erkannte und mich auf Grund seiner breitgefächerten Sachkunde, seiner Empathie, seiner positiven und inspirierenden Ausstrahlung und mit vielen konstruktiven Vorschlägen immer ermutigt hat, dieses Buch in die endgültige Form zu bringen.
Besonders dankbar bin ich meiner Frau Liz, die mir immer zur Seite stand und mir mit ihrem naturheilkundlichen und ethnologischen Wissen wertvolle Impulse gab. Ohne den geduldigen Einsatz meiner Enkeltochter Anna Sophia wären die vielen Bilder nicht zustande gekommen. Herzlichen Dank dafür!
Meinem engsten und langjährigen Freund Thomas Dannecker, der mich mit seinen genialen und innovativen Ideen immer wieder inspirierte, und Frau Christine Hebrank von der Werbeagentur Beaufort 8 in Stuttgart bin ich in besonderem Maße dankbar für die kreative Erstellung des Titelbildes. Herzlichen Dank auch Dominik Berg, der in seinem Fotostudio Mont Media in Luxemburg die vielen Bilder erst möglich gemacht hat.

Register

Bildnachweis

Mit 755 Farbfotos von Dr. Dieter Awender; außerdem 15 Fotos vom Quintessenz Verlag (Schädel-Akupressur auf S. 93, 95, 109, 197, 213, 215, 221), 1 Foto von Susanne Schramke (S. 5) und 1 Foto von Marcus Stölb (S. 265)

Mit 1 Farbzeichnung von Daniela Petrini (S. 19)

Impressum

Umschlaggestaltung von Gramisci Editorial Design, München / Claudia Geffert unter Verwendung von 3 Farbfotos von Dr. Dieter Awender und 1 Farbfoto shutterstock (Andrei Shumskiy) und auf Basis eines Entwurfes von Christine Hebrank.

Mit 773 Farbfotos und 1 Farbzeichnung

Unser gesamtes Programm finden Sie unter **kosmos.de/nymphenburger**

Gedruckt auf chlorfrei gebleichtem Papier

MIX
Papier | Fördert gute Waldnutzung
FSC® C110508

ISBN 978-3-96860-098-7

Projektleitung: Dr. Stefan Raps
Redaktion: Dr. Stefan Raps
Gestaltungskonzept: Gramisci Editorial Design, München / Claudia Geffert
Gestaltung und Satz: Daniela Petrini
Produktion: Nina Renz
Druck und Bindung: Westermann Druck Zwickau GmbH, Zwickau
Printed in Germany / Imprimé en Allemagne

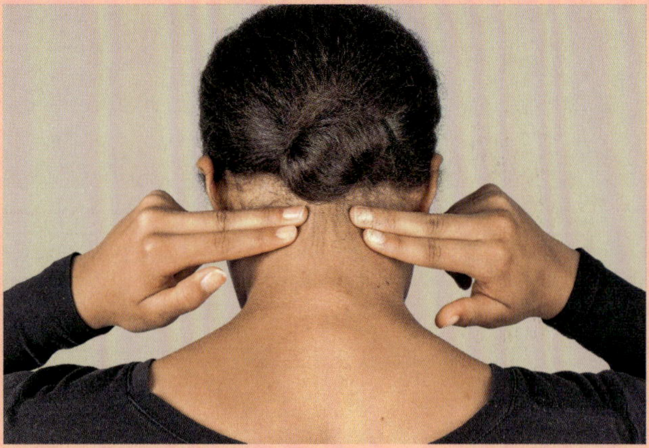

JIN-ENERGIEPUNKT 12
lindert Schmerzen und Verspannungen im Schulter-Nackenbereich; löst Ängste und Depressionen durch emotionalen Ausgleich und stärkt dadurch die Lebensfreude

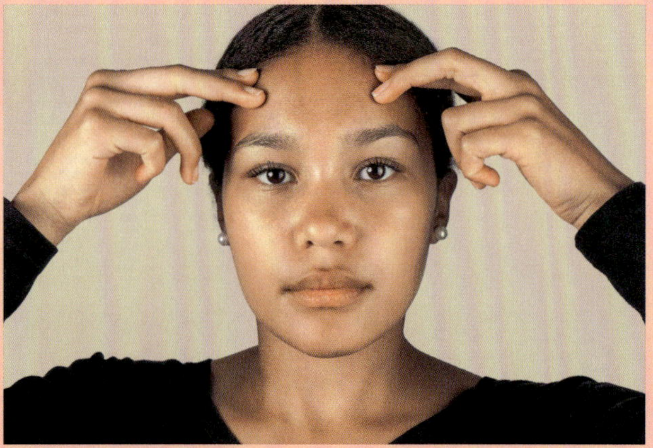

JIN-ENERGIEPUNKT 20
macht den Kopf frei und bringt geistige Klarheit und Intuition; hilft bei Schwindel und Gleichgewichtsstörungen, Kopfschmerzen und Migräne

JIN SHIN